Krankenhaus-Report 2019

Jürgen Klauber
Max Geraedts
Jörg Friedrich
Jürgen Wasem
(Hrsg.)

Krankenhaus-Report 2019

Das digitale Krankenhaus

Mit 66 Abbildungen und 62 Tabellen

Springer Open

Herausgeber:
Jürgen Klauber
Wissenschaftliches Institut der AOK,
Berlin, Germany

Jörg Friedrich
Wissenschaftliches Institut der AOK,
Berlin, Germany

Prof. Dr. Max Geraedts
Philipps-Universität Marburg,
Marburg, Germany

Prof. Dr. Jürgen Wasem
Universität Duisburg-Essen,
Essen, Germany

ISBN 978-3-662-58224-4
ISBN 978-3-662-58225-1 (eBook)
https://doi.org/10.1007/978-3-662-58225-1

Die Deutsche Nationalbibliothek verzeichnet diese Publikation in der Deutschen Nationalbibliografie; detaillierte bibliografische Daten sind im Internet über http://dnb.d-nb.de abrufbar.

Umschlaggestaltung: deblik Berlin
Fotonachweis Umschlag: © Konstantin L / stock.adobe.com

Springer ist ein Imprint der eingetragenen Gesellschaft Springer-Verlag GmbH, DE und ist Teil von Springer Nature
Die Anschrift der Gesellschaft ist: Heidelberger Platz 3, 14197 Berlin, Germany

Vorwort

Die Einführung digitaler Technik in den verschiedensten Lebensbereichen ist seit der Jahrtausendwende ein besonders beachtetes Thema. Dabei gilt insbesondere die Entwicklung im deutschen Gesundheitswesen gemessen an internationalen Vorbildern als eher rückständig.

Generell wohnt der Digitalisierung im Gesundheitswesen ein hohes Potenzial inne. Abläufe in der Logistik und auch in der Behandlung können effizienter neugestaltet und vereinfacht, Prozesse besser aufeinander abgestimmt und miteinander verzahnt werden.

Besonders bedeutsam sind die Möglichkeiten, die Versorgung von Patientinnen und Patienten qualitativ zu verbessern. Hier ergeben sich Chancen, die Patientensicherheit beispielsweise im Bereich der Medikamentenabgabe durch entsprechende Organisation und Automatisierung der Prozesse zu erhöhen. Auch können den Leistungserbringern wesentlich umfangreichere Datenquellen in Echtzeit zur Verfügung stehen, sodass im Augenblick der Behandlung die vorgenommenen Maßnahmen mit der bisherigen Krankengeschichte des Patienten abgeglichen werden können. Auch kann räumlich getrennte Expertise in Versorgungsprozesse einbezogen werden, was eine weitere mögliche Verbesserung darstellt.

Nicht zuletzt gilt dies auch für die Kommunikation zwischen Leistungserbringer und Patient, können doch die neuen Technologien auch dazu beitragen, die Gesundheitskompetenz der Patienten in einem nach wie vor stark paternalistisch geprägten Gesundheitswesen zu stärken.

Gilt die Ausgangslage im Bereich der Digitalisierung der Gesundheitsversorgung als defizitär, so stellt sich dies bezogen auf den Krankenhaussektor nicht grundsätzlich anders dar. Wir haben uns daher vorgenommen, mit dem diesjährigen Krankenhaus-Report den Stand der Digitalisierung in den deutschen Krankenhäusern und die bestehenden Herausforderungen näher zu beleuchten. So geht der Report der Frage nach, wie sich die Nutzung von Krankenhaus-IT im internationalen Vergleich darstellt und an welche Voraussetzungen eine umfassendere Nutzung im Krankenhaus gebunden ist. Wie wandeln sich Berufsbilder und welchen Stellenwert haben elektronische Patientenakten? Vor allem aber gilt es darzustellen, wie sich die digitale Transformation im Krankenhaus auf die Versorgung der Patienten auswirkt. Dabei sind auch der Investitionsbedarf und die finanziellen Voraussetzungen der Digitalisierung in den Blick zu nehmen.

In der Rubrik „Zur Diskussion" untersucht der Krankenhaus-Report am Beispiel der Notfallzentren, wie Versorgungsplanung aufsetzend auf datenbasierten Marktraumanalysen erfolgen kann. Weitere Beiträge widmen sich den Chancen, welche die Digitalisierung für die Versorgungsforschung bietet, und unterziehen die Erfassung der Krankenhausinvestitionen in Deutschland einer kritischen Betrachtung. Wie in jedem Jahr enthält der Report einen umfangreichen Statistikteil mit detaillierten Auswertungen auf Basis der Daten des Statistschen Bundesamtes und des Wissenschaftlichen Instituts der AOK (WIdO). Das Krankenhaus-Directory gibt eine Übersicht über zentrale Kennziffern für mehr als 1.400 Krankenhäuser bezogen auf Struktur, Leistungsspektrum, Wettbewerbssituation und Qualität.

Den Mitgliedern des Editorial Boards gilt wie immer unser besonderer Dank. Ihre Anregungen und ihr Engagement von der konzeptionellen Gestaltung bis zur praktischen Umsetzung haben den Krankenhaus-Report in seiner vorliegenden Form erst möglich gemacht. Weiter danken wir den Mitarbeitern des Springer-Verlags, die den Krankenhaus-Report auf professionelle Weise verlegerisch betreut haben. Schließlich gebührt auch den Mitarbeiterinnen und Mitarbeitern des WIdO Dank für die vielfältige Unterstützung, insbesondere Susanne Sollmann und Gregor Leclerque für die redaktionelle Betreuung.

Leider musste der vorliegende Krankenhaus-Report erstmals ohne die Mitwirkung der langjährigen WIdO-Kollegin Ursula Mielke erstellt werden, die ihren langen Kampf um ihre Gesundheit und ihr Leben im Sommer des Jahres 2018 verloren hat. Sie hat über zwanzig Jahre Layout und Grafik des Krankenhaus-Reports professionell und kompetent begleitet.

Jürgen Klauber
Max Geraedts
Jörg Friedrich
Jürgen Wasem
Berlin, Essen und Marburg, im Februar 2019

Inhaltsverzeichnis

Digitalisierung im Krankenhaus – eine Einführung

Jürgen Wasem

Die seit Beginn des 21. Jahrhunderts sich verstärkt materialisierende digitale Revolution geht mit erheblichen Veränderungen in allen gesellschaftlichen Bereichen (Wirtschafts- und Arbeitswelt, Öffentlichkeit, Privatbereich) einher. Auch das Gesundheitswesen ist von der Digitalisierung erfasst. In Deutschland ist im Vergleich zu anderen gesellschaftlichen Bereichen das Digitalisierungspotenzial im Gesundheitswesen bislang unterdurchschnittlich ausgeschöpft. Und im internationalen Vergleich hinkt Deutschland bei der Digitalisierung im Gesundheitswesen inzwischen deutlich hinterher. Daher sind erhebliche Veränderungen zu erwarten. Mit diesen anstehenden Veränderungen in Bezug auf das Krankenhaus beschäftigt sich der Schwerpunkt des vorliegenden *Krankenhaus-Report 2019*.

Eine der für die Bürger und Patienten sichtbarsten Auswirkungen der Digitalisierung im Gesundheitswesen ist die Möglichkeit der digitalen Speicherung und Kommunikation von Patientendaten in Form einer *elektronischen Patientenakte*. Deren flächendeckende Einführung in Deutschland hatte die damalige Gesundheitsministerin Ulla Schmidt schon 2003 in ihren Entwurf des Gesetzes zur Modernisierung der gesetzlichen Krankenversicherung geschrieben. Obwohl dann auch umgehend damit begonnen wurde, entsprechende Gremien zur Umsetzung einzusetzen, ist die flächendeckende elektronische Patientenakte 15 Jahre später immer noch nicht eingeführt. Der Beitrag von *Bertram, Püschner, Oliveira Gonçalves, Binder und Amelung* befasst sich vor diesem Hintergrund einerseits mit den internationalen Erfahrungen mit elektronischen Patientenakten. Andererseits werden Schlussfolgerungen für die Entwicklung in Deutschland gezogen. Eine wichtige Erkenntnis: Zentrale Vorgaben führen schneller zum Erfolg als Bottom-up-Ansätze – zumindest wenn, wie in Deutschland, zahlreiche wirkmächtige Akteure mit Vetopositionen ausgestattet sind.

Digitalisierung greift tief in die Prozesse im Gesundheitswesen und in die Arbeitswelt ein. Eine Reihe von Beiträgen des *Krankenhaus-Report 2019* beleuchten unterschiedliche Aspekte dieses Prozesses. *Stephani, Geissler und Busse* ordnen die deutsche *Krankenhaus-IT im internationalen Vergleich* ein. Dazu stellen sie das EMRAM (Electronic Medical Record Adoption Model) vor, das zur Messung des Digitalisierungsgrades innerhalb eines Krankenhauses entwickelt wurde. Von den knapp 2.000 Krankenhäusern in Deutschland haben sich seit 2014 bislang 167 Häuser der Überprüfung mit diesem Modell unterzogen. Davon sind 40 Prozent überhaupt nicht digitalisiert, lediglich zwei Häuser erreichen auf der 7-stufigen Skala die Stufe 6 und nur eines, das Universitätskrankenhaus Eppendorf, erreichte temporär die höchste Stufe. Die Autoren kommen zu dem Ergebnis, dass insgesamt Digitalisierung bei deutschen Krankenhäusern noch in den Kinderschuhen steckt.

Allerdings kommt es bei der Betrachtung des Standes der Digitalisierung auf das Untersuchungsdesign an. So hat die Hochschule Osnabrück ein eigenes Instrument, den IT-Report Gesundheitswesen, entwickelt, bei dem rund 50 IT-Funktionen betrachtet werden. Der Beitrag von *Hübner, Liebe, Esdar, Hüsers, Rauch, Thye und Weiß* berichtet darüber, wie das Instrument auf die deutschen Krankenhäuser angewendet wird, um den

Stand der Digitalisierung zu messen. Danach ist zwischen dem Einsatz digitaler Technik in den Arbeitsabläufen und in der Anwendungsorientierung einerseits und ihrer Nutzung im strategischen und taktischen Bereich andererseits zu unterscheiden. Während nämlich, so die Autoren, in den Arbeitsabläufen die Digitalisierung in den deutschen Krankenhäusern bereits angekommen sei, gebe es hinsichtlich Innovationskultur und IT-Unternehmergeist noch erheblichen Nachholbedarf.

Mit *Voraussetzungen und Potenzialen des digitalen Krankenhauses* befasst sich der Beitrag von *Oswald und Goedereis*. Die Autoren arbeiten heraus, dass die Einführung digitaler Informationssysteme in ein bestehendes Unternehmen zweierlei Formen annimmt: Zum einen werden bestehende Prozesse und Organisationsformen von einer analogen auf eine digitale Durchführung umgestellt, wobei die bisherigen Gegebenheiten in ihren Grundzügen erhalten bleiben. Zum anderen werden völlig neue Möglichkeiten der Kommunikation und Kooperation, zum Beispiel zwischen unterschiedlichen Bereichen, geschaffen, wodurch Unternehmensorganisation und Prozesse an sich deutlich stärker umgestaltet werden müssen. In jedem Falle bedarf es zur Realisierung von Digitalisierung entsprechender technischer Standards und es müssen die notwendigen Investitionen getätigt werden, was sich de facto in der deutschen Krankenhauslandschaft aktuell als wesentliches Digitalisierungshemmnis erweist. Werden die Investitionen geleistet, kann Digitalisierung einerseits die Kosteneffizienz der Behandlungen erhöhen sowie andererseits die Behandlungsqualität verbessern. Die Autoren sehen hinsichtlich beider möglicher Effekte erhebliche Potenziale für die deutschen Krankenhäuser.

Die Problematik der *Investitionsfinanzierung von Digitalisierung* steht auch im Mittelpunkt des Beitrags von *Augurzky und Beivers*. Der Beitrag bestätigt, dass zu den Digitalisierungshemmnissen in Deutschland wesentlich mangelnde Investitionen für diesen Bereich zählen. Die Verfasser regen ein mehrjähriges Investitionsprogramm an. Konkret schlagen sie vor, für acht Jahre jeweils 1 Mrd. Euro auszuschütten, die zusätzlich zur bisherigen Investitionsförderung und spezifisch für den Um- und Ausbau der IT-Infrastruktur der Krankenhäuser verwendet werden soll. Dabei sollte der Fokus auf Digitalisierungsmaßnahmen liegen, die einen positiven externen Effekt für das Gesundheitswesen generieren (z. B. durch die Erleichterung sektorübergreifender Kooperation) und nicht allein die betriebswirtschaftliche Effizienz der Krankenhäuser steigern.

Mit dem *Digitalen Universitätsklinikum Hamburg-Eppendorf* befasst sich der Beitrag von *Baehr, Gewehr und Siebener*. Die Autoren stellen dar, dass Digitalisierung am UKE Bestandteil eines umfassenden Modernisierungsprozesses ist, der vor mehr als 20 Jahren angestoßen wurde. Erste umgesetzte Maßnahmen betrafen Patientenakte und Patientenarchiv, gefolgt von der Digitalisierung der Arzneimittelversorgung. Die Verfasser berichten, dass die Umgestaltung sich in mehrfacher Hinsicht als Lernprozess gestaltete, in dessen Verlauf es Modifikationen bei Zielen und Lösungen geben musste. Als wesentlich wird die Einbindung aller Beteiligter angesehen, insbesondere in der Phase des Rollout der digitalen Innovationen. Erforderlich ist dabei hinreichend geschultes Personal.

Im internationalen Vergleich – so auch andere Beiträge in diesem Band – hinkt die Digitalisierung im deutschen Gesundheitswesen zwischenzeitlich hinterher. Vor diesem Hintergrund beschreibt der Beitrag von *Henriksen* den Stellenwert der *Digitalisierung in der Neuordnung des dänischen Krankenhausmarktes*. Die dänische Gesundheitspolitik hat sich zu einer umfassenden Neuausrichtung des Krankenhaussystems entschlossen. Die Zahl der Krankenhäuser wurde deutlich reduziert, es wurden im ganzen Land 16 neue, hochgradig spezialisierte Krankenhäuser eingerichtet. Auch die Notfallversorgung wurde grundsätzlich umgestaltet. Im Zusammenhang mit der Umgestaltung kommt der schon vorher gestarteten umfassenden Digitalisierung des Gesundheitswesens eine wesentliche Funktion zu. Das landesweite gesundheitsbezogene Datennetzwerk soll nun auch die Leistungserbringer außerhalb des Krankenhauses und die persönlichen gesundheitsbezogenen Daten der Bürger einbinden. Ziel ist ein vollumfassendes Management sämtlicher gesundheitsbezogener Daten in Dänemark.

Digitalisierung im Gesundheitswesen wird erhebliche Auswirkungen auf die Gesundheitsberufe haben. Mit den *Effekten der digitalen Transformation des Krankenhauses auf den Wandel des Berufsbildes Arzt* befasst sich der Beitrag von *Matusiewicz, Aulenkamp und Werner*. Die Autoren stellen fest, dass im Masterplan „Medizinstudium 2020" die Digitalisierung bislang nur eine untergeordnete Rolle spielt. Damit sei abzusehen, dass angehende Ärzte nicht ausreichend auf die digitale Revolution vorbereitet sind. Die Verfasser sehen durch die Digitalisierung einerseits eine weitere Verstärkung der Spezialisierung in der Medizin. Um aus dieser Spezialisierung patientenbezogenen Nutzen ziehen zu können, erwachse gleichzeitig die Herausforderung, die Einzeldisziplinen wieder zusammenzuführen – wofür wiederum die Digitalisierung neue Möglichkeiten interdisziplinärer Kommunikation schaffe.

Neben dem Arzt ist die Pflege besonders von der Digitalisierung betroffen. *Digitalisierung und Pflege* untersucht der Beitrag von *Fachinger und Mähr*. Die Autoren arbeiten heraus, dass die erheblichen Potenziale einer stärkeren Digitalisierung in der Pflege – sowohl mit Blick auf Informations- und Kommunikationstechnologien als auch bei Robotik und Assistenzsystemen – noch weitgehend ungenutzt sind. Digitalisierung schafft erhebliche Rationalisierungspotenziale. Vor dem Hintergrund der sich verschärfenden Arbeitskräfteknappheit im Pflegebereich werden technische Lösungen attraktiver. Allerdings bestünde auch die Gefahr, dass Rationalisierungseffekte zur Kostenreduktion durch Abbau von Arbeitsplätzen in der Pflege genutzt würden. Auf jeden Fall sei es erforderlich, das Pflegepersonal bei der Digitalisierung in den Krankenhäusern und Pflegeeinrichtungen entsprechend einzubeziehen, auch um befürchteten Deprofessionalisierungseffekten wirksam entgegentreten zu können.

Mit *Digitalisierung und Patientensicherheit* befasst sich der Beitrag von *Selge und Hagenmeyer*. Chancen und Risiken der Digitalisierung liegen – so die Verfasser – mit Blick auf die Patientensicherheit nahe beieinander. Einerseits kann sie die Behandlungsqualität erhöhen und die Sicherheit der Patienten stärken, etwa durch computergestützte Medikamentenabgabe oder den Patienten überwachende Algorithmen-gestützte Monitoringsysteme. Zugleich aber sind digitale System auch mögliche Fehlerquelle, sei es durch Anwendungs- oder Eingabefehler oder aber bei Systemausfällen.

Am Beispiel der *Telemedizin in der Onkologie* stellen *Adam, Lebeau, Turzynski, Materna, Rakowsky und Wesselmann* exemplarisch die Chancen der Digitalisierung für die Versorgungsgestaltung dar. Insbesondere telemedizinisch begleitete Tumorkonferenzen unterstützen standortübergreifend ein interdisziplinäres Zusammenwirken zahlreicher medizinischer Berufsgruppen in einem Netzwerk. Am Beispiel des Charité Comprehensive Cancer Centers wird gezeigt, dass hohe Investitionskosten erfolgskritisch waren, denen nunmehr jedoch erhebliche Zeitersparnisse aufgrund der digitalen Kommunikation gegenüberstehen. Als zweites Beispiel für Telemedizin in der Onkologie skizzieren die Verfasser die Telepathologie. Sie arbeiten heraus, dass hier neben der Frage der Investitionskosten auch ungeklärte rechtliche Fragen, insbesondere Haftungsrisiken, dem breiten Einsatz bislang entgegenstehen.

Schwerpunktthema: Das digitale Krankenhaus

Einführung einer elektronischen Patientenakte in Deutschland vor dem Hintergrund der internationalen Erfahrungen

Nick Bertram, Franziska Püschner, Ana Sofia Oliveira Gonçalves, Sebastian Binder und Volker Eric Amelung

J. Klauber et al. (Hrsg.), *Krankenhaus-Report 2019*
https://doi.org/10.1007/978-3-662-58225-1_1

Zusammenfassung

Die Einführung einer elektronischen Patientenakte in Deutschland verzögert sich seit Jahren. Im Vergleich zur Bundesrepublik sind hier international strukturähnliche Länder – insbesondere diejenigen mit skandinavischer Prägung wie Dänemark und Estland – bei der Etablierung von elektronischen Patientenakten sehr viel weiter (▶ Kapitel 7 in diesem Band). Diesen Vorsprung erreichten diese Länder mittels starker Governance und durch frühzeitige Setzung verbindlicher Ziele und zeitlicher Rahmen bei der Digitalisierung des Gesundheitswesens. Inhalte und Funktionen der elektronischen Patientenakte wurden von Anfang an klar definiert und technische sowie Interoperabilitätsstandards vorgegeben. Deutschland sollte sich diese Best-Practice-Länder und deren Wissensvorsprung zum Vorbild nehmen, um die elektronische Patientenakten nach über 14 Jahren des gefühlten Stillstandes auch hierzulande erfolgreich umzusetzen.

The implementation of an Electronic Patient Record in Germany has been delayed for years. Thus, it is lagging behind in comparison to other European countries (▶ chapter 7 in this volume). Pioneers in this field are Denmark and Estonia. Both countries achieved a lead in the development of Electronic Patient Records through strong governance, setting binding goals and time frames for the digitisation of their healthcare system. The contents and functions as well as technical and interoperability standards were clearly defined from the outset. Germany should use the expertise arising from these best practice countries in order to successfully implement the Electronic Patient Record after more than 14 years of perceived stagnation.

1.1 Einleitung

Seit Jahren verzögert sich die Einführung einer elektronischen Patientenakte in Deutschland – im internationalen Vergleich hinkt die Bundesrepublik mittlerweile insbesondere Vorreiterländern skandinavischer Prägung weit hinterher (Amelung et al. 2016).

Rein theoretisch kann die Einführung der elektronischen Gesundheitskarte, basierend auf dem GKV-Modernisierungsgesetz vom 14. November 2003, als Beginn der Erneuerung und Digitalisierung des deutschen Gesundheitswesens in der Bundesrepublik angesehen werden (Bundesanzeiger 2003). Mit dem am 21. Dezember 2015 verabschiedeten E-Health-Gesetz (Gesetz für sichere digitale Kommunikation und Anwendungen im Gesundheitswesen) wurde die Einführung einer elektronischen Patientenakte in Deutschland auch formal als wesentlicher Teil der Telematikinfrastruktur verankert (Bundesanzeiger 2015).

Zwar erfolgte die Einführung der elektronischen Gesundheitskarte durch die Gesellschaft für Telematikanwendungen der Gesundheitskarte mbH (gematik) stufenweise seit dem 01. Oktober 2011 und gilt seit 01. Januar 2015 als ausschließlicher Berechtigungsnachweis für die Inanspruchnahme von ärztlichen Leistungen. Doch neben diesem einfachen *Update* der Krankenversichertenkarte ist von den hochgesteckten Zielen der in der gematik vertretenen wichtigen Institutionen des Gesundheitswesens bisher wenig ersichtlich und erfolgreich: Angefangen von der Telematikinfrastruktur über „nutzbringende Telematikanwendungen" wie einem Notfalldatenmanagement, den Aufbau „einrichtungsübergreifender Kommunikationsinfrastruktur" wie dem elektronischen Arztbrief bis hin zu einer „elektronischen Fallakte" oder elektronischen Patientenakte (GKV-Spitzenverband 2018a).

Gemäß aktuellem Koalitionsvertrag der Bundesregierung ist die Einführung einer elektronischen Patientenakte bis 2021 vorgesehen (Bundesregierung 2018). In einem gerade erschienenen Positionspapier zu E-Health weist die Arbeitsgruppe Gesundheit der CDU/CSU-Fraktion im Deutschen Bundestag (2018) ferner daraufhin, dass eine Neuauflage des E-Health-Gesetzes notwendig sei, um die Digitalisierung im Gesundheitswesen allgemein voranzutreiben. Im Speziellen wird dabei die Forderung laut, die Telematikinfrastruktur inklusive ihrer Anwendungsformen wie der elektronischen Patientenakte flächendeckend und konsequent einzuführen. Dabei soll das Parlament die Selbstverwaltung – namentlich die gematik – stärker als bisher „eng [...] begleiten, den Ausgleich zwischen widerstrebenden Interessen [...] fördern, ordnend und nötigenfalls auch korrigierend ein[zu]greifen". Zudem hat die Bundesregierung angekündigt, bis Ende des Jahres 2018 eine Strategie zur Umsetzung von Digitalvorhaben zu beschließen (Gerlof 2018).

1.1.1 Elektronische Patientenakten – Ein buntes Potpourri an Begrifflichkeiten

Das Verständnis über elektronische Patientenakten ist national wie auch international nicht immer eindeutig. Synonym werden dabei häufig Begriffe und Abkürzungen beziehungsweise Akronyme verwendet wie beispielsweise

- Elektronische interne Patientenakte (iEPA; im Englischen als *Electronic Medical Record* (EMR) oder *Electronic Patient Record* (EPR) bezeichnet),
- Elektronische Gesundheitsakte (eGA oder ELGA),
- Einrichtungsübergreifende medizinische Fallakte (eFA),
- Einrichtungsübergreifende Elektronische Patientenakte (eEPA; im Englischen als *Electronic Health Record* (EHR) oder *Electronic Patient Record* (EPR) bezeichnet),
- Persönliche Elektronische Patientenakte (pEPA; im Englischen als *Personal Electronic Health Record* (PHR) oder *Personally Controlled Health Record* (PCHR) bezeichnet) oder
- Patienten- (im Englischen als *Patient Portal* bezeichnet) oder Bürgerportal (im Englischen als *Citizens* oder *State Portal* bezeichnet),

die nicht immer klar voneinander abgegrenzt werden und sich hinsichtlich der gespeicherten Daten, Funktionen, Verwaltung sowie der Zugriffsrechte unterscheiden (Amelung et al. 2016; Arbeitskreis EPA/EFA 2011; Haas 2017; Krüger-Brand 2018).

Tab. 1.1 Auswahl der Bandbreite an potenziellen Inhalten und Funktionalitäten, die in elektronische Patientenakten integriert werden können (adaptiert nach Amelung et al. 2016 und Rode et al. 2012)

1.) Patientengerichtete Dokumente	
Pläne	Medikationsplan
Ausweishefte	Blutspendeausweis
	(Zahnärztliches) Bonusheft
	Untersuchungsheft für Kinder
Pässe	Impfpass
	Allergiepass
	Brillenpass
	Mutterpass
Verfügungen	Organspende
	Körperspende
	Patientenverfügung
	Einwilligungserklärungen
Organisation	Terminverwaltung
	Informationsportale
2.) Leistungserbringergerichtete Dokumente	
Medizinische Dokumentation	Anamnesebögen
	Medizinische Basisdokumentation
	Behandlungsdokumentation
	Pflegedokumentation
Medizinische Dokumentation	Radiologieakte
	Laborakte
	Medizingerätediagnostik
	Arztbriefe
	Telemonitoring
	Homecare
Erweiterte medizinische Dokumentation	Wechselwirkungsprüfung
	Kontraindikationsprüfung
3.) Kostenträgergerichtete Dokumente	
Abrechnungsrelevante Dokumente	Arbeitsunfähigkeitsbescheinigung
	Leistungsabrechnung
4.) Vom Patienten selbst erhobene Daten	
	Patiententagebuch
	Vitalparameter wie Gewicht oder Blutzucker
	Daten aus Webanwendungen und Apps wie Fitnessdaten
	Eingabe von nicht apothekenpflichtigen Arzneien in den Medikationsplan

Krankenhaus-Report 2019

Im Folgenden soll der Fokus auf der einrichtungsübergreifenden elektronischen Patientenakte liegen. Diese wird definiert als Medium, das „die wichtigsten Daten und Dokumente aller Behandlungen eines Patienten über alle Gesundheitsversorgungseinrichtungen hinweg" dokumentiert. Darunter fallen zum Beispiel ärztliche Befunde und Diagnosen, Therapien, Impfungen, Entlassberichte oder Notfalldaten von Versicherten. Die elektronische Patientenakte ermöglicht demnach aufgrund der vollständigen Abbildung der Versorgungsprozesse eine sektoren- beziehungsweise einrichtungsübergreifende Kommunikation über die Gesundheitsdaten der Versicherten (Arbeitskreis EPA/EFA 2011).

1.1.2 Funktionalitäten und Potenziale elektronischer Patientenakten

Das deutsche Gesundheitssystem ist gekennzeichnet durch fragmentierte Versorgungsstrukturen, was eine koordinierte und sektorenübergreifende Versorgung von Patienten erschwert und zu erheblichen Mehrkosten für das Gesundheitssystem führen kann, beispielsweise bedingt durch Informationsverluste zwischen Behandlern, unnötigen (Doppel-)Untersuchungen oder unkoordinierten Behandlungsprozessen (Haas 2017). Durch den Einsatz einer elektronischen Patientenakte sollen auch in Deutschland diese Barrieren überwunden und Transparenz, Effektivität und Effizienz der Versorgung gesteigert werden (Heinze und Hilbert 2008; Schneider 2016).

Wie Tab. 1.1 eindrucksvoll unterstreicht, sind die Funktionalitäten und Potenziale einer elektronischen Patientenakte sehr umfassend.

Durch digitale Lösungen kann die sektorenübergreifende Koordination und Kommunikation zwischen den verschiedenen Akteuren im Gesundheitssystem optimiert werden. Die Dokumentation aller Diagnosen und Therapien aus der Behandlungshistorie in einer elektronischen Patientenakte kann eine Informationstransparenz schaffen, auf deren Datenbasis beteiligte Leistungserbringer sowie Patienten selbst adäquate Therapieentscheidungen treffen können. Neben einer zielgerichteten Behandlung können auf diesem Wege außerdem unnötige Doppeluntersuchungen oder unnötige Folgebehandlungen reduziert oder vermieden werden. Darüber hinaus kann beispielsweise durch die Speicherung des stationären Entlassungsberichts der Übergang zur anschließenden ambulanten Versorgung oder die weitere Versorgung durch verschiedene Fachärzte besser koordiniert stattfinden (Haas 2017; Krüger-Brand 2018; Schneider 2016).

Der hohe Bedarf an koordinierter, digitaler Versorgung ist unter anderem bedingt durch die Zunahme an multimorbiden Patienten oder Patienten mit chronischen Erkrankungen. Gerade im Kontext solch komplexer Krankheitsbilder kann mit Hilfe elektronischer Patientenakten die Gesundheitsversorgung durch eine niedrigschwellige Informationsverfügbarkeit potenziell kosteneffektiver und qualitativ besser organisiert werden (Guagliardo 2018; Heinze und Hilbert 2008).

Zudem kann durch die Speicherung von Medikationsdaten die Arzneimitteltherapiesicherheit gesteigert werden. Ziel ist hierbei, Medikationsfehler und unerwünschte Neben- und Wechselwirkungsrisiken für Versicherte zu vermeiden. Die Prüfung der Arzneimitteltherapiesicherheit wird durch elektronische Patientenakten erleichtert. So können Ärzte oder Apotheker sowie Patienten selbst ad hoc einsehen, ob ein zusätzlich verordnetes Präparat im Medikationsplan eventuell ein Gesundheitsrisiko darstellt (Heinze und Hilbert 2008).

Bei Verknüpfung der elektronischen Patientenakte mit entscheidungsunterstützenden Systemen können patientenindividuelle Informationen der Akte beispielsweise mit evidenzbasiertem Wissen kombiniert werden, was wiederum zu einer leitliniengerechteren Behandlung der Patienten führen kann (Moja et al. 2014).

Mit Hilfe der elektronischen Patientenakte kann ebenso der administrative Aufwand für die an der Versorgung beteiligten Akteure reduziert werden. Benötigt der Arzt spezielle Informationen über den Patienten, kann er im Vergleich zur papierbasierten Dokumentation effizienter nach bestimmten Inhalten suchen. Aufgrund der digitalen Speicherung umfassender, sektoren- und einrichtungsübergreifender Daten eines Patienten kann auf die Anforderung von Daten wie Diagnosen oder Behandlungen anderer Leistungserbringer verzichtet werden, was sich im Versorgungsalltag zeitsparend auswirken kann. Die freiwerdende Zeit kann potenziell zielgerichteter genutzt werden, beispielsweise für eine zeitintensivere Patientenversorgung (Nguyen et al. 2014; Schneider 2016).

Die Fähigkeit eines Patienten zum Selbstmanagement im Hinblick auf seine Gesundheit kann sich durch eine elektronische Patientenakte mit entsprechendem Patientenzugriff verbessern. Der Überblick über die eigenen Krankheits- und Gesundheitsdaten führt potenziell zu einem besseren Krankheitsverständnis und damit auch zu einer besseren Therapietreue. Indem behandelnde Ärzte einen Gesamtüberblick über alle bisherigen Behandlungen eines Patienten erhalten, können Behandlungsentscheidungen auf einem breiteren Datengerüst aufbauen. Zudem kann das Vertrauensverhältnis zwischen Arzt und Patienten durch die Nutzung einer elektronischen Patientenakte positiv beeinflusst werden (Eckrich et al. 2016).

Zusammenfassend ergibt sich ein weitreichendes Verbesserungspotenzial durch den Einsatz einer elektronischen Patientenakte mit dem Hauptziel, die Patientenversorgung aufgrund einer verbesserten, transparenteren Informationsbasis und den damit zusammenhängenden Auswirkungen entscheidend zu optimieren sowie unnötige Ausgaben zu vermeiden und die Gesundheit und Lebensqualität der Menschen zu verbessern sowie die Handlungskompetenzen der Patienten zu stärken (Guagliardo 2018; Schneider 2016).

1.2 Elektronische Patientenakten in Europa

1.2.1 Europäischer Vergleich zum Stand der Implementierung elektronischer Patientenakten

Der Implementierungsprozess einer elektronischen Patientenakte in Deutschland stellt sich sehr komplex dar. Bis heute werden auf der elektronischen Gesundheitskarte keine gesundheitsbezogenen Daten der Versicherten gespeichert (GKV-Spitzenverband 2018a). Vorteile einer elektronischen Patientenakte werden in der Bundesrepublik nicht genutzt. Im Vergleich zu Deutschland sind hier international strukturähnliche Länder bei der Etablierung von elektronischen Patientenakten sehr viel weiter (Amelung et al. 2016).

Während Deutschland bei einer Untersuchung zum Stand der Implementierung der elektronischen Patientenakte auf nationaler Ebene (*European Scorecard*) aus dem Jahr 2016, bei der Indikatoren wie

- infrastrukturelle Voraussetzungen (u. a. Verfügbarkeit von Breitband-Internetzugang oder Frequenz der Internetnutzung),
- politische und rechtliche Rahmenbedingungen (u. a. rechtliche Verankerung der elektronischen Patientenakte oder fest definierte Standards die Interoperabilität betreffend),
- Nutzung und Implementierung (u. a. Grad der Implementierung elektronischer Patientenakten bei Haus- oder Fachärzten) sowie
- Inhalte und Funktionen (u. a. elektronisches Rezept oder Zugang von Patienten zu ihren Daten)

der elektronischen Patientenakten untersucht wurden, nur im unteren Mittelfeld dieses Rankings landete, waren die skandinavisch geprägten Länder Dänemark, Schweden und Estland die am weitesten fortgeschrittenen Länder (Amelung et al. 2016). Wie eine Nachfolgeuntersuchung aus dem Jahr 2018 zeigte, wurde Deutschland mittlerweile von weiteren Ländern im Ranking der *European Scorecard* überholt (◘ Tab. 1.2; Oliveira Gonçalves et al. 2018).

◘ **Tab. 1.2** Platzierung der 20 betrachteten Länder der European Scorecard zum Stand der Implementierung der elektronischen Patientenakte auf nationaler Ebene (adaptiert nach Amelung et al. 2016 und Oliveira Gonçalves et al. 2018)

Platzierung	Ranking 2016	Ranking 2018
1	Dänemark, Schweden	Dänemark
2	Estland, Finnland, Slowakei	Finnland, Schweden
3	Portugal	Estland, Spanien
4	Spanien	Schweiz
5	Österreich	Slowakei, Vereinigtes Königreich
6	Schweiz	Portugal
7	Belgien	Frankreich
8	Deutschland, Litauen, Niederlande	Niederlande, Österreich
9	Vereinigtes Königreich	Belgien, Deutschland, Litauen, Polen
10	Italien	Tschechische Republik
11	Frankreich, Slowenien	Italien, Slowenien
12	Polen	Irland
13	Tschechische Republik	
14	Irland	

Krankenhaus-Report 2019

Insbesondere Länder mit einem steuerfinanzierten System nach Beveridge schneiden in diesem Vergleich besser ab als beitragsfinanzierte Sozialversicherungssysteme nach Bismarck beziehungsweise „Mischsysteme". Es darf die These aufgestellt werden, dass die Struktur der Gesundheitssysteme (u. a. Art der Finanzierung, Anzahl (Selbstverwaltungs-)Partner und Player im System, potenzielle Interessenskonflikte) einen Einfluss auf die Digitalisierung des Gesundheitswesens und damit einhergehend mit der Ausgestaltung und Fortschrittlichkeit elektronischer Patientenakten hat.

Um herauszufinden, was die erfolgreichen Vorreiterländer im Vergleich zur Bundesrepublik anders – sprich: besser – gemacht haben, sollen im Folgenden deshalb Estland und Dänemark in Form kurzer Case Studies näher betrachtet werden.

1.2.2 Case Study 1: e-Estland – Digitalisierung nahezu aller Lebensbereiche

Estland wird in den Medien immer wieder als europäischer Vorreiter rund um die Digitalisierung des öffentlichen Lebens und des Gesundheitswesens genannt. Das 1,3 Millionen Einwohner zählende nördlichste baltische Land konnte seit seiner (neuerlichen) Unabhängigkeit am 20. August 1991 komplett neue Verwaltungsstrukturen aufbauen und setzte dabei von Anfang an auf digitale Lösungen (Statistikaamet 2018). Hierfür wurde bereits im Jahr 2001 mit der sogenannten *X-Road* eine Infrastruktur zum sicheren Datenaustausch zwischen öffentlichen und privatwirtschaftlichen Einrichtungen implementiert und von da an stets weiterentwickelt (Mikk 2018). Seit dem Jahr 2005 sind beispielsweise Wahlen niedrigschwellig via Internet (*E-Voting*) möglich (Friedrich 2017). Mittlerweile können nahezu alle Behördengänge (*E-Government*; Ausnahmen bilden hier lediglich Heirat und Scheidung) und Rechtsgeschäfte (Ausnahme Immobilienkäufe) online getätigt werden (Deutsch-Baltische Handelskammer in Estland Lettland Litauen e. V. 2017). Dies geschieht über die Authentifizierung im Internet über den estnischen Personalausweis (Identifikationskarte (ID-Karte) mit zugehöriger PIN), der auch eine elektronische Signatur ermöglicht (Oderkirk 2017).

Im Jahr 2008 wurde in Estland ein landesweites E-Health-System eingeführt mit dem Ziel, Gesundheitsressourcen effizienter zu nutzen, „Papierkram" zu reduzieren, Doppeluntersuchungen zu vermeiden und medizinische Statistiken zu verbessern. Vor allem der estnische Kostenträger *Eesti Haigekassa* kann hier als besonders frühzeitiger Trigger für eine Digitalisierung von Abrechnungsdaten im Gesundheitswesen identifiziert werden (Lai et al. 2013).

Gesetzliche Grundlagen für das estnische E-Health-System bilden unter anderem das Gesetz über das Gesundheitsinformationssystem aus dem Jahr 2007 sowie das Staatliche Regulierungsgesetz für den Austausch von Gesundheitsinformationen, das im Folgejahr verabschiedet wurde (WHO 2016). Die Verantwortung der Umsetzung der estnischen E-Health-Strategie liegt generell zwar beim Sozialministerium (*Sotsiaalministeerium*), doch dieses gründete 2005 die *E-Health Foundation* (*Eesti E-tervise Sihtasutus*) als multidisziplinäres Leitungsgremium zusammen mit drei großen Krankenhäusern sowie drei Berufsverbänden. Ihre Hauptaufgabe besteht in der Entwicklung, Förderung, Betreibung und Verwaltung des nationalen E-Health-Systems einschließlich seiner Komponenten (Lai et al. 2013).

Estland setzte bei der Umsetzung seiner E-Health-Strategie auf einen Mix aus gesetzlichen Vorschriften sowie finanziellen Anreizen und Sanktionen, um Leistungserbringer zur Mitarbeit zu motivieren (Lai et al. 2013).

Im Wesentlichen stellt das estnische E-Health-System eine flächendeckende Plattform dar, deren Sicherheit über die sogenannte *Blockchain*-Technologie sichergestellt werden soll. Gegenwärtig umfasst das System die folgenden Funktionalitäten (Friedrich 2017; Lai et al. 2013):

- Elektronische Patientenakte einschließlich eines Patientenportals
- Elektronischer Medikationsplan
- Elektronisches Rezept
- Digitales Bild- und Laborbefundarchiv
- Elektronische Notfallbehandlungslösungen einschließlich eines vernetzten Krankenwagensystems

- Informationsaustauschsystem zwischen verschiedenen Leistungserbringern
- Elektronisches Buchungstool für Facharzttermine an Krankenhäusern
- Statistikmodule

Die elektronische Patientenakte stellt im Prinzip seit dem Jahr 2008 die gesamte medizinische Geschichte jedes Esten von der Geburt bis zum Tod dar und umfasst nahezu die gesamte Bevölkerung des Landes (über 98 Prozent) (WHO 2016). Über das Patientenportal (www.digilugu.ee) haben estnische Patienten durch Authentifizierung via ID-Karte Zugriff auf Gesundheitsinformationen sowie all ihre medizinischen Unterlagen. Sie können Kontaktinformationen und demografische Angaben anpassen, Leistungserbringern Zugang zu medizinischen Unterlagen gewähren oder verwehren, Zugangsprotokolle einsehen – das heißt abklären, wer Zugriff auf ihre persönlichen Daten genommen hat –, auf digitale Rezepte zugreifen, Bluttransfusions-, Organ- sowie Körperspendebereitschaft für wissenschaftliche Zwecke signalisieren oder sich Gesundheitszeugnisse und Atteste ausstellen lassen (Lai et al. 2013; Oderkirk 2017). Das System hält darüber hinaus Schnittstellen für kommerzielle Anbieter von Apps oder Fitnessgeräten vor. So können Esten beispielsweise eine App des estnischen Anbieters *Medikeep* nutzen, um potenziell gefährliche Wechselwirkungen von Arzneimitteln im elektronischen Medikationsplan aufzudecken (Deutsch-Baltische Handelskammer in Estland Lettland Litauen e. V. 2017).

Esten haben eine sogenannte *Opt-out*-Möglichkeit, das heißt sie können die elektronische Patientenakte ganz oder teilweise sperren lassen. Dass nur 0,6 Prozent der Einwohner von dieser Option Gebrauch gemacht haben, unterstreicht, wie hoch das Vertrauen der Bevölkerung in die E-Health-Strategie des Landes ist (Deutsch-Baltische Handelskammer in Estland Lettland Litauen e. V. 2017).

Fast alle Haus- und über die Hälfte der Facharztpraxen sowie alle 55 estnischen Krankenhäuser sind mittlerweile Bestandteil des E-Health-Systems und somit in der Lage, die elektronische Patientenakte einzusehen, um aktuelle Diagnose- und Behandlungsinformationen zu ergänzen oder Medikationspläne von Patienten zu aktualisieren. Darüber hinaus können die integrierten Leistungserbringer digital kommunizieren und untereinander beispielsweise Ergebnisse von Laboruntersuchungen und Bildgebung austauschen (Oderkirk 2017; Statistikaamet 2018).

Das durch das estnische Unternehmen *Helmes* innerhalb von nur drei Jahren bei Kosten von lediglich 300.000 Euro entwickelte elektronische Rezept zählt – neben der elektronischen Steuererklärung – zu den erfolgreichsten und meistgenutzten digitalen Anwendungen in Estland (Deutsch-Baltische Handelskammer in Estland Lettland Litauen e. V. 2017; Friedrich 2017). Nur 15 Monate nach der Implementierung des elektronischen Rezepts wurden 85 Prozent der Rezepte digital ausgestellt und mittlerweile erfolgen über 98 Prozent aller Verschreibungen auf elektronischem Wege (Friedrich 2017; WHO 2016).

Mit dem *Estonian eHealth Strategic Development Plan 2020* hat das estnische Sozialministerium den Grundstein für die Weiterentwicklung des E-Health-Systems gelegt. So sollen die Dateninfrastruktur der *X-Road* weiter ausgebaut, die Qualität und Austauschmöglichkeiten von Daten verbessert oder digitale Lösungen zur Behandlungsunterstützung entwickelt werden. Hierbei soll insbesondere die personalisierte Medizin (*personalised medicine*) im Vordergrund stehen, die durch die Datenintegration unterschiedlicher Quellen (unter anderem elektronische Patientenakten, (Krebs-)Register oder die Biodatenbank des Universitätsklinikums in Tartu) ermöglicht werden soll (Deutsch-Baltische Handelskammer in Estland Lettland Litauen e.V. 2017; Volmer 2018).

1.2.3 Case Study 2: Dänemark – Eine über 20-jährige Vorreiterrolle bei der Digitalisierung des Gesundheitswesens

Auch das dänische Gesundheitswesen ist – analog zum estnischen – durch eine umfangreiche Digitalisierung mit enger elektronischer Kommunikation zwischen den Leistungserbringern, einschließlich digitalisierter Arbeitsverfahren sowie einer systematischen Nutzung von Daten, charakterisiert (Sundheds- og Ældreministeriet 2016). Insbesondere die Tatsache, dass das Vertrauen der etwa 5,8 Millionen Dänen in ihre Regierung und deren Handeln hoch ist, erleichtert häufig im Vergleich zu anderen Staaten die Einführung moderner Technologien auf nationaler Ebene (Harrell 2009; Statistics Denmark 2018).

Bereits im Jahr 1977 wurde in Dänemark durch die Implementierung eines landesweiten Patientenregisters, das Ärzte – zunächst aus Erstattungsgründen – dazu verpflichtete, jeden Patientenbesuch beim staatlichen Gesundheitsdienst zu melden, quasi der Grundstein für die spätere erfolgreiche Einführung einer elektronischen Patientenakte gelegt (Harrell 2009). Ein erster nationaler Aktionsplan zur Digitalisierung des dänischen Gesundheitssystems wurde schließlich im Jahr 1996 eingeführt und seither in Form weiterer sogenannter nationaler Strategien (2000 bis 2002, 2003 bis 2007, 2008 bis 2012, 2013 bis 2017, 2018 bis 2022) stetig weiterentwickelt (Bruun-Rasmussen et al. 2008; Grätzel 2018; Olejaz et al. 2012; Sundheds- og Ældreministeriet 2018).

Seit dem Jahr 2004 sind Hausärzte, die in Dänemark als *Gatekeeper* fungieren, verpflichtet, eine elektronische Patientenakte zu nutzen und digitale Kommunikationswege zu verwenden. Dieses hausärztliche System wurde von *MedCom*, einer 1994 vom Gesundheitsministerium, den Regionen und Gemeinden gegründeten *non-Profit*-Organisation, entwickelt und ermöglicht die Verwaltung von Arztberichten, Medikationslisten, bildgebender Diagnostik, Laborergebnissen sowie das Versenden von beispielsweise Terminerinnerungen an Patienten (Kierkegaard 2015; Olejaz et al. 2012). Den Hausärzten folgte im Jahr 2006 der fachärztliche Bereich (Amelung et al. 2016).

Die Implementierung elektronischer Patientenakten im stationären Sektor kam jedoch über einzelne „Insellösungen" – einhergehend mit etwaigen Schnittstellenproblematiken – zunächst nicht hinaus (Kierkegaard 2015). Diese Problematik löste sich insbesondere durch die Strukturreform, die im Jahr 2007 durchgeführt wurde, bei der die Zahl von 16 Regionen und 271 Gemeinden auf nur noch fünf Regionen und 98 Gemeinden reduziert wurde. Diese Reform kann als essenzieller Trigger bei der Koordinierung, Durchsetzung und Implementierung einer Gesundheits-IT auf nationaler Ebene angesehen werden (Kierkegaard 2013), denn diese Reform veränderte nachhaltig das Machtverhältnis zwischen den Regionen (und Gemeinden) gegenüber der Zentralregierung. Vor der Reform hatten nur die Regionen (und Gemeinden) Entscheidungsbefugnisse im Gesundheitswesen und dementsprechend beispielsweise Etathoheit über potenzielle Investitionen in Bezug auf Digitalisierung oder Entscheidungsfreiheiten bezüglich technischer Standards und Schnittstellen. Nun liegen diese Zuständigkeiten verstärkt in den Händen des Gesundheitsministeriums (*Sundheds- og Ældreministeriet*) (Grosen 2009). Dieses Vorgehen hat die Verbreitung gemeinsamer IT-Standards erleichtert und ermöglicht mittlerweile die elektronische Kommunikation zwischen allen Akteuren des Gesundheitswesens (Krankenhäuser, Haus- und Fachärzte, Labore, Pflegedienste oder lokale Behörden) (Sundheds- og Ældreministeriet 2016).

Schon im Jahr 2003 ging in Dänemark ein Patientenportal (www.sundhed.dk) als digitale Plattform in Form einer abgesicherten Cloud-Lösung online. In dieses sind mittlerweile alle Patientendaten der unterschiedlichen Leistungserbringer und Systeme integriert (*Multi-Vendor-Strategie*). Der Patient legitimiert seinen unmittelbaren Zugriff mittels Eingabe seiner zehnstelligen (unverwechselbaren) Sozialversicherungsnummer (*Nem ID*) zusammen mit einem privaten Zugangsschlüssel, der – ähnlich dem TAN-Verfahren für das Internetbanking – dem Nutzer für den Einmalgebrauch zur Verfügung gestellt wird oder in Verbindung mit einer Smartphone-App. Auch Krankenhaus- und niedergelassene Ärzte sowie weitere Leistungserbringer haben nach entsprechender Einwilligung des Patienten Zugang zur elektronischen Patientenakte (Haas 2017; Hostenkamp 2017; Nørgaard 2013).

Über das Portal sind mittlerweile die nachfolgenden Funktionalitäten integriert (Europäische Kommission 2014; Kierkegaard 2015; Lang 2016; Nørgaard 2013; Sundhed.dk 2016; Sundheds- og Ældreministeriet 2012, 2016):

- Zentralisierte Datenbank mit Informationen von Haus- und Fachärzten und anderen – auch privaten – Leistungserbringern (*P-Journalen*) sowie des stationären Sektors aus allen fünf Regionen (*E-Journalen*)

- Digitales Bild- und Laborbefundarchiv
- Elektronischer Medikationsplan
- Elektronisches Rezept einschließlich Folgeverschreibungen
- Elektronisches Impfregister
- Elektronische Patientenverfügung
- Elektronische Organspenderegistrierung
- Weitere Anwendungen wie zum Beispiel Online-Terminvereinbarungen, Abrufen von Echtzeitwartezeiten aller öffentlichen Krankenhäuser, Bewertungen von Krankenhausaufenthalten, Einschreibung in Screeningprogramme, Registrierung als Blut- oder Eizellspender, Einschreibung in medizinische Studien oder webbasierte Kommunikation mit behandelnden Leistungserbringern

Eine mittlerweile ins Portal integrierte Interaktionsdatenbank beschreibt Wechselwirkungen mit Medikamenten und bietet den Bürgern die Möglichkeit, diese online zu überprüfen (Venkatraman et al. 2015).

Über das Patientenportal besitzt der Patient bestimmte Schreibrechte. So kann er beispielsweise seine Adressdaten aktualisieren oder Kontaktdaten von Verwandten hinterlegen. Medizinische Inhalte jedoch können lediglich durch (nicht-)ärztliches Personal hinzugefügt oder geändert werden (Lang 2016). Unter der Rubrik *My log* hat ein Patient Einsicht, welcher Leistungserbringer wann auf seine Daten zugegriffen hat. Jeder Datenzugriff wird transparent mit dem Namen des Leistungsanbieters sowie Datum und genauer Uhrzeit des Zugriffs protokolliert (Europäische Kommission 2014).

Im dänischen (Rechts-)Verständnis wird generell unterstellt, dass ein Patient durch seine Zustimmung zu einer Behandlung gleichzeitig dem behandelnden Leistungserbringer die Zustimmung erteilt, die für die Behandlung notwendigen und relevanten Informationen in der elektronischen Patientenakte einsehen zu dürfen. Allerdings können Patienten von einer *Opt-out*-Möglichkeit Gebrauch machen und einem bestimmten Leistungserbringer die Zugriffrechte auf seine Gesundheitsdaten verweigern. Eine leistungserbringerseitige *Opt-out*-Möglichkeit besteht in Dänemark nicht – die Leistungserbringer sind mittlerweile alle gesetzlich verpflichtet, Patienteninformationen digital zu erfassen (Europäische Kommission 2014).

Dänemark führte für die elektronische Patientenakte keine separaten Gesetze oder Regularien den Datenschutz und die Privatsphäre betreffend ein. Für diese gelten die gleichen Gesetze, die zuvor auch schon bei papierbasierten Patientenakten galten. Der dänischen Gesundheitsforschung stehen darüber hinaus Daten aus der elektronischen Patientenakte auch ohne vorherige, explizite Zustimmung seitens der Patienten als Sekundärdaten zur Verfügung (Amelung et al. 2016).

Zahlen aus der Praxis unterstreichen eindrucksvoll den Erfolg der dänischen E-Health-Strategie, denn bereits im Jahr 2013 nutzten nahezu alle Hausärzte und Apotheker, 98 Prozent der Fachärzte, 85 Prozent der Chiropraktiker sowie 50 Prozent der Zahnärzte Dänemarks die elektronische Patientenakte einschließlich digitaler Wege zur Kommunikation und zum Datenaustausch (Kroigaard 2013). Im Jahr 2014 waren 85 Prozent der dänischen Krankenhäuser an die elektronische Patientenakte angeschlossen (Europäische Kommission 2014). Inzwischen sind dies alle dänischen Leistungserbringer (Gerlof 2017). Mindestens 85 Prozent aller Rezepte werden aktuell auf elektronischem Wege versendet (Kostera und Briseño 2018). Durch eine stetig steigende Zahl an Zugriffen auf *sundhed.dk* kann auch das Patientenportal als Erfolg angesehen werden. So besuchen pro Monat im Durchschnitt 1,7 Millionen Dänen das Portal (Gerlof 2017).

Die aktuelle nationale Strategie zur digitalen Gesundheit für die Jahre 2018 bis 2022 sieht unter anderem vor, Patienten noch mehr als bisher einzubinden und den Austausch von Behandlungsdaten weiter zu verbessern sowie Datensicherheits- und Vertraulichkeitsaspekte zu optimieren. Ein Fokus soll ferner auf populationsbezogenen Gesundheitsmaßnahmen und Prävention liegen. Die gegenwärtig etablierte E-Health-Infrastruktur soll darüber hinaus flexibler werden, das heißt, das Andocken mobiler Anwendungen, beispielsweise zur Unterstützung eines gesundheitsförderlichen Lebensstils, soll ermöglicht werden. Durch die Fokussierung auf vorausschauende Analytik soll aus der datenübermittelnden, elektronischen Patientenakte langfristig eine Plattform für personalisierte Präzisionsmedizin werden. Eine Anbindung der Akte an eine nationale Genomdatenbank ist – wie in Estland – perspektivisch auch für Dänemark angedacht (Grätzel 2018; Sundheds- og Ældreministeriet 2018).

1.3 Schlussfolgerungen und Ausblick

Während die zuvor vorgestellten europäischen Vorreiterländer Estland und Dänemark in ihren nationalen E-Health-Strategien für die kommenden Jahre bereits darüber nachdenken, wie die etablierten elektronischen Patientenakten verbessert und mit weiteren Datenbanken verknüpft werden können (Deutsch-Baltische Handelskammer in Estland Lettland Litauen e.V. 2017; Sundheds- og Ældreministeriet 2018), steckt Deutschland betreffend der Entwicklung, Implementierung und effektiven Nutzung einer elektronischen Patientenakte nach wie vor in den Kinderschuhen.

Ob zeitnah große Meilensteine in Sachen elektronischer Patientenakte in Deutschland erreicht werden können, wird sich in unmittelbarer Zukunft zeigen, denn positive Grundvoraussetzungen sind gegenwärtig dafür vorhanden. Im aktuellen Koalitionsvertrag der amtierenden Regierungskoalition aus CDU, CSU und SPD heißt es auf Seite 99 im Absatz Prävention „[m]it einem Nationalen Gesundheitsportal wollen wir, dass sich die Patientinnen und Patienten verlässlich schnell und umfassend im Internet […] informieren können". Ebenso im Koalitionsvertrag findet sich im Absatz E-Health und Gesundheitswirtschaft der Passus „[w]ir werden die Telematikinfrastruktur weiter ausbauen und eine elektronische Patientenakte für alle Versicherten in dieser Legislaturperiode einführen" (Presse- und Informationsamt der Bundesregierung 2018). Diese Absätze deuten darauf hin, dass das Voranbringen einer elektronischen Patientenakte in Deutschland einen neuen Impuls seitens Politik erfahren wird. Diese Beobachtungen werden durch Aussagen des amtierenden Bundesministers für Gesundheit, Jens Spahn (CDU), unterfüttert. Diesem zufolge sind derzeit alternative Lösungsansätze – wie die Kopplung einer elektronischen Patientenakte an das von der Bundesregierung geplante Bürgerportal als sogenannter elektronischer Kommunikationsplattform im Internet – denkbar, denn „[d]ie Zeit von Kartenlesegeräten an Desktop-Computern als alleinige, vorgeschriebene Login-Variante ist in jedem Fall […] nicht der Zugang, den sich die Bürger im Jahre 2018 mehrheitlich wünschen – und vor allem auch nicht nutzen werden" (Becker und Mihm 2018). Dies erinnert stark an das estnische Vorgehen, wo die erfolgreiche Einführung der elektronischen Patientenakte im Tandem mit der Implementierung von *E-Government*-Anwendungen stattfand.

Sowohl der Koalitionsvertrag als auch die Äußerungen des Bundesgesundheitsministers lassen jedoch gleichzeitig darauf schließen, dass gegenwärtig völlig unklar ist, ob die elektronische Patientenakte in Deutschland derart ausgestaltet wird, wie von Seiten der gematik seit nunmehr über 14 Jahren gedacht und vorangetrieben. Es scheint so, als sei die Zeit der Ausblendung alternativer, internationaler, empirisch erprobter *Best-Practice*-Konzepte hinsichtlich der Ausgestaltung und Umsetzung der elektronischen Patientenakte seitens deutscher Politik vorbei. Dies ist insbesondere mit Blick auf die in den Case Studies betrachteten Vorreiterländer skandinavischer Prägung ein längst überfälliger Schritt – sowohl in Politik als auch im Gesundheitswesen.

Die deutsche Politik und die Selbstverwaltungspartner sollten sich *Best-Practice*-Länder zum Vorbild nehmen sowie deren Wissensvorsprung durch gezielten Wissenstransfer für die Bundesrepublik nutzbar machen, wie dies schon beispielhaft und erfolgreich bei der Einführung des DRG-Systems anhand eines australischen Vorbildes durch das Gesetz zur Reform der gesetzlichen Krankenversicherung (GKV-Gesundheitsreformgesetz 2000) im Jahr 2003 erfolgte (GKV-Spitzenverband 2018b), denn

- warum sollten Fehler, die andere Länder bei der Etablierung elektronischer Patientenakten begangen haben, wiederholt werden? und
- warum sollten komplett eigene Lösungen kreiert werden, statt bereits etablierte und unter Alltagsbedingungen funktionsfähige Standards zu übernehmen?

Dies muss nicht zwangsläufig die Übernahme eines kompletten Systems eines Landes und dessen vollständige Übertragung und Adaption an das deutsche Gesundheitssystem und die Bedarfe von sowohl Patienten als auch Leistungserbringern und Kostenträgern bedeuten. Vielmehr können auch besonders erfolgreiche und zuverlässige Teilmodule aus anderen Ländern „eingekauft" und als Blaupause für die deutsche Patientenakte nutzbar gemacht werden. Durch das Importieren von *Knowhow* aus Vorreiterländern könnte Deutschland den entstandenen Rückstand bei der Implementierung einer elektronischen Patientenakte und ihrer vielen potenziellen Funktionen leichter aufholen. Dies sollte auch unter der Maßgabe geschehen, dass perspektivisch die elektronische Patientenakte ein zentrales Element im zukünftigen gesamteuropäischen Versorgungsprozess darstellen wird.

Für eine solche Strategie ist es entscheidend, dass die gegenwärtig heterogene IT-(Infra-)Struktur in Deutschland, die bisweilen durch geringe Internetgeschwindigkeiten und einen Mangel an Interoperabilität gekennzeichnet ist, schnellstmöglich in Angriff zu nehmen. Ob hierfür das im E-Health-Gesetz vorgesehene Interoperabilitätsverzeichnis eine ausreichende und zufriedenstellende Lösung ist, Kompatibilität herzustellen, darf bezweifelt werden, denn die bestehenden Interessenskonflikte der Selbstverwaltungspartner können damit keineswegs beseitigt werden. Die Grundprämisse des deutschen Weges, komplett auf die Anwender zu setzen und diese im gesamten Prozess mitzunehmen, ist prinzipiell sinnvoll, doch sollte dieser *Bottom-Up*-Ansatz, der seit fast zwei Dekaden die deutsche Gesundheitspolitik bestimmt, als gescheitert angesehen werden, da die konträren Interessen zu erheblichen Verzögerungen geführt haben. Es bedarf nunmehr einer stärkeren *Governance*, wie sie in den Case Studies von Dänemark und Estland deutlich wurde, wo der Staat die Spezifikationen vorgab, die dann von den jeweiligen Anbietern von E-Health-Lösungen eingehalten werden mussten. Insbesondere Dänemark zeigt hier, dass *Top-Down*-Entscheidungen schnell für Einheitlichkeit sorgen und Politik, Ärzte, Krankenhäuser und Patienten dennoch an einem Strang ziehen können. Dass die beiden Vorreiterländer *Opt-Out*-Regulatorien gewählt hatten, hat die Durchdringung der elektronischen Patientenakte zusätzlich beflügelt. Wie erfolgreich *Opt-In*-Möglichkeiten sind, lässt sich in Deutschland beispielsweise an der Organspendebereitschaft der Bevölkerung ablesen.

Obwohl im deutschen Diskurs um die elektronische Patientenakte stets eine Patientenzentrierung postuliert wird – der Patient als „Herr" seiner Daten –, ist davon im Sachkontext meistens wenig zu spüren. Während Dänemark und Estland ihre Patienten synonym als Bürger wahrnehmen, die als solche Zugang zu ihren Daten haben, bleiben Patienten im Deutschland des 21. Jahrhunderts schlicht Patienten. Die Tatsache, dass Patientendaten in Deutschland an den unterschiedlichsten Stellen liegen und für Patienten alles andere als transparent und verfügbar sind, wird in Diskussionen über elektronische Patientenakten und deren Potenziale zumeist komplett außen vor gelassen. Insbesondere die Case Study Dänemark konnte aufzeigen, dass ein solides Grundvertrauen sowohl in die Entscheidungsträger als auch in digitale Lösungen essenziell dafür ist, dass eine elektronische Patientenakte erfolgreich umgesetzt und implementiert werden kann. Die Tatsache, dass partiell destruktive, irrationale und ambivalente Datenschutzdiskussionen – Stichworte sind hierbei, neben weiteren, der „Gläserne Patient" oder der „Gläserne Arzt" – den Einsatz von Technologie im Gesundheitswesen in Deutschland behindern (Amelung et al. 2016), zeigt, dass dieses Grundvertrauen anwenderseitig gegenwärtig lediglich sporadisch vorhanden ist und entsprechend an Relevanz und Aktualität nicht verloren hat. So ergab eine aktuelle Befragung[1] zur *E-Government*-Situation und zur Zufriedenheit von Anwendern in Deutschland, dass 55 Prozent der Befragten Datenschutzbedenken hegen, 54 Prozent Angst vor Datendiebstahl haben und 55 Prozent kein Vertrauen in die Sicherheit bei der Datenübertragung aufweisen (Initiative D21 e.V. 2017). Eine Umfrage[2] des Digitalverbands Bitkom und der Bayerischen Telemed-Allianz ergab, dass 60 Prozent der Befragten eine elektronische Patientenakte nutzen würden und nur 34 Prozent dieser ablehnend gegenüber eingestellt

1 Basis der Erhebung: 483 Personen zu Bedenken bei Datensicherheit/-schutz (Initiative D21 e.V. 2017).

2 Basis der Erhebung: 1.003 Personen zu Fragen rund um Gesundheitsdaten, die in Arztpraxen, Kliniken oder anderen Gesundheitseinrichtungen anfallen (Rohleder und Jedamzik 2017).

sind (6 Prozent keine Angabe oder „weiß nicht") (Rohleder und Jedamzik 2017).

Datenschutzbedenken überblenden zumeist, dass ausgereifte elektronische Patientenakten, wie sie in den betrachteten Ländern skandinavischer Prägung implementiert wurden, stets eine Rückverfolgbarkeit von (unrechtmäßigen) Datenzugriffen ermöglichen und Sanktionen von Datenmissbrauch durch Dritte klar geregelt sind, Datenschutz- und -sicherheitsanforderungen ausreichend Genüge tragen und sowohl in Estland als auch in Dänemark Missbrauchsfälle kaum bekannt sind. Der Blick insbesondere nach Dänemark zeigt, dass dort in der öffentlichen Wahrnehmung eine umgekehrte Sichtweise zur deutschen vorherrscht: Die Verfügbarkeit essenzieller Informationen für Leistungserbringer gebündelt an einer Stelle, die in entscheidenden Situationen mitunter Leben retten können, hat hier einen höheren Stellenwert inne als zum Teil unberechtigte datenschutzrechtliche Bedenken. Die Tatsache, dass weder in Estland noch in Dänemark eine Evaluation der elektronischen Patientenakte durchgeführt wird, suggeriert, dass hier ein höheres Vertrauen in Politik und Technik gesetzt wird. Es wird anerkannt, dass die Digitalisierung auch vor dem Gesundheitswesen nicht Halt macht (Amelung et al. 2016).

Dass elektronische Patientenakten Effizienz und Transparenz im Gesundheitswesen enorm steigern können und Anwendungen wie das elektronische Rezept oder der elektronische Medikationsplan einen unmittelbaren Patientennutzen haben können, steht außer Frage. Dies haben auch einige deutsche Kostenträger erkannt und entwickeln gegenwärtig – partiell losgelöst von der gematik – eigeninitiativ elektronische Patientenakten in Form sogenannter „Insellösungen". Sowohl die Techniker Krankenkasse in Zusammenarbeit mit IBM als auch die AOK Nordost zusammen mit Cisco entwickeln im Moment eigene Akten, die kompatibel zur Telematikinfrastruktur sein sollen (AOK-Bundesverband 2017; Handelsblatt 2018). Damit hieraus – sobald weitere Kostenträger dieses Geschäftsfeld für sich entdecken – kein „Flickenteppich" nicht kompatibler Anwendungen entsteht, sollte der Gesetzgeber schnellstmöglich verbindliche und bundesweit einheitliche

- Zielsetzungen,
- zeitliche Rahmen,
- Investitionsvolumina,
- Inhalte und Funktionen,
- technische und Interoperabilitätsstandards,
- Datenstrukturen,
- Terminologien sowie Zugriffsmanagement sowie
- Datenschutzbestimmungen

zur elektronischen Patientenakte formulieren. Nur auf dieser Grundlage von identischen Standards können durchaus auch Akten verschiedener Anbieter parallel existieren. Unter Beachtung dieser Maßgaben sowie durch eine Neujustierung der Aufgabenfelder der gematik kann die elektronische Patientenakte vielleicht auch in Deutschland irgendwann wie insbesondere in Skandinavien als Erfolgsgeschichte gefeiert werden.

■ **Danksagung**

Die Erstellung der European Scorecard im Jahr 2016 und deren Update im Jahr 2018 wurde von der Stiftung Münch unterstützt.

Literatur

Amelung V, Binder S, Bertram N, Chase DP, Urbanski D (2016) Die elektronische Patientenakte – Fundament einer effektiven und effizienten Gesundheitsversorgung. medhochzwei Verlag, Heidelberg, S 1–123

AOK-Bundesverband (2017) AOK startet Gesundheitsnetzwerk mit digitaler Akte in zwei Regionen. www.aok-bv.de/presse/pressemitteilungen/2017/index_19382.html. Zugegriffen: 09. Mai 2018

Arbeitsgruppe Gesundheit der CDU/CSU-Fraktion im Deutschen Bundestag (2018) Die Digitalisierung des Gesundheitswesens entschlossen vorantreiben – Positionspapier E-Health der Arbeitsgruppe Gesundheit der CDU/CSU-Fraktion im Deutschen Bundestag. www.cducsu.de/sites/default/files/2018-06/Die%20Digitalisierung%20des%20Gesundheitswesens%20entschlossen%20vorantreiben20%28003%29.pdf. Zugegriffen: 05. Juli 2018

Arbeitskreis EPA/EFA (2011) Elektronische Akten im Gesundheitswesen – Ergebnisse des bundesweiten Arbeitskreises EPA/EFA. https://egesundheit.nrw.de/wp-content/uploads/2013/08/21092011_AKEPA-eFA_Elektronische AktenimGesundheitswesen_web_ger.pdf. Zugegriffen: 19. Juni 2018

Becker KB, Mihm A (2018) „Ein digitaler Zugang zu allen Leistungen des Staates". www.faz.net/aktuell/wirtschaft/jens-spahn-ueber-digitale-loesungen-fuer-das-gesundheitssystem-15576807.html. Zugegriffen: 15. Mai 2018

Bruun-Rasmussen M, Bernstein K, Vingtoft S (2008) Ten years experience with National IT strategies for the Danish Health Care service. https://pdfs.semanticscholar.org/6d1b/5887b33468a8698f15d0dd0fb370c085f5a9.pdf?_ga=2.215719317.365178796.1529574003-1302214453.1529574003. Zugegriffen: 21. Juni 2018

Bundesanzeiger (2003) Gesetz zur Modernisierung der gesetzlichen Krankenversicherung (GKV-Modernisierungsgesetz – GMG). www.bgbl.de/xaver/bgbl/start.xav?startbk=Bundesanzeiger_BGBl&start=//*%255B@attr_id=%27bgbl103s2190.pdf%27%255D#__bgbl__%2F%2F*%5B%40attr_id%3D%27bgbl103s2190.pdf%27%5D__1526561690427. Zugegriffen: 17. Mai 2018

Bundesanzeiger (2015) Gesetz für sichere digitale Kommunikation und Anwendungen im Gesundheitswesen sowie zur Änderung weiterer Gesetze. https://www.bgbl.de/xaver/bgbl/start.xav#__bgbl__%2F%2F*%5B%40attr_id%3D%27bgbl115s2408.pdf%27%5D__1529589652481. Zugegriffen: 17. Mai 2018

Bundesregierung (2018) Ein neuer Aufbruch für Europa Eine neue Dynamik für Deutschland Ein neuer Zusammenhalt für unser Land – Koalitionsvertrag zwischen CDU, CSU und SPD. https://www.bundesregierung.de/Content/DE/StatischeSeiten/Breg/koalitionsvertrag-inhaltsverzeichnis.html. Zugegriffen: 15. Mai 2018

Deutsch-Baltische Handelskammer in Estland Lettland Litauen e. V. (2017) Estland – Digitale Gesellschaft. www.ahk-balt.org/fileadmin/AHK_Baltikum/user_upload/Presse/AHKbalt_Aktuell/AHKbalt_aktuell_Summer_2017_final.pdf. Zugegriffen: 24. Mai 2018

Eckrich F, Baudendistel I, Ose D, Winkler EC (2016) Einfluss einer elektronischen Patientenakte (EPA) auf das Arzt-Patienten-Verhältnis: eine systematische Übersicht der medizinethischen Implikationen. Ethik in der Medizin 28(4):295–310

Europäische Kommission (2014) Overview of the national laws on electronic health records in the EU Member States – National Report for Denmark. http://ec.europa.eu/health/ehealth/docs/laws_denmark_en.pdf. Zugegriffen: 19. Juni 2018

Friedrich TA (2017) Estland will die Europäische Union für die digitale Zukunft fit machen. www.aerztezeitung.de/politik_gesellschaft/gesundheitspolitik_international/article/940336/e-health-estland-will-eu-digitale-zukunft-fit-machen.html. Zugegriffen: 24. Mai 2018

Gerlof H (2017) Telematik ganz ohne Karte. www.aerztezeitung.de/praxis_wirtschaft/e-health/article/935893/daenemark-telematik-ganz-karte.html?sh=1&h=-868317501. Zugegriffen: 21. Juni 2018

Gerlof H (2018) Bundesregierung will Strategie beschließen

GKV-Spitzenverband (2018a) Elektronische Gesundheitskarte (eGK). www.gkv-spitzenverband.de/service/versicherten_service/versicherten_service_egk/egk.jsp. Zugegriffen: 16. Mai 2018

GKV-Spitzenverband (2018b) Fragen und Antworten zu DRG. www.gkv-spitzenverband.de/krankenversicherung/krankenhaeuser/drg_system/fragen_und_antworten_drg/fragen_und_antworten_drg.jsp. Zugegriffen: 03. Juli 2018

Grätzel P (2018) Digitales Dänemark. https://medizintechnologie.de/news_hintergruende/markt/2018/2018_1/digitales_daenemark/. Zugegriffen: 21. Juni 2018

Grosen L (2009) Electronic Health Record in Denmark. Health Policy Monitor. http://www.hpm.org/survey/dk/a14/5. Zugegriffen: 19. Juni 2018

Guagliardo S (2018) Digital health: How can the EU help make the most out of it? http://www.epc.eu/documents/uploads/pub_8224_digitalhealth.pdf?doc_id=1942. Zugegriffen: 19. Juni 2018

Haas P (2017) Elektronische Patientenakten – Einrichtungsübergreifende Elektronische Patientenakten als Basis für integrierte patientenzentrierte Behandlungsmanagement-Plattformen, Bertelsmann Stiftung, Gütersloh

Handelsblatt (2018) TK startet die elektronische Patientenakte – Für zehn Millionen TK-Versicherte soll die Digitalisierung im Gesundheitswesen bis Jahresende ein Stück näher rücken. Andere wollen folgen. www.handelsblatt.com/politik/deutschland/digitalisierung-tk-startet-die-elektronische-patientenakte/21209204.html. Zugegriffen: 09. Mai 2018

Harrell E (2009) In Denmark's Electronic Health Records Program, a Lesson for the U.S. http://content.time.com/time/health/article/0,8599,1891209,00.html. Zugegriffen: 19. Juni 2018

Heinze RG, Hilbert J (2008) Gutachten – Vorschläge und Handlungsempfehlungen zur Erarbeitung einer kundenorientierten eHealth-Umsetzungsstrategie im Auftrag der Arbeitsgruppe 7 „IKT und Gesundheit" des Nationalen IT-Gipfels. http://www.ruhr-uni-bochum.de/heinze/Downloads/ag7_ehealth_gutachten3it_gipfel.pdf. Zugegriffen: 19. Juni 2018

Hostenkamp G (2017) Die Einführung des elektronischen Medikationsplans: Was Deutschland von Dänemark lernen kann. [The Introduction of the Electronic Medication Card: What Germany Can Learn From Denmark]. Gesundh ökon Qual manag 22(01):54–60

Initiative D21 e. V. (2017) eGovernment MONITOR 2017 – Nutzung und Akzeptanz digitaler Verwaltungsangebote – Deutschland, Österreich und Schweiz im Vergleich. https://initiatived21.de/app/uploads/2017/10/egovernmentmonitor2017_20171129.pdf. Zugegriffen: 30. Mai 2018

Kierkegaard P (2013) eHealth in Denmark: A Case Study. J Med Syst 37:9991

Kierkegaard P (2015) Interoperability after deployment: persistent challenges and regional strategies in Denmark. Int J Qual Health Care 2:147–153

Kostera T, Briseño C (2018) Von Dänemark lernen: Vertrauenswürdigkeit, Standards und eine Strategie für ein nationales Gesundheitsportal. https://blog.der-digitale-patient.de/smarthealthsystems-daenemark-nationales-gesundheitsportal/. Zugegriffen: 21. Juni 2018

Kroigaard S (2013) Denmark: Health IT and telemedicine – Industry Overview. http://2016.export.gov/California/

build/groups/public/@eg_us_ca/documents/webcontent/eg_us_ca_064082.pdf. Zugegriffen: 23. August 2016

Krüger-Brand HE (2018) Elektronische Gesundheitsakte: Mehr Patient Empowerment. Dtsch Arztebl International 115(18):A-850-A-852

Lai T, Habicht T, Kahur K, Reinap M, Kiivet R, Ginneken E (2013) Estonia: health system review. Health Systems in Transition, Bd 15(6), S 1–196

Lang M (2016) So geht E-Health. ixx.press 1:11–14

Mikk S (2018) E-Health in Estland. Gesundheits- und Sozialpolitik 3/2018:25-31

Moja L, Kwag KH, Lytras T, Bertizzolo L, Brandt L, Pecoraro V, Rigon G, Vaona A, Ruggiero F, Mangia M, Iorio A, Kunnamo I, Bonovas S (2014) Effectiveness of computerized decision support systems linked to electronic health records: a systematic review and meta-analysis. Am J Public Health 104(12):e12–22

Nguyen L, Bellucci E, Nguyen LT (2014) Electronic health records implementation: an evaluation of information system impact and contingency factors. Int J Med Inform 83(11):779–796

Nørgaard J R (2013) E-Record – Access to all Danish Public Health Records. Stud Health Technol Inform 192:1121

Oderkirk J (2017) Readiness of electronic health record systems to contribute to national health information and research. www.oecd-ilibrary.org/docserver/9e296bf3-en.pdf?expires=1527171157&id=id&accname=guest&checksum=0FEE61600872A7E20650C8BF5715FF31. Zugegriffen: 24. Mai 2018

Olejaz M, Juul Nielsen A, Rudkjøbing A, Okkels Birk H, Krasnik A, Hernández-Quevedo C (2012) Denmark: Health system review. Health Systems in Transition, Bd 14(2), S 1–192

Oliveira Gonçalves A S, Bertram N, Amelung VE (2018) European Scorecard zum Stand der Implementierung der elektronischen Patientenakte auf nationaler Ebene – Erstes Update 2018. https://www.stiftung-muench.org/wp-content/uploads/2018/09/Scorecard-final.pdf

Presse- und Informationsamt der Bundesregierung (2018) Koalitionsvertrag vom 14. März 2018. www.bundesregierung.de/Content/DE/StatischeSeiten/Breg/koalitionsvertrag-inhaltsverzeichnis.html. Zugegriffen: 16. Mai 2018

Rode O, Caumanns J, Eckstein L, Friedrich H, Kunz T, Viebeg U (2012) Anwendung der elektronischen Patientenakte: Schwerpunkt Versorgung. www.epa291a.de/pdf/fue_epa_anwendungen_finalbb6e.pdf. Zugegriffen: 01. August 2016

Rohleder B, Jedamzik S (2017) Gesundheit 4.0. https://www.bitkom.org/Presse/Anhaenge-an-PIs/2017/03-Maerz/Verbraucherstudie-Telemedizin-2017-170327.pdf. Zugegriffen: 21. Juni 2018

Schneider UK (2016) Einrichtungsübergreifende elektronische Patientenakten – zwischen Datenschutz und Gesundheitsschutz, Wiesbaden

Statistics Denmark (2018) Population in Denmark. www.dst.dk/en/Statistik/emner/befolkning-og-valg/befolkning-og-befolkningsfremskrivning/folketal. Zugegriffen: 19. Juni 2018

Statistikaamet (2018) The new statistical database. http://andmebaas.stat.ee. Zugegriffen: 24. Mai 2018

Sundhed.dk (2016) Tilmeldinger. www.sundhed.dk/borger/sundhedsjournal-og-registreringer/tilmeldinger. Zugegriffen: 25. August 2016

Sundheds- og Ældreministeriet (2012) eHealth in Denmark – eHealth as a part of a coherent Danish health care system. https://www.sum.dk/~/media/Filer%20-%20Publikationer_i_pdf/2012/Sundheds-IT/Sundheds_IT_juni_web.ashx. Zugegriffen: 19. Juni 2018

Sundheds- og Ældreministeriet (2016) Healthcare in Denmark – an Overview. http://www.ehealthnews.eu/images/stories/pdf/healthcare_in_denmark.pdf. Zugegriffen: 19. Juni 2018

Sundheds- og Ældreministeriet (2018) Ét sikkert og sammenhængende sundhedsnetværk for alle – STRATEGI FOR DIGITAL SUNDHED 2018 – 2022. https://www.healthcaredenmark.dk/media/1572086/Strategi-for-digital-sundhed.pdf. Zugegriffen: 21. Juni 2018

Venkatraman V, Mani P, Ussing A (2015) Mapping the Healthcare Data Landscape in Denmark. http://www.cphhealthtech.dk/~/media/chc/downloads/pdf/mapping%20the%20healthcare%20data%20landscape%20in%20denmark%20for%20web.ashx?la=en. Zugegriffen: 19. Juni 2018

Volmer K (2018) Estonia Offers 100,000 Residents Free Genetic Testing. http://www.sm.ee/en/news/estonia-offers-100000-residents-free-genetic-testing. Zugegriffen: 24. Mai 2018

WHO (2016) e-Gesundheit in der Praxis. www.euro.who.int/de/countries/estonia/news/news/016/03/e-health-in-practice. Zugegriffen: 24. Mai 2018

Benchmarking der Krankenhaus-IT: Deutschland im internationalen Vergleich

Victor Stephani, Reinhard Busse und Alexander Geissler

J. Klauber et al. (Hrsg.), *Krankenhaus-Report 2019*
https://doi.org/10.1007/978-3-662-58225-1_2

Zusammenfassung

Der Transformationsprozess in eine digitale Welt macht auch vor Krankenhäusern nicht halt. Jedoch ist unklar, wie fortgeschritten der Einsatz von Informationstechnologie (IT) in Deutschland ist. Daher analysiert dieser Beitrag den Digitalisierungsgrad deutscher Krankenhäuser im internationalen Vergleich. Dazu wird die Logik des „Electronic Medical Record Adoption Model" (EMRAM) genutzt, das die Krankenhäuser anhand einer Skala von 0 (keine Digitalisierung) bis 7 (papierloses Krankenhaus) bewertet. Nach der EMRAM-Logik erreichen die deutschen Krankenhäuser im Durchschnitt einen Wert von 2,3 und sind damit im Vergleich zu anderen Ländern nur unterdurchschnittlich digitalisiert. Der Abstand zum europäischen Durschnitt (3,6) hat sich zudem in den letzten Jahren vergrößert. Länder wie die Türkei (3,8) oder die USA (5,3) sind deutlich weiterentwickelt. Auch gibt es derzeit in Deutschland kein einziges Krankenhaus auf Stufe 7. Andere Evaluationsmethoden, wie zum Beispiel die des European Hospital Survey, bestätigen die Resultate des EMRAM und zeigen, dass Deutschland im digitalen Bereich zunehmend den Anschluss verliert. Als Gründe für diese schlechte Bilanz lassen sich unter anderem mangelnde Investitionen, Datenschutz-Bedenken, die Benutzerunfreundlichkeit der eingesetzten IT-Systeme, aber auch der lahmende Breitbandausbau in Deutschland identifizieren. Es ist wichtig, dass künftig erreichbare Ziele und einheitliche Standards definiert und vorhandene Ressourcen zielführend zum IT-Ausbau eingesetzt werden. Nur durch die Schaffung grundlegender IT-Strukturen können neue Technologien implementiert und nachhaltig genutzt werden.

Digitalisation is finding its way into German hospitals. However, the level of information technology (IT) utilisation remains unclear. Therefore, this paper analyses the degree of digitalisation of German hospitals from an international perspective. For this purpose, the logic of the "Electronic Medical Record Adoption Model" (EMRAM) is used, which rates hospitals on a scale from 0 (no digitalisation) to 7 (paperless hospital). According to the EMRAM logic, German hospitals achieve an average value of 2.3 and are therefore digitised only below average compared to other countries. The gap to the European average (3.6) has also widened in recent years. Countries such as Turkey (3.8) or the USA (5.3) are much more advanced. Currently, there is not a single hospital at Level 7 in Germany. Other evaluation methods, such as the "European Hospital Survey", confirm the results of EMRAM and show that Germany is increasingly losing ground in the digital field. The reasons for this poor balance include a lack of investment, data protection concerns, the user-unfriendliness of the IT systems used and the sluggish broadband expansion in Germany. It is important to define achievable goals and to use existing resources carefully for IT expansion. Only by creating uniform standards and a reliable IT infrastructure, new technologies can be implemented sustainably.

2.1 Einleitung

Die Digitalisierung der Krankenhäuser rückt zunehmend in den Fokus gesundheitspolitischer Auseinandersetzungen. In der Diskussion um die digitale Transformation fallen mittlerweile schnell Begriffe wie *Big Data, Blockchain* oder *Machine Learning*, die einen Aufbruch in ein neues Zeitalter und einen Umbruch in der Art und Weise, wie wir Prozesse bisher verstehen und gestalten, versprechen. Jedoch bleibt die Auseinandersetzung mit diesen Themen häufig oberflächlich. Eine Präzisierung ist hier aber notwendig, um den wirklichen Nutzen der Informationstechnologie (IT) zu verstehen, auszuschöpfen und nicht zuletzt auch um Skepsis und Ängste zu nehmen. Deswegen sollten, bevor über aus heutiger Perspektive entfernte Zukunftsthemen gesprochen wird, grundlegende Dinge analysiert und diskutiert werden. Denn IT stiftet ihren Nutzen mit Hilfe von bereits längst verfügbaren Mitteln: Im Mittelpunkt steht dabei die elektronische Patientenakte (EPA) und die dadurch sofortige Verfügbarkeit aller klinisch relevanten Informationen eines Patienten (Kluge 2014). Darüber hinaus kann auf Basis einer EPA eine IT-gestützte Entscheidungsfindung dem Arzt mit Vorschlägen bei Diagnose, Therapie, Medikationsplanung etc. zur Seite stehen, sowohl bei der Dokumentation als auch bei der Verordnung (Musen et al. 2014). Ein weiteres Beispiel für den nutzenstiftenden Einsatz von IT im Krankenhaus ist die IT-Unterstützung im Medikationsprozess. Grundlage hierfür ist, dass viele Medikationsfehler im Krankenhaus vermeidbar sind: unter anderem bei der Verschreibung (z. B. durch schlechte Lesbarkeit der Handschrift des Arztes) oder bei der Abgabe des Medikaments an den Patienten (z. B. durch Verwechslung). Hier bietet Software die Möglichkeit auf einen Fehler, der sonst durch „menschliches Versagen" verursacht werden kann, hinzuweisen bzw. diesen rechtzeitig zu verhindern (Agrawal 2009). Ferner stellt die digitale Anbindung mit externen Leistungserbringern bzw. telemedizinische Leistungen ein weiteres Potenzial dar, da sie durch zeit- und ortsunabhängige Konsultationen eine höhere Verfügbarkeit von Expertenwissen ermöglicht (Totten et al. 2016).

Gleichzeitig ist nicht jede Art der Digitalisierung automatisch mit einem Zusatznutzen verbunden. Ein Laborbericht, der analog als Dokument vorlag und einfach eingescannt wird und dann digital als Bilddatei benutzt wird, bietet zunächst keinen Zusatznutzen. Denn die einzelnen Laborwerte können in der Regel ohne zusätzliche Texterkennung von Computern nicht erkannt werden und müssen somit am Ende wieder manuell ausgelesen und übertragen werden. Auch bieten digitale Inseln innerhalb eines Krankenhauses, die aufgrund von unterschiedlichen IT-Standards nicht interoperabel sind, nur einen eingeschränkten Zusatznutzen, da auch hier die Übertragung von Daten zwischen einzelnen Abteilungen nicht automatisch und ohne Medienbrüche erfolgen kann. Ebenso kann eine benutzerunfreundliche EPA zu einer schlechten Akzeptanz führen, falls der Arzt mehr Zeit damit verbringt, auf eine Sanduhr auf dem Bildschirm zu blicken als Patienten zu behandeln.

All diese Aspekte sollen deswegen in dem folgenden Beitrag einbezogen und analysiert werden. Als Grundlage wird auf die derzeitige Standardisierung von IT in Krankenhäusern geblickt und die Interoperabilität der verschiedenen Systeme bzw. das Vorhandensein von digitalen Inseln betrachtet. Im Anschluss wird die Vielschichtigkeit der Digitalisierung anhand der Systematik des EMRAM (Electronic Medical Record Adoption Model) vorgestellt. Mit Hilfe dieses Modells wird daraufhin der Digitalisierungsgrad der deutschen Krankenhauslandschaft im Vergleich zu anderen Ländern analysiert. Zusätzlich wird noch eine weitere Messung der Krankenhaus-IT, der „European Hospital Survey", vorgestellt. Abschließend werden wichtige Digitalisierungshemmnisse diskutiert.

2.2 Interoperabilität und Standards in deutschen Krankenhäusern

Die Möglichkeit, dass Informationen ohne eine gesonderte Absprache effizient über Systemgrenzen hinweg ausgetauscht werden können, wird als Interoperabilität bezeichnet (Pedersen und Hasselbring 2004). Sie bildet die Grundlage für eine nutzenstiftende Digitalisierung. Um ein interoperables IT-Ökosystem für den Gesundheitssektor zu schaffen, sind deswegen eine Standardisierung und die Schaffung von gemeinsamen Schnittstellen unausweichlich. Internationale Organisationen wie zum Beispiel *Integrated Health Enterprise (IHE)* geben deswegen Empfehlungen zur Nutzung bereits existierender Standards heraus (Bergh et al. 2015). Im Folgenden sollen gängige Standards und damit die Interoperabilität in der deutschen Krankenhauslandschaft anhand der technisch/strukturellen, der syntaktischen und der semantischen Ebene analysiert werden (Johner 2018).

2.2.1 Technische Interoperabilität

Die grundlegendste Form ist die technische Interoperabilität. Diese ermöglicht, dass Daten zwischen zwei Akteuren ausgetauscht werden können. Sie stellt den Transport, die Sicherheit und die Logistik sicher. Konkret kann das durch eine Internetverbindung oder eine Netzstruktur erfüllt werden. Die Datenzustellung muss an den korrekten Adressaten erfolgen können und nach einem standardisierten Protokoll ablaufen (z. B. TCP/IP). In Deutschland sind die meisten Krankenhäuser auf der technischen Interoperabilitätsebene grundsätzlich über das Internet miteinander verbunden. Theoretisch ist hier ein Datenaustausch jederzeit möglich. Praktisch findet die Kommunikation zwischen den verschiedenen Leistungserbringern aber immer noch hauptsächlich über das Telefon, die Post oder das Fax statt (Ärzte Zeitung 2017). Zukünftig soll eine einheitliche digitale Kommunikationsplattform über das Netzwerk der Telematik-Infrastruktur geschaffen werden (gematik 2017).

Neben dem *ob* ist zusätzlich zu beachten, *wie* die deutschen Krankenhäuser miteinander vernetzt sind. Der Breitbandausbau in Deutschland kommt nur schleppend voran. Es gibt viele Regionen, in denen nur in 50–75 Prozent des Gebiets eine Breitbandverfügbarkeit von über 50 Mbit/s besitzen (Bundesministerium für Verkehr und digitale Infrastruktur 2018). Gerade für den Austausch von Daten zwischen Krankenhäusern sind hohe Bandbreiten jedoch notwendig, da die anfallenden und zu bearbeitenden Datenmengen bereits heute sehr hoch sind. Eine 3D-Computertomographie beansprucht bspw. im Durchschnitt 1 Gigabyte Speicher (DataCore Software 2015).

2.2.2 Syntaktische Interoperabilität

Die nächste Interoperabilitätsebene ist die syntaktische Ebene. Sie definiert die Struktur der übermittelten Informationen und gewährleistet, dass das empfangende System die Anordnung der Informationseinheiten korrekt erkennt und versteht. Bekommt ein Krankenhaus zum Beispiel digitale Medikationslisten zu verschiedenen Patienten zugeschickt, muss es wissen und verstehen, wo die Datenfelder für Name, Vorname, Dosis, Wirkstoff etc. in dieser Datei stehen. Vertauscht das System die Datenfelder (z. B. Nachname mit Wirkstoff), weil es einen anderen Standard verwendet, kann das zu einem unbrauchbaren Datensatz führen. Im Gesundheitssystem gibt es seit Jahren Ansätze und Bemühungen, syntaktische Struktur beim Informationsaustausch zu schaffen. Am weitesten verbreitet sind hier die Standards der Organisation *Health Level 7 (HL7)* (Hooda et al. 2004).

HL7 ist eine Not-for-Profit-Organisation, die sich die Spezifikationen von Standards im klinischen Bereich zur Aufgabe gemacht hat. Sie wurde in den 1980er Jahren in den USA gegründet und ist seitdem zu *der* Standardisierungsorganisation im Gesundheitswesen gewachsen. In den 1990er Jahren wurde der deutsche Ableger *HL7 Deutschland e.V.* gegründet (Haas 2006). Im Gegensatz zur bereits erwähnten IHE, die Empfehlungen zur Nutzung von existierenden Standards gibt, erarbeitet HL7 diese Standards.

Der weltweit am meisten benutzte Standard ist HL7 Version 2, der in den 1990er Jahren entwickelt worden ist. Damit wurde versucht, die von der Industrie geschaffenen „Insellösungen" und den klinischen Nachrichtenaustausch (z. B. Patientendaten-Administration, Befundkommunikation, Leistungsanforderung und -übermittlung) zu standardisieren (HL7 2018). In Deutschland ist HL7 Version 2 zum Nachrichtenaustausch zwischen den einzelnen IT-Systemen, z. B. zwischen dem Krankenhausinformationssystem (KIS) und Laborsystem, weit verbreitet (◘ Abb. 2.1) (Hübner et al. 2018). Der direkte Nachfolger, HL7 Version 3, der im Jahr 2005 veröffentlicht wurde, hat sich bisher nicht durchsetzen können (Onken 2017). Er gilt in seinen Spezifikationen als zu komplex und unflexibel und erfordert eine Ressourcen-intensive

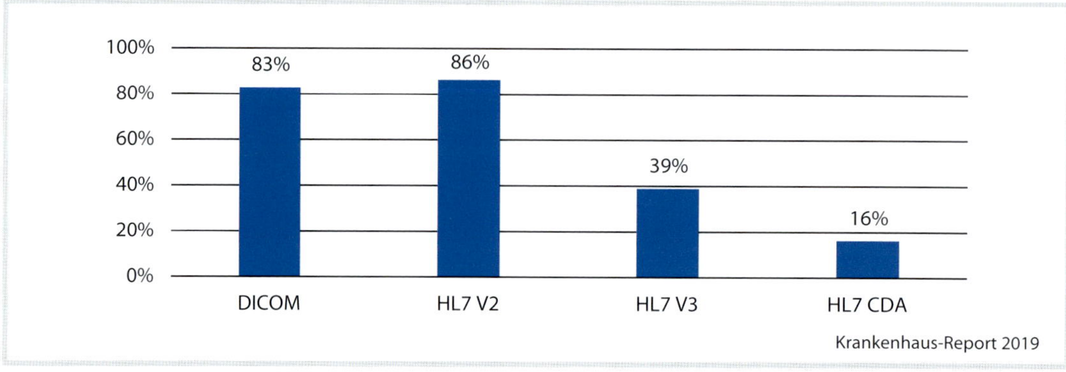

Abb. 2.1 Gebräuchliche syntaktische Standards und deren Verbreitung in deutschen Krankenhäusern

Adaption (Meredith 2017). Ein Teil der HL7-V3-Familie ist der *Clinical-Document-Architecture* (CDA)-Standard. Der CDA spezifiziert den Aufbau von klinischen Dokumenten, wie zum Beispiel der Entlassungsbrief, und ist mittlerweile auch als ISO-Standard (ISO 10781) veröffentlicht, der in der deutschen Anpassung meist unter dem Namen SCIPHOX (*Standardized Communication of Information Systems in Physician Offices and Hospitals using XML*) vorzufinden ist, jedoch nur in 16 Prozent der Krankenhäuser eingesetzt wird (Abb. 2.1) (Hübner et al. 2018). In der Regel erfolgt der Aufbau solcher klinischen Dokumente nicht standardisiert bzw. unstrukturiert in Form von Word und anschließend PDF-Dokumenten (Thun und Dewenter 2017). Im Bilddatenmanagement (*Picture Archiving and Communication System*, kurz PACS) hat sich DICOM (*Digital Imaging and Communciations in Medicine*) mittlerweile fest etabliert und wird von einem Großteil der Krankenhäuser benutzt. DICOM standardisiert die Speicherung und den Austausch von Daten der bildgebenden Systeme wie z. B. Bilder und Informationen von Magnetresonanztomographen.

Der Nachfolger von HL7 Version 3 ist der Standard *Fast Healthcare Interoperability Resources* (FHIR, ausgesprochen wie engl. *fire*). An FHIR werden große Erwartungen gesetzt, da dieser versucht, die Fehler zu vermeiden, die bei HL7 Version 3 gemacht worden sind. Vor allem soll dieser Standard anpassbarer an neu entstehende Anwendungsfelder im Gesundheitssystem (z. B. Integration von durch Wearables generierte Daten) sein, wodurch man für zukünftige, noch nicht abzuschätzende Entwicklungen gewappnet sein möchte (Onken 2017). Damit soll dieser das Fundament für die technologischen Entwicklungen der nächsten Jahre bilden (bvitg 2017). Ein Beispiel: In einer jüngst veröffentlichten Studie wurden elektronische Patientenakten mit Hilfe von Deep-Learning (DL)-Algorithmen analysiert. Die Akten lagen syntaktisch (nicht semantisch) strukturiert im FHIR-Format vor. Durch DL konnten auf der Grundlage von FHIR akkurate medizinische Vorhersagen über die jeweiligen Patienten getroffen werden, die zum Teil genauer als die Einschätzungen der Ärzte waren (Rajkomar et al. 2018).

2.2.3 Semantische Interoperabilität

Neben der syntaktischen Interoperabilität ist die semantische Interoperabilität von IT-Systemen wichtig. Sie stellt das gemeinsame Verständnis der Daten sicher. Werden einheitliche Ordnungssysteme, Nomenklaturen und Kodiersysteme verwendet und bilden sie ein übergreifendes Verständnis von verwendeten Abkürzungen, Fachbegriffen etc.? Grundlage dafür bieten meist sogenannte Referenzterminologien.

Eine der bekanntesten semantischen Referenzterminologien in der Medizin ist der Katalog der *International Classification of Diseases* (ICD), ein von der WHO entwickeltes Kodierungssystem für Krankheiten, Symptome und Beschwerden mit 150.000 Codes, welches für den deutschen Kontext leicht modifiziert wurde (*German Modification*, ICD-GM). Im klinischen Bereich gilt als am detailliertesten die Terminologie von *SNOMED CT*. Diese wurde vom *College of American Pathologists* entwickelt und enthält rund 800.000 Begriffe, die eine Fülle von gesundheitsspezifischen Begriffen und deren Relation zueinander abbilden. Jedoch findet SNOMED CT bisher in Deutschland keine Anwendung (Dewenter und Thun 2017).

Hier finden bei der semantischen Standardisierung hauptsächlich der Operationen- und Prozeduren-Schlüssel (OPS) und die ICD-Codes Verwendung. Andere Bereiche aus dem klinischen Alltag sind in der Theorie ebenfalls durch Nomenklaturen standardisiert (zum Beispiel die Medikation durch die Pharmazentralnummer), jedoch ist unklar, inwiefern diese außerhalb von Logistikketten und Verwaltung in der klinischen Praxis auch tatsächlich Verwendung finden.

Hinsichtlich der Interoperabilität lässt sich zusammenfassend sagen, dass es eine syntaktische Standardisierung zum Austausch von klinischen Nachrichten gibt, vor allem durch den in den 1990er Jahren entwickelten HL7-V2-Standard, der in erster Linie die Kommunikation zwischen Abteilungen wie dem Labor und der Apotheke sicherstellt. Andere Bereiche, wie zum Beispiel Arztbriefe, bleiben aber syntaktisch weitestgehend unstrukturiert und sind deswegen ohne manuelle Hilfe nicht auswertbar. Semantisch finden sich im deutschen Gesundheitssystem viele Nomenklaturen, jedoch ist unklar, wie flächendeckend diese auch im klinischen Alltag Anwendung finden. Mit Hilfe von syntaktischen Standards und Deep-Learning-Algorithmen könnte die semantische Interoperabilität zukünftig aber eine untergeordnete Rolle spielen.

2.3 Electronic Medical Record Adoption Model (EMRAM)

Ein Modell, um den Digitalisierungsgrad innerhalb eines Krankenhauses zu messen, ist das *Electronic Medical Record Adoption Model* (kurz EMRAM). Dieses setzt sich aus acht Stufen zusammen. Prinzipiell gilt: je höher die Stufe, desto digitaler das Krankenhaus. Die niedrigste Stufe (Stufe 0) bedeutet, dass kaum digital gearbeitet wird, während die höchste Stufe (Stufe 7) einem papierlosen Krankenhaus entspricht.

Das EMRAM-Modell wurde im Jahr 2005 in den USA von der *HIMSS Analytics*, einem Tochterunternehmen der HIMSS (*Healthcare Information and Management Systems Society*), entwickelt. Diese wurde 1961 gegründet und ist eine weltweite Non-Profit-Organisation mit dem selbsterklärten Ziel, die Gesundheitsversorgung durch den Einsatz von IT zu verbessern. Sie besteht aus überwiegend freiwilligen Mitgliedern (derzeit ca. 64.000), die aus allen Bereichen des Gesundheitssystems kommen. Der europäische Ableger der *HIMSS Analytics* ist die *HIMSS Analytics Europe* (HIMSS Europe 2014).

2.3.1 Wie wird zertifiziert?

Grundsätzlich zertifiziert die HIMSS. Die Kontaktaufnahme kann initiativ vom Krankenhaus erfolgen, sofern dieses sich zertifizieren lassen will. Ebenfalls werden die Krankenhäuser und IT-Hersteller von KIS-Systemen über die Zertifizierungsmöglichkeiten informiert. Außerdem gibt es in einigen Ländern Kooperationen mit dem Gesundheitsministerium (z. B. in der Türkei).

Soll ein Krankenhaus zertifiziert werden, wird ein Online-Fragebogen von der HIMSS an den/die IT-Verantwortliche/n, CIO (*Chief Information Officer*) bzw. Mitarbeitenden mit detaillierten Kenntnissen über die IT-Infrastruktur des Krankenhauses verschickt. Das Ausfüllen des Fragebogens dauert in etwa 2–4 Stunden und wird an die HIMSS zurückgeschickt, wo diese im Anschluss auf Konsistenz, Plausibilität und fehlende Informationen überprüft wird. Ausstehende Fragen werden anschließend in einem iterativen Prozess zwischen der HIMSS und dem Krankenhaus geklärt. Abschließend erfolgt die Einordnung in eine Stufe. Falls das Krankenhaus sich für die Stufe 6 oder 7 qualifiziert, wird ein gesondertes, zusätzliches Audit-Verfahren durchlaufen: Dann muss ein Experte der HIMSS die Prozesse vor Ort begutachten, ggf. mit Hilfe von zwei unabhängigen Inspektoren, wie beispielsweise IT-Manager aus anderen Krankenhäusern (Stufe 7) (EMRAM). Die Evaluation ist kostenpflichtig. Und die Zertifizierung ist im Anschluss für drei Jahre gültig. Danach verfällt diese und das Krankenhaus hat die Möglichkeit, sich rezertifizieren zu lassen.

2.3.2 Wie ist die Skala aufgebaut?

Die EMRAM-Logik setzt sich zum Ziel, den Durchdringungsgrad der IT anhand von acht Stufen zu beschreiben. ◘ Tab. 2.1 zeigt die einzelnen Stufen und die jeweiligen Kriterien zum Erreichen dieser.

Stufe 0–2

Zum Erlangen der Stufe 1 muss ein Krankenhaus in der Radiologie, dem Labor und der Krankenhausapotheke digital arbeiten. Dies kann auch als Standalone-Lösung, d. h. als Insellösung innerhalb des Krankenhauses realisiert werden. Bereits auf Stufe 2 muss ein sogenanntes *Clinical Data Repository* (CDR) vorhanden sein. Dies ermöglicht den behandelnden Ärzten, über eine Datenbank auf die erweiterten Systeme (wie z. B. Labor oder Radiologie) zuzugreifen. Die CDR stellt eine rudimentäre Form der elektronischen Patientenakte dar – wichtige Funktionen, wie zum Beispiel die digitale Form der sogenannten Fieber-Kurve (die u. a. den zeitlichen Verlauf von verschiedenen Vitalparametern darstellt), sind aber noch nicht integriert.

Stufe 3–5

Ab Stufe 3 müssen die Krankenhäuser eine grundlegende Form der computergestützten Entscheidungsunterstützung (*clinical decision support*, kurz CDS) vorweisen können, wie zum Beispiel der Erkennung von Duplikaten (z. B. doppelte Verordnung eines MRTs) oder der passiven Hervorhebung von kritischen Laborwerten (z. B. durch fette Markierungen des Wertes). Zusätzlich müssen ab Stufe 3 das Pflegepersonal in mindestens einer Station digital dokumentieren und Ärzte elektronisch Verordnungen durchführen können. Ab Stufe 4 muss es in mindestens einer Abteilung eine elektronische Arzneimittelverordnung (*Computerized Physician Order Entry*, kurz CPOE) durch den Arzt geben. Dabei muss das CDS-System zusätzlich Wechselwirkungen von den verschriebenen Medikamenten erkennen können und automatisch darauf hinweisen. Auf Stufe 5 wird gefordert, dass alle filmbasierten Bilder durch digitale Lösungen ersetzt sind.

Stufe 6/7

Ab Stufe 6 gehört das Krankenhaus zum sogenannten „Stage 6 and 7 Club". Ab dieser Stufe wird eine intelligentere CDS gefordert, die bereits bei der Dokumentation Patienten-individuelle (und nicht generische) Hilfestellungen anbieten soll, z. B. durch das Vorschlagen eines weiteren Behandlungspfads, der sich auf den einzelnen Patienten mit seinen Charakteristika bezieht. Außerdem muss das Krankenhaus einen geschlossen digital arbeitenden Medikationsprozess, eine sogenannte *Closed Loop Medication*, vorweisen. Das bedeutet, dass Verschreibung, Bereitstellung/Dosierung und Verabreichung von Medikamenten, z. B. durch den Abgleich von Bar-/QR-Codes, digital unterstützt werden. Die höchste Stufe (Stufe 7) beschreibt schließlich ein vollkommen papierloses Krankenhaus ohne Medienbrüche: d. h. jede einzelne Abteilung greift auf eine vollkommen integrierte, elektronische Patientenakte zu und garantiert eine syntaktische Standardisierung der klinischen Dokumentation (*Continuity of Care Document* – *CCD*). Die elektronische Patientenakte in der EMRAM-Logik geht über eine einfache Datenbank hinaus und umfasst Komponenten wie CDS, CPOE oder die vollumfängliche Interoperabilität der Akte mit anderen Akteuren außerhalb des Krankenhauses (Garets und Davis 2006).

Der Sprung auf die Stufen 6 und 7 gilt als besonders herausfordernd und kostenintensiv. Es wird davon ausgegangen, dass der Nutzen der Digitalisierung erst ab hier erreicht wird, da der Informationsfluss im gesamten Krankenhaus (und nicht nur in einzelnen Abteilungen) weitestgehend durchgängig und ohne Medienbrüche digital erfolgen kann. Krankenhäuser des „Stage 6 and 7 Club" werden durch die HIMSS gesondert ausgezeichnet und auf der Website besonders erwähnt.

2.3.3 Weiterentwicklung des EMRAM seit 2018

Seit dem 1.1.2018 wurden die Kriterien der EMRAM-Stufen erstmals leicht modifiziert. Zu einem wurden die europäischen Kriterien den US-amerikanischen EMRAM-Kriterien angepasst. Diese waren bis dahin leicht unterschiedlich – ins-

Tab. 2.1 EMRAM Stufenmodell mit einzelnen Kriterien und Anteil der deutschen Krankenhäuser (2017)

Stufe	Kriterien	Anteil der KH in D [%]
Stufe 7	Lückenlose elektronische Patientenakte integriert in alle klinischen Bereiche (z. B. Ambulanz, Intensivstation, Notaufnahme), die alle (medizinischen) Papierakten ersetzt; Einsatz von Standards zum Datenaustausch für die integrierte Versorgung; Data Warehouse als Basis für klinische und betriebliche Analysen.	0,0
Stufe 6	Klinische Dokumentation interagiert mit intelligenter klinischer Entscheidungsunterstützung (basierend auf diskreten Datenelementen) UND Vorhandensein eines IT-gestützten, geschlossenen Medikationsprozesses (*closed loop medication*).	1,2
Stufe 5	Integrierte Bildmanagementlösung (z. B. PACS) ersetzt alle filmbasierten Bilder.	18,0
Stufe 4	Elektronische Verordnung mit klinischer Entscheidungsunterstützung in mindestens einem klinischen Bereich und für Medikation.	5,4
Stufe 3	IT-gestützte klinische Dokumentation sowie Einsatz elektronischer Verordnungen durch Ärzte bzw. Pflegepersonal. Dies beinhaltet auch die Dokumentation der Medikamentengabe (eMAR).	9,0
Stufe 2	Eine elektronische Patientenakte (bzw. ein *Clinical Data Repository*) ermöglicht die Zusammenfassung und Normalisierung von Daten aus verschiedenen klinischen Quellen im gesamten Krankenhaus.	26,9
Stufe 1	Informationssysteme für die großen diagnostischen und versorgenden Abteilungen (Labor, Radiologie, Apotheke) sind installiert.	1,2
Stufe 0	Informationssysteme für die großen diagnostischen und versorgenden Abteilungen (Labor, Radiologie, Apotheke) sind nicht installiert.	38,3
	N	167
	EMRAM-Mittelwert	2,3

Krankenhaus-Report 2019

besondere Stufe 5 und 6 waren sie „vertauscht", d. h. in den USA wurde eine *Closed Loop Medication* bereits ab Stufe 5 gefordert und die Digitalisierung der filmbasierten Bilder auf Stufe 6.

Neben der Vereinheitlichung des Systems wurden die Kriterien insgesamt den technischen Entwicklungen angepasst. Da die Digitalisierung von filmbasierten Bildern mittlerweile in fast allen Krankenhäusern Standard ist, wird diese von nun ab Stufe 1 Pflicht sein (statt bisher ab Stufe 5). Zudem wird auf einem umfassenderen Einsatz der Technologien Wert gelegt. In Stufe 3 müssen jetzt mehr als 50 Prozent aller Pflegekräfte digital dokumentieren, in Stufe 4 90 Prozent. Ab hier müssen auch mehr als 50 Prozent aller Medikamente in einem geschlossenen Medikationsausgabeprozess verabreicht werden, anstatt wie bisher nur in einem Bereich. Auch sind jetzt verschiedene Aspekte zur IT-Sicherheit eingebaut. Mit diesen Änderungen will die HIMSS erreichen, dass EMRAM die Digitalisierung nicht nur begleitet, sondern auch als Impulsgeber betrachtet bzw. das Stufensystem weiterhin als Roadmap zur Umsetzung der Digitalisierung benutzt werden kann (Marabu 2018).

2.3.4 Deutschland im internationalen Vergleich

Im Jahr 2017 hatten die deutschen Krankenhäuser einen durchschnittlichen EMRAM-Score von 2,3. Dieser Wert wurde auf Grundlage von insgesamt 167 Krankenhäuser erhoben, die sich seit 2014 zertifizieren lassen haben.

Die Digitalisierung in den deutschen Krankenhäusern befindet sich demnach noch in den Kinderschuhen. Vor allem die hohe Zahl an Häusern, die gar nicht digital arbeiten (knapp 40 Prozent auf der Stufe 0) ist erstaunlich. Immerhin, die Vorstufe der EPA, die CDR, wird in rund einem Viertel der Häuser benutzt (Stufe 2). Funktionen wie die CDS oder CPOE werden auf dieser Stufe jedoch noch nicht genutzt.

Positiv ist, dass sich 20 Prozent der Häuser auf Stufe 5 zertifizieren lassen konnten. Hier werden Arzneimittelverordnungen durch den behandelnden Arzt elektronisch eingegeben und es erfolgt eine erweiterte klinische Entscheidungsunterstützung (z. B. Erkennung von Duplikaten oder potenziellen Wechselwirkungen der Medikamente). Außerdem sind alle filmbasierten Bilder digitalisiert.

Auf Stufe 6 konnten sich bisher lediglich zwei Kliniken in Deutschland zertifizieren: das Medius Klinikum Nürtingen und das Agaplesion Diakonieklinikum Rotenburg (HIMSS 2018). Diese Krankenhäuser haben also eine intelligentere klinische Entscheidungsunterstützung durch patientenangepasste Therapievorschläge und eine IT-gestützte, geschlossene Medikamentenvergabe.

Auf Stufe 7 gab es bisher nur das Universitätsklinikum Hamburg-Eppendorf (UKE) (► Kapitel 6 in diesem Band) von 2012 bis 2015. Obwohl sich die Anforderungen des EMRAM bis zum 1.1.2018 (s. o.) nicht verändert haben, konnte das UKE diese Stufe bei der Re-Zertifizierung nicht mehr erreichen und wurde auf Stufe 5 re-zertifiziert. In Deutschland gibt es demnach derzeit kein nach Stufe 7 zertifiziertes bzw. aktiv mit digitalen Patientendaten arbeitendes Krankenhaus.

Nach Größe (Bettenzahl) und Trägerschaft betrachtet (◘ Tab. 2.2) ist zu erkennen, dass große öffentliche Kliniken in der Regel digitaler arbeiten als kleine private. Der durchschnittliche EMRAM-Wert von Häusern mit über 500 Betten beträgt 3,4, wohingegen kleine Krankenhäuser mit einem durchschnittlichen Wert von 1,3 deutlich darunter liegen. Aufgeteilt nach Trägerschaft zeigt sich, dass öffentliche Kliniken digitaler arbeiten (2,7) als freigemeinnützige (2,1) und private (1,5).

◘ Tab. 2.2 EMRAM-Score in Deutschland (2017) nach Bettengröße und Trägerschaft

Bettengröße	EMRAM-Mittelwert	N
< 200 Betten	1,3	60
200–499 Betten	2,4	66
≥ 500 Betten	3,4	41
Trägerschaft		
Privat	1,5	30
Gemeinnützig	2,1	66
Öffentlich	2,7	71

Krankenhaus-Report 2019

Wird die Entwicklung der EMRAM-Profilkurve in Deutschland im zeitlichen Verlauf betrachtet (◘ Abb. 2.2) fällt auf, dass die deutsche Krankenhauslandschaft innerhalb der letzten Jahre kaum digitaler geworden ist. Der durchschnittliche EMRAM-Wert hat sich nur marginal von 1,8 auf 2,3 verbessert. Die Täler und Berge der „EMRAM-Kurve" lagen im Jahr 2012 an den gleichen Stellen wie im Jahr 2017. Einzig: Lag die Zahl der Häuser auf Stufe 0 im Jahr 2012 noch bei über 40 Prozent, ist dieser Wert mittlerweile leicht unter 40 Prozent gesunken. Zuwächse sind insbesondere auf Stufe 5 zu verzeichnen, wo es einen Anstieg von 10 Prozent auf 18 Prozent gab. Seit der Einführung des Modells in Europa wurden in Deutschland über 400 Krankenhäuser evaluiert, jedoch hat sich die Anzahl der zertifizierten Häuser zwischen 2012 und 2017 halbiert.

Kommt die Digitalisierung also langsam, aber stetig in Deutschland voran oder passiert insgesamt zu wenig? Ein internationaler Vergleich hilft dabei, die bisherige Entwicklung in Deutschland besser einordnen zu können. ◘ Abb. 2.3 zeigt exemplarisch die Profil-Kurven von 2012 und 2017 der US-amerikanischen Krankenhäuser. Und für weitere Länder fasst ◘ Tab. 2.3 die EMRAM-Ergebnisse aus dem Jahr 2017 zusammen, ergänzt durch deren zeitliche Entwicklung in ◘ Abb. 2.4.

Viele andere Länder haben einen höheren IT-Durchdringungsgrad als Deutschland. Der Abstand Deutschlands zum europäischen Durchschnitt hat innerhalb der letzten Jahre sogar deutlich zugenommen: Während dieser im Jahr 2011 nur 0,2 auf der EMRAM-Skala betrug, ist er im Jahr 2017 auf 1,3 angestiegen. Das liegt unter anderem an dem immer noch sehr hohen Anteil an Krankenhäusern in Deutschland, die nicht einmal eine Basis-Digitalisierung besitzen (Stufe 1). Länder wie Spanien, die Türkei oder das Vereinigte Königreich besitzen kaum ein Krankenhaus, das gar nicht digitalisiert arbeitet bzw. sich auf Stufe 0 befindet (in Deutschland sind dies immerhin knapp 40 Prozent). In den Niederlanden gibt es sogar gar keins und in Däne-

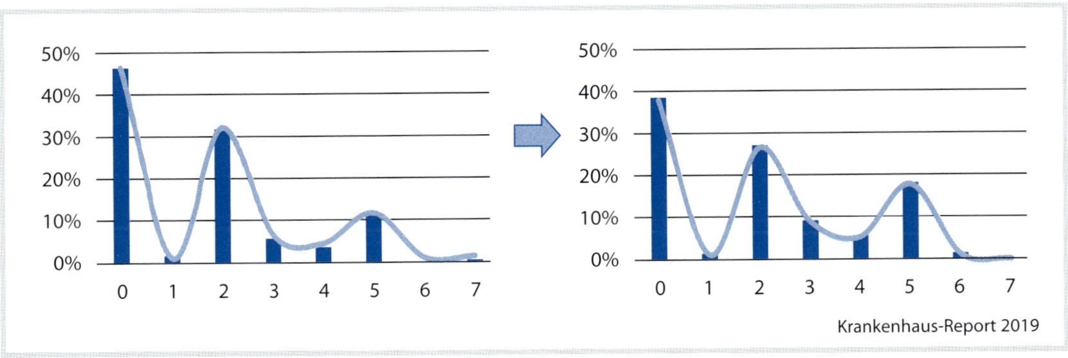

Abb. 2.2 EMRAM-Profil Deutschland 2012 (n = 340) vs 2017 (n = 167)

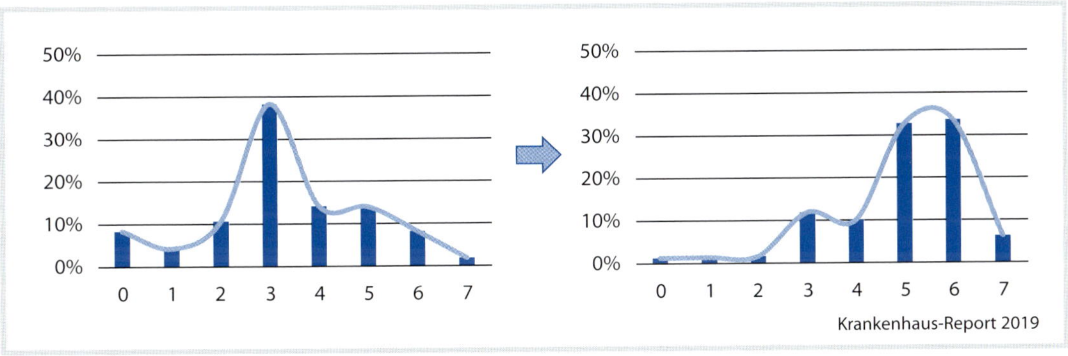

Abb. 2.3 EMRAM-Profil USA 2012 (n = 5.458) vs 2017 (n = 5.487)

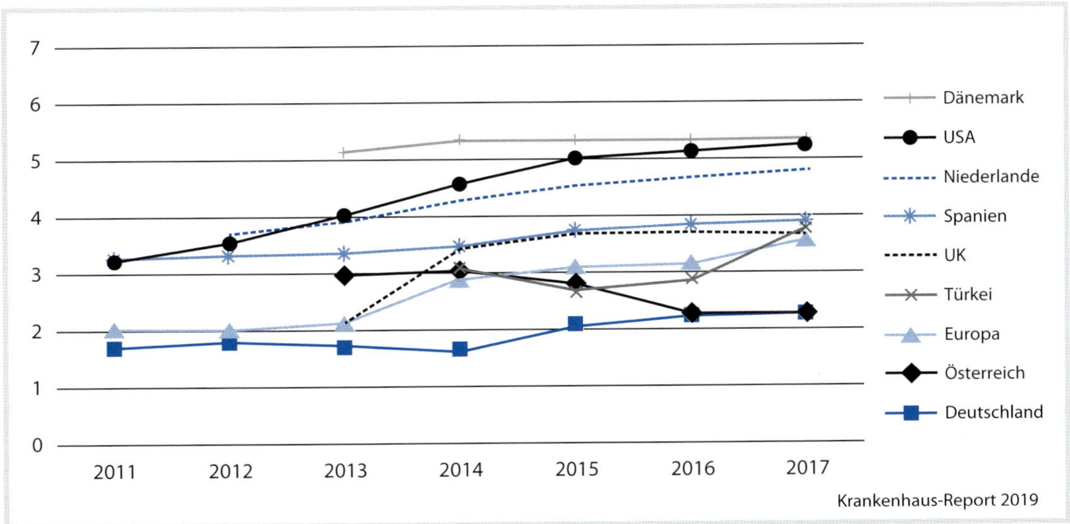

Abb. 2.4 Durchschnittliche EMRAM-Werte in ausgewählten Regionen seit 2011

Tab. 2.3 Anteil der Krankenhäuser in den verschiedenen EMRAM-Stufen in verschiedenen Ländern/Regionen (2017) [%]

	Deutschland	Österreich	Europa	UK	Türkei	Spanien	Niederlande	USA	Dänemark
Level 7	–	–	0,3	–	0,1	–	5,6	6,4	
Level 6	1,2	5,6	13,4	2,9	24,2	5,1	5,6	33,8	4,2
Level 5	18,0	11,1	30,0	52,4	19,1	50,0	66,7	32,9	95,8
Level 4	5,4	–	4,9	3,8	6,5	4,5	–	10,2	–
Level 3	9,0	–	5,2	–	5,9	3,2	–	12,0	–
Level 2	26,9	50,0	28,8	14,3	32,3	26,3	19,4	1,8	–
Level 1	1,2	5,6	6,0	9,5	5,0	1,9	2,8	1,5	–
Level 0	38,3	27,8	11,4	17,1	7,0	9,0	–	1,4	–
N	**167**	**18**	**1.455**	**105**	**682**	**156**	**36**	**5.487**	**24**
EMRAM-Mittelwert	**2,3**	**2,3**	**3,6**	**3,7**	**3,8**	**3,9**	**4,8**	**5,3**	**5,4**

Krankenhaus-Report 2019

mark sind fast alle auf Stufe 5 evaluiert. Einzig Österreich weist ein ähnliches Profil wie Deutschland auf und besitzt den gleichen Durchschnittswert (2,3).

Ein interessantes Länder-Beispiel stellt die Türkei dar. Hier wird EMRAM offiziell als nationale Richtlinie für den Digitalisierungsprozess der Krankenhäuser genutzt. Dazu hatte das türkische Gesundheitsministerium angeordnet, dass sich bis 2019 alle öffentlichen Krankenhäuser anhand des EMRAM evaluieren lassen müssen. Zusätzlich wurde als Ziel ausgegeben, bis 2017 über 100 Häuser auf EMRAM-Stufe 6 zu bringen. Dieses Ziel wurde im Jahr 2017 mit 154 Krankenhäusern (24,2 Prozent) erreicht (HIMSS Europe 2018).

In den USA werden fast alle Kliniken durch EMRAM zertifiziert, weswegen die Grundgesamtheit der Erhebung in den letzten Jahren sehr gleichmäßig bei ca. 5.450 lag. Bemerkenswert ist der dortige starke Ausbau der Digitalisierung. Zwischen 2011 und 2017 hat sich der EMRAM-Durchschnitt von 3,2 auf 5,3 erhöht (Zum Vergleich: In Deutschland ist dieser Wert seit 2011 bei n = 340 lediglich um 0,6 Punkte gestiegen). Dies wird auf die US-amerikanische Gesetzgebung und damit verbundene finanzielle Anreize zurückgeführt. Unter anderem wurde die *HITECH-Initiative* (*Health Information Technology for Economic and Clinical Health*) im Jahr 2009 für diesen Zweck eingeführt, bei der vor allem darauf geachtet wurde, dass nicht nur eine elektronische Patientenakte flächendeckend eingeführt wird, sondern diese dabei auch „sinnvoll" benutzt wird („meaningful use") (Hoggle 2012). Außerdem werden seit 2015 Krankenhäuser unter dem Medicare-Programm sanktioniert, sofern sie keine elektronische Patientenakte benutzen. Dies hat unter anderem dazu geführt, dass der Anteil von Krankenhäusern, die auf den Stufen 0–2 des EMRAM-Modells liegen, auf weniger als 3 Prozent geschrumpft ist und sich knapp 40 Prozent mittlerweile auf Stufe 6 oder 7 befinden.

Abschließend sei noch einmal darauf hingewiesen, dass die EMRAM-Klassifizierung seit Jahresbeginn 2018 heraufgesetzt wurde. Es wird also spannend sein zu sehen, welche Krankenhäuser ihre Klassifizierung halten können und in welchem Umfang die Werte dadurch beeinflusst werden.

2.3.5 Kritik am EMRAM

Die Entscheidung zur Teilnahme an einer EMRAM-Evaluation ist in der Regel freiwillig bzw. hängt von dem einzelnen Krankenhaus ab. Damit ist die Repräsentativität der Stichprobe nicht gewährleistet. In Deutschland wurden innerhalb der letzten vier Jahre insgesamt 167 Krankenhäuser und seit 2011 über 400 Krankenhäuser evaluiert. In anderen Ländern, in denen Kooperationen zwischen dem Gesundheitsministerium und EMRAM bestehen, wie zum Beispiel in der Türkei, sind die Evaluationen repräsentativer.

Die Vergleichbarkeit der verschiedenen Ergebnisse wird außerdem dadurch beeinflusst, dass eine Evaluation hauptsächlich auf Basis einer Selbstauskunft der Kliniken erfolgt. Außer bei Kandidaten für Stufe 6 oder Stufe 7 wird der Digitalisierungsgrad nur anhand von Fragebögen, die von Mitarbeitern der Klinik ausgefüllt werden, ermittelt. Zwar werden etwaige Unstimmigkeiten in einem anschließenden iterativen Prozess zwischen der HIMSS und der Klinik geklärt, doch ist die Vergleichbarkeit der Ergebnisse der unteren Stufen dadurch eingeschränkt.

Zudem handelt es sich bei dem EMRAM-Bewertungsschema um ein Stufenmodell. Bevor eine Stufe erreicht werden kann, müssen die Kriterien der darunterliegenden Stufen erfüllt werden. Sollte eine Klinik zum Beispiel einen komplett geschlossenen, IT-gestützten Medikationskreislauf besitzen, aber noch kein digitalisiertes Labor, ist es immer noch auf der gleichen Stufe wie ein Krankenhaus, das gar nicht digital arbeitet bzw. keins von beidem besitzt, und wird auf Stufe 0 zertifiziert.

Ein weiterer Nachteil eines solchen Stufenmodells ist, dass es nach oben hin begrenzt ist. In der Realität endet jedoch der Grad der Digitalisierung nicht auf Stufe 7 der EMRAM-Logik. Zukünftige Entwicklungen, die bisher nur schwer abzuschätzen sind, können über eine solche Skala nicht abgebildet werden. Denkbar wären deswegen Ansätze zur Erweiterungen des Stufenmodells, wie zum Beispiel mit Hilfe von „+"-Siegeln (7+, 7++ etc.). Diese finden bereits in anderen Industriezweigen Verwendung und haben den Vorteil, dass sie als fast unbegrenzt erweiterbar gelten (Kruber 2017).

Daran anknüpfend finden bestimmte Anwendungen und andere relevante Aspekte der Digitalisierung keine Berücksichtigung im EMRAM. Hier liegt der Fokus auf der krankenhausinternen IT-Nutzung. Aber insbesondere telemedizinische Anwendungen und die Fähigkeit der digitalen Kommunikation mit externen Akteuren, wie zum Beispiel Radiologen oder niedergelassenen Ärzten, werden nicht betrachtet.

2.4 European Hospital Survey (2012–2013)

Ergänzend sollen deswegen im Folgenden die Ergebnisse aus dem *European Hospital Survey – Benchmarking Deployment of eHealth Services* (EHS) vorgestellt werden (Sabes-Figuera 2013). Es handelt sich um einen von der EU-Kommission in Auftrag gegebenen Bericht, der die Ausbreitung von eHealth in den Krankenhäusern in der EU analysiert und verglichen hat. Der Bericht wurde im Jahr 2014 von der Wirtschaftsprüfungs- und Beratungsgesellschaft PriceWaterhouseCoopers (PwC) fertig gestellt und basiert auf Krankenhausdaten der Jahre 2012 und 2013.

Ein wesentlicher Unterschied zur EMRAM-Logik ist die umfänglichere Betrachtung von Digitalisierungsmerkmalen, die sich nicht ausschließlich auf die IT-Nutzung innerhalb des Krankenhauses konzentriert, sondern unter anderem auch die Möglichkeit der Kommunikation mit externen Leistungserbringern, wie zum Beispiel durch Telemedizin, berücksichtigt. Im EHS verteilen sich die analysierten Merkmale auf die Kategorien: Anwendungen (PACS-Benutzung, eVerschreibung, eÜberweisung, Telemonitoring), Infrastruktur (Breitband-Anbindung, Verbunden mit Externen, einheitliches WLAN, einheitliche EPA zwischen allen Abteilungen), Sicherheit (einheitliche Regeln zur Benutzung von klinischen Daten, Wiederherstellung der Daten innerhalb von 24 h) und Möglichkeiten der digitalen Integration (Austausch von klinischen Daten mit Externen). Die wesentlichen Merkmale von EMRAM und EHS werden in ◘ Tab. 2.4 verglichen.

In Deutschland wurden Daten von 201 Krankenhäusern gesammelt. Das Spinnendiagramm (◘ Abb. 2.5) zeigt die 13 Merkmale und deren Ausprägungen für Deutschland (n = 201), den EU-Durchschnitt (n = 1.717) und für Estland (n = 3), nach EHS-Logik das Land mit dem höchsten Krankenhaus-Digitalisierungsgrad.

In vielen Bereichen liegen die deutschen Krankenhäuser unterhalb des EU-Durchschnitts. Lediglich in den Punkten Datensicherheit, Benutzung von PACS und der technischen Interoperabilität mit Externen ist Deutschland leicht besser. Die Aspekte, die im EMRAM keine Berücksichtigung finden, wie

Tab. 2.4 Vergleich European Hospital Survey mit EMRAM

	European Hospital Survey	EMRAM
Jahr der Erhebung	2012–2013	Jährlich (seit 2010)
Stichprobe gesamt	1.717	> 8.000
Stichprobe Deutschland	201 Akut-Krankenhäuser (16%)	Variiert pro Jahr (71 bis mehr als 400); 167 Akut-Krankenhäuser (2017)
Evaluierte Länder	EU 28 + Island, Norwegen	Weltweit
Benchmark-Indikatoren	13 Merkmale in 4 Kategorien: – Infrastruktur – Anwendungen – Integration – Sicherheit	– Interne Anwendungen
Scoring	0% bis 100% bzw. Länderwert zwischen 0 und 1	Stufe 0 bis Stufe 7
Methode zur Datenerhebung	Fragebogen an CIOs und Telefon-Interviews	Fragebogen an CIOs, Begehung des Krankenhauses (Stufe 6 und 7)

Krankenhaus-Report 2019

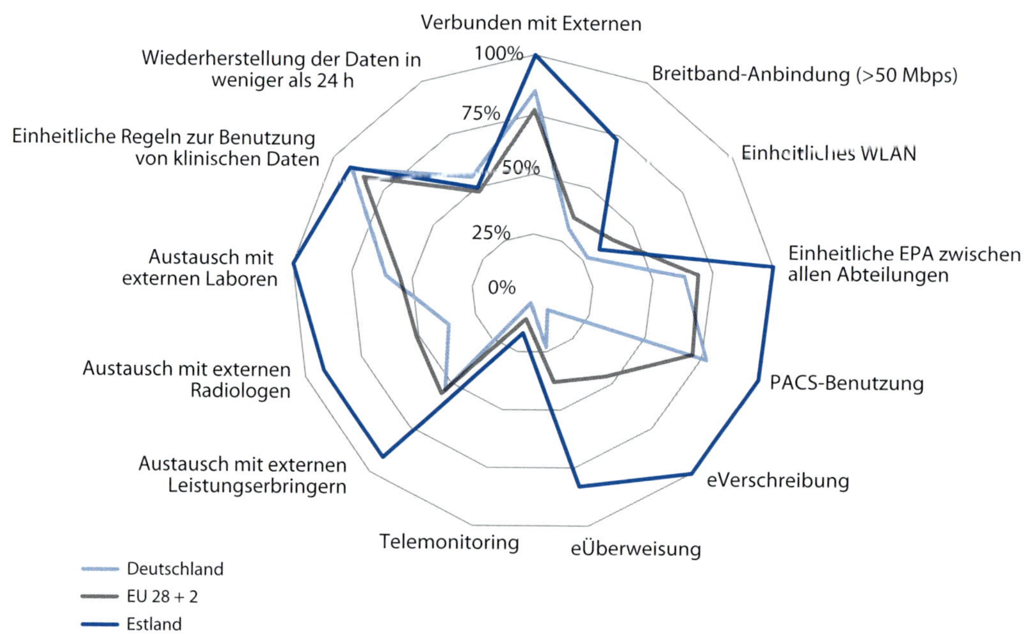

Krankenhaus-Report 2019

Abb. 2.5 EHS-Ergebnisse der einzelnen Parameter in Deutschland, der EU und Estland

zum Beispiel der Austausch von klinischen Informationen mit externen Leistungserbringern oder das Telemonitoring, sind in Deutschland nur sehr schwach oder gar nicht ausgeprägt. Damit im Zusammenhang stehend sind die Ergebnisse zur Breitbandanbindung: Zum Zeitpunkt der Erhebung hatten nur 30 Prozent aller Kliniken einen Anschluss mit mindestens 50 Mbit pro Sekunde. Im EU-weiten Ländervergleich unter Einbezug eines gewichteten summierten Wertes belegt Deutschland lediglich Rang 19 (von 30). Spitzenreiter ist Estland, gefolgt von Finnland, Schweden und Dänemark.

Damit bestätigt der EHS einerseits die Ergebnisse des EMRAM und zeigt ebenfalls, einer anderen Systematik folgend, dass die Digitalisierung innerhalb der deutschen Krankenhäuser im internationalen Vergleich im Rückstand liegt. Zusätzlich erweitert der EHS die Ergebnisse des EMRAM und lässt erkennen, dass deutsche Kliniken nicht nur bei der krankenhausinternen Nutzung von IT rückständig sind, sondern auch in Punkt Datenaustauch mit Externen Nachholbedarf besteht.

2.5 Gründe für den zögerlichen IT-Ausbau in deutschen Krankenhäusern

Neben den eingangs erwähnten Lücken in der Standardisierung gelten als Hemmnisse für den IT-Ausbau bei deutschen Krankenhäusern insbesondere der Investitionsstau, der noch nicht klar zu erkennende Nutzen der Digitalisierung in Kombination mit der Benutzerunfreundlichkeit vieler IT-Systeme, und Unsicherheiten bezüglich des Datenschutzes:

Zunächst erfordert die Transformation zu digital-gestützten Prozessen Investitionen. So muss zum Beispiel die entsprechende Hardware angeschafft, Software-Lizenzen müssen erworben und Ärzte und Pflegepersonal entsprechend geschult werden. Bei dem allgemeinen Investitionsstau in den deutschen Krankenhäusern (Mewis 2017) stellt jede zusätzliche finanzielle Investition eine hohe Belastung dar. Das spiegelt sich in den IT-Investitionsquoten wider, die in Deutschland im Vergleich zu anderen Ländern gering sind. Im Schnitt gaben deutsche Krankenhäuser bisher zwischen 1,5 (von Eiff und von Eiff 2017) und 1,7 Prozent (Schneider 2016) ihrer Gesamtausgaben für IT aus. In anderen Ländern liegt diese Quote höher: Die Niederlande, Schweiz oder Österreich geben rund 4 Prozent für IT aus. Vorreiter sind die USA, in denen zwischen 5 und 6 Prozent in IT investiert werden (von Eiff und von Eiff 2017). Dass es eine finanzielle Unterfinanzierung der IT gibt, wird auch vom Verband der Universitätsklinika bescheinigt. Dieser geht von einem jährlichen IT-Investitionsdefizit von rund 5–10 Mio. Euro in den Universitätskliniken aus (Verband der Universitätsklinika Deutschlands und Medizinischer Fakultätentag 2014).

Zudem bestehen immer noch Zweifel und Skepsis bezüglich des Nutzens von IT-gestützten Prozessen, denn im schlechtesten Fall führen diese kurzfristig zu einer Mehrbelastung. Studien haben gezeigt, dass die Einführung einer digitalen Patientenakte erst mittelfristig Zugriffs- und Dokumentationszeiten reduzieren kann, wenn sich Lerneffekte einstellen (Poissant et al. 2005). Eng damit zusammenhängend wird auch häufig die Benutzerfreundlichkeit der IT-Systeme kritisiert. Displays sind zu klein, das Abrufen von Informationen dauert sehr lang oder das System stürzt ab. Die meisten IT-Systeme in den Krankenhäusern sind in den letzten Jahrzehnten innerhalb der einzelnen Abteilungen organisch gewachsen und entsprechend heterogen. Teilweise handelt es sich im Kern um antiquierte Systeme, die langsam sind und die Kompatibilität zu neuen Technologien und Software nicht immer gewährleisten können (Verband der Universitätsklinika Deutschlands und Medizinischer Fakultätentag 2014). Bei einer Umfrage unter 1.800 Krankenhausärzten kamen nur 11 Prozent der Ärzte zum Schluss, dass das von ihnen benutzte KIS benutzerfreundlich sei (Marburger Bund 2017). In einer weiteren Studie wurde ermittelt, dass im Schnitt 34 Prozent des ärztlichen Dienstes mit der Anwenderfreundlichkeit der IT unzufrieden sind, davon sogar fast 20 Prozent diese als „unakzeptabel“ empfinden – der pflegerische Dienst ist im Allgemeinen zufriedener (Simon 2018). Dabei ist es nicht entscheidend, welches KIS im Krankenhaus benutzt wird bzw. von welchem Anbieter das KIS ist. Wichtiger für die Benutzerfreundlichkeit ist, inwieweit das KIS an den lokalen Kontext angepasst worden ist (*customizing*), die Prozesse harmonisiert und ob Mitarbeiter geschult worden sind. Gerade letzteres ist in deutschen Krankenhäusern ausbaufähig: 62 Prozent der Krankenhäuser bieten keine regelmäßigen Schulungen für die IT-gestützten Arbeitsabläufe an (Marburger Bund 2017).

Zudem haben sich durch die Digitalisierung die Bedrohungsformen geändert und der Schutz von sensiblen Patientendaten muss anders gedacht werden. Laut einer Studie von Roland Berger wurden bisher rund zwei Drittel aller Krankenhäuser Opfer eines Hackerangriffs (Roland Berger 2017). Durch den Trojaner *Ransomware* wurden seit dem Jahr 2016 eine Vielzahl von Krankenhäusern angegriffen (Trojaner-Info 2018). Durch diese Schadsoftware, die durch einen geöffneten E-Mail-Anhang ausgeführt wird, konnten die Angreifer Patientendaten verschlüsseln und anschließend das Krankenhaus damit erpressen. In den USA fühlte sich ein Krankenhaus, nachdem es Opfer eines solchen Ransomware-Hackerangriffs geworden ist, gezwungen, Lösegeld zu zahlen, um sensible Patientendaten wieder zurückzuerhalten und weiterhin die Patienten behandeln zu können (Gierow 2018). In einem weiteren Experiment einer Firma für Sicherheits-IT ist es Hackern über ein offenes WLAN-Netzwerk einer Klinik gelungen, künstlich erstellte Patientendaten zu modifizieren und Medizingeräte zu steuern (funkschau.de 2016). Solche Entwicklungen fördern nicht das Vertrauen in die Digitalisierung und werden in Deutschland aufmerksam registriert. Ein adäquates IT-Sicherheitsmanagement (mit vertraglichen, organisatorischen, technischen, infrastrukturellen und personellen Maßnahmen) ist bei der Nutzung von IT entsprechend unausweichlich. Gleichzeitig sollten aber die Sicherheit und der Schutz von Daten, die mit konventionellen Methoden verschickt werden (z. B. per Fax), mit dem gleichen kritischen Auge betrachtet werden.

2.6 Zusammenfassung und Fazit

Es ist deutlich geworden, dass die Digitalisierung in den deutschen Krankenhäusern nur langsam Einzug hält. Der Anteil der Krankenhäuser, die im klinischen Bereich noch gar nicht beziehungsweise kaum digital arbeiten (Stufe 0 EMRAM) liegt in Deutschland bei 40 Prozent. Andere Länder sind hier deutlich weiter; in der Türkei liegt der Anteil bei 7 Prozent. Es werden viele nützliche IT-Anwendungen, die in anderen Ländern verbreiteter sind, hierzulande noch nicht eingesetzt. Am Beispiel des IT-gestützten, geschlossenen Medikationskreislaufs – der menschlich verursachte Fehler bei dem Medikationsprozess verhindert und dadurch die Qualität der Versorgung in den Krankenhäusern verbessert – lässt sich das gut erkennen: In Deutschland haben dies nur 1 Prozent der Kliniken, in den USA bereits über 40 Prozent. Auch die elektronische Patientenakte, ein zentrales Element der Digitalisierung, ist in den deutschen Krankenhäusern noch nicht in dem Maße vorhanden, wie es eigentlich angenommen werden könnte. Wenn überhaupt, werden hierzulande sogenannte *Clinical Data Repositories* (Stufe 2 EMRAM) benutzt, nur eine Vorstufe der EPA, in der zwar Teile der Patientenakte digital vorliegen, jedoch wichtige Funktionen fehlen, wie zum Beispiel die elektronische Fieber-Kurve. Auch die digitale Kommunikation mit externen Akteuren, wie etwa telemedizinische Leistungen, hat sich in den letzten Jahren nicht so verbreitet wie es in der heutigen Zeit im Prinzip selbstverständlich erscheinen würde. Ein Grund hierfür ist sicherlich auch bei der schlechten technischen Interoperabilität bzw. dem lahmenden Breitbandausbau in Deutschland zu suchen. Hier muss zukünftig eine bessere Basis geschaffen werden, damit dieser Bereich verstärkt ausgebaut werden kann. Neben der technischen Interoperabilität muss zukünftig auch die syntaktische Interoperabilität weiter gefördert werden, zum Beispiel durch die Standardisierung des Arztbriefes. Nur damit wird ein reibungsloser, digitaler Austausch von klinischen Informationen zwischen Krankenhäusern und anderen Akteuren gewährleistet und der Nutzen von IT kann sich entfalten.

Es ist deswegen wichtig, dass erreichbare Ziele definiert und die vorhandenen Ressourcen sinnvoll eingesetzt werden. Das bereits angeführte Beispiel der klinischen Entscheidungsunterstützung auf Basis von Deep-Learning-Algorithmen (Rajkomar et al. 2018) kann erst eingesetzt werden, wenn die Patienten-Daten entsprechend digital vorliegen. Dazu muss ein Krankenhaus das „ABC der Digitalisierung" beherrschen. Genauso können Pflege-Roboter, die in der Lage sind, die Pflegekräfte an geeigneten Stellen sinnvoll zu entlasten, nur funktionieren, wenn diese auch entsprechend dem lokalen Kontext angepasst werden, die Prozesse abgestimmt sind und das Personal entsprechend geschult wird.

Ansonsten führt dies zu Frustration, Skepsis und Zweifeln am Nutzen der Digitalisierung. In der Konsequenz bleibt dann alles beim Alten, während sich die Welt außerhalb des Krankenhauses verändert. Schaffen es die Krankenhäuser also zukünftig nicht, die Voraussetzungen für den Einsatz solcher neuen Technologien zu schaffen, kann es dazu führen, dass diese informell eingesetzt werden. So werden schon heute digitale Kommunikationsdienste für die Kommunikation zwischen den Ärzten benutzt oder privat angelegte Patientendatenbanken auf den Smartphones geführt. Solche „informellen" Lösungen bergen ein hohes Risiko, insbesondere bzgl. des Datenschutzes. Es liegt hier an den Krankenhäusern, zentrale, den Anforderungen entsprechende Lösungen anzubieten und den Wandel mit zu steuern und zu kontrollieren.

Literatur

Agrawal A (2009) Medication errors: prevention using information technology systems. British journal of clinical pharmacology 67(6):681–686

Ärzte Zeitung (2017) Rückständig oder bodenständig: Ärzte faxen am liebsten. https://www.aerztezeitung.de/praxis_wirtschaft/w_specials/telematik/article/939914/rueckstaendig-bodenstaendig-aerzte-faxen-liebsten.html. Zugegriffen: 11. September 2019

Bergh B, Brandner A, Heiß J, Kutscha U, Merzweiler A, Pahontu R, Heinze O (2015) Die Rolle von Integrating the Healtcare Enterprise (IHE) in der Telemedizin. The role of Integrating the Healthcare Enterprise (IHE) in telemedicine. Bundesgesundheitsblatt – Gesundheitsforschung – Gesundheitsschutz 58(10):1086–1093

Bundesministerium für Verkehr und digitale Infrastruktur (Producer) (2018) Der Breitbandatlas. https://www.bmvi.de/goto?id=289136. Zugegriffen: 11. September 2019

bvitg (2017) FHIR: Neuer Stern am Standards-Himmel. https://www.bvitg.de/fhir-neuer-stern-am-standards-himmel/. Zugegriffen: 11. September 2019

DataCore Software (2015) Aktuelle IT-Anforderungen im Gesundheitswesen: Whitepaper. https://whitepaper.computerwoche.de/uploads/files/9f5652065c646c2b5acc522a44cd3f494ff6ea95.pdf. Zugegriffen: 11. September 2019

Dewenter H, Thun S (2017) SNOMED CT und IHTSDO-Mitgliedschaft – Nutzen einer Referenzterminologie für Deutschland aus der Perspektive der Neuen Institutionenökonomik. In: Müller-Mielitz S, Lux T (Hrsg) Health-Ökonomie. Springer Gabler, Wiesbaden, S 239–272

funkschau.de (2016) "How I hacked my hospital" – Verwundbare Krankenhaus-IT. https://www.funkschau.de/telekommunikation/artikel/127785/. Zugegriffen: 11. September 2019

Garets D, Davis M (2006) Electronic medical records vs. electronic health records: yes, there is a difference. Policy white paper. HIMSS Analytics, Chicago, pp 1–14

gematik (Producer) (2017) Wir vernetzen das Gesundheitswesen. Sicher. https://www.gematik.de/fileadmin/user_upload/gematik/files/Publikationen/2017-10_gematik_Wir_vernetzen_das_Gesundheitswesen.Sicher._web.pdf. Zugegriffen: 11. September 2019

Gierow H (2018) Krankenhaus zahlt 60.000 US-Dollar trotz Backups. https://www.golem.de/news/ransomware-krankenhaus-zahlte-60-000-us-dollar-trotz-backups-1801-132206.html. Zugegriffen: 11. September 2019

Haas P (2006) Standards für die Gesundheitstelematik. Springer, Berlin Heidelberg

HIMSS (2018) AGAPLESION DIAKONIEKLINIKUM ROTENBURG ERREICHT HIMSS ANALYTICS EMRAM STUFE 6. https://www.42news.de/agaplesion-diakonieklinikum-rotenburg-erreicht-himss-analytics-emram-stufe-6. Zugegriffen: 11. September 2019

HIMSS Europe (2018) MORE THAN 150 HOSPITALS IN TURKEY ACHIEVE HIMSS ANALYTICS EMRAM STAGE 6 IN ONE YEAR. https://www.himssinsights.eu/more-150-hospitals-turkey-achieve-himss-analytics-emram-stage-6-one-year. Zugegriffen: 11. September 2019

HIMSS Europe (2014) Was wir wollen. https://www.himss.eu/sites/himsseu/files/media/42_archiv/42_1.pdf. Zugegriffen: 11. September 2019

HL7 (2018) HL7 Version 2.X. http://hl7.de/themen/hl7-v2x-nachrichten/. Zugegriffen: 11. September 2019

Hoggle L (2012) The Health Information Technology for Economic and Clinical Health (HITECH) Act and nutrition inclusion in Medicare/Medicaid electronic health records: Leveraging policy to support nutrition care. Journal of the Academy of Nutrition and Dietetics 112(12): 1935–1940

Hooda JS, Dogdu E, Sunderraman R (2004) Health Level-7 compliant clinical patient records system. Paper presented at the Proceedings of the 2004 ACM Symposium on Applied Computing

Hübner U, Esdar M, Hüsers J, Liebe JD, Rauch J, Thye J, Weiß JP (2018) IT-Report Gesundheitswesen: Wie reif ist die IT in deutschen Krankenhäusern. Schriftenreihe des Niedersächsischen Ministeriums für Wirtschaft, Arbeit, Verkehr und Digitalisierung. ISBN 978-3-9817805-1-2

Johner (2018) Interoperabilität: Zusammenarbeiten der IT-Systeme sicherstellen. https://www.johner-institut.de/blog/tag/interoperabilitat/. Zugegriffen: 11. September 2019

Kluge E-H W (2014) Electronic Patient Records. In: ten Have H (ed) Encyclopedia of Global Bioethics. Springer International Publishing, Cham, pp 1–10

Kruber K (2017) Die digitale Klinik kommt. https://www.cio.de/a/die-digitale-klinik-kommt,3261506,5. . Zugegriffen: 11. September 2019
Marabu (2018) NEUE HIMSS EMRAM-KRITERIEN SEIT DEM 1.1.2018. https://www.marabu-edv.de/nachricht/neue-himss-emram-kriterien.html. Zugegriffen: 11. September 2019
Marburger Bund (2017) Digitales Krankenhaus: große Hoffnungen, ernüchternde Realität. https://www.marburger-bund.de/artikel/pressemitteilungen/2017/digitales-krankenhaus-grosse-hoffnungen-ernuechternde-realitaet. Zugegriffen: 11. September 2019
Meredith (2017) Why Did HL7 Version 3 Fail? https://www.archetextur.es/why-did-hl7-version-3-fail/. Zugegriffen: 11. September 2019
Mewis D (2017) Investitionsstau: Helfer in der Not. kma – Das Gesundheitswirtschaftsmagazin 22(S 03):S20–S22
Musen MA, Middleton B, Greenes RA (2014) Clinical Decision-Support Systems. In: Shortliffe EH, Cimino JJ (eds) Biomedical Informatics: Computer Applications in Health Care and Biomedicine. Springer, London, pp 643–674
Onken M (2017) Internationale technische Standards. In: Müller-Mielitz S, Lux T (Hrsg) E-Health-Ökonomie. Springer Gabler, Wiesbaden, S 623–645
Pedersen S, Hasselbring W (2004) Interoperabilität für Informationssysteme im Gesundheitswesen auf Basis medizinischer Standards. Informatik Forschung und Entwicklung 18(3):174–188. doi:10.1007/s00450-004-0146-8
Poissant L, Pereira J, Tamblyn R, Kawasumi Y (2005) The impact of electronic health records on time efficiency of physicians and nurses: a systematic review. Journal of the American Medical Informatics Association 12(5):505–516
Rajkomar A, Oren E, Chen K, Dai AM, Hajaj N, Hardt M, Sun M (2018) Scalable and accurate deep learning with electronic health records. npj Digital Medicine 1(1):18
Roland Berger (2017) Krankenhausstudie 2017. München
Sabes-Figuera R (2013) European Hospital Survey: Benchmarking Deployment of e-Health Services (2012–2013)
Schneider H (2016) Krankenhaus 4.0: Das digitale Krankenhaus ohne Mauern. Welche Rolle spielt die Digitalisierung der Gesundheitswirtschaft aus Sicht der Leistungsanbieter? ConHIT-Präsentation 19. April 2016. https://www.conhit.de/media/cit/cit_dl_vortraege/archiv_vortraege_2016/Schneider_Hennig_-_Krankenhaus_4_0_Das_digitale_KH_Praesentation_2016.pdf. Zugegriffen: 11. September 2019
Simon A (2018) Die Qualität von IT-Services und Applikationen im Krankenhaus. Hochschule Osnabrück
Thun S, Dewenter H (2017) Syntaktische und semantische Interoperabilität. In: Müller-Mielitz S, Lux T (Hrsg) E-Health-Ökonomie. Springer Gabler, Wiesbaden, S 669–682
Totten AM, Womack DM, Eden KB, McDonagh MS, Griffin JC, Grusing S, Hersh WR (2016) Telehealth: mapping the evidence for patient outcomes from systematic reviews
Trojaner-Info (2018) Gefährliche Ransomware SamSam erpresste Millionenbeträge. 10. August 2018. https://www.trojaner-info.de/business-security/aktuell/gefaehrliche-ransomware-samsam-erpresste-millionenbetraege.html. Zugegriffen: 11. September 2019
Verband der Universitätsklinika Deutschlands und Medizinischer Fakultätentag (2014) Positionspapier: Medizinischer Fortschritt braucht leistungsstarke IT-Lösungen
von Eiff MC, von Eiff W (2017) Perspektiven des IT-Managements im Gesundheitswesen. In: Müller-Mielitz S, Lux T (Hrsg) E-Health-Ökonomie. Springer Gabler, Wiesbaden, S 71–95

Stand der Digitalisierung und des Technologieeinsatzes in deutschen Krankenhäusern

Ursula Hübner, Jan-David Liebe, Moritz Esdar, Jens Hüsers, Jens Rauch, Johannes Thye und Jan-Patrick Weiß

J. Klauber et al. (Hrsg.), *Krankenhaus-Report 2019*
https://doi.org/10.1007/978-3-662-58225-1_3

Zusammenfassung

Das Ausmaß der Digitalisierung im Gesundheitswesen bemisst sich daran, wie gut die vorhandene IT Informationslogistik bedienen kann. Der IT-Report Gesundheitswesen ist eine Umfragereihe, die seit 16 Jahren den Digitalisierungsgrad in Krankenhäusern untersucht und eine Familie von Composite Scores bereitstellt, insbesondere den Workflow Composite Score (WCS) zur Messung der klinischen Informationslogistik. Dieser lag mit durchschnittlich 56 von 100 Punkten im Jahr 2017 nur knapp über der Marke von 50 Punkten. Weitere Sub-Scores wie z. B. der für den Aufnahmeprozess lagen mit 44 Punkten sogar darunter. Dieses Ergebnis zeigt, dass es ein großes Potenzial zur Verbesserung gibt, das ausgeschöpft werden muss, soll Digitalisierung ihren Effekt der Vernetzung, Transparenz, Datenanalytik und Wissensgenerierung entfalten.

The degree of digitisation in healthcare is measured by how well existing health IT systems support clinical information logistics. The IT Report Healthcare is a series of surveys that has been investigating the degree of digitisation in hospitals for 16 years and provides a family of composite scores, in particular the Workflow Composite Score (WCS) to measure clinical information logistics. In 2017, the WCS reached on average 56 out of 100 points and thus scored only slightly higher than the 50 points mark. Further sub-scores were even lower, e. g. the hospital admission sub-score was only 44 points. This result shows that there is still an enormous potential for improvement that needs to be exploited before digitisation can unfold its power for interconnectivity, transparency, data analytics and knowledge development.

3.1 Einleitung

Digitalisierung, IT-Reifegrad und Adoption von IT- und Technikinnovationen im Gesundheitswesen sind Begriffe aus dem Umfeld der Verbreitung von elektronischen Verfahren in Gesundheitsinstitutionen. Dabei sind sie im eigentlichen Sinne nicht unmittelbar wahrzunehmen, sondern es sind Abstraktionen eines Phänomens, das erst beobachtbar und messbar gemacht werden muss. Im Folgenden wird davon ausgegangen, dass es sich hier um ein komplexes Phänomen handelt, das sich durch Vernetzung und gegenseitige Abhängigkeiten der Komponenten auszeichnet und dass eine Vielzahl heterogener Daten und deren Verarbeitung betrifft. Ferner trägt die Variabilität der behandelten Patienten und damit die der Prozesse zur Komplexität des Phänomens bei. Hinzu kommt die Komplexität des medizinischen Wissens mit seinem stetigen Zugewinn. Weder ist damit Digitalisierung im Gesundheitswesen ein eindimensionales Geschehen noch ist es eindimensional messbar (Hübner 2015). Aufgrund dieser Besonderheiten ist Digitalisierung im Gesundheitswesen und insbesondere in Krankenhäusern nur schwer vergleichbar mit der Digitalisierung in anderen Branchen. Aussagen über ein „Hinterherhinken des Gesundheitswesens" gegenüber anderen Dienstleistungsbereichen werden dieser Komplexität nicht gerecht und lassen die besonderen Herausforderungen einer Expertenorganisation außer Acht.

Vor diesem Hintergrund braucht es geeignete Instrumente und Verfahren, um die Spezifika der Digitalisierung von Krankenhäusern zu erfassen. Eine der am längsten kontinuierlich in Deutschland eingesetzten Methoden ist der IT-Report Gesundheitswesen.[1]

3.2 Messung der Digitalisierung

3.2.1 IT-Report Gesundheitswesen als Werkzeugkasten und empirische Basis

Der IT-Report Gesundheitswesen ist eine Umfragereihe der Forschungsgruppe Informatik im Gesundheitswesen (IGW) an der Hochschule Osnabrück, die seit nunmehr 16 Jahren den Stand der IT-Durchdringung deutscher Krankenhäuser untersucht. Neben einer breiten Feldbetrachtung, die regelmäßig unterschiedliche IT-Stakeholder in allen deutschen Krankenhäusern adressiert, zeichnet sich der IT-Report Gesundheitswesen vor allem durch eine thematische Tiefe rund um das Thema Digitalisierung aus.

Auf übergeordneter Ebene lassen sich die Aktivitäten des IT-Reports in den Wirkungskreis der internationalen IT-Adoptions- und Innovationsforschung einordnen, wobei insbesondere zwei Fragestellungen die inhaltliche Ausrichtung der Umfragen bestimmen:

1. Wie ausgereift ist die IT-Durchdringung in den deutschen Krankenhäusern und
2. welche organisatorischen und strukturellen Rahmenbedingungen unterstützen erfolgreiche IT-Innovationsprojekte in den Einrichtungen?

1 www.it-report-gesundheitswesen.info

Bei der Beantwortung dieser Fragestellung wurden seit der ersten Umfrage sowohl explorative als auch theoriebasierte Methodenansätze verfolgt, was sich nicht zuletzt in den genutzten Fragebögen widerspiegelt. Diese sind einerseits an bereits etablierten Erhebungsinstrumenten (insbesondere OECD 2008; Jha et al. 2009) und gängigen Innovationstheorien (insbesondere Rogers 2003) ausgerichtet. Andererseits werden in jeder Befragung Fokusthemen gesetzt. Nur so kann sichergestellt werden, dass aktuelle Entwicklungen innerhalb des hochdynamischen Untersuchungsfeldes der Krankenhausdigitalisierung durch den IT-Report abgebildet werden.

3.2.2 Was wird zur Messung der Digitalisierung erfasst?

Zur Messung der Krankenhausdigitalisierung erhebt der IT-Report Gesundheitswesen regelmäßig den Umsetzungsgrad von bis zu 50 IT-Funktionen. Das Spektrum der betrachteten Anwendungen reicht von rein administrativen Funktionen, z. B. zur Unterstützung der Materialwirtschaft, über einfache klinische Anwendungen, z. B. zur Dokumentation oder zur Befundanforderung, bis hin zu komplexeren klinischen Anwendungen wie etwa entscheidungsunterstützende IT-Funktionen in der Medikamentenverordnung oder Warnhinweise bei Laborwerten.

Da insbesondere in wissensintensiven Anwendungsfeldern wie der Medizin und dem Gesundheitswesen die Verfügbarkeit elektronischer Informationen als Gradmesser für die digitale Reife betrachtet werden kann (Winter et al. 2011), erfasst der IT-Report Gesundheitswesen die Verfügbarkeit elektronischer Patientendaten in den klinischen Primärprozessen. Beispiele für die erfassten Daten sind Patientenstammdaten, Diagnosen, Befunde in Text- oder Bildform, Kurven inkl. Vitalparameter, elektrophysiologische Daten sowie Therapien, insbesondere Medikationsverordnung und -gabe. Aber nicht nur die Frage ob, sondern auch in welcher Art und Weise IT-Funktionen und elektronische Patientendaten in den Einrichtungen zur Verfügung gestellt werden, ist für eine umfassende Abbildung der IT-Durchdringung von Krankenhäusern bedeutsam. Entsprechend werden in den Umfragen regelmäßig Fragen zur technischen Integration, d. h. zur Interoperabilität und Nutzung von IT-Standards wie HL7 und IHE sowie zur Distribuierbarkeit gestellt. Zu diesen Fragen gehören, ob beispielsweise mobile Applikationen auf Tablet-PCs, Smartphones oder Visitenwagen genutzt werden oder ob ein Workflowmanagementsystem eingesetzt wird, das die Informationen verteilt. Eine fortlaufend gestellte Frage ist schließlich die nach dem Umsetzungsgrad der Elektronischen Patientenakte (EPA).

Damit auf Basis der IT-Report-Gesundheitswesen-Umfragen auch fördernde beziehungsweise hemmende Einflussfaktoren auf die Krankenhausdigitalisierung identifiziert werden, erhebt der IT-Report neben technischen Attributen organisatorische und strukturelle Krankenhausmerkmale. Die Auswahl der erfassten Merkmale orientiert sich sowohl an Erkenntnissen eigener Studien (Liebe et al. 2011, 2012), als auch an allgemeineren, innovationstheoretischen Annahmen (insbesondere Rogers 2003) sowie an dem empirischen Erkenntnisstand der internationalen IT-Adoptionsforschung (z. B. Cresswell und Sheikh 2013).

Organisatorische Merkmale, die im IT-Report Gesundheitswesen erhoben werden, betreffen zum einen den Professionalisierungsgrad des Informationsmanagements und zum anderen die IT-bezogene Innovationsfähigkeit der Einrichtungen. So wird in den jüngeren Umfragen erfasst, welche planenden, durchführenden und evaluierenden Aktivitäten im strategischen, taktischen und operativen Bereich des Informationsmanagements der Krankenhäuser durchgeführt werden (Liebe et al. 2018a). Da sich das Informationsmanagement der Krankenhäuser nicht selten in einem Spannungsfeld aus historisch-kulturellen Vorbedingungen einerseits und spezifischen Herausforderungen wissensintensiver Expertenorganisationen andererseits bewegt, werden innerhalb des IT-Reports Gesundheitswesen immer auch Aspekte erfasst, die Rückschlüsse auf die Handlungsfähigkeit des Informationsmanagements erlauben (Liebe et al. 2017). Hierbei geht es insbesondere um die Frage, wie innovationsfreudig die befragten Krankenhäuser sind. Konkrete Merkmale IT-innovativer Einrichtungen beziehen sich unter anderem auf die konstruktive Zusammenarbeit der IT-Stakeholder in den Krankenhäusern. So wird im Rahmen des IT-Reports erfasst, inwiefern sich Anwender, IT-Mitarbeiter und Mitglieder der Krankenhausleitung regelmäßig zu Digitalisierungsoptionen in der eigenen Einrichtung austauschen und ob sie gemeinsam an diesen arbeiten. Ebenfalls im Zusammenhang mit der IT-Innovationsfähigkeit spielt das Vorhandensein von Intrapreneurship eine Rolle, also die Frage, inwiefern Krankenhausmitarbeiter auf unterschiedlichen Organisationsebenen den Einsatz von IT als Chance und Türöffner für eine effektivere und effizientere Gesundheitsversorgung verstehen und auch entsprechend entscheiden und handeln (Liebe et al. 2018a).

Schließlich erhebt der IT-Report Gesundheitswesen strukturelle Eigenschaften, die in internationalen IT-Adoptionsstudien als Determinanten der IT-Durchdringung identifiziert wurden (Hikmet et al. 2008). Hierzu gehören sowohl die Krankenhausgröße und die Trägerschaft als auch der Verbunds- und Universitätsstatus. Studien zeigen, dass diese und weitere Krankenhausmerkmale im engen Zusammenhang mit dem Verbreitungsgrad von IT stehen (Cresswell und Sheikh 2013).

In ◘ Tab. 3.1 werden die bisherigen Veröffentlichungen des IT-Reports Gesundheitswesen chronologisch dargestellt. Neben dem jeweiligen Fokusthema werden auch die angeschriebenen Adressaten in den Einrichtungen, die einbezogenen Länder und die Befragungs- und Publikationsjahre genannt. Alle Berichte stehen auf der Homepage www.it-report-gesundheitswesen.de zum Herunterladen bereit.

3.2.3 Familie von Composite Scores

Ein zentrales Thema der Messung von Digitalisierung betrifft die Frage, wie sich die regelmäßig erhobenen Einzelindikatoren des IT-Reports Gesundheitswesen zu reliablen und validen Composite Scores verdichten lassen. Hierdurch kann zum einen der Status quo der Krankenhausdigitalisierung mit wenigen aussagekräftigen Zahlen und im Sinne eines Reifegrades quantifiziert werden. Zum anderen kann ein entsprechendes Kennzahleninventar die Basis für langfristige Trend- bzw. Panelstudien liefern, mit denen Digitalisierungstendenzen inner-

Tab. 3.1 Chronologische Darstellung bisheriger Veröffentlichungen des IT-Report Gesundheitswesen

Fokus	Adressaten	Land	Jahr der Befragung	Jahr der Veröffentlichung
Pflege im Informationszeitalter	Kaufmännische, ärztliche und pflegerische Direktion	Deutschland	2002	2004
Integrierte Versorgung	Kaufmännische, ärztliche und pflegerische Direktion	Deutschland	2005/2006	2007
eBusiness im Gesundheitswesen und Pflegeinformationssysteme	Kaufmännische und pflegerische Direktion	Deutschland und Österreich	2007	2008
Vernetzte Versorgung	Kaufmännische Direktion	Deutschland und Österreich	2009	2010
Informationstechnologie	IT-Leitung	Deutschland und die Niederlande	2011	2012
IT-Unterstützung klinischer Prozesse	IT- Leitung	Deutschland	2013	2014
Pflege im Informationszeitalter	Pflegedirektion	Deutschland	2014	2015
Wie reif ist die IT in deutschen Krankenhäusern?	IT-Leitung	Deutschland, Österreich und die Schweiz	2017	2018
Wie wird Digitalisierung im Gesundheitswesen von den Anwendern bewertet und gestaltet?	Chef- und Oberärzte und -ärztinnen, Pflegedirektion	Deutschland, Österreich und die Schweiz	2017/2018	In Veröffentlichung

Krankenhaus-Report 2019

halb der Krankenhauslandschaft im Zeitverlauf dargestellt werden können. Schließlich lassen sich auf Basis aggregierter Reifegradparameter komplexe Ursache-Wirkung-Netzwerke statistisch überprüfen und zu einem empirisch fundierten Erklärungsmodell zusammenfügen.

Für den IT-Report Gesundheitswesen wurden Kennzahlen zur Erfassung der technischen und der organisatorischen Reife entwickelt. Drei dieser Composite Scores werden nachfolgend dargestellt.

3.2.4 Der Workflow Composite Score – Erfassung des IT-Reifegrades

Soll der technische Reifegrad der Krankenhaus-IT über alle deutschen Krankenhäuser hinweg und gegebenenfalls auch darüber hinaus im internationalen Vergleich einheitlich erfasst werden, ergibt sich eine zentrale methodische Herausforderung: Welcher Maßstab soll angelegt werden, wenn eine Vielzahl heterogener, komplexer und zumeist inkrementell gewachsener Krankenhausinformationssysteme (KIS) vergleichend und vor allem aussagekräftig erfasst werden soll?

Als Lösungsansatz bietet sich das *Prinzip der klinischen Informationslogistik* als Systematisierungskonzept für die Reifegradentwicklung an. Diesem Prinzip folgend sollte ein KIS immer die richtigen Patienteninformationen zur richtigen Zeit am richtigen Ort in der richtigen Qualität für die richtigen Personen bereitstellen.

Ausgehend von diesem Goldstandard wurden konkrete Vergleichsparameter für eine erfolgreiche Krankenhausdigitalisierung spezifiziert und zu einer Spitzenkennzahl, dem *Workflow Composite Score* (WCS), verdichtet (Liebe et al. 2015). Der WCS ist ein standardisierter Indikator, der auf Basis von über 100 Einzelindikatoren den IT-Reifegrad der Krankenhäuser erfasst und somit erstmals eine landesweite Status-quo-Analyse der IT-Durchdringung deutscher Krankenhäuser ermöglicht.

Die Entwicklung des WCS erfolgte in mehreren Schritten und auf Grundlage ausgiebiger Literaturreviews sowie diverser Experteninterviews (IT-Leitung und Kliniker). In einem ersten Schritt wurden klinische Prozesse definiert, die zwischen möglichst vielen Krankenhäusern vergleichend betrachtet werden können. Ausgewählt wurden 1.) die *Aufnahme* (externer Schnittstellenprozess), 2.) die *Visite* (interner Schlüsselprozess), 3. und 4.) die *OP-Vor-* und *-Nachbereitung* (interne Schnittstellenprozesse) und 5.) die *Entlassung* (externer Schnittstellenprozess).

Damit der WCS die Komplexität der betrachteten Informationssysteme in angemessener Form abbildet, wurden in einem zweiten Schritt vier Deskriptoren zur Beschreibung der IT-Prozessunterstützung definiert:

1. Daten und Informationen
2. Funktionen
3. Integration und
4. Distribution.

Der Deskriptor *Daten und Informationen* misst, welche Patienteninformationen elektronisch in den Prozessen verfügbar sind, z. B. ob für die Visite die Patientenkurve inklusive Vitalparameter elektronisch zur Verfügung steht. Der Deskriptor *Funktion* erfasst, welche IT-Anwendungen den Nutzern in den jeweiligen Prozessen bereitstehen, beispielsweise die elektronische Arztbriefschreibung in der Entlassung. Da sich viele Digitalisierungspotenziale erst durch ein interoperables Zusammenspiel einzelner Systeme mit unterschiedlichen datenaustauschenden Funktionen ergibt, beschreibt der Deskriptor *Integration*, inwiefern die einzelnen KIS-Komponenten als Gesamtsystem zusammenarbeiten. Damit der WCS den hohen Mobilitätsbedarf in den klinischen Abläufen Rechnung trägt, erfasst der Deskriptor *Distribution*, auf welche Art und Weise die entsprechenden Anwendungen, Daten und Informationen den Endanwendern zur Verfügung gestellt werden. Der zweidimensionale Betrachtungsrahmen, der sich aus der Kombination von Prozessen und Deskriptoren ergab, wurde in einem dritten und letzten Schritt für eine Kategorisierung des Fragebogens herangezogen. Die Reliabilität und Validität des WCS konnte über zwei IT-Report-Erhebungen hinweg bestätigt werden (Liebe et al. 2015; Esdar et al. 2017a). In ◘ Abb. 3.1 wird die Systematik des WCS grafisch dargestellt.

3.2.5 PIMCS – Erfassung des organisatorischen Reifegrades

Damit neben der technischen Reife auch der organisatorische Reifegrad dargestellt werden kann, wurden zwei weitere Composite Scores entwickelt: der PIMCS zur Erfassung des Professionalisierungsgrades des Informationsmanagements (*Professionalism of Information Management Composite Score*, Liebe et al. 2018b) und der ICCS zur Erhebung der IT-Innovationsfähigkeit (Innovation Capability Composite Score; Esdar et al. 2017b; Liebe et al. 2017).

Die Entwicklung des PIMCS orientierte sich an normativen Rahmenwerken des Informationsmanagements (insbesondere Winter et al. 2011) und wurde darüber hinaus durch Expertenbefragungen und durch einen Experten-Workshop der Arbeitsgruppe „Methoden und Werkzeuge für das Management von Krankenhausinformationssystemen" der Deutschen Gesellschaft für Medizinische Informatik, Biometrie und Epidemiologie (GMDS) ergänzt. Ausgehend von diesen Vorarbeiten wurde der PIMCS definiert als die Summe und der Formalisierungsgrad aller planerischen, steuernden und überwachenden Aktivitäten, die auf operativer, taktischer und strategischer Ebene durchgeführt werden.

Zur Erhebung des PIMCS werden im IT-Report 15 Fragen gestellt, von denen jeweils fünf die Durchführung strategischer, taktischer und operativer Aktivitäten erfassen. Aus den krankenhausspezifischen Angaben lässt sich, analog zum WCS, ein Summenscore für den PIMCS mit einer Skala von 1 bis 100 Punkten berechnen. Reliabilität und Validität konnten sowohl für den PIMCS als auch für seine Sub-Scores nachgewiesen werden (Liebe et al. 2018b).

3.2.6 Innovation Capability Composite Score (ICCS)

Unter IT-Innovationsfähigkeit wird die wahrgenommene Fähigkeit der Einrichtung verstanden, neue IT-Lösungen in den Krankenhäusern zu initialisieren, zu implementieren und zu institutionalisieren (Esdar et al. 2017b; Liebe et al. 2017). Wie auch bei dem WCS und dem PIMCS geht es demnach um ein nicht direkt messbares, komplexes

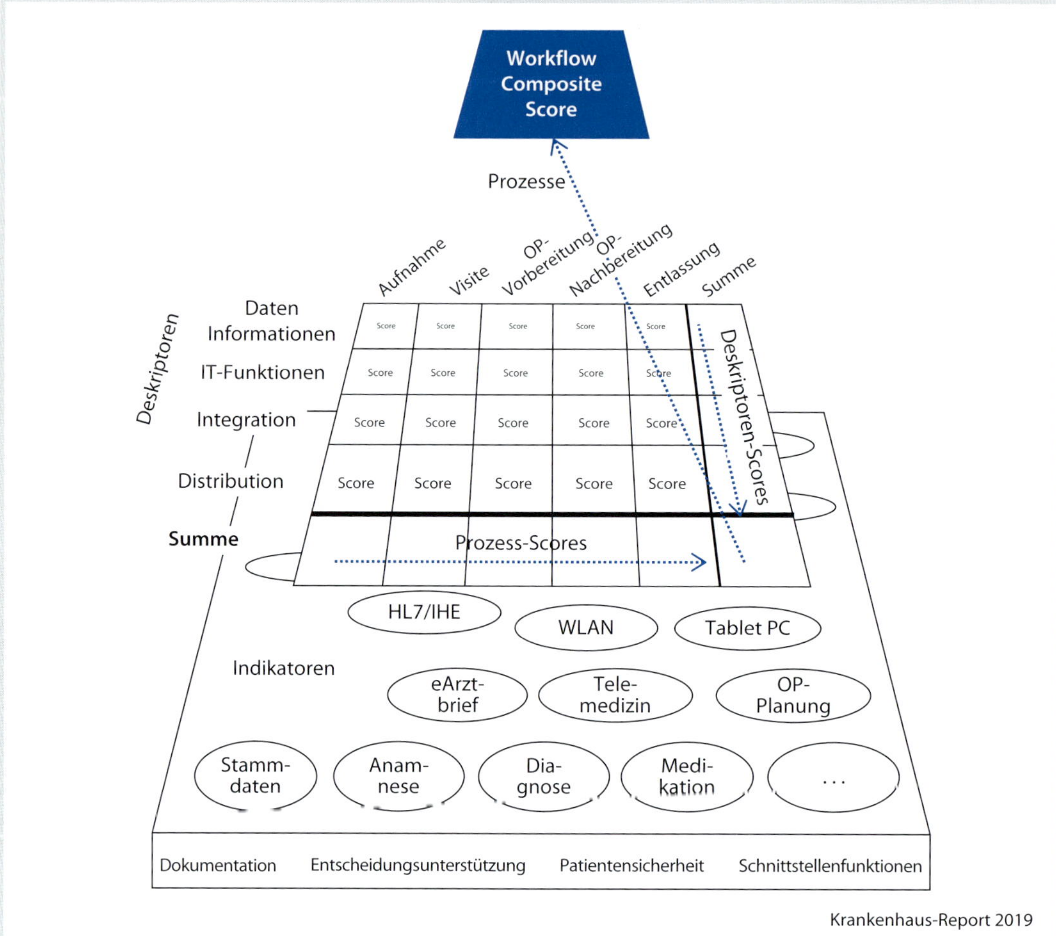

Abb. 3.1 Systematik des Workflow Composite Score (WCS) mit den Sub-Scores: Prozess-Scores und Deskriptoren-Scores (Copyright: Bibliomed, mit freundlicher Genehmigung)

Konstrukt, das sich wiederum aus unterschiedlichen Sub-Dimensionen zusammensetzt und zusammengenommen den ICCS (*Innovation Capability Composite Score*) bildet. Subdimensionen des ICCS sind die „IT-bezogene Innovationskultur", die Ausprägung der „Intrapreneurship-Persönlichkeit" des IT-Leiters und der Grad der „Anwenderorientierung der IT-Leitung".

Der ICCS wird im IT-Report Gesundheitswesen über 40 Items erfasst und ebenfalls zu einem Summenscore mit einer Skala von 1 bis 100 Punkten verrechnet (Liebe et al. 2017; Esdar et al. 2017b). In Abb. 3.2 wird überblicksartig dargestellt, welche spezifischen Merkmale unter den einzelnen Subdimensionen und des PIMCS und des ICCF abgefragt werden.

3.3 Aktueller Stand der Digitalisierung

Berechnet man auf Basis der jüngsten Daten des IT-Reports die oben vorgestellten Composite Scores, lässt sich ein umfassendes Bild über den Stand der Krankenhausdigitalisierung nachbilden – sowohl in Bezug auf die technische Ebene als auch in Bezug auf die jeweils vorherrschenden organisatorischen Rahmenbedingungen.

INNOVATION CAPABILITY

IT-Innovationskultur
- Agile und flexible Organisationsstrukturen
- Unterstützende Krankenhausleitung
- Existenz einer klaren IT-Zukunftsvision

IT-Intrapreneurship (IT-Leiter)
- Starke intrinsische Motivation
- Progressive Denk- und Handelsweise
- Geringe Affinität zu festgefahrenen Strukturen und Verfahrensweisen

Offenheit gegenüber Anwendern
- Hoher Kenntnisstand der IT über klinische Abläufe
- Enge Zusammenarbeit mit klinischen Endanwendern
- Hohe Motivation, IT-basierte Prozessoptimierungen vorantreiben

PROFESIONALISM OF INFORMATION MANAGEMENT

Strategisches Informationsmanagment
- Entwicklung der IT-Strategie
- Wertbeitragsermittlung/Evalutionen
- Entwicklung eines Projektportfolios

Taktisches Informationsmanagement
- Projektmanagement,
- Systemanalyse, -spezifikation, -auswahl und -implementierung

Operatives Informationsmanagment
- Applikationsbetreuung und -wartung
- Betrieb eines Helpdesk/Servicedesk
- Schulung von Nutzern
- Steuerung/Überwachung technischer Performance

Krankenhaus-Report 2019

Abb. 3.2 Strukturierte Merkmalsübersicht des ICCS (Innovation Capability Composite Scores) und des PIMCS (Professionalism of Information Management Composite Score)

Die jüngste IT-Report-Gesundheitswesen-Umfrage erfolgte Mitte 2017. Angeschrieben wurden 1.349 IT-Verantwortliche, die wiederum für 1.950 Krankenhäuser zuständig waren. In Tab. 3.2 werden die Workflow-Composite-Score-Werte der befragten Krankenhäuser aus dem Jahr 2017 dargestellt. Wie auch in den vergangenen WCS-Erhebungen (Liebe et al. 2015) deuteten die Ergebnisse erst einmal auf ein mittelmäßig ausgeprägtes Niveau hin. So lag der WCS der befragten Krankenhäuser auf einer Skala von 1 bis 100 durchschnittlich bei 55 Punkten (n = 205). Mit Blick auf die einzelnen Prozesse schnitten die OP-Vorbereitung mit durchschnittlich 65 von 100 Punkten am besten und die Aufnahme mit 44 Punkten am schlechtesten ab. Im Mittelfeld lagen die Visite (57 Punkte), die OP-Nachbereitung (62 Punkte) und die Entlassung (55 Punkte). Auch die Sub-Scores für die vier Deskriptoren befanden sich durchschnittlich im Mittelfeld, wobei der Deskriptor *Funktion* mit 62 von 100 Punkten noch am höchsten ausgeprägt war. In Tab. 3.2 werden die Mittelwerte (MW), Standardabweichungen (SD) sowie die minimalen und maximalen Scores (x_{min} und x_{max}) der teilnehmenden Krankenhäuser dargestellt.

Tab. 3.2 Workflow-Composite-Scores und Sub-Scores der deutschen Krankenhäuser 2017 (MW: Mittelwert, SD: Standardabweichung)

Scores und Sub-Scores	MW	SD	x_{min}	x_{max}
Workflow Composite Score (n = 205)	55	14	21	83
Sub-Scores für die Prozessebene				
Aufnahme (n = 205)	44	15	13	83
Visite (n = 205)	57	17	19	88
OP-Vorbereitung (n = 169)	65	12	24	85
OP-Nachbereitung (n = 169)	62	13	28	87
Entlassung (n = 205)	55	13	23	88
Sub-Scores für die Deskriptorebene				
Daten und Information (n = 169)	60	19	17	100
Funktion (n = 169)	62	14	25	90
Integration (n = 169)	56	13	14	91
Distribution (n = 169)	52	18	23	89

Krankenhaus-Report 2019

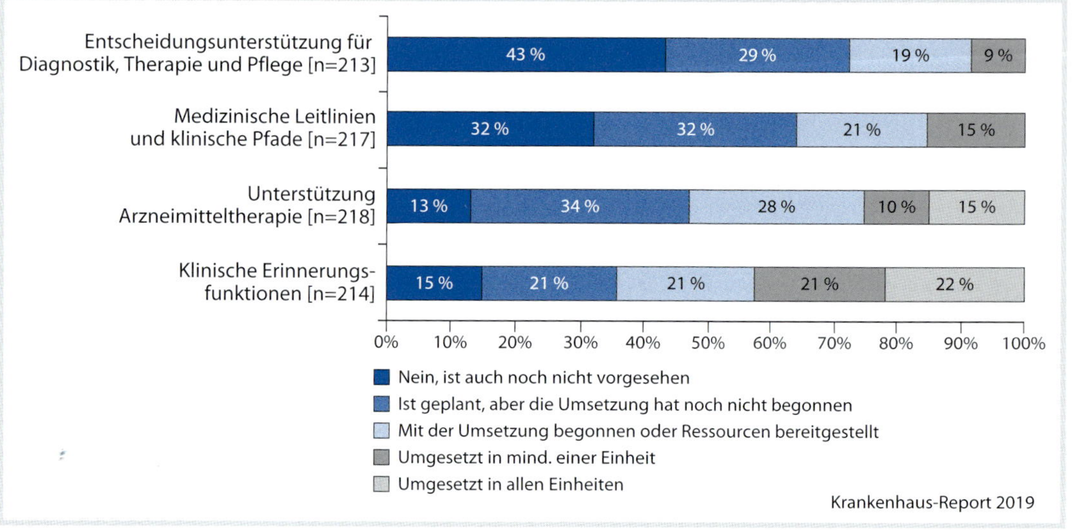

Abb. 3.3 Umsetzungsgrade von IT-Funktionen (Auszug aus dem aktuellen IT-Report Gesundheitswesen www.it-report-gesundheitswesen.de)

Ausgehend von diesen noch sehr hoch aggregierten Kennzahlen können mithilfe der hierarchischen WCS-Struktur konkrete Digitalisierungspotenziale in den Krankenhäusern identifiziert werden.

So zeigt die Feinanalyse der Einzelindikatoren, dass im Bereich *Funktion* die meisten Krankenhäuser bereits Basisanwendungen wie etwa Dokumentationsfunktionen oder Funktionen für die Leistungsanforderung und Befundrückmeldung umgesetzt haben. Andere Anwendungen, wie etwa IT-Funktionen zur Entscheidungsunterstützung, sind hingegen in den meisten Krankenhäusern erst „in Planung" oder ausschließlich in einzelnen Bereichen umgesetzt. Neben Funktionen zur Entscheidungsunterstützung gilt das auch für IT-Funktionen im Bereich der medizinischen Leitlinien und klinischen Pfade (Abb. 3.3). Schließlich gibt es eine Reihe von IT-Funktionen, die bereits in einigen Einrichtungen vollständig umgesetzt werden, in vielen Einrichtungen aber noch gar nicht oder nur teilweise implementiert sind. Beispiele hierfür sind IT-Funktionen zur Unterstützung der Arzneimitteltherapie oder für klinische Erinnerungsfunktionen. Umsetzungsgrade anderer IT-Funktionen werden in Hübner et al. (2018)[2] dargestellt.

Auch im Bereich der *Daten und Informationen* weisen die Ergebnisse auf Entwicklungspotenziale hin. Während Befunde sowie Fall- und Stammdaten schon in etwa vier Fünftel der Einrichtungen digitalisiert in den Prozessen zur Verfügung stehen, liegen Checklisten, auffällige Werte sowie die „Kurve" in weit weniger Krankenhäusern elektronisch vor (Liebe et al. 2018c).

Bezüglich der *Distribution* elektronischer Patienteninformationen deuten die Ergebnisse vor allem darauf hin, dass die mobile Verfügbarkeit digitaler Medien in den befragten Einrichtungen noch ausgebaut werden kann. Abb. 3.4 zeigt dies auf zweierlei Weise: Zum einen wird dargestellt, in wie vielen Einrichtungen (n) welche Endgeräte überhaupt zur Verfügung stehen. Zum anderen geben die Box-Plots an, in wie viel Prozent der Stationen die jeweiligen Endgeräte letztlich auch genutzt werden können. Es zeigt sich, dass Tablets, Smartphones und Bedside-Terminals, die den Klinikern aktuelle Patienteninformation wie beispielsweise Befunde oder die „Kurve" am Point of Care bereitstellen können, in einem Großteil der Krankenhäuser noch gar nicht oder nur auf wenigen Stationen verfügbar sind. Eine ausführliche Darstellung der Einzelindikatoren des WCS findet sich in Hübner et al. (2018).[3]

2 www.it-report-gesundheitswesen.de

3 www.it-report-gesundheitswesen.de

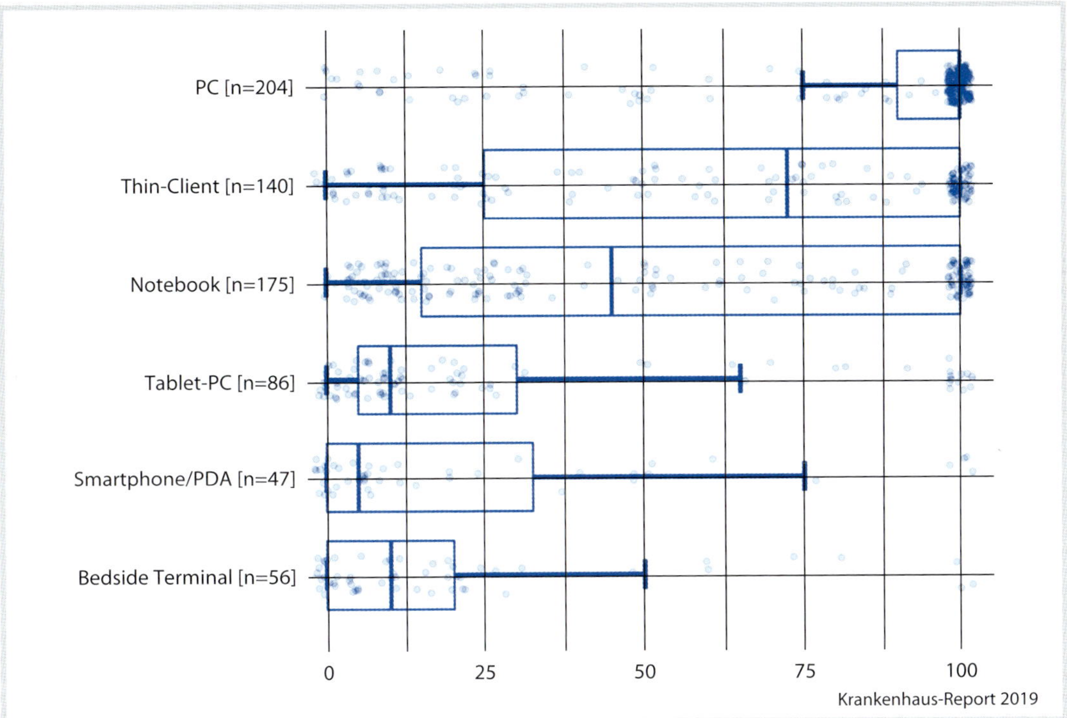

Abb. 3.4 Verfügbarkeit stationärer und mobiler Endgeräte (Auszug aus dem aktuellen IT-Report Gesundheitswesen www.it-report-gesundheitswesen.de)

Wirft man nun einen Blick auf die organisatorische Reife, lassen sich auch hier unterschiedliche Handlungsräume erkennen. In Tab. 3.3 wird der Professionalisierungsgrad des Informationsmanagements (PIMCS) der deutschen Krankenhäuser insgesamt und für den strategischen, taktischen und den operativen Bereich dargestellt. Während die Mehrzahl der Einrichtungen im operativen Bereich einen eher zufriedenstellenden Wert erzielt, zeigt sich im taktischen und strategischen Bereich deutlicher Nachholbedarf.

So werden einzelne Tätigkeiten, insbesondere evaluierende Aktivitäten, eher selten durchgeführt, d. h. der potenzielle Nutzen des IT-Einsatzes wird selten überprüft. Diese Ergebnisse deuten darauf hin, dass in den befragten Krankenhäusern eher selten ein nachhaltiges und gleichzeitig einrichtungsspezifisches Alignment von IT und Krankenhausbetrieb verfolgt wird: Es ist davon auszugehen, dass die strategische IT-Ausrichtung nur selten mit dem krankenhausinternen Digitalisierungsverlauf rückgekoppelt ist und sich vielmehr an externen Faktoren ausrichtet (veränderte Angebote der IT-Hersteller, veränderte Finanzierungsvereinbarungen mit den Kostenträgern etc.). Eine Neujustierung der IT-Strategie, beispielsweise aufgrund einer geringen Anwenderakzeptanz und abnehmenden Nutzungszahlen, bleibt aus. Auf der anderen Seite können positive Anwendererlebnisse mit eingesetzten IT-Systemen nicht im Sinne eines Benefit-Managements genutzt werden, solange diese Erfahrungen nicht durch regelmäßige Evaluationen festgehalten werden. Darüber hinaus deuten die Ergebnisse des IT-Reports darauf hin, dass die meisten Tätigkeiten des Informationsmanagements nach akutem Bedarf erfolgen. Das bedeutet, dass pro-aktives, vorausschauendes Handeln im Sinne einer IT-Governance und eine planerische Orientierung an den Unternehmenszielen fehlen (Liebe et al. 2017). In Abb. 3.5 wird dargestellt, welche strategischen Aktivitäten des Informationsmanagements in den befragten Einrichtungen durchgeführt werden.

In ▫ Tab. 3.3 wird die empfundene IT-Innovationsfähigkeit der Krankenhäuser aus Sicht der befragten Angehörigen der IT-Leitung zusammengefasst über den ICCS dargestellt. Während die Anwenderorientierung des IT-Bereichs (Partizipation) bereits relativ gut abschneidet (75 von 100 Punkte), erhalten die IT-Innovationskultur und auch die Intrapreneurship-Persönlichkeit nur mittlere bzw. unterdurchschnittliche Werte (44 bzw. 42 von 100 Punkten). Diese zusammenfassenden Werte gehen mit folgenden Einzelbeobachtungen einher:

- *Offenheit gegenüber Anwendern*: Aus Sicht der befragten IT-Leitung besteht oftmals ein konstruktives Miteinander zwischen IT-Mitarbeitern und Klinikern. In Bezug auf IT-Themen wird diese Zusammenarbeit von den IT-Mitarbeitern angestrebt, zunehmend aber auch von den Anwendern eingefordert.
- *IT-Intrapreneurship*: Zwar sieht sich die IT-Leitung bereits häufig als strategischer Berater der Krankenhausleitung, die proaktive Entwicklung neuer IT-basierter Geschäftsmodelle und innovativer Anwendungsszenarien gehört jedoch noch eher selten zum Tätigkeitsverständnis der Befragten.

▫ **Tab. 3.3** Mittelwert und Standardabweichung für den PIMCS und ICCS (Skala 1 bis 100)

Professionalisierungsgrad Informationsmanagement (PIMCS) (n = 196)				
Gesamt-Score	MW	SD	x_{min}	x_{max}
	49	19	0	96
Sub-Scores:				
Strategisches Ebene	38	22	0	100
Taktische Ebene	45	20	0	100
Operative Ebene	64	21	0	100
Innovationsfähigkeit (ICCS) (n = 142)				
Gesamt-Score	MW	SD	x_{min}	x_{max}
	56	12	28	88
Sub-Scores:				
Innovationskultur	44	21	0	100
Intrapreneurship-Persönlichkeit des/der IT-Leiters/in	42	15	36	100
Offenheit gegenüber Anwendern	75	14	0	88

Krankenhaus-Report 2019

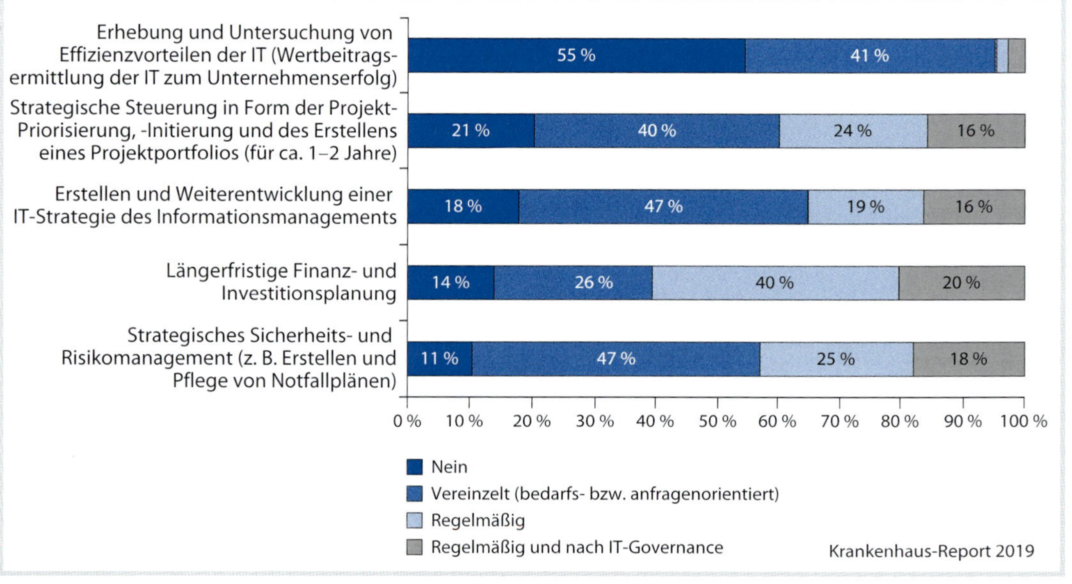

▫ **Abb. 3.5** Durchführung strategischer Aktivitäten des Informationsmanagements (n = 199)

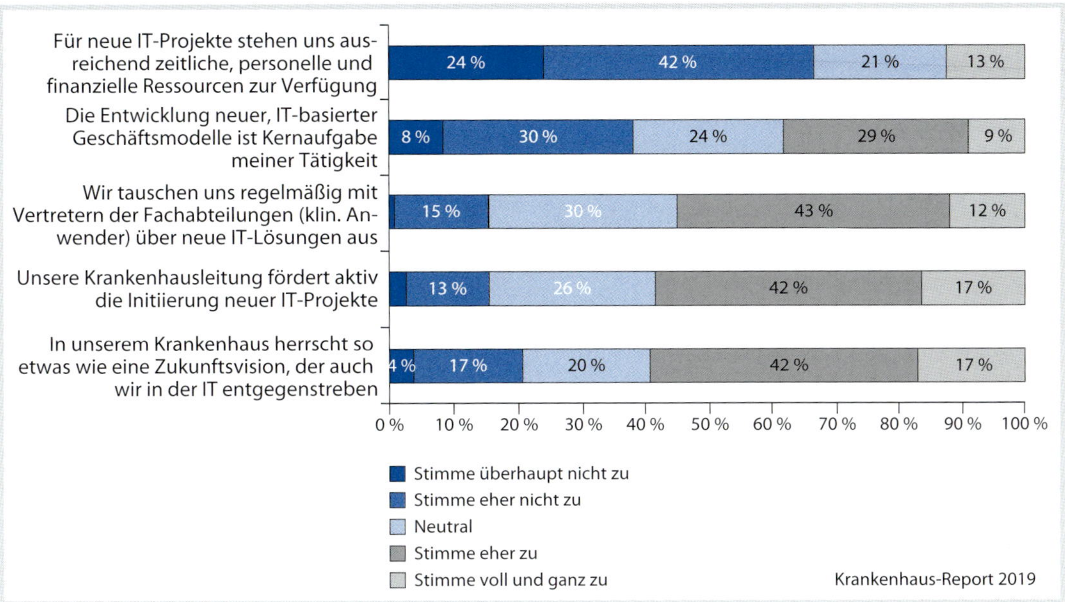

Abb. 3.6 Aussagen zur Innovationsfähigkeit aus Sicht der IT-Leitung (n = 196)

- *Innovationskultur*: Obwohl von den befragten IT-Verantwortlichen bereits eine zunehmende IT-Orientierung in den Krankenhäusern festgestellt wird, sind die anvisierten Zukunftsperspektiven in den seltensten Fällen mit ausreichenden finanziellen und personellen Zusagen verbunden.

In Abb. 3.6 wird die Zustimmung der befragten IT-Leitung zu ausgewählten Items aus dem Bereich ICCS dargestellt.

3.4 Rahmenbedingungen für Digitalisierung

Die vorab beschriebenen Statistiken geben einen umfassenden Eindruck über den Status quo der Krankenhausdigitalisierung. Die Arbeiten im Rahmen des IT-Report liefern aber nicht nur Hinweise darauf, wie es um die Digitalisierung der Krankenhäuser steht. Auch lassen sich Determinanten für unterschiedliche Digitalisierungsverläufe in den Krankenhäusern identifizieren.

Beispielsweise kann der Frage nachgegangen werden, ob und inwiefern strukturelle Merkmale den IT-Reifegrad beeinflussen. So wird in der internationalen Studienlandschaft oft berichtet, dass große Krankenhäuser mit Universitätsstatus (bzw. akademische Lehrkrankenhäuser) IT-affiner sind als kleinere Allgemeinkrankenhäuser. Auch Krankenhäuser, die einem größeren Verbund angehören und solche, die sich in öffentlich-rechtlicher oder freigemeinnütziger Trägerschaft befinden, scheinen tendenziell stärkere Digitalisierungstendenzen aufzuweisen (u. a. Fonkych and Taylor 2005; Hikmed et al 2008).

Mit Blick auf die deutsche Krankenhauslandschaft können diese Befunde erst einmal bestätigt werden. Vergleicht man den durchschnittlichen IT-Reifegrad anhand des Workflow Composite Scores (WCS) zwischen Krankenhäusern mit und ohne Lehrstatus, zeigt sich eine signifikante Differenz von 10 Prozentpunkten im t-Test ($p < 0{,}01$). Auch Krankenhäuser, die Teil eines Verbundes sind, und solche, die über einen OP verfügen, weisen einen signifikant höheren WCS auf. Mit Blick auf die Krankenhausgröße, gemessen anhand der Anzahl der stationären Fälle, ergibt sich eine moderate positive Korrelation ($r_p = 0{,}40$; $p < 0{,}01$). Lediglich die Trägerschaft scheint keinen signifikanten Einfluss auf den IT-Reifegrad zu haben (Tab. 3.4).

Tab. 3.4 Mittelwertvergleich des WCS (Skala 1 bis 100) zwischen verschiedenen Krankenhaustypen

Verbundstatus	**Einzelkrankenhaus (n = 82)**		**Verbundkrankenhäuser (n = 123)**		**Signifikanz des Mittelwertunterschiedes**
	M	SD	M	SD	
WCS	57	13	53	15	p < 0,05
Lehrstatus	**Universitätskrankenhaus/ Akademisches Lehrkrankenhaus (n = 114)**		**Allgemeines Krankenhaus (n = 70)**		
	M	SD	M	SD	
WCS	60	11	50	14	p < 0,01
Trägerschaft	**Privat (n = 32)**		**Freigemeinnützig/Öffentlich (n = 173)**		
	M	SD	M	SD	
WCS	51	15	56	13	p > 0,05
Krankenhaus mit OP	**Mit OP (n = 169)**		**Ohne OP (n = 36)**		
	M	SD	M	SD	
WCS	57	12	45	15	p < 0,01

Krankenhaus-Report 2019

Neben diesen strukturellen und letztlich schwer veränderbaren Merkmalen konnten im Rahmen des IT-Reports aber auch diverse organisationsbezogene Merkmale identifiziert werden, in denen sich stark digitalisierte Krankenhäuser von anderen unterschieden.

- **Innovationskraft.** In einem Vergleich zwischen deutschen und österreichischen Krankenhäusern zeigte sich die subjektiv eingeschätzte Innovationskraft als der entscheidende Faktor, der zwischen Krankenhäuser mit viel und wenig IT diskriminierte und der die Unterschiede zwischen Deutschland und Österreich erklärte (Hüsers et al. 2017). Die Innovationsfähigkeit konnte dann – wie in ◘ Tab. 3.3 gezeigt – heruntergebrochen werden auf Intrapreneurship der IT-Leitung, Innovationskultur in der Organisation und Offenheit gegenüber den Anwendern (Esdar et al. 2017b). Aus einer leicht anderen Perspektive betrachtet ist die klinische Informationslogistik – hier speziell die während der Visite – also ein Indikator für digitale Reife, abhängig von der Innovationskultur und einer geeigneten mobilen IT-Lösung, die in einer gemeinsamen Aktivität von Anwendern und IT-Mitarbeitern (Partizipation) ausgewählt und angeschafft wurde (Esdar et al. 2018).
- **Zusammenarbeit der klinischen Anwender und der IT-Mitarbeiter.** Gerade die Partizipation der Kliniker wirkt positiv moderierend, wie oben gezeigt wurde. Den IT-Entscheidern auf Anwenderebene fehlt allerdings teilweise die Kenntnis über das Potenzial der bereits vorhandenen IT. Rogers (2003) stuft dieses als *Awareness Knowledge* bezeichnete Wissen als eine Grundvoraussetzung für die Adoption von Innovationen ein. Aber nicht immer kommen IT-Innovationen bei den einzelnen Anwendern und den Entscheidern an. Gerade in komplexen Einrichtungen wie Krankenhäusern ist die Bekanntheit von vorhandenen IT-Funktionen und eine erfolgreiche IT-Nutzung abhängig von etablierten Kommunikationskanälen zwischen IT-Mitarbeitern und klinischen Anwendern. Ein ausreichender Schlüssel von IT-Mitarbeitern pro Anwender kann hier Abhilfe schaffen (Liebe et al. 2016).
- **Interne und externe Partnerschaften:** Es ist seit einiger Zeit bekannt, dass die Anzahl von

IT-Funktionen von durch das Krankenhaus steuerbaren Größen definiert wird. Dazu zählen die Zusammenarbeit mit dem IT-Hersteller in einer Referenzhaus-Partnerschaft auf der externen Ebene und das Vorhandensein einer zentralen IT-Abteilung auf der internen Ebene (Liebe et al. 2011).

- **Eigenverantwortlichkeit.** Eine positiv stimulierende Umgebung fördert das strategische Informationsmanagement. Dazu zählt Intrapreneurship auf allen organisatorischen Ebenen. Dabei umfasst Intrapreneurship im Wesentlichen die Fähigkeit, aus sich selbst heraus zu handeln und Verantwortung zu übernehmen. Intrapreneurship als Haltung wirkt dann positiv auf das Vorhandensein von IT, wenn sie durch ein geordnetes strategisches und operatives Informationsmanagement Hände und Beine zum Wirken erhält (Liebe et al. 2018a, b).
- **Vertrauen und gute Kommunikation.** Ob Gesundheits-IT angeschafft wird, liegt letztlich in der Hand der Entscheider, also sehr häufig in derjenigen der kaufmännischen Direktion. Wie eine Untersuchung gezeigt hat, sind diese häufig keine Fachexperten in Sachen IT, sodass sie mit der IT-Leitung eine gemeinsame Ebene der Kommunikation aufbauen und sich auf die Fachexperten verlassen müssen. Fehlt dies, besteht die Gefahr eines Teufelskreises aus Mangel an Vertrauen, Mangel an Risikobereitschaft und fehlendem innovativem Verhalten (Thye et al. 2018).

Diese Erkenntnisse verdeutlichen, dass Krankenhäuser Digitalisierung zu einem gewissen Anteil selbst in der Hand haben. Sie können sich weiterentwickeln, wenn sie ihre Stärken und Schwächen kennen und von anderen lernen können. Deshalb finden seit 2011 zusätzlich zu den Befragungen im Rahmen des IT-Reports Gesundheitswesen Benchmarkings statt, die den Befragungsteilnehmern kostenfrei angeboten werden.

3.5 IT-Benchmarking Gesundheitswesen

Das IT-Benchmarking Gesundheitswesen wurde bislang dreimal (2011, 2013, 2018) mit steigender Beteiligung durchgeführt. Ziel ist es, die Erkenntnisse des IT-Reports Gesundheitswesen den teilnehmenden Krankenhäusern in aufbereiteter Form zur Verfügung zu stellen und somit entscheidungsunterstützende Informationen für die strategische IT-Ausrichtung der Krankenhäuser zu liefern, um das strategische Informationsmanagement zu unterstützen. Dabei sollen insbesondere drei Fragen für die IT-Leitungen und IT-Entscheider beantwortet werden sollen:

1. Wo stehen wir mit unserer IT-Landschaft im Vergleich zu ähnlichen Krankenhäusern?
2. Wo gibt es Optimierungspotenziale und
3. wie können diese Optimierungspotenziale in geeigneter Form behoben werden? (Liebe und Hübner 2013)

Hierbei werden die erfassten Daten den teilnehmenden Krankenhäusern als Vergleichsdaten innerhalb ihrer Träger- und Größenreferenzgruppen zurückgespiegelt. Die Präsentation der Ergebnisse folgt der Hierarchisierung der Composite Scores, insbesondere des Workflow Composite Scores, der zunächst als Spitzenkennzahl dargestellt und im Weiteren in seine Sub-Scores und Einzelindikatoren heruntergebrochen wird. Damit handelt es sich beim IT-Benchmarking Gesundheitswesen um ein statistisches Benchmarking, das im Gegensatz zum Tiefenbenchmarking von der Vielzahl derjenigen in der Vergleichsgruppe lebt.

Während in der ersten Benchmarking-Runde noch 59 Einrichtungen an dem Benchmarking teilnahmen, waren es in der dritten Runde bereits 199 Einrichtungen. Das Benchmarking-Verfahren hat sich dabei stetig weiterentwickelt, sodass die Benchmarking-Ergebnisse, die bislang jedem Teilnehmer als individualisierter PDF-Bericht zur Verfügung gestellt wurden, jetzt pro Einrichtung erstmals über ein Web-Dashboard betrachtet und interaktiv manipuliert werden können (Weiß et al. 2018).

Digitalisierung als Lernprozess braucht Feedback-Schleifen. Aus diesem Grund haben sich einige Häuser entschlossen, sich longitudinal mit sich selbst zu vergleichen. Damit kann man unmittelbar den Zielerreichungsgrad erheben und die Digitalisierung evaluieren.

3.6 Fazit: Wie steht es um die Digitalisierung und den Technikeinsatz in deutschen Krankenhäusern?

Der Workflow Composite Score (WCS) mit seinen Sub-Scores vermittelt am besten den aktuellen Stand, den man je nach Standpunkt mit „das Glas ist halb voll" oder „das Glas ist halb leer" zusammenfassen kann. Allerdings gilt bei der Digitalisierung, die ja zu einem großen Teil Vernetzung darstellt, dass dies zu wenig ist. Nur wenn die sehr große Mehrheit der Versorger im Gesundheitswesen digital angebunden ist (Infrastruktur), wenn sie Daten austauschen kann (Interoperabilität), wenn diese Daten zur Prozesssteuerung (klinische Informationslogistik) und zur Wissensgenerierung (Datenanalytik) genutzt werden, hat Digitalisierung ihren Zweck erreicht.

Wie Krankenhäuser selbst zum größeren Einsatz von elektronischen Verfahren beitragen können, wurde am Beispiel der internen Stellgrößen Innovationsbereitschaft, Eigenverantwortung, Partnerschaften und das Miteinander von IT und Anwendern sowie das von IT und Geschäftsführung gezeigt.

Allerdings stellt sich auch die Frage, welche externen Stellgrößen bedient werden müssen, damit es weitergeht. Häufig ist Digitalisierung auch einfach eine Frage der Finanzierungsmöglichkeiten. Das HITECH-Programm (Halamka und Tripathi 2017), das seinerzeit noch unter der Präsidentschaft von Barack Obama als Wirtschaftsförderungsmaßnahme gestartet wurde, gibt Auskunft über die Wirkung von Fördergeldern auf eine klinisch sinnvolle Nutzung von elektronischen Patientenakten im stationären und ambulanten Bereich. Mit der Medizininformatik-Initiative des deutschen BMBF gibt es gute Ansätze, Leuchttürme aufzubauen, jedoch fehlt die Ausrichtung auf eine flächendeckende Anwendung auch jenseits der Wissenschaft.

Bislang hat die Politik in Deutschland keinen Einfluss mit messbaren Folgen genommen. Denn obwohl es in den Bundesländern unterschiedliche politische Vorstellungen zur Gestaltung von Digitalisierung beziehungsweise von eHealth gibt, lässt sich das anhand der adjustierten Kennzahlen Workflow Composite Score und Telemed Score nicht dingfest machen (Hübner et al. 2017). Die Auswirkungen des Koalitionsvertrages, der Erklärung der 90. Gesundheitsministerkonferenz und des eHealth-Gesetzes sind weiterhin unklar. Letztlich ist Digitalisierung im Gesundheitswesen keine alleinige Angelegenheit des Gesundheitsministeriums, sondern sie wird gerahmt durch Anliegen des Bildungs- und Forschungsministeriums sowie des Wirtschaftsministeriums.

Betrachtet man das Wort *Digitalisierung* genau, so ist es die Substantivierung von *digitalisieren*, also einem Verb, das einen Prozess nahelegt. So ist auch das Nomen zu verstehen. Wichtig dabei ist, dass dieser Prozess Momentum erhält und zu messbaren Erfolgen führt.

Literatur

Cresswell K, Sheikh A (2013) Organizational issues in the implementation and adoption of health information technology innovations: an interpretative review. Int J Med Inform 82(5):73–86

Esdar M, Hübner U, Liebe JD, Hüsers J, Thye J (2017a) Understanding latent structures of clinical information logistics: A bottom-up approach for model building and validating the workflow composite score. Int J Med Inform 97:210–220

Esdar M, Liebe JD, Weiß JP, Hübner U (2017b) Exploring Innovation Capabilities of Hospital CIOs: An Empirical Assessment. Stud Health Technol Inform 235:383–387

Esdar M, Liebe JD, Babitsch B, Hübner U (2018) Going Mobile: An Empirical Model for Explaining Successful Information Logistics in Ward Rounds. Stud Health Technol Inform 248:25–32

Fonkych K, Taylor R (2005) The state and pattern of health information technology adoption. Rand Corporation, Santa Monica, Kalifornien

Halamka JD, Tripathi M (2017) The HITECH Era in Retrospect. N Engl J Med 377(10):907–909. doi: 10.1056/NEJMp1709851

Hikmet N, Bhattacherjee A, Menachemi N, Kayhan VO, Brooks RG (2008) The role of organizational factors in the adoption of healthcare information technology in Florida hospitals. Health Care Manag Sci 11(1):1–9

Hübner U (2015) What are complex eHealth innovations and how do you measure them? Methods Inf Med 54: doi:10.3414/ME14-05-0001

Hübner U, Esdar M, Thye J, Naumann L, Weiß JP, Rauch J (2017) Digitalisierungstreiber Krankenhaus. f&w 11:1062–1065

Hübner U, Esdar M, Hüsers J, Liebe JD, Rauch J, Thye J, Weiß JP (2018) IT-Report Gesundheitswesen: Wie reif ist die IT in deutschen Krankenhäusern. Schriftenreihe des Niedersächsischen Ministeriums für Wirtschaft, Arbeit, Verkehr und Digitalisierung. 2018. Verfügbar unter: www.it-report-gesundheitswesen.info. Zugegriffen: 12. September 2018

Hüsers J, Hübner U, Esdar M, Ammenwerth E, Hackl WO, Naumann L, Liebe JD (2017) Innovative Power of Health Care Organisations Affects IT Adoption: A bi-National Health IT Benchmark Comparing Austria and Germany. J Med Syst 41(2):33. doi:10.1007/s10916-016-0671-6

Jha AK, DesRoches CM, Campbell EG, Donelan K, Rao SR, Ferris TG, Shields A, Rosenbaum S, Blumenthal D (2009) Use of electronic health records in US hospitals. N Engl J Med 360(16):1628–1638

Liebe JD, Hübner U (2013) Developing and Trialling an Independent, Scalable and Repeatable IT-benchmarking Procedure for Healthcare Organisations. Methods Inf Med 52(4):360–369

Liebe JD, Egbert N, Frey A, Hübner U (2011) Characteristics of German Hospitals Adopting Health IT Systems - Results of an Empirical Study. Stud Health Technol Inform 149: 335–338

Liebe JD, Egbert N, Hübner U (2012) Krankenhäuser können Innovationen steuern – Validierte Ergebnisse einer Regressionsanalyse. Tagungsband eHealth 2012 Wien. Österreichische Computer Gesellschaft books@ocg.at., S 69–75

Liebe JD, Hübner U, Straede MC, Thye J (2015). Developing a Workflow Composite Score to Measure Clinical Information Logistics. A Top-down Approach. Methods Inf Med 54(5):424–433

Liebe JD, Hüsers J, Hübner U (2016) Investigating the roots of successful IT adoption processes – an empirical study exploring the shared awareness-knowledge of Directors of Nursing and Chief Information Officers. BMC Medical Informatics and Decision Making 16:10. DOI: 10.1186/s12911-016-0244-0

Liebe JD, Thomas O, Jahn F, Kücherer C, Esdar M, Weiß JP, Hüsers J, Hübner U (2017) Zwischen Schattendasein, Governance und Entrepreneurship – Eine empirische Bestandsaufnahme zum Professionalisierungsgrad des IT-Managements in deutschen Krankenhäusern. Tagungsband WI2017 St. Gallen Schweiz aisel.aisnet.org/wi2017/track05/paper/7/ Zugegriffen: 14. Juli 2018

Liebe JD, Esdar M, Thye J, Hübner U (2018a) Auf dem Weg zum digitalen Krankenhaus: Eine empirische Analyse über die gemeinsame Wirkung von Intrapreneurship und Informationsmanagement. In: Drews P, Funk B, Niemeyer P, Xie L (Hrsg) Data driven X – Turning Data into Value; Proceedings der Multikonferenz der Wirtschaftsinformatik (MKWI 2018), Lüneburg, S 708–719

Liebe JD, Esdar M, Hübner U (2018b) Ready for HIT Innovations? Developing a Tool for Assessing the Professionalism of Information Management in Hospitals. Stud Technol Info Health 247:800–804

Liebe JD, Esdar M, Hübner U (2018c) Measuring the Availability of Electronic Patient Data Across the Hospital and Throughout Selected Clinical Workflows. Stud Health Technol Inform 253:99–103

OECD (2008) Handbook on Constructing Composite Indicators Methodology and Users Guide. https://www.oecd.org/sdd/42495745.pdf. Zugegriffen: 14. Juli 2018

Rogers EM. Diffusion of Innovation (2003) 5th edition, Free Press, New York (first published in 1962 by The Free Press of Glencoe, New York)

Thye J, Hübner U, Weiß JP, Teuteberg F, Hüsers J, Liebe JD, Babitsch B (2018) Hospital CEOs Need Health IT Knowledge and Trust in CIOs: Insights from a Qualitative Study. Stud Health Technol Inform 248:40–46

Weiß JP, Thye J, Rauch J, Tissen M, Esdar M, Teuteberg F, Hübner U (2018) IT-Benchmarking als Zusammenspiel von Wissenschaft und Praxis - ein Web-Portal zur Dissemination individueller Ergebnisse für Krankenhäuser. In: Drews P, Funk B, Niemeyer P, Xie L (Hrsg) Data driven X – Turning Data into Value; Proceedings der Multikonferenz der Wirtschaftsinformatik (MKWI 2018), Lüneburg, S 659–670

Winter A, Haux R, Ammenwerth E, Brigl B, Hellrung N, Jahn F (2011) Health information systems. Architectures and Strategies (Health Informatics), 2nd edition. Springer, London

Voraussetzungen und Potenziale des digitalen Krankenhauses

Julia Oswald und Klaus Goedereis

J. Klauber et al. (Hrsg.), *Krankenhaus-Report 2019*
https://doi.org/10.1007/978-3-662-58225-1_4

Zusammenfassung

Insbesondere in wissensintensiven Unternehmen wie dem Krankenhaus birgt die Umstellung auf digitale Prozesse ein großes Innovations- und Produktivitätspotenzial. Der Beitrag erörtert und bewertet die Digitalisierungsfrage aus der betrieblichen Sicht des Krankenhausmanagements hinsichtlich der Voraussetzungen und der aktuell als realistisch einzuschätzenden Potenziale für das Unternehmen. Ausgehend von einer Begriffsklärung der Digitalisierung wird der Zusammenhang zwischen Digitalisierung und Krankenhausorganisation betrachtet. Daran knüpfen Ausführungen zu organisatorischen, personellen und finanziellen Voraussetzungen eines digitalen Krankenhauses an. Bei der Darstellung der Potenziale wird zwischen innerbetrieblichen und unternehmens- bzw. institutionenübergreifenden Aspekten eines digitalen Krankenhauses unterschieden. Ein besonderes Augenmerk wird auf die Elektronische Patientenakte (EPA) gelegt, da sie für den medizinisch-pflegerischen Kernprozess im Krankenhaus besonders wertvoll ist. Am Beispiel der Materialwirtschaft/Logistik werden die digitalen Anwendungsmöglichkeiten in den Unterstützungsprozessen des Krankenhauses erläutert.

Especially in knowledge-intensive companies such as hospitals, the transition to digital processes holds a great innovation and productivity potential. The article discusses and evaluates the issue of digitalization from the operational point of view of hospital management with regard to the prerequisites and the current realistic potential for the company. Starting with a definition of digitalization, it considers the connection between digitalization and hospital organisation. This is followed by statements on the organisational, personnel and financial requirements of a digital hospital. In the presentation of the potentials, a distinction is made between internal, cross-company and cross-institutional aspects of a digital hospital. Special attention is paid to the electronic patient record (EPA) as it is particularly valuable for the medical care process in the hospital. Using the example of materials management/logistics, the article illustrates possibilities of digital application in the supporting processes of hospitals.

4.1 Bedeutung der Digitalisierung für das Unternehmen Krankenhaus

4.1.1 Digitalisierung und digitale Transformation

Mit der Digitalisierung sind tiefgreifende Änderungen in Gesellschaft und Wirtschaft verbunden. Die informationstechnologischen Entwicklungen versprechen dabei insbesondere in wissensintensiven Branchen wie dem Krankenhausbereich ein enormes Innovations- und Produktivitätspotenzial. Die neuen Möglichkeiten bieten Krankenhäusern die Chance, die Patientenversorgung und -sicherheit zu verbessern sowie die Kommunikation zwischen den Berufsgruppen, den Abteilungen innerhalb der Organisation und über die Grenzen des Krankenhauses hinweg zu vereinfachen. Die unternehmerische Herausforderung besteht darin, die Chancen der Digitalisierung und Vernetzung bei knappen finanziellen Ressourcen zu nutzen und gleichzeitig eine verantwortungsvolle Datennutzung sicherzustellen. Vor allem die Krankenhausführung ist gefordert, sich konstruktiv mit der Digitalisierung auseinanderzusetzen, d. h. überlegt zu entscheiden, welche Anwendungen für die stationäre und ambulante Patientenversorgung Nutzenpotenziale versprechen.

Die Grundlage hierfür bildet eine klare Vorstellung darüber, was Digitalisierung beinhaltet. Trotz der vielfältigen Veröffentlichungen und Diskussionen fehlt es derzeit an einer verbindlichen Definition. Eine strukturierte Literaturanalyse zum Digitalisierungsbegriff kommt zu dem Ergebnis, dass lediglich vier der 52 identifizierten Quellen überhaupt eine Definition enthalten (Schmidt und Drews 2016).

In enger gefasster Betrachtungsweise stellt die Digitalisierung ein Instrument zur Veränderung der Übertragungswege von **Informationen** dar: Analoge **Daten** unterschiedlicher Quellen, deren Interpretation im Kontext zu Informationen werden,[1] werden in digitale Werte umgewandelt. Die digitale Übertragung des Informationsgehalts bezieht sich auf Objekte wie Text, Ton oder Sprache. Digitalisierung hat damit keinen Eigenwert, sondern ist Mittel zum Zweck (Bleicher und Abegglen 2017, S. 120). Die enge, technische Sichtweise wird auch mit dem englischen Begriff „digitization" zum Ausdruck gebracht (OED 2018a).

Weniger geläufig ist der Begriff „digitalization", der wörtlich mit *Digitalisation* übersetzt werden kann (OED 2018b). Diese weiter gefasste Interpretation von Digitalisierung bezieht auch die Veränderungen ein, die durch den komplexen Informationsfluss und -austausch hervorgerufen werden (Brennen und Kreiss 2016; Traum et al 2017; Bräutigam et al. 2017): Speicherbare Daten können durch verschiedene Personen an verschiedenen Orten parallel wie sequentiell interpretiert, kommuniziert, bearbeitet und gespeichert werden. Dadurch ergeben sich neue Möglichkeiten der Information und Kommunikation auf verschiedenen Ebenen (Individuum, Organisation, Gesellschaft) und mit unterschiedlichen Zielsetzungen (Automation von physischen Prozessen, beispielsweise Digitalisierung der Abrechnung, Erzeugung von Informationen über Prozesse oder Verhaltensweisen etwa mit Hilfe eines mobilen Endgerätes) (Zuboff 2015).

Die technische Grundlage für die digitalen Informations- und Kommunikationsprozesse bilden **Informations- und Kommunikationstechnologien** (IKT). Sie gelten als Schlüsseltechnologie der Digitalisierung und fassen alle technischen Geräte und Einrichtungen zusammen, „die Informationen aller Art digital umsetzen, verarbeiten, speichern und übertragen können" (BMZ-Strategiepapier 2013, S. 6). Mit dem Einsatz von IKT in der Gesundheitswirtschaft wird der Oberbegriff *eHealth* verbunden. Nach Leppert und Greiner (2015) lassen sich die vielfältigen und heterogenen Anwendungsmöglichkeiten mit Gesundheitsbezug hierarchisch ordnen nach

- Anwendungsfeldern in Form von eHealth/mHealth, Gesundheitstelematik, Telemedizin, Ambient Assisted Living (AAL), Big Data sowie
- Anwendungsarten der Prävention, der Diagnostik und Therapie, der Rehabilitation und Pflege sowie unterstützende Anwendungsarten und damit verbundenen

1 Zu den Beziehungen zwischen Daten und Informationen sowie Wissen vgl. das DIKW-Modell (DIKW als Akronym für data, information, knowledge and wisdom).

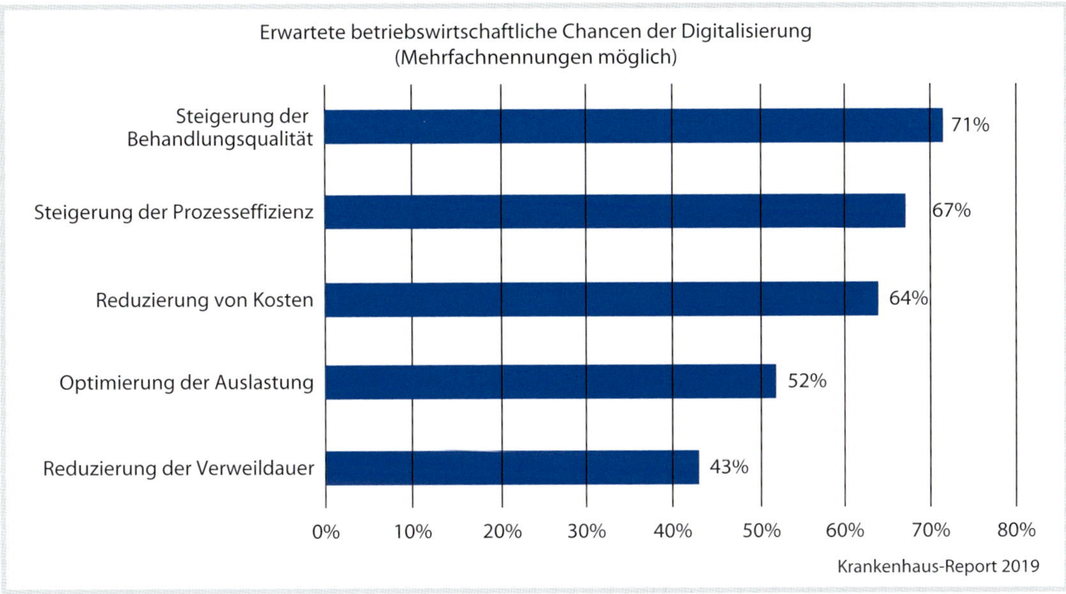

Abb. 4.1 Betriebswirtschaftliche Chancen der Digitalisierung in der Gesundheitswirtschaft (Krankenhäuser und Pflegeeinrichtungen) (Quelle: Rochus Mummert Studie 2018, Copyright: Rochus Mummert Healthcare Consulting GmbH; mit freundlicher Genehmigung)

- Einzelanwendungen oder Projekte (z. B. Gesundheits-Apps, Medizin-/Gesundheitsportale, Telediagnostik und -therapie, Telekonsil, Telemonitoring, Elektronische Gesundheitskarte (EGK), Elektronische Patientenakte (EPA), Krankenhausinformationssysteme (KIS)).

Sämtliche Anwendungsfelder basieren in unterschiedlicher Art und Weise auf modernen Informations- und Kommunikationstechnologien (IKT). Bräutigam et al. (2017) schlagen für Krankenhäuser vor, zwischen Techniken zu unterscheiden, die Gegenstand des Behandlungsprozesses sind (Telemonitoring, Mobile Health/mHealth, Wearable Computing, Operations-Computer u. a.) und Techniken, die die Support- und Managementprozesse der Versorgung steuern (Krankenhausinformationssystem (KIS), Elektronische Patientenakte (EPA), Patientendatenmanagement (PDMS), Labor-Informationssystem (LIS), Radiologie-Informationssystem (RIS) u. a.).

Durch den Einsatz von IKT und im Zusammenspiel mit anderen Technologien (wie Roboter und Medizintechnik) erwarten Gesundheitseinrichtungen eine Verbesserung der betriebswirtschaftlichen Situation sowie Qualitätssteigerungen bei der Patientenversorgung (vgl. hierzu Schmalenbach-Gesellschaft, Arbeitskreis Ökonomie im Gesundheitswesen 2018; die Krankenhausstudien von Roland Berger 2017 und 2018; Rochus Mummert 2018; Abb. 4.1).

Bei genauerer Betrachtung geht es bei der Digitalisierung um die Möglichkeiten der Vernetzung von Behandlungs- und Versorgungsprozessen und die sich daraus ergebenden Wertschöpfungspotenziale in Bezug auf Zeit, Kosten und Qualität (vgl. hierzu beispielsweise angelehnt an die vierte industrielle Revolution „Industrie 4.0“ das Konzept „Krankenhaus 4.0“ von Wibbeling et al. 2017). Das Prinzip der **Vernetzung** stellt damit eine weitere wichtige Facette der Digitalisierung dar (Bleicher 2017; Cole 2015).

Aus dem Zusammenwirken von strukturierten, zweckbezogenen Daten (Informationen), Technikeinsatz und den Möglichkeiten der Vernetzung entlang der Wertschöpfungskette resultiert ein fundamentaler Wandel, der das gesamte Unternehmenssystem umfasst und sich spürbar auf die Gesellschaft auswirkt. Dieser informationstechnologisch bedingte evolutionäre Wandel wird auch mit

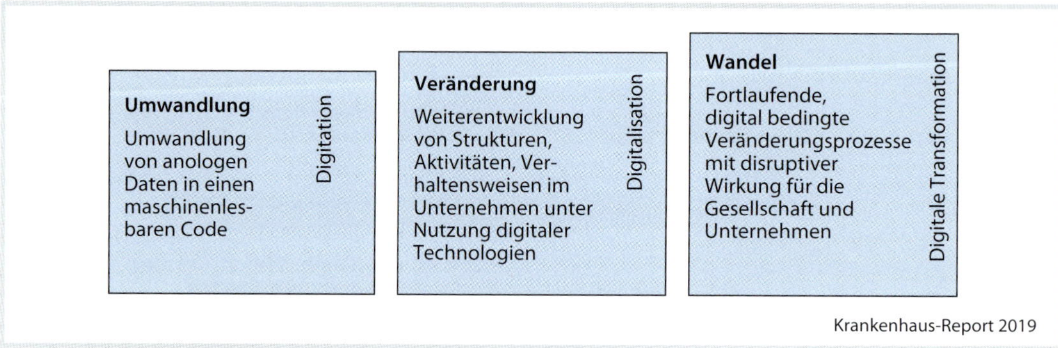

Abb. 4.2 Begriffe der Digitalisierung

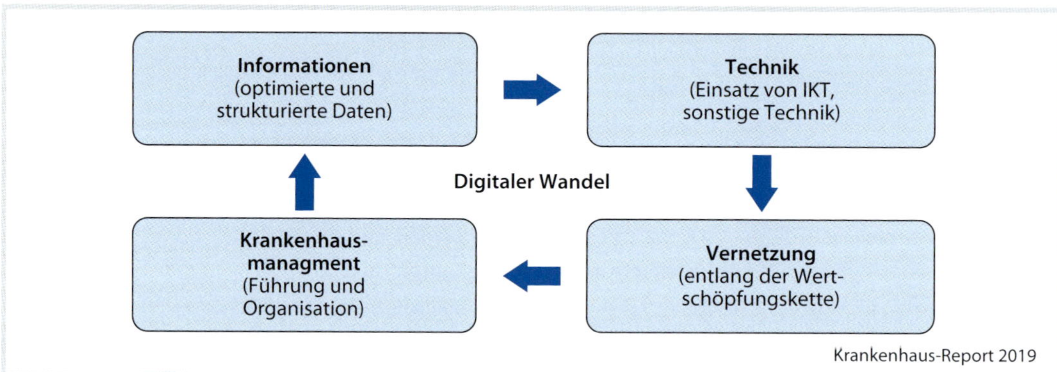

Abb. 4.3 Kernelemente des digitalen Wandels

dem Begriff **digitale Transformation** (engl. „digital transformation") umschrieben (z. B. Cole 2015; PWC 2013). Die Schmalenbach-Gesellschaft versteht unter digitaler Transformation „die Summe verschiedener Einflüsse aus Technologie, Verfahren, Denkweisen, kulturellen Systemen, Recht und Wissenschaft, deren Wirkung sich zutreffend mit ‚disruptiv' beschreiben lässt." (Krause und Pellens 2018). (Abb. 4.2)

Aufgabe der Krankenhausführung ist es, über ganzheitliche **Managementansätze** sicherzustellen (vgl. z. B. Eichhorn und Oswald 2017), dass die digitale Transformation im Sinne der Krankenhausziele unter Berücksichtigung der externen Rahmenbedingungen (z. B. Datensicherheit/-schutz) und gesellschaftlichen Entwicklungen (z. B. Wertewandel) erfolgt (Abb. 4.3).

4.1.2 Grundprinzipien der Digitalisierung

Die Funktion der Digitalisierung besteht darin, die Aufgabenerfüllung und Entwicklung des Krankenhausunternehmens durch den zielorientierten Einsatz von aufeinander abgestimmten Informations- und Kommunikationstechniken zu unterstützen. Statt des Einsatzes bereichsbezogener IK-Systeme sind Ansätze notwendig, die die Informationsketten zu Gunsten effektiver und effizienter patientenintegraler Behandlungs- und Geschäftsprozesse krankenhausumfassend abbilden. Die digitale Abbildung der bereichsübergreifenden Prozesse impliziert, dass zuvor die relevanten Informationen der Leistungserstellung sichtbar gemacht werden bzw. der richtige Granularitätsgrad der Datenstrukturen bestimmt wird (Gassmann und Sutter 2016). Erst wenn abgestimmt ist, welche Informationen entscheidungsrelevant sind, lässt sich der Handlungsbedarf für die digitale Datengenerierung, -erfassung und -verarbeitung ableiten.

▪ Digitalisierung folgt Organisation

Alle Überlegungen und Lösungen zur Digitalisierung sollten dementsprechend, d. h. dem Grundprinzip der Organisationslehre folgend (Struktur folgt Strategie, situativer Ansatz; Chandler 1962), bei den Inhalten und Prozessen der Krankenhausarbeit anknüpfen (Technik folgt Organisation). Beispielsweise lassen sich Schnittstellenprobleme bei der Patientenversorgung aufgrund einer unklaren Zuordnung von pflegerischen Aufgaben nicht durch den Einsatz einer EPA beheben. Vielmehr stellt im Sinne des Kongruenzprinzips der Organisationsgestaltung eine eindeutige Festlegung von Aufgabe, Kompetenzen und Verantwortung den ersten Schritt dar. Bei dieser analytischen Sichtweise muss das informationstechnische Konzept des Krankenhauses also so ausgestaltet werden, dass sich dessen Anwendungen an die vorgegebenen Prozesse anpassen – ggf. auf der Grundlage von Behandlungspfaden gestaltet – und der Weiterentwicklung des Krankenhauses durch informationstechnische Restriktionen (z. B. Insellösungen) keine Grenzen gesetzt werden (Eichhorn 2008).

▪ Organisation folgt Digitalisierung

Allerdings lässt sich in der Unternehmenspraxis beobachten, dass ein moderner Technologieeinsatz auch der Auslöser für Prozessoptimierungen sein kann (▫ Abb. 4.4). In diesem Fall beeinflusst die Digitalisierung die vorgelagerte Prozessgestaltung und -lenkung (Organisation folgt Technik). Hammer und Champy haben bereits vor mehr als zwanzig Jahren auf die tragende Rolle der Informationstechnologie bei der Organisationsentwicklung hingewiesen. Ihre wahre Kraft liegt demnach darin, „Antworten auf Probleme zu finden, von denen man gar nicht weiß, dass man sie hat […].“ (Hammer und Champy 1995, S. 117). Auch jüngere Veröffentlichungen betonen, dass Technologien nicht nur befähigen, sondern auch treiben (Bitkom 2016, S. 7). Das Vorgehen, ein System, einen Prozess oder ein Produkt zu analysieren, um daraus Erkenntnisse für seine Weiterentwicklung zu gewinnen, wird auch als Reverse Engineering (RE) (engl. umgekehrt entwickeln) bezeichnet (Wildemann 1997). Die Digitalisierung ist nach diesem Verständnis kein Unterstützungsinstrument zur Umsetzung von (Unternehmens-)Strategien, sondern selbst eine (Digitalisierungs-)Strategie. So wird beispielsweise in der Finanzierungsbranche im Bereich der Baufinanzierung die Digitalisierung als strategische Lösung zu Erfüllung der geänderten Kundenanforderungen angesehen. Hierzu werden die Grundstrukturen und bestehende Prozesse digital abgebildet und unter Berücksichtigung des geänderten Anforderungsprofils neu gestaltet (Bocken und Hagedorn 2018).

Im Gegensatz zu Dienstleistungsbranchen wie Banken und Versicherungen lässt sich diese Umkehrung des Planungsprozesses im Sinne von „Organisation folgt Technik“ im Krankenhaus aufgrund der heterogenen patientenindividuellen Behandlungsprozesse in der Regel nur auf die Unterstützungs- und nicht auf die Kernprozesse anwenden. Der Kernprozess, der in den Funktionsbereichen und auf den Stationen, in den Fachabteilungen und interdisziplinären Zentren von den beiden Berufsgruppen Medizin und Pflege gestaltet wird, umfasst Leistungen der Diagnostik, Therapie und Pflege, die unabhängig von der Problematik der individuellen Krankheit grundsätzlich immer nach dem gleichen Muster ablaufen: Der Arzt macht sich ein Bild von der Erkrankung des Patienten, sichert seine Vermutung durch die Diagnostik ab und rät zu einer Therapie oder führt diese selbst durch (Kersting 2008). Die Pflegekraft stellt parallel zum medizinischen Grundprozess die pflegerische Versorgung sicher, allerdings ebenfalls verbunden mit einem zunehmenden Technikeinsatz, insbesondere in den Funktionsbereichen. Der Patient ist zugleich Dienstleistungsobjekt und -subjekt, was seine aktive Mitwirkung erfordert und die Standardisierung des Prozesses nur in Teilen möglich macht (Schmidt-Rettig 2017). Das hat zur Folge, dass die Digitalisierung den Behandlungsprozess über den Einsatz von digitalen Anwendungen zwar unterstützen kann, aber nicht bestimmend dafür ist, in welcher Reihenfolge die notwendigen Leistungen für den Patienten in den Kernprozess fließen, d. h. in welchem er physisch anwesend ist. Anders stellt sich die Situation bei den Unterstützungsprozessen im Krankenhaus dar (z. B. Laboruntersuchung, Verwaltung, Einkauf/

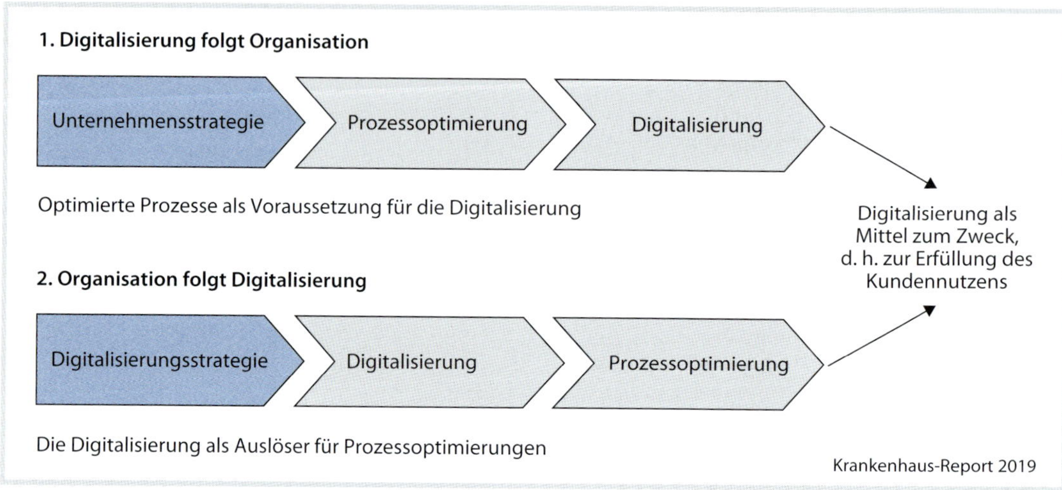

Abb. 4.4 Ansatzpunkte der Digitalisierung

Logistik), bei denen aufgrund der Standardisierungsmöglichkeiten moderne digitale Anwendungen den Ausgangspunkt für die Prozessgestaltung und -lenkung bilden können (vgl. dazu ▶ Abschn. 4.3.2). Voraussetzung dafür ist eine Abstimmung mit den Strukturen des Kernprozesses.

Die Abstimmungsprozesse müssen ferner unter Beachtung der

- kulturellen Bedingungen des Krankenhauses (z. B. Folgen der Digitalisierung für das Berufsbild des Arztes und der Pflege) und
- der Krankenhausumwelt (z. B. Einfluss der Infrastruktur der Kooperationspartner wie Niedergelassene auf den Informationsaustausch)

stattfinden (siehe dazu den Harmonisationsansatz nach Bleicher und Abegglen 2017).

4.2 Voraussetzungen für die Digitalisierung im Krankenhaus

4.2.1 Organisationsverträglichkeit

Entsprechend den vorangegangenen Ausführungen ist notwendig, dass Krankenhausaufgabe und Digitalisierungsmaßnahmen stimmig sind, um die informationstechnologischen Potenziale auch tatsächlich erfolgreich umwandeln zu können. Es geht also um die Harmonisierung von Strategie und Struktur bzw. von Krankenhausorganisation und Digitalisierung (Organisationsverträglichkeit). Diese muss durch das Krankenhausmanagement sichergestellt werden.

1. Die möglichst reibungslose Gestaltung der Abstimmungsaufgaben erfordert einen konzeptionellen Rahmen, in dem die Grundsätze zur Digitalisierung des jeweiligen Krankenhauses ihren Niederschlag finden.
2. Über ein umfassendes Krankenhausinformationssystem wird die Organisation des bereichs- und berufsgruppenübergreifenden Informationsaustauschs sichergestellt.
3. Damit der digitale Informationsaustausch und die Kommunikation nicht nur innerhalb des Krankenhauses möglich sind, sondern auch über die Grenzen des Krankenhauses hinweg, sind externe Rahmenbedingungen zu schaffen, die den sektorenübergreifenden Austausch von Informationen ermöglichen.

▪ Zu 1.) Konzept zur Digitalisierung

Die Krankenhausführung muss die formalen Voraussetzungen dafür schaffen, dass die Vernetzung über den Einsatz von IKT zwischen den Fachabteilungen und Zentren und zwischen den dezentralen Einheiten und den zentralen medizinischen Institutionen gesteigert wird. Hierzu gehört die Erarbeitung eines Konzepts, das alle Managementebenen im Krankenhaus durch die Definition und Vereinbarung von Grundsätzen und Rahmenbedingungen zur Digitalisierung unterstützt. Es muss mit der Unternehmensstrategie und seinen Teilstrategien kompatibel sein und den Leitfaden für die Sicherstellung einer harmonisierten IKT-Systemlandschaft vorgeben. Damit verbunden sind definierte Prozesse und Verantwortlichkeiten für die Dateneingabe, -freigabe und -pflege, Regeln zur Verknüpfung von Daten, der Umgang mit Datenschutz, Leitlinien zur Auswahl von digitalen Anwendungen u. a. Das Digitalisierungskonzept muss ferner ergänzt werden um die Festlegung der Vorgehensweise bei speziellen Digitalisierungsprojekten (z. B. Strukturierung der Schritte zur Einführung einer EPA).

In der Praxis ergibt sich kein eindeutiges Bild zum Strategieverständnis von Digitalisierung. So zeigen bspw. die Studienergebnisse von Rochus Mummert (2018) und McKinsey (2017), dass weniger als die Hälfte der befragten Einrichtungen über einen unternehmensübergreifenden strategischen Ansatz zur Digitalisierung verfügen (38 % Mummert, 42 % McKinsey). Hingegen geben in der Studie von Roland Berger (2017) fast 90 Prozent der Befragten an, einen langfristigen Digitalisierungsansatz zu verfolgen.

▪ Zu 2.) Integriertes Krankenhausinformationssystem

Voraussetzung für ein digitales Krankenhaus ist der Einsatz eines integrierten Krankenhausinformationssystems (KIS), das auf validen und strukturierten Daten fußt und prozessbezogen ausgerichtet ist (Haßmann 2018). Hauptbestandteil des KIS sind neben klinischen Informationssystemen und der EPA sowie Patientendatenverwaltungssystemen administrative Systeme zur betriebswirtschaftlichen Steuerung des Unternehmens (Buchhaltung, Kosten- und Leistungsrechnung, Personalinformationssystem u. a.).

Im Mittelpunkt des KIS stehen Daten und Informationen, die die Entscheidungsträger zur Erfüllung ihrer Aufgaben im Krankenhaus benötigen. Nach einer Befragung von Deloitte und Philips (2018) bewerten 85 Prozent des befragten Krankenhauspersonals die Unterstützungsfunktion der gegenwärtig eingesetzten KIS-Lösungen im *klinischen* Bereich als mittelmäßig bis sehr schlecht. Zu einer ähnlichen Bewertung kommt eine Umfrage des

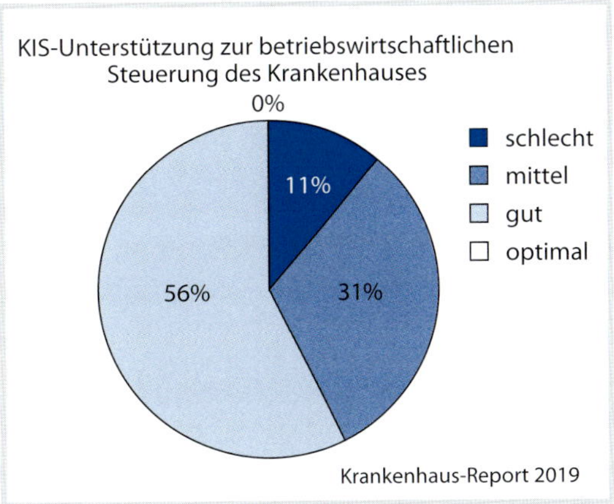

Abb. 4.5 Bewertung der ökonomischen Entscheidungsunterstützung durch das KIS-System (Quelle: Roland Berger – Krankenhausstudie 2017, Copyright: Roland Berger GmbH; mit freundlicher Genehmigung)

Marburger Bundes, die unter den Mitgliedern durchgeführt wurde (Marburger Bund 2017).

Zwar ist die Zufriedenheit mit der Integration von *betriebswirtschaftlichen* Steuerungsmechanismen und -technologien in das KIS gegenwärtig deutlich besser als bei klinischen Anwendungen, dennoch gibt es auch hier aus Sicht vieler Entscheidungsträger lt. Deloitte und Philips (2018) erhebliches Verbesserungspotenzial (Abb. 4.5).

Auf der technologischen Ebene sprechen sich die Studienteilnehmer für den Einsatz mobiler KIS-Lösungen und cloudbasierter Systeme aus. Diese Anwendungen kommen jedoch in deutschen Krankenhäusern aufgrund der hohen Datenschutzanforderungen eher zurückhaltend zum Einsatz (Deloitte und Philips 2018).

Auch in Bezug auf die Sicherstellung der krankenhausübergreifenden Informationsversorgung und Kommunikation durch das KIS besteht in der Praxis Aufholbedarf: Laut IT-Report Gesundheitswesen 2018 werden bisher erst 43,6 Prozent der Patientendaten aus vorgelagerten Versorgungsstufen (z. B. niedergelassene Arztpraxen, Medizinische Versorgungszentren, anderen Krankenhäuser) in das IT-System der eigenen Einrichtung übernommen; 56,4 Prozent werden als Papierdokument weitergeführt (Hübner et al. 2018). Elektronisch stehen den Anwendern dabei insbesondere Daten über Befunde (Bild, Text), Arztbrief (incl. Medikation und Vitalparameter) und Patientenstammdaten zur Verfügung. Nicht elektronisch übernommen werden häufig Falldaten, OP-Daten und Befunde/elektrophysiologische Diagnostik (Hübner et al. 2018).

- **Zu 3.) Unternehmensexterne Rahmenbedingungen**

Für die notwendige Einbindung der Krankenhäuser in den digitalen Informationsaustausch der Gesundheitswirtschaft lassen sich nach ersten Recherchen folgende Schwerpunkte darstellen (SVR Gesundheit 2018; HKG 2018; vdek 2018; SVR 2017; DKG 2015/2017; NKG 2017):

- Vermeidung von innovationshemmenden Regulierungen z. B. durch die Errichtung einer Digitalisierungskommission
- Sicherstellung von Rechtssicherheit durch kontinuierliche Weiterentwicklung der Konzepte zum Datenschutz und zur Datensicherheit, ohne Effizienzgewinne durch zu strenge Datenschutzvorschriften zu behindern
- Gesetzliche Initiativen zur Aufweichung der Sektorengrenzen im Gesundheitswesen zur Förderung von Vernetzung und Entbürokratisierung
- Schaffen der technischen Voraussetzungen für bessere Vernetzungsmöglichkeiten der Sektoren und Berufsgruppen im Gesundheitswesen (SVR 2018) z. B. Sicherstellung leistungsfähiger Internetverbindungen als Grundlage für die Einführung kollektivvertraglicher telemedizinischer Leistungen
- Zugang der Krankenhäuser zur Telematikinfrastruktur nach § 291a SGB V zur Gewährleistung eines sicheren Informationsaustauschs von Patientendaten
- Langfristige Sicherstellung der Interoperabilität der verwendeten technologischen Systeme durch eine frühzeitige Festlegung von Kommunikationsstandards
- Finanzielle Förderung von Digitalisierungsinitiativen z. B. durch ein staatliches Sonderinvestitionsprogramm Digitalisierung oder die Einrichtung eines separaten Investitionszuschlags
- Entwicklung von neuen Modellen zur Finanzierung anfallender Investitions- und Betriebskosten
- Zugang zu digitalen Leistungen, entsprechend der Aufgabenstellung des Krankenhauses (z. Zt. sind Krankenhäuser beispielsweise nicht ermächtigt, eigene telemedizinische Leistungen zu erbringen)
- Unterstützung des digital bedingten Strukturwandels in der Arbeitswelt, z. B. durch die Bewahrung der Flexibilität des Arbeitsmarktes und die Befähigung der Arbeitnehmer, sich an die neuen Anforderungen anzupassen. Stärkung der Bildungsqualität in Schulen, Hochschulen und in der Fort- und Weiterbildung

4.2.2 Ressourcenverfügbarkeit

Die Digitalisierung setzt voraus, dass ausreichend personelle (1) und finanzielle (2) Ressourcen zur Verfügung stehen. Auch hierauf wirken die vorgenannten externen Rahmenbedingungen ein.

- **Zu 1.) Qualifizierte MitarbeiterInnen- und Mitarbeiter-Kapazitäten**

Die Digitalisierung setzt neue Kompetenzen voraus. Die Aufgaben der Berufsgruppen ändern sich in nahezu allen Bereichen des Krankenhauses. Von der Diagnostik, Therapie und Pflege über die Versorgung bis hin zur Verwaltung können Tätigkeiten, die bisher von Menschen erbracht wurden, standardisiert und automatisiert werden. Bereits heute werden viele Einzelaufgaben, insbesondere im Bereich Dokumentation und Administration, durch die Nutzung digitaler Technik unterstützt. Erwartet werden weitere deutliche Veränderungen im Arbeitsspektrum der Medizin und Pflege. Im Gegensatz zum Verwaltungsbereich wird bei den Tätigkeiten mit Personenbezug jedoch nicht von einem Arbeitsplatzabbau ausgegangen (WifOR/pwc 2016). In der Pflege wird der weitere Wegfall von Routineaufgaben und Überwachungsaufgaben prognostiziert sowie die Entlastung von körperlicher Arbeit (Evans et al. 2018; Bräutigam et al. 2017). Im Bereich der Medizin werden sich vor allem die diagnostischen Berufe wie die des Radiologen oder Pathologen ändern, da künstliche Intelligenz bei der Diagnostik unterstützt. Erwartet werden darüber hinaus individuellere Behandlungsmöglichkeiten (BMBF 2018). „Digitale“ Entscheidungshilfen für

Ärzte sollen Wissen im Moment der Entscheidung vermitteln (Digital Health Center, Potsdam; Böttinger 2018).

Für die Krankenhausmitarbeiter und -mitarbeiterinnen können sich durch die Veränderung der Arbeitswelt mehr Freiräume bei der Patientenversorgung ergeben, sodass die Interaktion mit dem Patienten und die Kommunikation der Berufsgruppen untereinander gestärkt werden kann. Voraussetzung dafür ist, dass das Personal ein grundlegendes Verständnis für den digitalen Wandel besitzt und mit den IKT-Anwendungen umgehen kann (SVR Gesundheit 2018; Hielscher et al. 2016). Das Personalmanagement muss die Rahmenbedingungen dafür schaffen, dass sich die Fähigkeiten der Mitarbeiter an die digitalen Anforderungen anpassen können und sicherstellen, dass ausreichend qualifiziertes und motiviertes Personal zur Verfügung steht (u. a. über Fort- und Weiterbildungsprogramme, Beteiligung und Partizipation der Mitarbeiter bei der IKT-Einführung). Dabei werden die Einstellung und das Verhalten der Mitarbeiter zur Digitalisierung von den Werten und Normen der jeweiligen Berufsgruppe und/oder Altersgruppe beeinflusst. So ist es der Generation von Ärzten und Pflegekräften, die mit digitaler Technik aufgewachsen sind, nur schwer zu vermitteln, warum der digitale Wandel in den Krankenhäusern so langsam voranschreitet.

Zu 2.) Budgetverträglichkeit/Finanzierbarkeit

Die Digitalisierung erfordert erhebliche Investitionen in die digitale Infrastruktur und die Personalentwicklung. Bei gleichzeitig knappen finanziellen Ressourcen stellt diese Voraussetzung gegenwärtig eine der größten Hürden für den digitalen Wandel in den Krankenhäusern dar. Studienergebnisse zeigen, dass hier in den Krankenhäusern ein deutlicher Nachholbedarf besteht. So fließen nach Roland Berger weniger als 2 Prozent des Umsatzes in die IT. Als wesentlicher Grund für die mangelnde Investitionstätigkeit der Krankenhäuser verweisen 90 Prozent der Befragungsteilnehmer auf unzureichende Fördermittel (Berger 2017). Mehr Fördermittel zur Umsetzung von Digitalisierungsprojekten erhoffen sich auch rd. 80 Prozent der Befragungsteilnehmer der Mummert-Studie (Rochus Mummert 2018). Die staatlicherseits für Krankenhausinvestitionen zur Verfügung gestellten Mittel weisen schon seit Jahren eine deutliche Lücke auf und beinhalten somit keinen Freiraum, um aus diesen eine digitale Infrastruktur zu finanzieren. In der Finanzsystematik müssten die Infrastruktur und deren regelmäßige Erneuerung im Wesentlichen aus den sogenannten Pauschalfördermitteln gem. § 9 Abs. 3 KHG bestritten und der laufende Betrieb in die Entgelte eingepreist werden. Nach eigenen Berechnungen sind allerdings bereits zur Gewährleistung regelmäßiger Software-Updates und Cybersicherheit ca. 25 Prozent der jährlichen Pauschalfördermittel erforderlich. Rechnet man noch die Finanzierung einer Basisinfrastruktur hinzu (z. B. WLAN-Ausstattung, ausreichende Hardwareverfügbarkeit bei Anwendern), benötigt man jährlich ca. ein Drittel bis 40 Prozent der Pauschalfördermittel.[2] Insofern wird eine echte digitale Transformation nur gelingen, wenn über eine deutliche Erhöhung der Investitionsförderung und/oder zweckgerichtete Berücksichtigung und Aufstockung der DRGs entsprechende Mittel zur Verfügung gestellt werden.

Die finanzielle Unterversorgung in den Krankenhäusern bestätigt auch eine quantitative Untersuchung des Bundesverbandes der Krankenhaus-IT-Leiterinnen/Leiter e. V. (KH-IT 2018) zur Finanzierungslücke zwischen genehmigten und aus IT-Leitungssicht notwendigen IT-Budgets: Der errechnete IT-Fehlbetrag für die IT-Mindestausstattung in deutschen Krankenhäusern betrug danach im Jahr 2017 insgesamt 1,6 Mrd. Euro,

- davon 1,1 Mrd. Euro (70 %) für nicht genehmigte Investitionsbedarfe für Endgeräte, klinische Systeme, Server usw.,
- 0,3 Mrd. Euro (16 %) für den IT-Betrieb sowie
- 0,2 Mrd. Euro (14 %) für den Bedarf von zusätzlichen rd. 2.700 Fachkräften (Vollkräfte) zur Umsetzung der gewollten Digitalisierung.

Die Autoren der Studie prognostizieren einen Finanzbedarf im IT-Budget im Zusammenhang mit der Digitalisierung von 2019 bis 2023 in Höhe von 11,6 Mrd. Euro.

2 Jeweils gemessen an den Pauschalfördermitteln des Landes NRW für Krankenhäuser der sogenannten. Grund- und Regel- sowie Schwerpunktversorgung; eigene Erhebung.

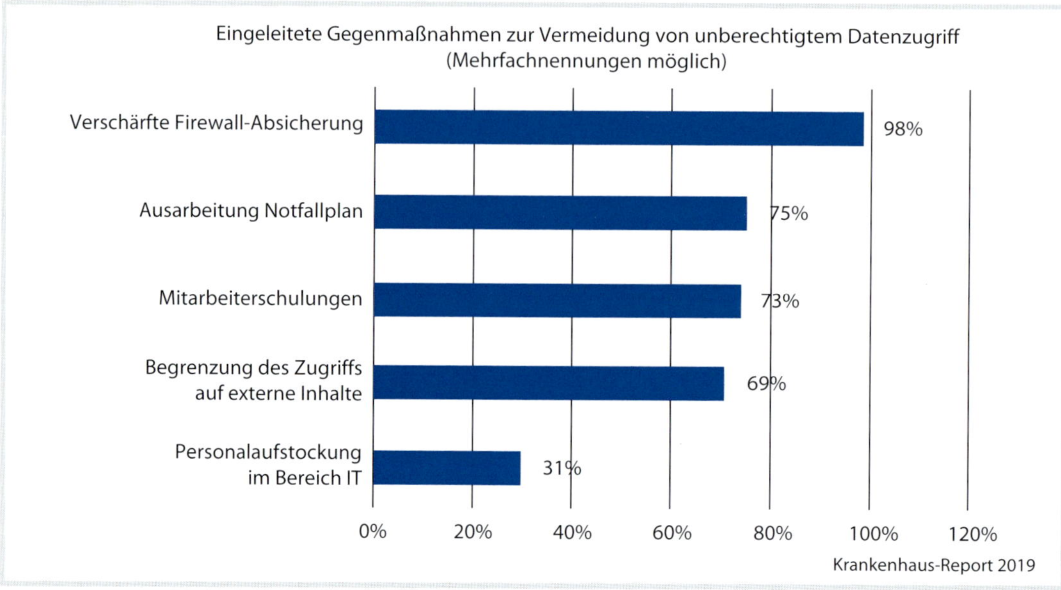

Abb. 4.6 Gegenmaßnahmen zur Vermeidung von unberechtigtem Datenzugriff (Quelle: Roland Berger – Krankenhausstudie 2017, Copyright: Roland Berger GmbH; mit freundlicher Genehmigung)

Aufgrund der knappen finanziellen Ressourcen steigt die Bedeutung von nachvollziehbaren **Kosten-Nutzen-Betrachtungen** zur Unterstützung der Investitionsentscheidungen bei der Einführung neuer digitaler Anwendungen im Krankenhaus. Darüber hinaus ist die Planung, Steuerung und Kontrolle des digitalen Investitionsvorhabens über geeignete Rechensysteme und Kennzahlen notwendig (**Controlling**).

4.2.3 Datensicherheit und Datenschutz

Die Digitalisierung im Krankenhaus setzt voraus, dass alle Themen und Konzepte den (immer höher werdenden) Anforderungen der IT- und Informationssicherheit sowie den neuen Datenschutzverordnungen (Europäische Datenschutzgrundverordnung [EU-DSGVO] und in kirchlich verfassten Einrichtungen dem Gesetz über den Kirchlichen Datenschutzgesetz [KDG]) entsprechen müssen. In der Branche „Medizinische Versorgung" gilt zudem seit dem 30.06.2017 die Erbringung der vollstationären, medizinischen Versorgung von Patienten als kritische Dienstleistung (IT-Sicherheitsgesetz (ITSiG) von 2015 i. V. m. 1. Änderungsverordnung zur BSI-Kritisverordnung (BSI-KritisV)).

Dass die Regelungen zur Datensicherheit und zum Datenschutz notwendig sind, zeigt die zunehmende Bedrohung der Krankenhäuser durch Hackerangriffe, denen sich rd. 64 Prozent der Einrichtungen ausgesetzt fühlen (Berger 2017). Der Umgang damit erfolgt auf unterschiedliche Art und Weise (Abb. 4.6):

4.3 Potenziale der Digitalisierung für Krankenhäuser

4.3.1 Anwendungsbezogene Wirkungsweisen

Entsprechend der vorangestellten konzeptionellen Ausführungen zur Digitalisierung im Krankenhaus kann zur Darstellung der Potenziale eine Einordnung in eine

- innerbetriebliche Anwendungspraxis einerseits (Binnensicht) (1) und den
- unternehmens- bzw. institutionenübergreifenden Einsatz andererseits (Außensicht) (2) erfolgen.

Bei Letzterem ergeben sich sowohl horizontale (zwischen Leistungserbringern gleicher Versorgungsstufen, sektoral) als auch vertikale (zwischen Leistungserbringern unterschiedlicher Versorgungsstufen, intersektoral) Betrachtungsweisen.

Unterstellt man ferner, dass die technischen Möglichkeiten der Digitalisierung kein Selbstzweck sein sollten, sondern deren Einsatz und Anwendung den Menschen unterstützt und einen Mehrwert bzw. Zusatznutzen schafft, könnte man drei Grundsatzfragen stellen:

- Welche digitalen Einsatzmöglichkeiten kommen dem Patienten unmittelbar oder mittelbar zugute? Hier geht es verstärkt um die Frage von Effektivität, d. h. die (positive) Wirkung auf den Behandlungsprozess bzw. Krankheitsverlauf.
- Welche digitalen Einsatzmöglichkeiten unterstützen den Krankheits- bzw. Heilungsverlauf hinsichtlich Qualität, Zeit und Kosten? Hier geht es neben der Ergebnisbetrachtung für den Patienten insbesondere um die Effizienz, z. B. hinsichtlich des Ressourceneinsatzes oder der Geschwindigkeit.
- Welche Voraussetzungen sind zu berücksichtigen, um Mitarbeiter, Leistungserbringer und Patienten in der Anwendung des digitalen Leistungsangebots zu unterstützen und einen gesicherten Betrieb zu gewährleisten?

Schließlich werden unter Stichworten wie Industrie X.0, Arbeitswelt Y.0, Krankenhaus Z.0 usw. vielfach die „revolutionären" Wirkungen auf die Geschäftsmodelle, die Geschäftsprozesse und die Entwicklung ganzer Branchen diskutiert (3). Bekannte Beispiele sind die Bereiche Handel/Konsumgüter (Stichwort Online-Shopping), Banken (Online-Banking), Medien oder die gesamte Logistikbranche.

Zu 1.) Binnensicht

Aus betrieblicher Sicht[3] ergeben sich vielfältige mit den Möglichkeiten der Digitalisierung verbundene Potenziale (exemplarische Auswahl):

- Die Umstellung von papiergebundener Informationsverarbeitung auf einen digitalen Standard kann signifikante Mehrwerte schaffen. Durch eine in der Regel schrittweise Einführung einer Elektronischen Patientenakte im Krankenhaus können sowohl Effektivitäts- als auch Effizienzvorteile realisiert werden (► Abschn. 4.3.2). In diesem Kontext sind insbesondere die Erhöhung des Gleichzeitigkeitsfaktors im Behandlungsprozess, indem alle beteiligten Personen bzw. Berufsgruppen zeitgleich die Daten der Patienten verarbeiten/dokumentieren können, und die signifikante Reduzierung von Wege- und Suchzeiten zu nennen. Dies unter Berücksichtigung der aktuellen Anforderungen des Datenschutzes.
- Viele neue Techniken erfordern eine andere Art der Informationsverarbeitung. Einerseits werden die Datenmengen zunehmend größer (z. B. im Bereich der Bildgebung oder auch bei Bild- bzw. Filmsequenzen bei invasiven medizinischen Verfahren), andererseits beinhalten viele medizinisch-technische Innovationen die Erfassung und Speicherung großer Datensätze. Speicherung und Zugriff dieser Informationen sind qualitativ und quantitativ nur über zentrale Speichersysteme in Verbindung mit einer IHE-konformen Langzeitarchivierung sinnvoll (IHE = Integrating the Healthcare Enterprise; vgl. www.ihe-d.de).
- Auch außerhalb der medizinisch-pflegerischen Kernprozesse sind die Datenmengen und die Anforderung an die Datenverarbeitung enorm gestiegen. Ein differenziertes Medizincontrolling und Qualitätsmanagement, ein aussagefähiges betriebswirtschaftliches Controlling oder die Beherrschung komplexer Materialwirtschaftsprozesse wären heute ohne digitale Unterstützung kaum mehr denkbar.
- Die Kommunikationsbeziehungen zu Patienten, zu anderen Leistungsanbietern, zu Lieferanten etc. wandeln sich zunehmend hin zu einer digital basierten Kommunikation. Digitale Medien zur Information wie auch zur Interaktion werden weiter exponentiell zunehmen. Beispielsweise bietet die Mayo-Klinik in Rochester (USA) bereits heute umfangreiche Online-Services für Patienten an.[4] In anderen

3 Die vielfältigen Aspekte aus medizinisch-pflegerischer Sicht werden im Folgenden eher rudimentär beleuchtet.

4 https://mayoclinichealthsystem.org/patient-online-services

Krankenhäusern (z. B. St. Elizabeth's Hospital in O'Fallon, Illinois, USA) können Patienten wie am Flughafen mit Hilfe des Check-in-Automaten digital einchecken.

- **Zu 2.) Außensicht**

In Analogie zu den innerbetrieblichen Prozessoptimierungsmöglichkeiten im Krankenhaus bietet die Digitalisierung grundsätzlich auch erhebliche Potenziale in der Betrachtung leistungserbringerübergreifender Diagnose- und Behandlungsprozesse, sowohl sektoral (z. B. zwischen Krankenhäusern unterschiedlicher Spezialisierungsstufen) als auch intersektoral (z. B. zwischen Krankenhäusern und niedergelassenen Ärzten).

Insbesondere die Zusammenführung der Daten und Informationen aller am Diagnose- und Behandlungsprozess Beteiligten (niedergelassene Ärzte, Krankenhaus, Apotheke, Pflegedienste, Therapeuten, …) sowie die schnelle und jederzeit mögliche Verfügbarkeit für die jeweils beteiligten Fachexperten kann für den Patienten einen deutlichen Qualitätsvorteil bedeuten. Beispielsweise kann auf der horizontalen, sektoralen Ebene durch teleradiologische und/oder telemedizinische Konzepte Fachexpertise aus Schwerpunktkrankenhäusern anderen kleineren Krankenhäusern und damit in der Fläche zur Verfügung gestellt werden. Beispiele und Modellprojekte gibt es u. a. in der neurologischen Versorgung oder Intensivmedizin. Intersektoral ist das Ziel eine im Regelfall Arzt-moderierte, vollständige Falldokumentation mit voller Patientenberechtigung (elektronische Fallakte). Ein solches, intersektorales Kommunikationsmedium bedeutet einen Mehrwert für die Leistungserbringer und insbesondere für die Patienten, indem u. a. die Informationsqualität steigt (weniger Informationsverluste), Mehrfachuntersuchungen vermieden oder reduziert werden können, CAVE-Indikatoren (Medikation, Allergien etc.) allen Prozessbeteiligten bekannt sind etc.

Die Realisierung organisations- und institutionenübergreifender elektronischer Fallakten steckt momentan aber zumeist noch in den Anfängen. Laut IT-Report Gesundheitswesen verfügen nach Einschätzung der befragten IT-Leitungen nur ein Viertel (25,6 %) der Krankenhäuser über ein voll funktionsfähiges EPA-System, ein weiteres Viertel haben sich bisher gar nicht mit der EPA beschäftigt (10,6 %) oder befinden sich in der Planungsphase zur Einführung (16,3 %) und rd. die Hälfte der Einrichtungen haben mit der Installation begonnen (47,4 %) (Hübner et al. 2018). Dies liegt einerseits an den unterschiedlichen technischen bzw. DV-infrastrukturellen und systemseitigen Voraussetzungen der Beteiligten, fehlender semantischer Interoperabilität, aber auch an der Stringenz der Digitalisierung in den jeweiligen Organisationseinheiten. Zusätzlich wird insbesondere in Deutschland die Frage des Datenschutzes mit besonderer Intensität diskutiert.

Sowohl Leistungserbringer als auch Krankenkassen forcieren die konsequentere Einführung und Umsetzung sowohl organisationsinterner als auch organisationsübergreifender Digitalisierung (vgl. etwa das Projekt der Techniker Krankenkasse zur elektronischen Gesundheitsakte (eGA)[5]). Ebenso gibt es eine Reihe auch öffentlich geförderter Projekte und Initiativen in diesem Segment, die insbesondere die Weiterentwicklung und Implementierung intersektoraler Fallakten unterstützen (vgl. Projekt I/E Health NRW, gefördert durch den Europäischen Fonds für regionale Entwicklung (EFRE) und das Land NRW[6]).

Darüber hinaus wäre der Austausch von Abrechnungsdaten zwischen Leistungserbringern und Kostenträgern/Krankenkassen, die Sammlung und Auswertung von Routine- bzw. Qualitätsdaten etc. ohne eine digitale Unterstützung nicht möglich. Ob die durch die Digitalisierung permanent wachsenden Datenerhebungen und -auswertungen durch verschiedene öffentlich-rechtliche und private Institutionen wirklich notwendig und zielführend sind, soll an dieser Stelle nicht weiter beleuchtet werden. Es sei allerdings der warnende Hinweis erlaubt, dass durch die vermeintlich unendlichen Datensammlungs- und Auswertungsmöglichkeiten einige Prozesse sicherlich vereinfacht, der Dokumentationsaufwand und damit die bürokratischen Umfänge sich aber zu Lasten der medizinisch-pflegerischen Kernprozesse, d. h. des direkten Kontaktes mit den Patienten, deutlich ausweiten werden.

5 https://www.tk.de/techniker/unternehmensseiten/elektronische-gesundheitsakte-2028798
6 https://ie-health.nrw/

Nach einer Erhebung der gemeinnützigen Klinikmanagementgesellschaft HIMSS Europe im Auftrag des Gesundheitsunternehmens Nuance Healthcare zum Dokumentationsaufwand in deutschen Akutkrankenhäusern (2015) errechneten die Autoren der Studie, dass

- täglich 26 Minuten für die Suche nach patientenbezogenen Daten aufgebracht wird,
- der tatsächliche tägliche Aufwand des Pflegedienstes für Dokumentation 36 Prozent beträgt und
- durchschnittlich 44 Prozent der Arbeitszeit im Ärztlichen Dienst zur Dokumentation aufgewandt werden sowie
- die Dokumentationskosten sich auf rd. 21 Prozent des gesamten Personalaufwands für Ärzte und Pflege belaufen.

Zu 3.) Neue „Geschäftsprozesse" und „Geschäftsmodelle"

Durch die Digitalisierung ergeben sich prinzipiell neue Möglichkeiten, die bisherigen, klassischen Diagnose- und Behandlungsprozesse neu zu denken und zu organisieren. Die regelmäßige Messung von Gesundheitsdaten und der Versand der Daten an Leistungserbringer durch Smartphones, Smartwatches u. ä., die Verlagerung von Teilprozessen über digitale Medien (z. B. telemedizinische Visiten, Direktanmeldung/Terminierung, administrative Aufnahme, nachstationäre Beratung und Betreuung) ermöglichen eine neue Prozessmodellierung, da der Patient in den genannten Teilprozessen nicht mehr physisch anwesend sein muss (vgl. ▶ Abschn. 4.1.2). In naher Zukunft bilden diese Daten die Basis für Leistungsangebote der KI, in denen Algorithmen u. a. Aussagen über die Verweildauer von Patienten im Krankenhaus treffen könnten[7] oder von Big-Data-Analysen in der Radiologie ermöglicht werden. Dafür muss neben der technischen und softwareseitigen Infrastruktur eine Organisation gewährleistet werden, die den Patienten eine digitale Anbindung komfortabel anbietet. Eine vergleichbare Re- bzw. Neustrukturierung der Abläufe ist etwa auch in der Kommunikation bzw. Schnittstelle zwischen Krankenhaus und niedergelassenen Ärzten sowie anderen Leistungserbringern denkbar und grundsätzlich sinnvoll.

Es ist zu erwarten, dass den Patienten (Bürgern) vielfältige Leistungsangebote offeriert werden und diese entscheiden, welche Daten sie eigenständig offenlegen. Geeignete cloudbasierte Beratungs- und Befundungswerkzeuge sind beispielsweise in der Lage, von Patienten übermittelte Bildserien und Befunde qualifiziert zu analysieren und nachfolgend Vorschläge zu unterbreiten, welche Kliniken sich bestmöglich für eine Behandlung eignen bzw. entsprechend den hinterlegten Algorithmen als geeignet erscheinen. Somit könnte diesen Leistungsanbietern perspektivisch eine zentrale Rolle in der Patientensteuerung zukommen.

Durch die genannten digitalen Anwendungsmöglichkeiten werden sich auch Marketingstrategien weiterentwickeln, da durch die enge Einbindung von Patienten und Kooperationspartnern in den digitalen „Geschäftsprozess" und die niederschwelligen Möglichkeiten regelmäßiger Informationsangebote die Patienten- oder im Servicesinne auch Kundenbindung gesteigert wird.[8]

4.3.2 Praktische Beispiele

Elektronische Patientenakte (EPA)

Neben den z. T. noch visionären Diskussionen über den Einsatz von Big Data, Künstlicher Intelligenz und Robotik beschäftigen sich viele Krankenhäuser intensiver mit den Möglichkeiten der Telemedizin, insbesondere zur Vernetzung untereinander sowie auch mit anderen Leistungserbringern, vor allem im niedergelassenen Bereich. Besonders wertvoll ist diese Vernetzung dann, wenn ihr als begleitende Dokumentation eine elektronische Patienten- oder Fallakte beigefügt wird.

Allerdings besteht noch vielerorts eine wichtige „Hausaufgabe" in der standardisierten und voll-

7 vgl. exemplarisch https://www.kma-online.de/aktuelles/it-digital-health/detail/kuenstliche-intelligenz-von-google-erstellt-prognosen-fuer-klinik-patienten-a-37894

8 Die Begrifflichkeit des Pre-Sales- bzw. After-Sales-Marketing ist bei Gesundheitsdienstleistungen nach Ansicht der Verfasser zwar problematisch, da es sich nicht um einen klassischen „Kaufprozess" im Sinne einer freien Kaufentscheidung auf Basis einer individuellen Kosten-Nutzen-Erwägung handelt, von der Grundidee aber durchaus vergleichbar.

ständig digitalen Dokumentation im Krankenhausbetrieb selbst mit seinen unterschiedlichen Prozessen und Arbeitsroutinen (▶ Abschn. 4.3.1, erster Aufzählungspunkt unter 1.) Binnensicht).

Jeder im Krankenhaus Tätige kennt (noch) die Arbeitsweise und -prozesse auf Basis einer papiergebundenen medizinisch-pflegerischen und administrativen Dokumentation. Dieses in der Vergangenheit und oftmals auch heute noch gängige Verfahren ist immer wieder weiterentwickelt und verfeinert worden. Allerdings waren und sind damit auch viele Nachteile und Probleme verbunden:

- (Un-)Vollständigkeit der Dokumentation
- (Mangelnde) inhaltliche und zeitliche Verfügbarkeit aller relevanten Informationen in der Dokumentation
- (Zeitlich und örtlich unzureichender) Zugriff auf die vorhandenen Informationen
- (Aufwändige) Archivierung und späterer, jederzeit möglicher und schneller Zugriff
- (Un-)gebündelte/(un-)vollständige Weitergabe von Daten und Informationen
- (Problematische) Zusammenführung unterschiedlichster Medien (z. B. schriftliche Kurvenverläufe, Röntgenbilder, digitale Schnittbilddiagnostik, Laborbefunde etc.)
- Redundante Erfassung bereits vorhandener Informationen und Daten in der medizinisch-pflegerischen Dokumentation
- usw.

Mit den Möglichkeiten der Digitalisierung ergibt sich zumindest die Chance, in elektronischen Patientenakten alle Informationen zusammenzuführen, in Echtzeit neue und für den Behandlungsprozess relevante Informationen für alle verfügbar zu machen, die am Behandlungsprozess beteiligt sind (ärztliche und pflegerische Anamnese, Untersuchungs- und Befunddaten aus Funktionsbereichen, Visitendokumentation, Laborwerte, OP-Berichte, bildgebende Verfahren usw.). Darüber hinaus können unterschiedliche Medien in digitaler Form zusammengeführt werden; alte, archivierte Daten können in einem Dokumenten-Management-System (DMS) digital erfasst und schneller dem Patienten zugeordnet werden (Patientenhistorie). Eine gezielte Suche nach Informationen gestaltet sich bei digital hinterlegten Informationen wesentlich einfacher als bei der Durchsicht von im Wesentlichen papiergebundenen Akten. Die damit verbundenen Möglichkeiten bedeuten nicht nur einen wesentlichen Vorteil im Arbeitsablauf und sparen Ressourcen (z. B. entfällt das aufwändige Suchen noch nicht in einer Papierakte befindlicher Befunde), sondern besitzen das Potenzial, insbesondere aus Gründen der zeitlichen und inhaltlichen Verfügbarkeit den Diagnose- und Behandlungsprozess deutlich zu verbessern.

Auch hinsichtlich des Aspekts der Arzneimitteltherapiesicherheit können sichtbare Mehrwerte erzeugt werden:

- Pharmazeutische Aufnahme (in Verbindung mit der Apotheke/Warenwirtschaft) und Umstellung auf eine Klinikmedikation
- Ärztliche Verordnung mit automatischer Prüfung auf Wechselwirkungen
- Pflegerische Stellliste mit Dokumentation der Gabe
- Umstellung der Klinikmedikation auf die Hausmedikation
- Erzeugung und Verarbeitung des gesetzlichen Medikationsplans
- Patienten-Apps zur Eigendokumentation der Medikamenteneinnahme im häuslichen Umfeld nach Entlassung

Voraussetzung ist aber auch bei Entwicklung, Einführung und Betrieb einer EPA, dass die Applikationen anwenderfreundlich zu bedienen sind und alle Informationen, Erkenntnisse, Daten und Ergebnisse zeitnah, vollständig und korrekt digital erfasst werden. Ebenso müssen die zugrundeliegenden EDV-Systeme bzw. die Software in der Lage sein, die unterschiedlichsten Daten strukturiert zusammenzuführen. Aktuell gibt es in der betrieblichen Praxis noch häufig Probleme dergestalt, dass für Spezialbereiche entwickelte Subsystem- bzw. Softwareprogramme nicht oder nur mit großem Aufwand in das Krankenhausinformationssystem bzw. die elektronische Patientenakte integriert werden können. Insofern besteht momentan häufig noch ein Nebeneinander von papiergebundener Dokumentation und digitalen Informationen.

Der oft noch unzureichende und nicht selten auch von politischer Seite kritisierte mangelnde Digitalisierungsgrad in Krankenhäusern hängt u. a.

auch mit der enormen Entwicklungsgeschwindigkeit in der digital unterstützten bzw. gesteuerten Medizintechnik sowie softwareseitigen Insellösungen für bestimmte Anwendungen zusammen, deren Integration in eine umfassende EPA nicht trivial ist. Andererseits muss aber auch bedacht werden, dass angesichts der Mängel im Krankenhausfinanzierungssystem die notwendigen Mittel für einen technischen Systemumbau nicht in erforderlichem Maße zur Verfügung stehen.

Materialwirtschaft/Logistik

Neben den vielfältigen digitalen Anwendungsmöglichkeiten im medizinisch-pflegerischen Kernprozess gibt es auch in den sogenannten Unterstützungsprozessen zielführende Einsatz- und Entwicklungsmöglichkeiten.

Die Krankenhausprozesse sind u. a. gekennzeichnet durch eine extrem hohe Komplexität der Materialwirtschaftsprozesse. Es wird eine enorme Zahl unterschiedlicher Verbrauchsgüter benötigt (z. B. Arzneimittel, medizinischer Sachbedarf in den Funktionsbereichen und auf Stationen, Sterilgüter, nichtmedizinischer Sachbedarf, Speisenversorgung usw.), ebenso müssen Gebrauchsgüter beispielsweise in der Medizintechnik gesteuert werden. Dieser wie auch andere Unterstützungsprozesse sind für den Patienten zwar nur bedingt sichtbar. Eine hohe Prozessqualität hat aber unmittelbare Auswirkungen nicht nur auf die Sachkosten und die anteiligen Personalkosten, sondern auch auf die Versorgungsqualität der Patienten: das richtige Produkt zur richtigen Zeit am richtigen Ort.

Durch eine in der Regel barcodebasierte Artikelkennung bzw. -zuordnung können die Verbrauchsgüter wie Arzneien und medizinischer Sachbedarf den einzelnen Verbrauchsorten wie OP, Station etc. zugeordnet werden; bei bestimmten Produkten ist auch eine Zuordnung zum einzelnen Patienten notwendig. Dies ermöglicht eine wesentlich effizientere Steuerung der Materialwirtschaft hinsichtlich der Verbräuche und ein kurzfristiges Sachkostencontrolling. Somit bildet die Digitalisierung die Basis für schlanke Materialwirtschaftsprozesse. Mithilfe von Barcodescannern, speziellen Schranksystemen an den Verbrauchsorten, DV-/Webshop-basierten Bestellprozessen und einer zentralen Warenwirtschaft und Logistik etc. können u. a. die dezentrale Lagerhaltung deutlich reduziert und das medizinische und pflegerische Personal von administrativen Bestellprozessen, Wareneingangskontrollen an den Verbrauchsorten etc. entlastet werden. Ein unmittelbarer Beitrag zur Patientensicherheit erfolgt etwa durch die Ermittlung von Durchlaufzeiten (Beachtung von Verfallsdaten, weniger Produktverfall sowie betriebswirtschaftlich die Verminderung des gebundenen Kapitals), die Nachverfolgbarkeit von Produkten im Rückruffall (Chargennummern etc.) sowie die Hinterlegung von prozessbezogenen Standards z. B. für Arzneien und medizinischen Sachbedarf. Neben Effizienzgesichtspunkten ist auch in der Materialwirtschaft der Aspekt der Qualitätsverbesserung der Kernprozesse (wie dargestellt z. B. die Arzneimittelsicherheit) ein wichtiger Faktor in Digitalisierungsüberlegungen.

Technische Entwicklungen wie beispielsweise die RFID-Technik (RFID – Radio Frequency Identification) werden künftig Materialwirtschaftsprozesse wie auch die krankenhausinterne „Patientenlogistik" weiter spürbar verändern.

4.4 Fazit

Keine Branche ist so auf Daten, auf den Austausch von Informationen und auf Kommunikation angewiesen wie die Gesundheitswirtschaft. Die Digitalisierung mit ihren informationstechnologischen Entwicklungen eröffnet der Expertenorganisation Krankenhaus daher bessere Vernetzungsmöglichkeiten zugunsten der Zielerreichung des Gesamtunternehmens: Abteilungs- bzw. funktionsbezogenes Denken weicht abteilungsübergreifenden, integrierten Prozessen und sinnvollen Prozessketten, entlang derer schnelle und flexibel gestaltbare Informations- und Kommunikationsströme verlaufen – auch über die Grenzen des Krankenhauses hinaus. Die Ausrichtung der Strukturen auf multidisziplinäre Behandlungsprozesse wird durch die Digitalisierung unterstützt, sodass die Perspektive der patientenintegralen Abläufe die Prioritäten für die Aufbauorganisation setzt. Gleichzeitig kommt auch eine verbesserte Kommunikation und Interaktion zwischen den beteiligten Berufsgruppen dieser patientenintegralen Prozessperspektive als multidisziplinärem Leistungserstellungsprozess zugute

(Schmidt-Rettig 2017). Der Einsatz eines zielorientierten, integrierten Krankenhausinformationssystems, dessen Kern die elektronische Patientenakte darstellt, ist die wesentliche Voraussetzung dafür. Darauf aufbauend können viele weitere digitale Anwendungen unter Beachtung des Datenschutzes und der Datensicherheit im Krankenhaus zum Einsatz kommen, vorausgesetzt, es steht entsprechend qualifiziertes und motiviertes Personal zur Verfügung und die Finanzierung der Digitalisierungsmaßnahmen ist gesichert.

Neben internen Gestaltungserfordernissen verlangt die digitale Transformation im Krankenhaus auch externe Anpassungsbedarfe, um den erwarteten Mehrwert für die Patienten und das Unternehmen erzielen zu können. Neben einer innovationsfördernden Ordnungspolitik sind insbesondere Anstrengungen in eine digitale Infrastruktur notwendig, die sowohl eine Kommunikation zwischen Leistungserbringern der gleichen Versorgungsstufe als auch zwischen Leistungserbringern unterschiedlicher Versorgungsstufen gewährleisten. Insbesondere in der noch stark fragmentierten Gesundheitsversorgung in Deutschland haben auch Informationsmanagementdefizite, für die die externen Partner des Krankenhauses verantwortlich sind (z. B. Infrastrukturprobleme bei den niedergelassenen Ärzten, Pflege- oder Rehabilitationseinrichtungen), unmittelbare Auswirkung auf den Umsetzungserfolg von Digitalisierungsmaßnahmen im jeweiligen Krankenhaus.

Die Verantwortung für eine konstruktive Auseinandersetzung mit den Chancen und Risiken der Digitalisierung und die Begleitung der digitalen Transformation des Unternehmens liegt beim Management. Der Eigentümer und die Krankenhausleitung müssen insbesondere dafür sorgen,

- dass Ängste und Bedenken der Mitarbeiter ernst genommen und proaktiv im Diskurs bearbeitet werden,
- dass Digitalisierungsmaßnahmen identifiziert und umgesetzt werden, die einen echten Zusatznutzen für das Krankenhaus bringen (also kein Gießkannenprinzip),
- dass die Zunahme von Vernetzung, Geschwindigkeit und Komplexität im Krankenhaus hinreichend, d. h. ganzheitlich abgebildet wird und man nicht vermeintlich einfachen Lösungsangeboten, Checklisten, Patentrezepten oder Prozessbeschreibungen folgt und
- dass sich die Führung selbst weiterentwickelt, und zwar in Richtung eines zentralen Steuerungsansatzes dezentral geführter Fachabteilungen und Zentren (Schmidt-Rettig 2017), da nur so die Vorteile von Kleinteiligkeit, dezentraler Autonomie und Heterogenität einerseits und gemeinsamer strategischer Ausrichtung, Disziplin und Konsequenz andererseits gewährleistet ist (Bleicher und Abegglen 2017).

Literatur

Berger R (2017) Roland Berger Krankenhausstudie 2017. München, Juli 2017. https://www.rolandberger.com/de/Publications/pub_german_hospitals_2017.html-. Zugegriffen: 25. Juni 2018

Berger R (2018) Roland Berger Krankenhausstudie 2018. München, Juni 2018. https://www.rolandberger.com/de/press/70-Prozent-der-deutschen-Krankenh%C3%A4user-setzen-auf-Kooperationen-mit-Medizintechn.html. Zugegriffen: 10. Juli 2018

Bitkom (2016) Industrie 4.0 – Die neue Rolle der IT. Leitfaden Bundesverband Informationswirtschaft, Telekommunikation und neue Medien. Berlin. https://www.bitkom.org/noindex/Publikationen/2016/Leitfaden/Industrie-40-Die-neue-Rolle-der-IT/160421-LF-Industrie-40-Die-neue-Rolle-der-IT.pdf. Zugegriffen: 01. Juli 2018

Bleicher K, Abegglen C (2017) Das Konzept Integriertes Management. Visionen – Missionen – Programme, 9., akt. und erw. Aufl. Campus, Frankfurt New York

Bleicher K, Meyer E (1976) Führung in Unternehmen: Formen und Modelle, Rowohlt, Reinbek bei Hamburg

BMBF (2018) Digitalisierung in der Medizin. Bundesministerium für Bildung und Forschung. https://www.bmbf.de/de/digitalisierung-in-der-medizin-2897.html. Zugegriffen: 25. Juni 2018

BMZ (2013) Informations- und Kommunikationstechnologien (IKT) Schlüsseltechnologien für eine nachhaltige Entwicklung, BMZ-Strategiepapier 2013. https://www.bmz.de/de/mediathek/publikationen/archiv/reihen/strategiepapiere/Strategiepapier326_02_2013.pdf. Zugegriffen: 25. Juni 2018

Bocken R, Hagedorn J (2018) Private Baufinanzierung. Digitalisierung als strategische Lösung. Die Bank – Zeitschrift für Bankpolitik und Praxis 06:54–59

Böttinger E (2018) Digital Health Center am Hasso Plattner Institut. www.hpi.de. Zugegriffen: 25. September 2018

Bräutigam C et al (2017) Digitalisierung im Krankenhaus. Mehr Technik – bessere Arbeit? Hans-Böckler-Stiftung

Brennen S, Kreiss D (2016) Digitalization. In: Jensen KB, Craig RT, Pooley JD, Rothenbuhler EW (Hrsg) The International Encyclopedia of Communication Theory and Philosophy. Wiley-Blackwell, S 556–565

Chandler AD (1962) Strategy and Structure: Chapters in the History of the Industrial Enterprise. Cambridge 1962

Cole T (2015) Digitale Transformation: warum die deutsche Wirtschaft gerade die digitale Zukunft verschläft und was jetzt getan werden muss, 2., erw. Aufl. Vahlen, München

Deloitte und Philips (2018) Krankenhausinformationssysteme in Deutschland – Analyse einer Befragung von Entscheidern in Kliniken sowie von KIS-Anwendern und Patienten. April 2018. https://www2.deloitte.com/content/dam/Deloitte/de/Documents/life-sciences-health-care/LSHC_Studie_KIS_in_Deutschland_Umfrage_Philips_Deloitte.pdf. Zugegriffen: 07. September 2018

DKG (2015) Stellungnahme der Deutschen Krankenhausgesellschaft (DKG) zum Referentenentwurf eines Gesetzes für sichere digitale Kommunikation und Anwendungen im Gesundheitswesen (Stand: 10. Februar 2015). https://www.dkgev.de/media/file/20404.DKG-Stellungnahme_Referentenentwurf_eines_gesetzes_fuer_sichere_digitale_Kommunikation_10-02-2015.pdf. Zugegriffen: 02. Juli 2018

DKG (2017) DKG zum Eckpunktepapier „Digitalisierung der Gesundheitswirtschaft". DKG begrüßt Bekenntnis der Koalition zur Förderung der digitalen Infrastruktur in Krankenhäusern. https://www.dkgev.de. Zugegriffen: 03. Juli 2018

Eichhorn S (2008) Grundlagen der Krankenhaus-Managementlehre. In: Eichhorn S, Schmidt-Rettig B (Hrsg) Krankenhaus-Managementlehre. Theorie und Praxis eines integrierten Konzepts. Kohlhammer, Stuttgart, S 125–180

Eichhorn S, Oswald J (2017) Entwicklung der Krankenhaus-Managementlehre. In: Oswald J, Schmidt-Rettig B, Eichhorn S (Hrsg) Krankenhaus-Managementlehre. Theorie und Praxis eines integrierten Konzepts, 2., überarb. Aufl. Kohlhammer, Stuttgart, S 148–222

Evans M, Hielscher V, Voss D (2018) Damit Arbeit 4.0 in der Pflege ankommt. Wie Technik die Pflege stärken kann. Policy Brief, Hans Böckler Stiftung, März 2018. https://www.boeckler.de/pdf/p_fofoe_pb_004_2018.pdf. Zugegriffen: 01. Juli 2018

Gassmann O, Sutter P (2016) Digitale Transformation im Unternehmen gestalten. Carl Hanser Verlag, München

Gesetz für sichere digitale Kommunikation und Anwendungen im Gesundheitswesen (E-Health-Gesetz). Gesetz vom 21.12.2015 – Bundesgesetzblatt Teil I 2015 Nr. 54 28.12.2015, S 2408

Hammer M, Champy J (1995) Business Reengineering: Die Radikalkur für das Unternehmen, Campus, Frankfurt New York

Haßmann J (2018) Informationsmanagement. In: Haubrock M (Hrsg) Betriebswirtschaft und Management in der Gesundheitswirtschaft, 6., aktual. und überarb. Auflage. Hogrefe, Göttingen, S 733–803

Hielscher V, Nock L, Kirchen-Peters S (2016) Technikvermittlung als Anforderung in der Dienstleistungsinteraktion. Arbeit: Zeitschrift für Arbeitsforschung, Arbeitsgestaltung und Arbeitspolitik 25(1–2):3–19

HIMSS (2015) Auf den Spuren der Zeitdiebe im Krankenhaus: Die wahre Belastung durch Dokumentation an deutschen Akutkrankenhäusern wird unterschätzt. HIMSS EUROPE, März 2015. https://www.dragon-speaking.de/download/HIMSS-Europe-Studie.pdf. Zugegriffen: 07. September 2018

HKG (2018) Das Krankenhaus der Zukunft. 10 Positionen der Hamburgischen Krankenhausgesellschaft. https://www.hkgev.de. Zugegriffen: 19. September 2018

Hübner U, Esdar M, Hüsers J, Liebe J-D, Rauch J, Thye J, Weiß J-P (2018) IT-Report Gesundheitswesen. Schwerpunkt – Wie reif ist die IT in deutschen Krankenhäusern? Befragung der bundesdeutschen Krankenhäuser. https://www.hs-osnabrueck.de/fileadmin/HSOS/Homepages/IT-Report_Gesundheitswesen/IT-Report_2018_final.pdf. Zugegriffen: 07. September 2018

Kersting T (2008) Prozess und Struktur der Diagnostik und Therapie. In: Eichhorn S, Schmidt-Rettig B (Hrsg) Krankenhaus-Managementlehre. Theorie und Praxis eines integrierten Konzepts, Kohlhammer, Stuttgart, S 281–302

KH-IT (2018): Finanzbedarf im IT-Budget deutscher Krankenhäuser im Zusammenhang mit der Digitalisierung. https://www.kh-it.de/files/data/content/news/PM_Finanzbedarf_Digitalisierung180912.pdf. Zugegriffen: 19. September 2018

KHG – Gesetz zur wirtschaftlichen Sicherung der Krankenhäuser und zur Regelung der Krankenpflegesätze (Krankenhausfinanzierungsgesetz – KHG), BGBl. I. S. 2581, 17. Juli 2017

Krause S, Pellens B (2018) Betriebswirtschaftliche Implikationen der digitalen Transformation. 75 Jahre Arbeitskreise der Schmalenbach-Gesellschaft für Betriebswirtschaft e. V. Springer, Wiesbaden

Leppert F, Greiner W (2015) Taxonomie eHealth. Universität Bielefeld, Bielefeld

Marburger Bund (2017) Digitalisierung im Krankenhaus. Bundesweite Umfrage unter Mitgliedern des Marburger Bundes. https://www.marburger-bund.de/sites/default/files/files/2018-08/2017-12-14-zusammenfassung-mb-umfrage-digitalisierung-im-krankenhaus_1.pdf. Zugegriffen: 07. September 2018

McKinsey (2017) Digitalisierung in deutschen Krankenhäusern – Eine Chance mit Milliardenpotenzial für das Gesundheitssystem. https://www.mckinsey.de/~/media/McKinsey/Locations/Europe%20and%20Middle%20East/Deutschland/Publikationen/Digitalisierung%20Chance%20mit%20Milliardenpotenzial/orphoz_digitalisierung_in_deutschen_krankenhusern_juni_2017.ashx, Zugegriffen: 07. September 2018

NKG (2017) Sonderinvestitionsprogramm „Digitalisierung" für Krankenhäuser nötig. https://www.nkgev.de. Zugegriffen: 06. Juli 2018

OED (2018a) Digitization. In: Oxford English Dictionary Online. www.oed.com. Zugegriffen: 17. Juni 2018

OED (2018b) Digitalization. In: Oxford English Dictionary Online. www.oed.com. Zugegriffen: 17. Juni 2018

PWC (2013) Digitale Transformation – der größte Wandel seit der industriellen Revolution

Rochus Mummert (2018) Herausforderungen und Chancen deutscher Krankenhäuser und Pflegeeinrichtungen. Rochus Mummert Studie 2018

Schmalenbach-Gesellschaft, Arbeitskreis Ökonomie im Gesundheitswesen (2018) Digitalisierung im Krankenhaus: Technische Entwicklungen und deren Implikationen für Behandlungsprozesse. In: Krause S, Pellens B (Hrsg) Betriebswirtschaftliche Implikationen der digitalen Transformation. 75 Jahre Arbeitskreise der Schmalenbach-Gesellschaft für Betriebswirtschaft e. V. Springer, Wiesbaden, S 203–219

Schmidt J, Drews P (2016) Auswirkungen der Digitalisierung auf die Geschäftsmodelle der Finanzindustrie – Eine strukturierte Literaturanalyse auf der Grundlage des Business Model Canvas. In: Nissen V, Stelzer D, Straßburger S, Fischer, D. (Hrsg) Multikonferenz Wirtschaftsinformatik (MKWI) 2016, Universitätsverlag Ilmenau, Ilmenau, S 967–978

Schmidt-Rettig B (2017) Managementstrukturen und Leitungsorganisation. In: Oswald J, Schmidt-Rettig B, Eichhorn S (Hrsg) Krankenhaus-Managementlehre. Theorie und Praxis eines integrierten Konzepts, 2., überarb. Aufl. Kohlhammer, Stuttgart, S 242–294

SVR (2017) Für eine zukunftsorientierte Wirtschaftspolitik. Jahresgutachten 2017/2018. Sachverständigenrat zur Begutachtung der gesamtwirtschaftlichen Entwicklung, Statistisches Bundesamt, Wiesbaden. www.sachverständigenrat-wirtschaft.de. Zugegriffen: 26. Juni 2018

SVR Gesundheit (2018) Bedarfsgerechte Steuerung der Gesundheitsversorgung. Gutachten 2018. Sachverständigenrat zur Begutachtung der Entwicklung im Gesundheitswesen. https://www.svr-gesundheit.de. Zugegriffen: 10. Juli 2018

Traum A, Müller C, Hummert H, Nerdinger FW (2017) Digitalisierung – Die Perspektive des arbeitenden Individuums, White Paper Series Nr. 1. Seniorprofessur, Wirtschafts- und Organisationspsychologie. http://rosdok.uni-rostock.de/file/rosdok_document_0000010748/rosdok_derivate_0000038138/Traum_Digitalisierung_2017.pdf. Zugegriffen: 28. Juni 2018

vdek (2018) Positionierung der Ersatzkassen zur Digitalisierung im Gesundheitswesen. Berlin 2018 https://www.vdek.com/content/dam/vdeksite/vdek/presse/20180614_ek_digitalisierung/positionierung_ek_digitalisierung.pdf. Zugegriffen: 26.06.2018.

Wibbeling S, Hintze M, Deiters W (2017) Krankenhaus 4.0 – Industrie 4.0 im Gesundheitswesen. Positionspapier, Frauenhofer-Innovationszentrum für Logistik und IT. https://www.iml.fraunhofer.de/de/abteilungen/b3/health_care_logistics/krankenhaus-4-0-positionspaper.html. Zugegriffen: 15. Juni 2018

WifOR/pwc (2016) Der Einfluss der Digitalisierung auf die Arbeitskräftesituation in Deutschland. Berufs- und branchenspezifische Analyse bis zum Jahr 2030, PricewaterhouseCoopers/WifOR, März 2016. http://plattform industrie40.at/wp-content/uploads/2016/07/PwC_Digitalisierung_Arbeitskräftesituation-2030_März-2016.pdf. Zugegriffen: 28. Juni 2018

Wildemann H (1997) Produktivitätsmanagement – Handbuch zur Einführung eines Produktivitätssteigerungsprogramms mit GENESIS – Methoden und Fallbeispiele. TCW Transfer-Centrum GmbH. 2. Aufl. München

Zuboff S (2015) Big other: Surveillance capitalism and the prospects of an information civilization. Journal of Information Technology 30(1):75–89

Digitalisierung und Investitionsfinanzierung

Boris Augurzky und Andreas Beivers

J. Klauber et al. (Hrsg.), *Krankenhaus-Report 2019*
https://doi.org/10.1007/978-3-662-58225-1_5

Zusammenfassung

Die geburtenstarken Jahrgänge werden schon bald aus dem Erwerbsleben ausscheiden. Der große „Rentenansturm" ist im Laufe der 2020er Jahre zu erwarten und mithin auch eine wachsende Nachfrage nach Gesundheitsleistungen. Gleichzeitig droht allerdings eine Rationierung auf dem Arbeitsmarkt für Gesundheitsberufe und infolgedessen auch der Leistungen für Patienten. Zentrale Aufgabe wird es daher sein, mit weniger Fachkräften mehr hilfsbedürftige Menschen zu versorgen, ohne dass die Arbeitsbelastung dieser Fachkräfte so sehr steigt, dass sie am Ende das Interesse am Gesundheitswesen verlieren und in anderen Branchen attraktivere Tätigkeiten suchen. Der Fokus muss daher auf arbeitssparendem technischem Fortschritt liegen. Dabei ist die unternehmerische Gestaltungsfreiheit ein zentrales Element, um medizinischen und besonders technologischen Innovationen Zugang zum Gesundheitswesen zu ermöglichen. Die anstehenden gewaltigen Herausforderungen im Gesundheitswesen werden nämlich nicht allein dadurch gemeistert werden können, dass die Ablauf- und Aufbauorganisation der einzelnen Leistungserbringer immer weiter optimiert werden. Vielmehr werden dazu auch völlig neue effizienzsteigernde Innovationen nötig sein, wie Digitalisierung der Medizin, Telemedizin, künstliche Intelligenz oder auch Robotik. Da sie Zeit bis zur Marktreife brauchen, gilt es, die Digitalisierung im Gesundheitswesen schon jetzt voranzutreiben. Länder wie Dänemark können hierbei gute Vorbilder sein. So hat die Digitalisierung dort u. a. in deren Krankenhausreform einen besonderen Stellenwert. Auch in Deutschland braucht es eine breit angelegte Digitalisierungsstrategie. Die Autoren schlagen daher einen „Digital Boost" vor, der Investitionen im Krankenhausbereich in die Digitalisierung durch ein zeitlich befristetes Investitionsprogramm von acht Jahren vorsieht. Dessen Ziel ist es, eine zeitgemäße IT-Infrastruktur und die elektronische Vernetzung der Krankenhäuser zu ermöglichen, wie sie in manch anderen Ländern bereits existiert.

The baby boomers will soon retire from working life. The large "pension rush" is to be expected in the course of the 2020s and thus a growing demand for health services. At the same time, however, there is a threat of rationing on the labour market for health care professions and, as a result, for services for patients. The central task will be to provide more people in need with fewer specialists without increasing the workload of these specialists to such an extent that in the end they lose interest in health care and look for more attractive jobs in other sectors. The focus must therefore be on labour-saving technological progress. Entrepreneurial freedom is a central element in implementing medical and especially technological innovations in the health care system. The enormous challenges facing the healthcare system cannot be mastered by simply optimising the workflow and organisational structure of the individual service providers. In fact, completely new efficiency-enhancing innovations such as digitalisation of medicine, telemedicine, artificial intelligence and robotics will be necessary. Since they need time to reach market maturity, it is important to push ahead with digitisation in the healthcare sector now. Countries like Denmark can serve as role models in this respect, since digitisation plays a significant role in its hospital reform. A broad-based digitisation strategy is also needed in Germany. The authors therefore propose a "digital boost" which provides for investments in digitisation in the hospital sector by means of an investment programme of eight years. Its aim is a modern IT infrastructure and electronic networking of hospital as it already exists in many other countries.

5.1 Ausgangslage: Disruption durch Digitalisierung?[1]

Derzeit befassen sich viele Akteure im Gesundheitswesen mit der Digitalisierung und diskutieren intensiv über die sich daraus ergebenden Chancen und Risiken. Den großen Chancen u. a. bei der Neudefinition von digitalen Prozessen und der Unterstützung von Ärzten und Pflegekräften durch künstliche Intelligenz stehen Ängste gegenüber: Nicht nur in Bezug auf die Datensicherheit, sondern auch hinsichtlich der Frage, wie sich die Sozialversicherung im digitalen Zeitalter aus Arbeitseinkommen finanzieren lässt. Übernehmen zukünftig Maschinen und künstliche Intelligenz vermehrt Aufgaben von Menschen und somit auch deren Arbeitsplätze, so erfolgt eine noch nie dagewesene Substitution von Humankapital – quer über alle Bildungsschichten – durch den Produktionsfaktor „Realkapital". Dies hätte schwerwiegende Folgen für die Finanzierungsgrundlage der GKV – der Grundlohnsumme. Demgegenüber ist der seit Jahren diskutierte demografische Wandel vermutlich geradezu harmlos. Die bis dato bestehende Finanzierungslogik der GKV war eine Antwort aus dem 19. Jahrhundert auf die „industrielle Revolution 1.0", die der Gesellschaft eine Beantwortung sozialpolitischer Fragen aufzwang.

So wird das Sozialversicherungssystem heute im Wesentlichen von der Produktivität ihrer Menschen, bzw. konkret das der sozialversicherungspflichtig Beschäftigten getragen. Das laufende Jahrzehnt ist dabei weitgehend durch eine Phase hoher wirtschaftlicher Aktivität und geringer Arbeitslosigkeit geprägt. Der Sachverständigenrat zur Begutachtung der gesamtwirtschaftlichen Entwicklung spricht in seinem Gutachten aus 2017 davon, dass sich die deutsche Wirtschaft in einem kräftigen Aufschwung befindet (SVR 2017). Er rechnet mit Zuwachsraten des Bruttoinlandsprodukts von 2,0 Prozent im Jahr 2017 und von 2,2 Prozent im Jahr 2018 und spricht gar von einer Überauslastung der deutschen Wirtschaft. Aufgrund ihrer großen Zahl haben die geburtenstarken Jahrgänge aus den Jahren 1955 bis 1969 dabei einen gewichtigen Anteil. Die höchste Anzahl an Geburten wurde 1964 mit 1.357.304 (gesamtdeutsche Zahlen) erreicht. Im Jahr 1972 fiel die Anzahl erstmals deutlich unter eine Million und am niedrigsten lag sie 2011 mit rund 663.000.

Die geburtenstarken Jahrgänge werden jedoch schon bald aus dem Erwerbsleben ausscheiden. Im Jahr 2018 sind die ältesten „Babyboomer" 63 Jahre alt, spätestens 2020 werden sie in Rente gehen. Der große „Rentenansturm" ist im Laufe der 2020er Jahre zu erwarten. Der jüngste Babyboomer wird etwa 2034 in Rente gehen. Mithin steigt damit die Zahl der zu versorgenden Rentner und ebenso altersbedingt die Zahl der Patienten. Im Gegenzug kommen weit weniger jüngere Menschen nach, welche die Arbeit der ausscheidenden Babyboomer übernehmen könnten, sodass mit einem weiter wachsenden Engpass an Fachkräften auf dem Arbeitsmarkt zu rechnen ist (Augurzky 2018).

Während also der Versorgungsbedarf über alle Sektoren hinweg in Deutschland steigen wird, können die dafür nötigen personellen Ressourcen nicht ohne Weiteres in gleichem Maß aufgebaut werden. Dazu müssten massiv Arbeitskräfte aus dem Ausland oder aus anderen Branchen für die Gesundheitsbranche gewonnen werden, was sehr wettbewerbsfähige Arbeitsplätze verlangt, also u. a. steigende Löhne. Da im deutschen Gesundheitswesen die Preise für Gesundheitsleistungen staatlich reguliert sind, können höhere Löhne jedoch nicht einfach über höhere Preise der Leistungserbringer aufgefangen werden. Wenn die Löhne damit nicht ausreichend steigen, droht eine Rationierung auf dem Arbeitsmarkt für Gesundheitsberufe und infolgedessen auch der Leistungen für Patienten. In

1 Siehe auch Augurzky 2018.

vielen ländlichen Regionen, die neben der Bevölkerungsalterung auch mit dem Wegzug von Menschen zu kämpfen haben, dürfte sich diese Problematik noch verschärfen.

Grundsätzlich gibt es drei Wege, diesem Problem zu begegnen. Der erste Weg besteht darin, das Nachfragewachstum nach Gesundheitsleistungen durch geeignete Maßnahmen zu reduzieren. Der zweite Weg geht über die Erhöhung der Produktivität und beim dritten Weg würden schlichtweg mehr Ressourcen für das Gesundheitswesen zur Verfügung gestellt, z. B. durch Erhöhung der Beiträge der Sozialversicherungen. Da der letztgenannte Weg anderweitige Nachteile mit sich bringt, wie zum Beispiel die Verteuerung des knappen Faktors Arbeit, kann er sicherlich nicht der einzig zu beschreitende Weg sein, auch wenn er für die Politik „schmerzfreier" wäre. Insofern müssen auch die ersten beiden Wege ernsthaft in Erwägung gezogen werden. Zentrale Aufgabe wird es dabei sein, mit weniger Fachkräften mehr hilfsbedürftige Menschen zu versorgen, ohne dass die Arbeitsbelastung dieser Fachkräfte so sehr steigt, dass sie am Ende das Interesse am Gesundheitswesen verlieren und in anderen Branchen attraktivere Tätigkeiten suchen.

Der Fokus muss also auf arbeitssparendem technischem Fortschritt liegen. Das bedeutet, medizinisch-technischer Fortschritt im Gesundheitswesen darf künftig nicht allein dazu führen, dass entweder bestehende Leistungen teurer angeboten oder zusätzliche Leistungen ermöglicht werden. Er muss vielmehr so geartet sein, dass es gelingt, den Personaleinsatz je Patient reduzieren zu können, unter der Nebenbedingung konstanter oder sogar steigender Behandlungs- bzw. Betreuungsqualität. Die inzwischen viel gerühmte „Digitalisierung" hätte das Potenzial dazu. Wie eingangs geschildert, gibt es sogar Befürchtungen, dass mit der Digitalisierung generell viele menschliche Tätigkeiten entfallen und dass daher viele Menschen in der Zukunft keine Arbeit mehr finden. Zum Beispiel könnten selbstfahrende Pkw dazu führen, dass der Beruf des Taxifahrers ausstirbt. Die Digitalisierung des Finanzsektors könnte den Beruf des Bankers gefährden und generell könnte künstliche Intelligenz (KI) vermehrt menschliche Tätigkeiten übernehmen – auch komplexere. Tatsächlich werden schon heute einfache Sportnachrichten von Computern geschrieben (Augurzky 2018).

Übersehen wird dabei aber, dass gleichzeitig neue Berufe entstehen, zum Beispiel Berufe rund um die Entwicklung und Wartung dieser neuen Technologien oder für neue Dienstleistungen, die heute noch gar nicht existieren. Arbeitskräfte, deren Branche von der Digitalisierung „betroffen" ist, könnten – zumindest mittelfristig – in Branchen wechseln, die weiterhin einen Bedarf an menschlicher Arbeitskraft haben, wie beispielsweise das Gesundheitswesen. Denn insbesondere in diesem Bereich besteht nicht nur eine große Nachfrage, sondern auch ein spezieller Bedarf an menschlicher Empathie, welcher nur partiell durch Digitalisierung substituiert werden kann. Es ist noch nicht lange her, da waren über 90 Prozent der Bevölkerung in der Landwirtschaft tätig. Mit der industriellen Revolution im 19. Jahrhundert änderte sich dies. Heutzutage arbeiten unter 5 Prozent der Menschen in der Landwirtschaft. Das bedeutet aber nicht, dass nunmehr 85 Prozent der Bevölkerung arbeitslos wären. Völlig neue Technologien und Produkte und damit verbundene Tätigkeiten sind im Laufe der Zeit entstanden. Die Nachfrage nach Arbeitskräften hat nicht nachgelassen, auch weil die Wünsche der Menschen fast grenzenlos sind. Tatsächlich bietet der Eintritt in das Zeitalter der Digitalisierung in Deutschland die große Chance im genau richtigen Moment, die anstehende demografische Herausforderung zu meistern und damit Rationierung von Leistungen in der Gesundheitsversorgung vermeiden zu können. Wichtig ist dabei nur, dass die Politik rechtzeitig die Herausforderungen erkennt, die regulatorischen Rahmenbedingungen entsprechend setzt und die Bevölkerung mitnimmt, statt sie mit ihren Ängsten und Befürchtungen allein zu lassen.

Hilfreich für das stark regulierte Gesundheitswesen wird dabei die durch finanzielle und personelle Ressourcenknappheit entstehende Notsituation sein, die im Laufe der 2020er Jahre entstehen wird. Denn solange die Kassen wie derzeit gefüllt sind, wird das Beharrungsvermögen des Gesundheitswesens mitsamt seinen bestehenden Ineffizienzen obsiegen, weil bestehende Besitzstände finanziell bedient werden können. Relevante Veränderungen, gerade in einem regulierten System, lassen sich nur erreichen, wenn die Ressourcen so knapp werden, dass heilige Kühe geschlachtet und alte Zöpfe aus der Not heraus abgeschnitten werden müssen. Plötzlich wird gehen, was bislang regulatorisch ausgeschlossen war, und es wird gelten „Pragmatismus vor Rationierung". Durch eine gezielte, staatliche geförderte Investitionslenkung im Bereich der Digitalisierung der Gesundheitswirtschaft können jedoch schon heute wichtige Grundlagen dafür gelegt werden.

5.2 Digitalisierung als eine Lösungsoption für das deutsche Gesundheitswesen

Unternehmerische Gestaltungsfreiheit ist wichtig, um medizinischen und besonders technologischen Innovationen den Zugang zum Gesundheitswesen zu ermöglichen. Die anstehenden gewaltigen Herausforderungen im Gesundheitswesen im Laufe der 2020er Jahre werden nicht allein dadurch gemeistert werden können, dass die Ablauf- und Aufbauorganisation der einzelnen Leistungserbringer immer weiter optimiert werden. Vielmehr werden dazu auch völlig neue effizienzsteigernde und möglicherweise systemverändernde Innovationen nötig sein. Darunter fallen Themen wie Digitalisierung der Medizin, Telemedizin, künstliche Intelligenz, Robotik und Gendiagnostik, aber auch die Ambulantisierung der Medizin (Augurzky et al. 2018a).

Daher gilt es, die Digitalisierung im Gesundheitswesen schon jetzt voranzutreiben, um die erwartete unangenehme Notsituation in den 2020er Jahren zeitlich möglichst kurz zu halten. Denn die Digitalisierung wird sich, wenn es so weit ist, nicht per Knopfdruck scharf schalten lassen. Digitalisierung ist äußerst vielschichtig und erfordert eine Disruption vieler bestehender Systeme. In der Ökonomie ist dieses Phänomen gemäß dem österreichischen Volkswirtschaftler und Sozialwissenschaftler Joseph A. Schumpeter auch als „schöpferische Zerstörung" bekannt, wonach jede relevante (ökonomische) Entwicklung auf dem Prozess der schöpferischen bzw. kreativen Zerstörung beruht. So werden durch eine erfolgreiche Neukombination von Produktionsfaktoren alte Strukturen verdrängt und damit eine Neuordnung zugelassen (Schumpeter 2018). Um diese digitale Neuordnung im Gesundheitswesen zu erreichen, werden Jahre, eher sogar ein ganzes Jahrzehnt vergehen. Die Digitalisierung im Gesundheitswesen setzt dabei an verschiedenen Stellen an (◘ Abb. 5.1) und muss zahlreiche Hürden überspringen. Grundsätzlichen sollen hier drei Arten von Digitalisierung unterschieden werden.

Erstens geht es um innerbetriebliche Prozesse von Leistungserbringern. Ihre Digitalisierung ist ureigene Aufgabe der Leistungserbringer und sollte von ihnen umgesetzt werden, sofern sie unter dem Kosten-Nutzen-Aspekt für sie vorteilhaft ist. Zweitens geht es um die Digitalisierung von Leistungen vornehmlich zwischen Leistungserbringern und Patienten (B2C), aber auch zwischen verschiedenen Leistungserbringern (B2B). Darunter fallen Themenfelder wie Sensorik, Ambient Assisted Living (AAL), Wearables, Insidables, Virtual Reality, Augmented Reality, Telemedizin, Apps, künstliche Intelligenz, Spracherkennung und Robotik. In der Regel dürften sie in den privatwirtschaftlichen Bereich fallen.

An dritter Stelle folgt die Digitalisierung der Vernetzung der Akteure des Gesundheitswesens inklusive der Patienten. Kern dieser Vernetzung bildet die elektronische Patientenakte (EPA). Im Idealfall ist sie die strukturierte und standardisierte Sammelstelle für sämtliche Patientendaten und bietet zugleich ein Zugriffs- und Kontrollsystem (Lux und Breil 2017). Da zu erwarten ist, dass die elektronische Patientenakte mit standardisierter Telematikinfrastruktur zwar vielfältige positive Effekte für das Gesundheitssystem bewirkt (Amelung et al. 2016), aus denen aber der Entwickler der Patientenakte selbst keine Vorteile zieht, sollte ihre Entwicklung und Implementierung eine öffentliche Aufgabe sein.

Die Potenziale einer standardisierten digitalen und ganzheitlichen Erfassung der Gesundheitsdaten in Form einer elektronischen Patientenakte sind groß. Wenn jeder Leistungserbringer über einen vom Patienten autorisierten Zugang zur EPA die individuelle Krankheitsgeschichte abrufen kann, spart er selbst nicht nur Zeit, weil die Vorgeschichte nicht erst erfragt werden muss, sondern es können auch Doppeluntersuchungen vermieden werden. Hinzu kommen generell Potenziale im Bereich der Prozessoptimierung der Leistungserbringung, wenn viele Abfragen automatisiert erfolgen können und inner- und besonders außerbetriebliche Schnittstellen genormt sind. Darüber hinaus kann mit der EPA die

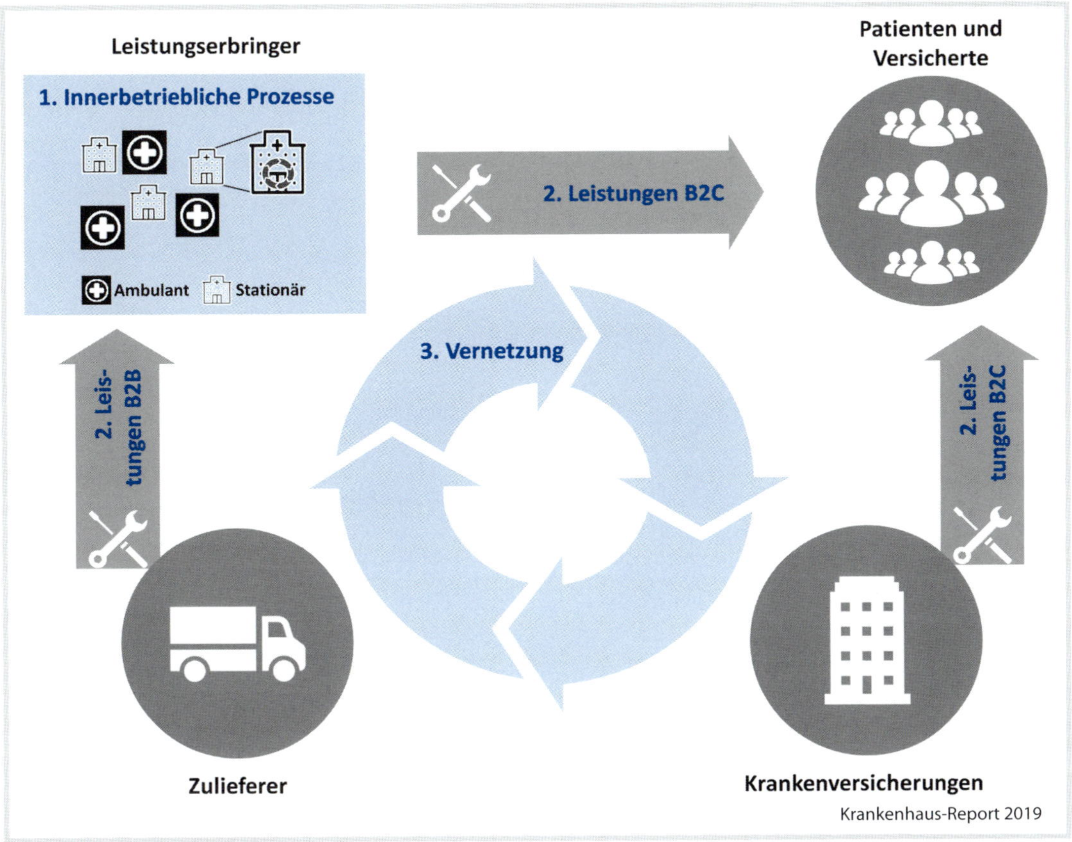

Abb. 5.1 Arten der Digitalisierung (Quelle: Augurzky 2018; Copyright: W. Kohlhammer GmbH, mit freundlicher Genehmigung)

Diagnosestellung unterstützt werden – idealerweise sogar durch automatisierte Verknüpfung der Patientendaten mit bestehenden medizinischen Datenbanken. Bei einer ganzheitlichen und damit insbesondere sektorenübergreifenden Datenerfassung kann der Therapieverlauf einschließlich der Medikation verfolgt werden. Ergänzend können vom Patienten über Wearables, Insidables oder Apps selbst erhobene Gesundheitsdaten eingespeist werden, sodass die erhobenen Zeitreihen viel dichter werden, als dies mit nur wenigen Messpunkten während eines Arztbesuchs jemals möglich ist.

Besonders profitieren würde auch die Versorgungsforschung. Mittelfristig lassen sich damit erfolgreiche von erfolglosen Behandlungspfaden trennen. Die knappen Ressourcen des Gesundheitssystems könnten dann in die erwiesenermaßen erfolgreichen Pfade gelenkt werden, sodass sich insgesamt das Kosten-Nutzen-Verhältnis der eingesetzten Ressourcen spürbar verbessern würde. Durch geeignete Apps, die auf die Daten der Patientenakte zugreifen, könnte die Compliance der Patienten erhöht werden, zum Beispiel durch schlichte Erinnerungsfunktionen und Monitoring oder ggf. sogar durch digital gestützte Therapien, wie sie heute vereinzelt schon existieren. Mithin würde die Transparenz über das Versorgungsgeschehen deutlich gesteigert. Aber selbst ohne solche Potenziale wird sich der Bürger über kurz oder lang die Frage stellen, weshalb er im digitalen Zeitalter nicht über mobile Endgeräte auf seine persönlichen Gesundheitsdaten zugreifen kann, wie er es aus anderen Branchen gewohnt und wie es in anderen Ländern heute schon möglich ist.

In der wachsenden Transparenz kann allerdings auch eine Gefahr liegen, worauf Rebitschek,

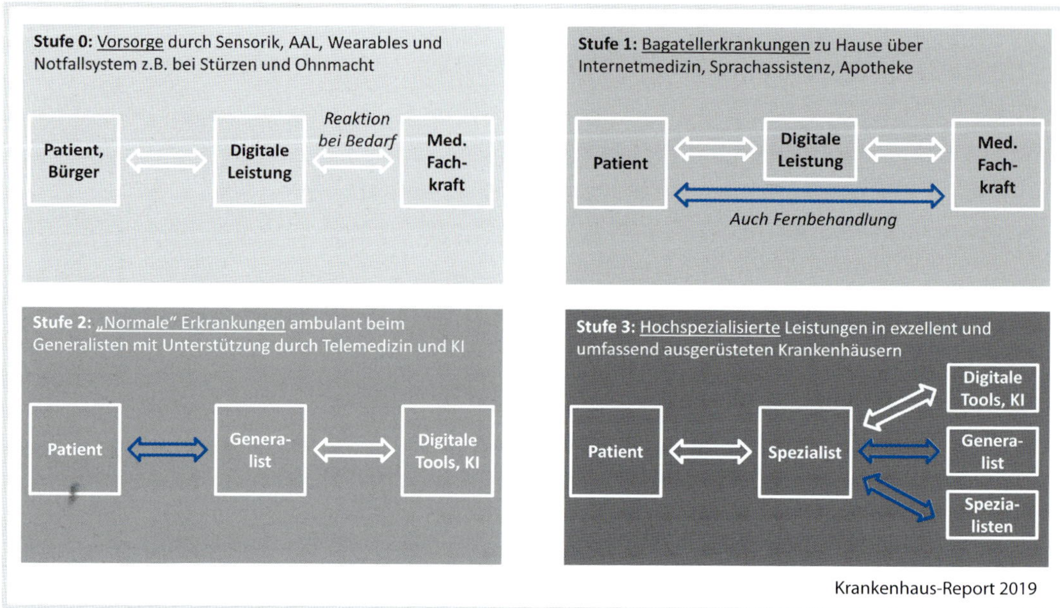

Abb. 5.2 Mögliche Versorgungsstruktur der Zukunft (Quelle: Augurzky 2018 angelehnt an DIV-Report 2017; Copyright: W. Kohlhammer GmbH, mit freundlicher Genehmigung)

Gigerenzer und Wagner (2017) hinweisen. Wenn der Leistungserbringer aufgrund der allgegenwärtigen Transparenz damit rechnen muss, dass jeder Schritt, der sich hinterher als falsch herausstellt, zu einem Haftungsproblem werden kann, wird er auf „Defensivmedizin" umschwenken. D. h. er wird genau abwägen, ob er einer erfolgversprechenden, aber risikoreichen Behandlung eine weniger erfolgversprechende, aber sichere Behandlung vorzieht. Die durchschnittliche Versorgungsqualität könnte dadurch sinken. Hinzu kommt die Gefahr des „Datenraubs". Sie ist zwar im digitalen Zeitalter nicht neu. Der Schaden eines solchen Datenraubs ist jedoch weitaus höher, weil große Datenmengen auf einmal abhandenkommen können.

Die Digitalisierung des Gesundheitswesens besitzt darüber hinaus jedoch auch die Chance, wirtschaftlichere Angebotsstrukturen zu schaffen. Die Patientensteuerung kann aufgrund der fundierten Informationen über den Patienten weitaus effektiver geschehen als im heutigen System. Mithin kann der Versorgungsbedarf des Patienten besser dem Versorgungsangebot zugeordnet werden. Abb. 5.2 stellt eine mögliche Versorgungsstruktur bei einem durchgehend digitalisierten Gesundheitswesen dar (DIV-Report 2017). In der Stufe 0 geht es um die Überwachung von Gesundheit, die sich vollständig auf automatisierte Funktionen stützen würde, ergänzt um künstliche Intelligenz. Der Patient oder Bürger würde sich passiv verhalten. Menschliche Eingriffe wären nur bei Auffälligkeiten nötig, wenn Grund zur Annahme besteht, dass Hilfe erforderlich ist. Stufe 0 wäre aufgrund der Automatisierung arbeitssparend. In Stufe 1 würde der Patient oder Bürger selbst aktiv, wenn er Unregelmäßigkeiten in seinem Gesundheitszustand wahrnimmt, die allerdings nicht bedrohlich sind („Bagatellerkrankungen"). Er würde sich zum Beispiel an seinen sprachbegabten, durch künstliche Intelligenz ertüchtigten Roboter im eigenen Wohnzimmer wenden. Bei Bedarf kann er eine Verbindung zu einer medizinischen Fachkraft herstellen. Sollte eine einfache körperliche Untersuchung oder z. B. eine Blut- oder Urinprobe zusätzlich erforderlich sein, kann der Patient auf Anraten der Fachkraft z. B. die nächstgelegene Apotheke aufsuchen.[2]

2 In der Schweiz baut Medgate derzeit ein solches telefon- und apothekenbasiertes System auf. Siehe „Mini Clinic" auf www.medgate.ch.

Bei „normalen" bzw. einfacheren Einmal- oder chronischen Erkrankungen sucht der Patient den ärztlichen Generalisten auf, der intensiv auf digitale Tools wie die EPA, vernetzte Datenbanken und künstliche Intelligenz zurückgreift (Stufe 2). Anders als in Stufe 1 gibt es hier also einen Coach für den Patienten, der ihn betreut und ihm Erkenntnisse aus Datenanalysen, der weltweiten medizinischen Literatur und digitalen Tools erläutert. In Stufe 3 finden sich Patienten mit komplexen Erkrankungen, die hochspezialisierte Leistungen benötigen. Sie stehen in direktem Kontakt mit einem entsprechenden Spezialisten, der wiederum andere Spezialisten zu Rate ziehen kann und der außerdem im Austausch mit dem betreuenden Generalisten steht und wie in Stufe 2 auf sämtliche digitale Tools weltweit zurückgreifen kann. In der Realität wird es hierbei noch weitere Abstufungen geben können, und es bedarf einer effektiven Patientensteuerung, um den richtigen Zugang zu den Versorgungsstufen zu gewährleisten.

5.3 Das smarte Krankenhaus 4.0: Anspruch und Wirklichkeit

Die Kritik am deutschen Gesundheitswesen in Bezug auf dessen mangelnden Grad an Digitalisierung (s. zum Beispiel Amelung et al. 2016) gilt gerade auch für Krankenhäuser. Betrachtet man den Digitalisierungsgrad der deutschen Krankenhauslandschaft, zeigt sich ein durchwachsenes Bild. Zwar ist IT im Krankenhaus schon seit einem halben Jahrhundert im Einsatz, anfangs jedoch nur für die Verwaltung. Die Architektur der alten Systeme war fall- und abrechnungsbezogen aufgebaut, was aus heutiger Sicht eine falsche Ausrichtung war. Denn heute ist ein übergreifender Patientenbezug nötig und gewünscht, nicht nur ein Fallbezug. In den 1990er und frühen 2000er Jahren wurden die KIS-Systeme (Krankenhausinformationssystem) immer leistungsfähiger. IT wurde nun genutzt, um Abläufe zu verbessern und zu koordinieren. Es entstand eine Workflow-Unterstützung der IT. Mit der IT-Workflow-Unterstützung wurde es für das Personal leichter, OPs zu planen und durchzuführen. Damit war eine effizientere Steuerung mit weniger Arbeitsaufwand möglich. Aber dafür wurden auch neue KIS-Systeme notwendig, mit neu designter Systemarchitektur.

Als nächstes fasste die Vernetzung im Krankenhaus Fuß, anfangs in Form eines Datenaustauschs zwischen fest installierten Rechnern auf Station oder in Arztzimmern, später in Form von mobilen Lösungen, die den Zugriff auf die Patientenakte von jedem Ort im Krankenhaus ermöglichten. Genau an dieser Stelle ergab sich das ursprüngliche Problem für die gegenwärtige Situation (Kellermann 2018). Zwar erlauben IT-Anwendungen mittlerweile die komplette Vernetzung, aber nicht in jedem Krankenhaus hat sich beispielsweise eine elektronische Patientenakte als Grundlage für Vernetzung durchgesetzt. Außerdem macht sich der Mangel an Investitionsmittel und das knappe Personal für den IT-Bereich im Krankenhaus bemerkbar.

Obwohl der Gesetzgeber sowohl durch das E-Health-Gesetz (Gesetz für sichere digitale Kommunikation und Anwendungen im Gesundheitswesen) als auch durch den Koalitionsvertrag aus dem Jahr 2018 dem Thema „Digitalisierung im Gesundheitswesen" große Aufmerksamkeit schenkt, sind viele Krankenhäuser zurückhaltend bei der Umsetzung. So haben viele deutsche Krankenhäuser keine wirkliche Digitalisierungsstrategie und somit ist u. a. E-Health oftmals noch kein Managementthema (Kellermann 2018). Dies spiegelt sich auch im IT-Report Gesundheitswesen 2018 wider (Hübner et al. 2018). An der Studie nahmen 224 IT-Leitungen deutscher Krankenhäuser teil. Von den Befragten gaben lediglich 37 Prozent an, dass sie einen IT-Plan haben, der in den strategischen Krankenhausplan integriert ist. Nur knapp die Hälfte der Studienteilnehmer hat ein getrenntes Budget für IT-Aufwendungen und IT-Investitionen. 23 Prozent haben keine Trennung zwischen Budget, welches sie für IT verwenden, und Budget für andere Investitionen. Dabei hat ein Großteil der Befragten eine eigene IT-Abteilung im Haus mit im Durchschnitt sieben Mitarbeitern. Allerdings ist der IT-Leiter nicht in die Krankenhausleitung integriert. In 35 Prozent der Häuser übernimmt eine Pflegekraft die Leitung der IT. Weiteres Ergebnis der Studie ist, dass knapp 80 Prozent der Krankenhäuser keine nach ISO (International Organization for Standardization) oder KTQ (Kooperation für Transparenz und Qualität) zertifizierte IT-Abteilung haben (Hübner et al. 2018).

Da die Digitalisierung in einem Krankenhausunternehmen ein groß angelegtes Projekt ist, sind dafür enorme Investitionen notwendig. Die Knappheit der Investitionsfördermittel für Krankenhäuser erschwert es aber, solche Großprojekte umzusetzen. Zwar zeigen die Ergebnisse des Krankenhaus Rating Reports aus dem Jahr 2018, dass sich die wirtschaftliche Lage deutscher Krankenhäuser im Jahr 2016 verbessert hat. Trotzdem bleibt die Kapitalausstattung der Krankenhäuser weiterhin unzureichend (Augurzky et al. 2018b). Zu dieser Feststellung passt, dass gemäß einer Studie der Roland Berger Stiftung aus dem Jahr 2017 knapp 60 Prozent der Kliniken von sich selbst sagen, nicht in ausreichendem Maß zu investieren (Roland Berger Stiftung 2017). Gründe dafür sind bei fast allen Kliniken (90 %) die zu geringen Fördermittel und bei 53 Prozent der Befragten zu wenig Einnahmen aus dem Krankenhausbetrieb. Für IT investieren die Kliniken demnach weniger als 2 Prozent ihres Umsatzes. Größte Hürde für die Digitalisierung im Krankenhaus sei laut Aussage der Studienteilnehmer der dafür hohe Investitionsbedarf.

Neben der Frage der Finanzierung stellt sich außerdem die Frage, wie das digitale Krankenhaus der Zukunft konkret aussehen solle (Krüger-Brand 2017). So hat beispielsweise das Fraunhofer-Innovationszentrum für Logistik und IT untersucht, inwiefern der Kerngedanke von Industrie 4.0, die reale mit der virtuellen Welt zu vernetzen, auf ein Krankenhaus übertragbar ist (Fraunhofer-Institut für Materialfluss und Logistik 2017). Das Krankenhaus 4.0 als Zukunftsvision umfasse den Autoren zufolge „die Digitalisierung und Vernetzung von Behandlungs- und Versorgungsprozessen im Krankenhaus mithilfe von „cyberphysikalischen" Systemen, dem Internet der Dinge und Diensten als Unterstützungssysteme" (Fraunhofer-Institut für Materialfluss und Logistik 2017; Krüger-Brand 2017). Erste Schritte auf dem Weg zu diesem Ziel sind beispielsweise die EPA, die Aufnahme und Verarbeitung medizinischer Daten über mobile Endgeräte oder die automatisierte fallbasierte Materialerfassung. Für die sukzessive Umsetzung sei ein strategisches Konzept ebenso wie eine fundierte Finanzierung der Investitionen notwendig.

5.4 Kann Deutschland von Dänemark lernen?

Die aktuelle dänische Krankenhauslandschaft ist geprägt von einem drastischen strukturellen Wandel, der von politischer Seite systematisch vorangetrieben und in vielfacher Hinsicht als vorbildlich angesehen wird. Noch bis Ende der 1990er Jahre waren kleine regionale Allgemein-Krankenhäuser in großer Anzahl über das gesamte Land verteilt. Aufgrund einer Strukturreform, bei der vor allem die Qualität der Patientenversorgung und weniger die hohen Vorhaltekosten für die Krankenhauskapazitäten im Vordergrund standen, wurden seit der Jahrtausendwende eine Vielzahl dieser kleinen Krankenhäuser geschlossen und die Anzahl der Bettenkapazitäten deutlich reduziert. Es fand in Dänemark eine Abkehr von der wohnort-zentrierten Krankenhausversorgung hin zu einer spezialisierten Versorgung mit starker intersektoraler Vernetzung und einer Restrukturierung der Notfallversorgung statt. Gegenwärtig weist Dänemark eine der niedrigsten Bettendichten (2014: 2,5 Betten pro 1.000 Einwohner) und kürzesten Verweildauern (2014: 3,5 Tage) in Europa auf (OECD 2016) und beide Kennziffern sollen zukünftig sogar weiter deutlich reduziert werden (Danish Ministry of Health 2016).

Im Gegensatz zu Deutschland hat Dänemark ein staatliches, steuerfinanziertes Gesundheitssystem, bei dem sowohl die Planung und Trägerschaft als auch die Vergütung der Krankenhäuser in staatlicher Verantwortung liegen. Somit stammen sowohl die Behandlungsvergütung über das Fallpauschalensystem als auch die Investitionsfinanzierung über nationale und regionale Fördermittel direkt aus dem Staatshaushalt. Die Zuständigkeit für die Krankenhäuser liegt bei den fünf dänischen Regionen, die allerdings keine politische Eigenständigkeit besitzen, sondern vielmehr verwaltungstechnische Einheiten zwischen Zentralverwaltung und den Kommunen bilden. Die übergeordnete politische Steuerung und Koordination der Krankenhäuser, speziell hinsichtlich der Spezialisierung von Leistungen, findet durch die nationale Regierung statt.

Seit der Gesundheitsreform im Jahr 2007 plant die dänische Gesundheitsbehörde (DHMA) für insgesamt 36 spezialisierte Leistungsbereiche die regionale Verteilung dieser Angebote auf die Krankenhäuser. Diese erfolgt in Abhängigkeit der Komplexität, der Häufigkeit und des Ressourcenaufwands der Leistungen und anhand eines einheitlichen Kriterienkatalogs, um die Qualität der Leistungserbringung (z. B. über Mindestmengen) sicherzustellen (Danish Ministry of Health 2016). Grundsätzlich sollten spezialisierte Leistungen in ein bis drei Krankenhäusern je Region und hochspezialisierte Behandlungen in ein bis drei Krankenhäusern landesweit angeboten werden. Für besonders seltene Leistungen ist sogar die Behandlung im Ausland anstatt eines eigenen Angebots in dänischen Krankenhäusern vorgesehen.

Mit einem groß angelegten nationalen Investitionsprogramm („Danish Super Hospital Program") wird die Krankenhausstruktur in Dänemark aktuell weiter zentralisiert und modernisiert. Bis 2022 wird es landesweit insgesamt 16 so genannte Superkrankenhäuser geben, wovon sieben dieser Häuser als komplette Neubauten geplant wurden. Sie sollten im Zeitraum zwischen 2017 und 2022 einsatzbereit sein. Die neun anderen Superkrankenhäuser werden oder wurden an bestehenden Standorten erweitert und modernisiert. Die gesamte Investitionssumme für dieses Strukturprogramm beträgt rund 5,6 Mrd. Euro und damit etwa 1.000 Euro pro Einwohner. Die Mittel stammen im Wesentlichen aus nationalen Fördermitteln (60 %) und den zugewiesenen Regionalbudgets (27,5 %). Darüber hinaus soll auch der Grundstücksverkauf von dann nicht mehr benötigten Krankenhausstandorten in nicht unerheblichem Umfang (12,5 %) zur Finanzierung des Programms beitragen.

Die Auswahl der Investitionsprojekte fand auf regionaler Ebene in Abstimmung mit der Zentralregierung und unter Berücksichtigung einheitlicher Kriterien statt. Dabei erfolgte die Zusage der staatlichen Fördermittel für die ausgewählten Investitionsprojekte nur im Gegenzug zur Bereitschaft der Regionen zu generellen Strukturanpassungen mit Schließung von kleinen lokalen Krankenhäusern. Die Regionen sind individuell verantwortlich für die Errichtung der Superkrankenhäuser in ihrem Gebiet und müssen gegenüber der Zentralregierung regelmäßig Rechenschaft über den Fortschritt und die Einhaltung der fix vorgegebenen Budgets für jedes einzelne Projekt ablegen.

Im Gegenzug zu den hohen Investitionen erwartet die dänische Regierung von den Regionen deutliche Effizienzgewinne durch den Betrieb der modernen Superkrankenhäuser in Höhe von 4 bis 8 Prozent gegenüber dem vorherigen Status quo[3]. Erreicht werden soll dies vor allem über

- den Abbau von Bettenkapazitäten,
- die Zusammenlegung und Restrukturierung von Krankenhäusern und Versorgungszentren,
- den Ausbau von ambulanter bzw. intersektoraler Versorgung,
- den verstärkten Einsatz von modernen IT- und Logistiklösungen.

Dänemark gilt schon seit langem als Vorreiter in der Nutzung von E-Health-Lösungen, wie z. B. der elektronischen Patientenakte (EPA) oder elektronischen Überweisungen und Arzneimittelverschreibungen (Currie und Seddon 2014). Im Rahmen der Krankenhausneustrukturierung wird diesem Bereich ebenfalls ein besonderer Stellenwert beigemessen, indem ein festgeschriebener Anteil von 20 Prozent der gesamten Investitionssumme explizit für den Bereich IT und Logistik vorgesehen ist. Damit sollen die organisatorischen und medizinischen Abläufe innerhalb des Krankenhauses erheblich optimiert und effizienter gestaltet werden. Außerdem sollen die telemedizinischen Anbindungen außerhalb der Klinik deutlich verbessert werden, um durch einen reibungslosen Informationsaustausch der Krankenhäuser mit niedergelassenen Ärzten, Rettungsdienst, Pflegeeinrichtungen und direkt mit den Patienten die Zahl der Krankenhausfälle und die stationäre Verweildauer weiter zu reduzieren. So sollen bis zum Jahr 2020 folgende Ziele erreicht werden:

- Steigerung der Zahl der ambulanten Behandlungen um 50 Prozent,
- Abbau der Bettenkapazitäten um 20 Prozent und
- Reduzierung der stationären Verweildauer auf ca. drei Tage.

3 Die Regierung erwartet Einsparungen durch die Effizienzgewinne in Höhe von rd. 300 Mio. Euro pro Jahr, sodass sich die Gesamtinvestitionssumme unter der hypothetischen Annahme ansonsten gleichbleibender Rahmenbedingungen nach 20 Jahren amortisiert hätte.

Mit der massiven Umstrukturierung des Krankenhauswesens zeigt das Gesundheitsministerium in Dänemark vorbildlich, wie eine Reform zu effizienten Strukturen in der stationären Versorgung angegangen werden kann (▶ Kapitel 7 im vorliegenden Band). Aufbauend auf einer umfassenden Bestandsaufnahme mit klar definierten Zielen, der Bereitschaft zur Schließung vieler kleiner Einheiten und der Bereitstellung von enormen Investitionsmitteln soll die Versorgungssituation für die dänische Bevölkerung verbessert werden. Dabei steht die Qualität der Versorgung im Vordergrund, aber gleichzeitig sollen durch moderne Krankenhausstrukturen auch erhebliche Effizienzsteigerungen ermöglicht werden. Wichtig sind neben der architektonischen und organisatorischen Gestaltung bei Krankenhausneubauten vor allem auch die enge Vernetzung zwischen dem stationären Sektor und dem niedergelassenen Bereich sowie die starke Einbeziehung von modernen IT- und E-Health-Lösungen bereits bei der Planung und Bereitstellung von Fördermitteln.

Darüber hinaus zeigt das Beispiel Dänemark im Bereich der Notfallversorgung, dass eine flächendeckende Sicherstellung auch bei einer starken Konzentration und Zentralisierung der Krankenhauslandschaft gewährleistet werden kann. Die Anzahl der Notaufnahmen wird von 40 auf nur noch 20 Einrichtungen halbiert und gleichzeitig werden strukturelle Anpassungsmaßnahmen getroffen, um die Versorgungsqualität trotz steigender Entfernungen zu verbessern (Augurzky et al. 2015). Trotz existierender Versorgungsunterschiede zwischen den Ländern kann das Beispiel Dänemark für die deutsche Gesundheitspolitik Wege aufzeigen, wie strukturelle Anpassungen und Investitionen im Krankenhauswesen generell angegangen werden können, auch wenn die Rahmenbedingungen in beiden Ländern in wesentlichen Bereichen sehr große Unterschiede aufweisen. So existieren in Dänemark keine eigenständigen Bundesländer, keine Krankenversicherungen, keine Kassenärztlichen Vereinigungen mit der ambulant-stationären Sektorengrenze und keine unterschiedlichen Krankenhausträgerschaften. Nichtsdestotrotz ließen sich in manchen Regionen Deutschlands durchaus moderne integrierte „Superkrankenhäuser" errichten und auf Bundes- und Landesebene könnte die Digitalisierung der Krankenhaus- und generell der Gesundheitsversorgung ähnlich wie in Dänemark gefördert werden.

5.5 Ansätze zur gelenkten Investitionsfinanzierung im Bereich der Digitalisierung: Der „Digital Boost"

Für eine breit angelegte Digitalisierungsstrategie des deutschen Krankenhausmarktes braucht es ausreichend Investitionskapital, welches aufgrund der bestehenden Förderlücke nicht zur Verfügung steht. Der aktuelle Krankenhaus Rating Report 2018 schätzt die Förderlücke auf etwa 3,0 Mrd. Euro jährlich (Augurzky et al. 2018). Zum Teil schließen die Krankenhäuser diese jährliche Investitionslücke aus eigener Kraft und versuchen auch Investitionen im Bereich der Digitalisierung selbst zu finanzieren. Jedoch gelingt es den Kliniken nicht, die Förderlücke gänzlich zu schließen, sodass es zu einem schleichenden Substanzabbau und zu einem zu geringen Digitalisierungsaufbau kommt (Augurzky et al. 2018b).

Vor diesem Hintergrund hat das RWI im Auftrag des Bundesministeriums für Gesundheit ein Gutachten zum „Stand und Weiterentwicklung der Investitionsförderung im Krankenhausbereich" erstellt (Augurzky et al. 2017) und dabei verschiedene Vorschläge erarbeitet, um die bestehende Förderlücke zu beheben. Dabei erfolgt auch ein internationaler Vergleich zur Investitionsfinanzierung von Krankenhäusern. Ein Fokus wurde dabei auf die Möglichkeiten der Finanzierung des „digitalen Wandels" der deutschen Krankenhäuser gelegt. Konkret wird ein so genannter Digital Boost vorgeschlagen. Dieser sieht vor, Investitionen in die Digitalisierung gezielt durch ein zeitlich befristetes Investitionsprogramm von acht Jahren zu fördern. Ziel ist, eine zeitgemäße IT-Infrastruktur und die elektronische Vernetzung der Krankenhäuser zu ermöglichen, wie sie manch anderen Ländern bereits existiert.

Wie oben erwähnt, sieht Dänemark vor, dass 20 Prozent der Investitionen in neue Krankenhausstrukturen für IT und Logistik zur Verfügung stehen sollen (Danish Ministry of Health 2016). Be-

Zeitlich **befristetes** Investitionsprogramm (z.B. 8 Jahre) von **720 Mio. € p.a. Bundesmittel mit Ko-Finanzierung der Länder +50 %** (on top ihres heutigen Fördervolumens) für Auf- und Ausbau moderner Technologien in KH (z.B. IT-Infrastruktur, Telemedizin, Robotik, Interoperabilität, digitale Interaktion mit Patienten)(1)

1	Ziele?	Reduktion der Investitionslücke im Bereich „Digitalisierung"
2	Art von Investitionen?	Digitale Infrastruktur für betriebsübergeordnete Aufgaben gemäß Kriterienkatalog Nicht für allgemeine IT-Ausstattung der KH
3	Für wen?	Alle Plankrankenhäuser
4	Wie verteilen?	Auf Antrag, bei Erfüllung der Kriterien mit gleichen Chancen für alle Krankenhäuser – aber mit struktureller Komponente (z.B. Vorrang für Breitbandanschluss / Telemedizin in ländlichen Regionen)
5	Wie lange?	Begrenzt, z.B. auf 8 Jahre
6	Wer finanziert?	Mittel des Bundes und der Länder
7	Voraussetzung?	Bundesweit einheitlicher Kriterienkatalog
8	Nebeneffekte?	Bei unscharfer Definition der Kriterien, mögliche Mitnahmeeffekte der Krankenhäuser bei IT-Investitionen zur Reduktion der Betriebskosten
9	Rechtliche Umsetzbarkeit?	Ja, soweit keine vorrangigen Regelungen bestehen

(1) Beispiel Dänemark: 20% der Investitionen in neue Krankenhausstruktur für IT & Logistik (Danish Ministry of Health 2016), für Deutschland: 20% von 5,4 Mrd. € = 1,08 Mrd. €

Krankenhaus-Report 2019

Abb. 5.3 Digital Boost (Daten aus Augurzky et al. 2017)

zogen auf den jährlichen Investitionsbedarf von 5,4 Mrd. Euro für Deutschland wären dies 1,08 Mrd. Euro. Wenn der Bund die Digitalisierung im Krankenhausbereich direkt fördern möchte, so könnte er dazu 720 Mio. Euro jährlich beitragen, ergänzt um eine Ko-Finanzierung der Länder von 50 Prozent auf die Bundesmittel, d. h. 360 Mio. Euro. (im Detail s. dazu auch Augurzky et al. 2017). Die Mittel würden nur für den Ausbau der digitalen Infrastruktur der Plankrankenhäuser bereitgestellt (Abb. 5.3). Dabei ist Voraussetzung, dass die Länder ihr bisheriges Fördermittelvolumen nicht absenken. Bei einem Förderzeitraum von beispielsweise acht Jahren ergäben sich insgesamt 8,6 Mrd. Euro zusätzliche Fördermittel. Von Seiten der Krankenhäuser in Deutschland wurde das notwendige Fördervolumen für IT-Investitionen auf rund 11 rd. Euro über den Zeitraum der nächsten sieben Jahre geschätzt (VKD 2016).

Das hier vorgeschlagene Förderprogramm zielt speziell auf Digitalisierungsmaßnahmen ab, die einen externen Nutzen generieren, der vom Krankenhaus nicht oder nicht vollständig internalisiert werden kann. Dagegen sollten Maßnahmen, die allein dazu dienen, die internen Betriebsprozesse durch Digitalisierung zu verbessern, nicht durch zusätzliche Investitionsmittel gefördert werden. Eine Förderung von solchen Investitionsmaßnahmen mit einem rein betrieblichen Nutzen würde zu Wettbewerbsverzerrungen führen, weil sie diejenigen Krankenhäuser benachteiligt, die in der Vergangenheit aus Eigenmitteln solche Investitionen bereits durchgeführt haben.

Unter die zu fördernde digitale Infrastruktur für betriebsübergeordnete Aufgaben sollten beispielweise die Ausstattung für telemedizinische Maßnahmen, die Schaffung von Interoperabilität bei elektronischem Datenaustausch oder die digitale Interaktion mit Patienten fallen. Zusätzlich könnten auch neuartige Risikoprojekte[4] gefördert werden, deren interner Nutzen nur mit einer gewissen Wahrscheinlichkeit realisiert werden kann. Zur Abgrenzung der förderfähigen von nicht-förderfähigen Maßnahmen im Bereich der Digitalisierung ist ein bundesweit einheitlicher Kriterienkatalog zu

4 Hierbei ist eine Abgrenzung zur Förderung durch den Innovationsfonds zu beachten.

erarbeiten. Nach Experteneinschätzung[5] ist eine Förderung vor allem für folgende Bereiche der Digitalisierung notwendig und sinnvoll:

- Bereitstellung und Betrieb von Breitband-Internetzugängen für Krankenhäuser. In der Regel ist derzeit eine Anschluss-Bandbreite mit mindestens 100 Mbit/s für aktuelle Anwendungen erforderlich. Dies stellt einen nicht unerheblichen Kostenfaktor für die Krankenhäuser dar. Daher sollte diskutiert werden, ob die Finanzierung der entstehenden Kosten für die Bereitstellung unabhängig von Krankenhausinvestitionsförderprogrammen oder im Rahmen von allgemeinen Fördertöpfen für Infrastrukturmaßnahmen finanziert werden sollen.
- Apparative Ausstattung im Krankenhaus für telemedizinische Anbindung an spezialisierte Versorgungszentren und integrierte Versorgungskonzepte.
- Aufbau einer einheitlichen Telematikinfrastruktur zur besseren Vernetzung und für die Interoperabilität im Rahmen des E-Health-Gesetzes. Auch wenn der Telematikzuschlag nach § 291 Abs. 7a SGB V bereits einen ersten, wichtigen Finanzierungsaufschlag bietet, zeigt die Empirie, dass insbesondere die Interoperabilität noch nicht gegeben ist und v. a. die klinischen Prozesse und die Investition in Humankapital nicht ausreichend (finanziert) sind, um von einer einheitlichen Telematikversorgungsstruktur sprechen zu können.
- Erhöhung der IT-Sicherheit für Krankenhäuser, die zur „kritischen Infrastruktur" (nach § 8a BSIG) zählen, z. B. technische Datensicherungssysteme, IT-Sicherheitsmanagement nach ISO 27001 etc. Dies betrifft etwa 80 bis 110 Krankenhäuser in Deutschland.[6]

Vorrang sollten dabei Anträge zur besseren Anbindung von ländlichen Regionen an Zentren haben, zum Beispiel über Breitbandanschluss und Aufbau von Telemedizin. Bei unscharfer Abgrenzung der förderfähigen Maßnahmen sind Mitnahmeeffekte der Krankenhäuser für IT-Investitionen zu befürchten, die ausschließlich betriebsinternen Zwecken dienen.

Der „Digital Boost" kann die gesamte Förderlücke bei Krankenhausinvestitionen nicht schließen. Er entlastet nur bei Investitionen im Bereich der IT und Digitalisierung mit positiven externen Effekten. Die Indikationsqualität kann möglicherweise durch verbesserte telemedizinische Anbindung erhöht werden, ebenso die intersektorale Zusammenarbeit, wenn sich die Interoperabilität erhöht. Durch eine einheitliche Telematikinfrastruktur muss knappes, qualifiziertes Personal in geringerem Maße dezentral vorgehalten werden. Es kann vielmehr in telemedizinischen Zentren zentral gebündelt werden. So können Personalressourcen effizienter eingesetzt werden und ggf. Einsparungen generiert werden. Negative Effekte sind nicht zu erwarten, außer wenn Innovatoren innovative, aber möglicherweise nicht förderfähige Ideen im Bereich der Digitalisierung nicht umsetzen, weil sie stattdessen lieber auf förderfähige Projekte setzen.

Die rechtliche Umsetzbarkeit des zeitlich befristeten Investitionsprogramms für den Auf- und Ausbau moderner Technologien in Krankenhäuser, wie beispielsweise die IT-Infrastruktur, die Robotik, die digitale Interaktion mit Patienten u. ä., ist grundsätzlich leichter als in anderen Bereichen. So sieht Art. 91c GG vor, dass der Bund und die Länder bei Planung, Errichtung und Betrieb der für ihre Aufgabenerfüllung benötigten informationstechnischen Systeme zusammenwirken. Die Norm soll eine verfassungsrechtliche Grundlage für die Zusammenarbeit von Bund und Ländern in der Informationstechnik schaffen (Maunz und Dürig 2017). Allerdings ist die Beurteilung der rechtlichen Umsetzbarkeit stets davon abhängig, ob bereits vorrangige Regelungen bestehen. So bestehen für den Bereich der Telematik bereits die Sonderzuweisungen nach § 291 a Abs. 7 SGB V, § 2 Nr. 2 KHG. Hier wäre also bei der Konkretisierung der Fördermaßnahmen darauf zu achten, welche Informationstechnologien dies betreffen soll.

5 Angaben von Prof. Dr. med. Siegfried Jedamzik (TH Deggendorf, Bayerische Telemed-Allianz).

6 Ggf. wären solche Maßnahmen jedoch vom Bundesministerium des Inneren zu fördern.

5.6 Fazit

Die geburtenstarken Jahrgänge werden schon bald aus dem Erwerbsleben ausscheiden. Der große „Rentenansturm" ist im Laufe der 2020er Jahre zu erwarten und mithin auch eine wachsende Nachfrage nach Gesundheitsleistungen. Im Gegenzug kommen weit weniger jüngere Menschen nach, welche die Arbeit der ausscheidenden Babyboomer übernehmen könnten, sodass mit einem wachsenden Engpass an Fachkräften auf dem Arbeitsmarkt, insbesondere im Gesundheitswesen, zu rechnen ist. Die Gesundheitsbranche muss dann massiv Arbeitskräfte aus anderen Branchen für sich gewinnen, was sehr wettbewerbsfähige Arbeitsplätze verlangt, also u. a. steigende Löhne. Da im Gesundheitswesen die Preise für Gesundheitsleistungen staatlich reguliert sind, können höhere Löhne jedoch nicht einfach über höhere Preise der Leistungserbringer aufgefangen werden. Wenn die Löhne damit nicht ausreichend steigen, droht eine Rationierung auf dem Arbeitsmarkt für Gesundheitsberufe und infolgedessen auch der Leistungen für Patienten. Zentrale Aufgabe wird es daher sein, mit weniger Fachkräften mehr hilfsbedürftige Menschen zu versorgen, ohne dass die Arbeitsbelastung dieser Fachkräfte so sehr steigt, dass sie am Ende das Interesse am Gesundheitswesen verlieren und in anderen Branchen attraktivere Tätigkeiten suchen. Zentraler Schlüssel dabei ist zum einen, dass gewisse Tätigkeiten, die heute noch vom Menschen erbracht werden zukünftig durch mit künstlicher Intelligenz ertüchtigte Roboter ersetzt werden. Zum anderen kann v. a. eine flächendeckende Telematikinfrastruktur dazu beitragen, dass Fachpersonal nicht mehr dezentral, sondern zentral und somit ressourcenschonender vorgehalten werden kann, bei gleichzeitig steigender Behandlungsqualität. Vor dem Hintergrund knapper Personalressourcen wird es perspektivisch einfach nicht mehr möglich sein, allein über 2.000 Krankenhausstandorte mit adäquat qualifiziertem, medizinisch-pflegerischen Fachpersonal in Mindestbesetzung vorhalten zu können.

Die inzwischen viel gerühmte „Digitalisierung" könnte diese Aufgabe unterstützen. Hilfreich für das stark regulierte Gesundheitswesen wird dabei die Notsituation sein, die im Laufe der 2020er Jahre entstehen wird. Denn solange die Kassen wie derzeit gefüllt sind, wird das Beharrungsvermögen des Gesundheitswesens mitsamt seinen bestehenden Ineffizienzen obsiegen, weil bestehende Besitzstände finanziell bedient werden können. Relevante Veränderungen, gerade in einem regulierten System, lassen sich nur erreichen, wenn die Ressourcen so knapp werden, dass heilige Kühe geschlachtet werden müssen. Durch eine gezielte, staatliche geförderte Investitionslenkung im Bereich der Digitalisierung der Gesundheitswirtschaft können jedoch schon heute wichtige Grundlagen dafür gelegt werden.

Beispielsweise misst Dänemark im Rahmen seiner groß angelegten Umstrukturierung der Krankenhauslandschaft der Digitalisierung einen besonderen Stellenwert bei, indem ein festgeschriebener Anteil von 20 Prozent der gesamten Investitionssumme explizit für den Bereich IT und Logistik vorgesehen ist. Damit sollen die organisatorischen und medizinischen Abläufe innerhalb des Krankenhauses erheblich optimiert und effizienter gestaltet werden. Außerdem sollen die telemedizinischen Anbindungen außerhalb der Klinik deutlich verbessert werden. Für eine breit angelegte Digitalisierungsstrategie des deutschen Krankenhausmarktes braucht es ebenfalls ausreichend Investitionskapital, das aber aufgrund der bestehenden Förderlücke nicht zur Verfügung steht.

Wir schlagen daher einen „Digital Boost" vor, der Investitionen in die Digitalisierung durch ein zeitlich befristetes Investitionsprogramm von acht Jahren vorsieht. Dessen Ziel ist es, eine zeitgemäße IT-Infrastruktur und die elektronische Vernetzung der Krankenhäuser zu ermöglichen, wie sie manch anderen Ländern bereits existiert. Bezogen auf den jährlichen Investitionsbedarf von mindestens 5,4 Mrd. Euro für Deutschland und der in Dänemark angewandten Quote von 20 Prozent für Digitales wären dies 1,08 Mrd. Euro p. a. Der Bund könnte dazu 720 Mio. Euro jährlich beitragen, ergänzt um eine Ko-Finanzierung der Länder von 50 Prozent auf die Bundesmittel, d. h. 360 Mio. Euro. Bei einem Förderzeitraum von beispielsweise acht Jahren ergäben sich insgesamt 8,6 Mrd. Euro zusätzliche Fördermittel.

Dabei sollten nur Maßnahmen gefördert werden, die einen externen Nutzen generieren, der vom Krankenhaus nicht oder nicht vollständig internalisiert werden kann. Dagegen sollten Maßnahmen, die dazu dienen, die internen Betriebsprozesse durch Digitalisierung zu verbessern, nicht durch zusätzliche Investitionsmittel gefördert werden. Förderfähig sollten beispielweise die Ausstattung für telemedizinische Maßnahmen, die Schaffung von Interoperabilität bei elektronischem Datenaustausch oder die digitale Interaktion mit Patienten fallen. Zusätzlich könnten auch neuartige Risikoprojekte gefördert werden, deren interner Nutzen nur mit einer gewissen Wahrscheinlichkeit realisiert werden kann. Zur Abgrenzung der förderfähigen von nicht-förderfähigen Maßnahmen im Bereich der Digitalisierung ist ein bundesweit einheitlicher Kriterienkatalog zu erarbeiten.

Literatur

Amelung VE, Chase DP, Urbanski D, Bertram N, Binder S (2016) Die elektronische Patientenakte – Fundament einer effektiven und effizienten Gesundheitsversorgung? Gutachten im Auftrag der Stiftung Münch. medhochzwei, Heidelberg

Augurzky B (2018) Digitalisierung der Gesundheitswirtschaft: Warum sie unvermeidlich ist. In: Meier, P-M, Düllings J, Henkel A, Nolte G (Hrsg) Digitale Transformation der Gesundheitswirtschaft: Chancen und Herausforderungen in disruptiven Zeiten. Kohlhammer, Stuttgart, erscheint im 4. Quartal 2018

Augurzky B, Beivers A, Giebner M (2015) Organisation der Notfallversorgung in Dänemark: Lösungsansätze für deutsche Probleme? In: Klauber J, Geraedts M, Friedrich J, Wasem J (Hrsg) Krankenhaus-Report 2015 – Schwerpunkt: Strukturwandel. Schattauer, Stuttgart, S 77–97

Augurzky B, Beivers A, Emde A, Halbe B, Pilny A, Straub N (2017) Stand und Weiterentwicklung der Investitionsförderung im Krankenhausbereich. Gutachten im Auftrag des Bundesministeriums für Gesundheit. RWI Leibniz-Institut für Wirtschaftsforschung, Essen.https://www.bundesgesundheitsministerium.de/fileadmin/Dateien/5_Publikationen/Ministerium/Berichte/Gutachten_Investitionsfoerderung_Krankenhausbereich.pdf. Zugegriffen: 09. Oktober 2018

Augurzky B, Beivers A, Pilny A (2018a) Krankenhäuser in privater Trägerschaft 2018. Gutachten im Auftrag des Bundesverbandes Deutscher Privatkliniken. RWI Leibniz-Institut für Wirtschaftsforschung, Essen. http://www.rwi-essen.de/media/content/pages/publikationen/rwi-materialien/rwi-materialien_122.pdf. Zugegriffen: 09. Oktober 2018

Augurzky B, Krolop S, Mensen A, Pilny A, Schmidt CM, Wuckel C (2018b) Krankenhaus Rating Report 2018: Personal – Krankenhäuser zwischen Wunsch und Wirklichkeit. medhochzwei, Heidelberg

Currie WL, Seddon JM (2014) A cross-national analysis of eHealth in the European Union: Some policy and research directions. Information & Management 51 (6):783–797

Danish Ministry of Health (2016) Healthcare in Denmark – An Overview. Ministry of Health, Kopenhagen, Dänemark. http://www.sum.dk. Zugegriffen: 09. Oktober 2018

DIV-Report (2017) Deutschland intelligent vernetzt. Digitale Gesundheit 2017. Digital-Gipfel Plattform Innovative Digitalisierung der Wirtschaft, Fokusgruppe intelligente Vernetzung

Fraunhofer-Institut für Materialfluss und Logistik IML (2017) Das Positionspapier Krankenhaus 4.0: Industrie 4.0 im Gesundheitswesen. Dortmund

Hübner U, Esdar M, Hüsers J, Liebe J-D, Rauch J, Thye J, Weiß J-P (2018) IT-Report Gesundheitswesen, Schwerpunkt: Wie reif ist die IT in deutschen Krankenhäusern? Befragung der bundesdeutschen Krankenhäuser. Hochschule Osnabrück, Osnabrück. https://www.hs-osnabrueck.de/fileadmin/HSOS/Homepages/IT-Report_Gesundheitswesen/IT-Report_2018_final.pdf. Zugegriffen: 09. Oktober 2018

Kellermann C (2018) Digitalisierung im Gesundheitswesen am Beispiel des smart Hospital. Bachelorthesis. Hochschule Fresenius, Fachbereich Wirtschaft & Medien, Betreuer: Beivers A, München. Unveröffentlicht

Krüger-Brand H (2017) Digitalisierung im Krankenhaus: Der Infrastruktur fehlt die Finanzierung. Dtsch Arztebl 114(48):A-2258/B-1896/C-185

Lux T, Breil B (2017) Digitalisierung im Gesundheitswesen – zwischen Datenschutz und moderner Medizinversorgung. Zeitgespräch. ZBW – Leibniz-Informationszentrum Wirtschaft

Maunz T, Dürig G (Hrsg) (2017) Grundgesetz – Kommentar. Loseblattsammlung 80. Ergänzungslieferung Stand 06/2017. CH Beck, München

OECD (2016) OECD Health Statistics 2016. Organisation for Economic Co-operation and Development, Paris. http://www.oecd.org/els/health-systems/health-data.htm. Zugegriffen: 09. Oktober 2018

Rebitschek FG, Gigerenzer G, Wagner GG (2017) Kritische Voraussetzungen für ein digitales Gesundheitswesen in Deutschland. Zeitgespräch. ZBW – Leibniz-Informationszentrum Wirtschaft

Roland Berger Stiftung (2017) Roland Berger Krankenhausstudie 2017. Hamburg. https://www.rolandberger.com/de/Publications/pub_german_hospitals_2017.html. Zugegriffen: 09. Oktober 2018

Schumpeter JA (2018) Kapitalismus, Sozialismus und Demokratie, 9. Aufl. UTB Verlag, Stuttgart

SVR (2017) Für eine zukunftsorientierte Wirtschaftspolitik. Jahresgutachten des Sachverständigenrates zur Begutachtung der gesamtwirtschaftlichen Entwicklung. Wiesbaden

VKD – Verband der Krankenhausdirektoren Deutschlands e. V. (2016) Krankenhausmanager fordern IT-Investitionsoffensive von der Politik – Digitalisierung ist zentrales Zukunftsthema für die Gesundheitsbranche. Pressemitteilung vom 14.11.2016. https://www.vkd-online.de/aktuelles/pressemitteilung-krankenhausmanager-fordern-it-investitionsoffensive-von-der-politik2. Zugegriffen: 09. Oktober 2018

Das digitale Universitätsklinikum Hamburg-Eppendorf

Michael Baehr, Jan Gewehr und Marco Siebener

J. Klauber et al. (Hrsg.), *Krankenhaus-Report 2019*
https://doi.org/10.1007/978-3-662-58225-1_6

Zusammenfassung

Dieses Kapitel beschreibt ein Fallbeispiel für die umfassende Digitalisierung einer Patientenakte anhand des Universitätsklinikums Hamburg-Eppendorf. In diesem Rahmen werden die Ausgangslage, wesentliche Faktoren und Begleitmaßnahmen, der aktuelle Stand und die geplante Weiterentwicklung angesprochen. Zur Veranschaulichung der positiven Auswirkungen der Digitalisierung auf die Leistungsfähigkeit eines Krankenhauses werden detaillierte Betrachtungen des Medikationsprozesses und der damit verbundenen Arzneimitteltherapiesicherheit herangezogen.

This paper describes a case study for comprehensive digitisation of patient files at the University Hospital Hamburg-Eppendorf. In this context, the authors describe the initial situation, essential factors and accompanying measures, the current status and the planned further development. To illustrate the positive effects of digitisation on the efficiency of a hospital, the medication process and the associated drug therapy safety are considered in detail.

6.1 Einleitung

Das Universitätsklinikum Hamburg-Eppendorf (UKE) ist eine der modernsten Universitätskliniken Europas mit rund 11.000 Beschäftigten und über 450.000 Patientinnen und Patienten pro Jahr (UKE Geschäftsbericht 2017). Vor dem Hintergrund des Leitsatzes „Wissen – Forschen – Heilen durch vernetzte Kompetenz" vereint das UKE aktuelle Medizintechnik und innovative Informationstechnologie, um den ärztlichen Bereich, den therapeutischen Bereich, die Pflege, die Lehrbeauftragten und die Forschenden optimal zu unterstützen.

Im Jahr 2011 erhielt das UKE als erstes Krankenhaus in Europa die Bewertung *Electronic Medical Record Adoption Model* (EMRAM) *Stage 7* für eine komplett digitale Patientenakte und die damit verbundenen Abläufe, vergeben durch die *Healthcare Information and Management Systems Society* (HIMSS). Damit wurde eine mehrjährige, konsequent verfolgte Transformationsphase in den Bereichen Organisation, Informationstechnologie und Infrastruktur erfolgreich abgeschlossen.

Mitte der neunziger Jahre stand das UKE im Vergleich deutlich schlechter dar. Die bauliche Struktur – wild gewachsen auf der Basis des Pavillon-Baus der Gründerzeit – war zunehmend marode. Die Kliniken agierten weitgehend autonom. Die Hamburger Bevölkerung und die Politik drohten das Vertrauen in das UKE zu verlieren. Das Jahresergebnis 1996 wies einen Verlust von über 40 Millionen Deutsche Mark aus.

Das daraufhin eingesetzte Management entwickelte einen „Generalplan" und konnte die Stadt Hamburg überzeugen, in die Zukunft des UKE zu investieren. Grundlage war die Vision, im Jahr 2010 wieder zu den besten drei Universitätskliniken Deutschlands zu gehören. Der Vorstand des UKE verfolgte eine radikale Digitalisierung und Prozessorientierung. Bereits im Jahr 2010 erreichte das UKE mit einem ausgeglichenen Ergebnis den Turnaround.

6.2 Aufbau und Umsetzung der digitalen Transformation

6.2.1 Digitalisierung der Patientenakte

Das Projekt zur Einführung eines neuen Klinikinformationssystems startete 2006 mit einem Förderantrag (HBFG). Oberstes Projektziel war, die Einführung eines Basissystems rechtzeitig vor Inbetriebnahme eines großen Klinikneubaus abzuschließen. In dem folgenden Vergabeverfahren fiel die Entscheidung auf das System Soarian, vertrieben von der Firma Siemens AG Medical Solutions.

In der ersten Phase lag das Augenmerk insbesondere auf der Bereitstellung von Funktionalitäten der elektronischen Patientenakte und des Patientenarchivs. Dazu gehörten integrale Tätigkeiten wie die Arztbriefschreibung und Order Entry, und zwar für alle klinischen Bereiche unter einer einheitlichen integrierten Oberfläche. Die Umsetzung bedeutete für die klinischen Bereiche eine zum Teil deutliche Umstellung der Arbeitsabläufe. Ein entscheidender Erfolgsfaktor war vor allem in dieser Phase die klare Managementunterstützung von Seiten des Vorstandes und der Klinikleitungen, die die zeitgerechte und erfolgreiche Einführung Ende 2008 ermöglichte.

Die Freigabe der Phase 2 wurde im Rahmen einer umfangreichen Begutachtung durch die Deutsche Forschungsgemeinschaft (DFG) im Dezember 2012 erteilt. In dieser Phase wurden Spezialbereiche und ergänzende Themen bearbeitet, von denen jedes essenziell für ein Krankenhaus der Maximalversorgung ist. Ein besonderer Fokus lag hierbei auf dem Medikationsprozess, einem Schlüsselprozess eines Krankenhauses mit einer besonderen Herausforderung, da dieser Prozess inhärent risikobehaftet ist: Fehler können auf verschiedenen Ebenen wie der Verschreibung, Lieferung, Zusammenstellung, Herstellung, Applikation und Dokumentation gemacht werden. Neben Stress, Unwissenheit und fehlender Achtsamkeit spielt der Mangel an notwendiger Information für die Entstehung von Fehlern eine große Rolle. Durch die vorgenommenen Anstrengungen konnten entsprechend deutliche Verbesserungen der Arzneimitteltherapiesicherheit (AMTS) erreicht werden.

Nach einer Projektphase begann im UKE bereits im Oktober 2007 die Umstellung der Arzneimittelversorgung von traditioneller Stationsschranklogistik auf das patientenorientierte Unit-Dose-Verfahren. Dazu wurde ein Verordnungssystem eingeführt, das zunächst ausschließlich vom Pflegedienst und der Apotheke genutzt wurde und hauptsächlich der Steuerung des logistischen Prozesses und der Vorbereitung auf die kommende vollständige Digitalisierung diente.

Der patientenbezogene Versorgungsprozess zu dieser Zeit umfasste folgende Prozessschritte:

- elektronische Erfassung der papierbasierten ärztlichen Verordnung durch Pflegekräfte,
- tägliche Supervision der Verordnungen durch Stationsapotheker mit dem Fokus auf Übertragungsfehler der ärztlichen Verordnung,
- Bereitstellung von einzeln verpackten festen Arzneiformen zur oralen Anwendung (sogenannte Unit-Doses) und
- Lieferung aller weiteren abgeteilten Arzneiformen patientenbezogen, aber stationsweise zu Händen des Pflegedienstes.

Mit der Integration von Stationsapothekerinnen und -apothekern in den Versorgungsprozess und der Ablösung handschriftlicher Medikamentenpläne konnten schon in dieser Ausbaustufe Erfolge bei der Erhöhung der Arzneimitteltherapiesicherheit sowie der Zufriedenheit des ärztlichen Personals, der Pflegekräfte und der Patientinnen und Patienten mit der Arzneimittelversorgung erzielt werden.

Die Erfahrungen mit dieser Versorgungsform flossen in die Formulierung der Anforderungen für das umfassende klinische Arbeitsplatzsystem ein. Im Fokus der Anforderungen standen u. a.

- die komplette digitale Abbildung des Medikationsprozesses unter Berücksichtigung aller Fachbereiche (Onkologie, Pädiatrie, Ambulanzen, Intensivstationen etc.),

- eine übersichtliche Darstellung, um die Fragmentierung von Daten zu vermeiden,
- die Berücksichtigung ökonomischer Aspekte wie der Dokumentation der Zusatzentgelte,
- umfangreiche Tools zur Entscheidungsfindung und
- die Abbildung der Rolle des Stationsapothekers.

Mit der Einführung des umfassenden klinischen Arbeitsplatzsystems Soarian konnte das bereits eingeführte Verordnungssystem über verschiedenste Schnittstellen in der Soarian-Oberfläche verfügbar gemacht werden. Darüber hinaus wurde es mit einer Dokumentationsfunktion ausgestattet. So wurde der geschlossene Medikationsprozess (Closed Loop of Medication Administration – CLMA) etabliert, der sich wie folgt darstellt:

- Die Verordnung wird direkt durch das ärztliche Personal im System hinterlegt.
- Klinische Pharmazeuten/-innen prüfen die Verordnungen unter Zugriff auf alle für den Medikationsprozess relevanten Daten und geben sie im System frei.
- Die Krankenhausapotheke verarbeitet die elektronische Verordnung und liefert die Medikation patientenbezogen aus.
- Der Pflegedienst verabreicht die Medikation und dokumentiert die Verabreichung oder mögliche Abweichungen im System.
- Das ärztliche Personal berücksichtigt die Hinweise der klinischen Pharmazeutinnen und Pharmazeuten und die Dokumentation der Medikamentengabe bei der Folgeverordnung.

Auf diese Weise wird der komplexe Medikationsprozess deutlich vereinfacht und sicherer gemacht. Es entfallen insbesondere folgende Schritte und damit verbundene Fehlerrisiken:

- Übertragung der handschriftlichen Verordnung in die Papierakte,
- Bestellung von Medikamenten bei der Apotheke,
- umfangreiche Lagerhaltung auf Station,
- manuelles Stellen der Arzneimittel durch den Pflegedienst und
- handschriftliches Übertragen der Medikationslisten.

6.2.2 Zentralisierung der Organisation und Neubau

Im UKE wurde zunächst ein Team bestehend aus unterschiedlichen Fachrichtungen damit beauftragt, systematisch Ist- und Soll-Prozesse aufzunehmen und in standardisierter Form zu dokumentieren – immer unter Berücksichtigung der geplanten umfassenden Digitalisierung. Im Ergebnis wurde ein Prozessleitfaden erstellt, der als eine Grundlage für die Implementierung des neuen klinischen Arbeitsplatzsystems und der elektronischen Patientenakte genutzt wurde.

Auf Basis des Wissens über die gewünschten Prozessabläufe und mit der Digitalisierung im Blick wurde eine Organisation geplant, die zentrale Aufgaben und Prozesse einheitlich behandelt. Es wurden entsprechende zentrale Einheiten aufgebaut, u. a. eine zentrale OP-Organisation, eine zentrale Notaufnahme und ein zentrales Belegungsmanagement. Zudem wurden themenbezogene, übergeordnete Zentren aufgesetzt.

Um die gewünschten Prozesse und neuen (und alten) Organisationseinheiten in geeigneter Form zu unterstützen, wurde parallel ein Neubau des Klinik-Hauptgebäudes erstellt. Dieser hatte bereits eine klare Ausrichtung auf Digitalisierung und Papierlosigkeit: Dedizierte Räume und Archivbereiche für umfassende Papieraktenlagerung waren nicht mehr vorgesehen.

Eine detaillierte Beschreibung dieser Maßnahmen ebenso wie eine Vertiefung weiterer Inhalte auch bezogen auf Informations- und Kommunikationstechnologie findet sich in Debatin et al. 2009.

6.2.3 Kontinuierliche Verbesserung

Ein Vorhaben wie die Umstrukturierung und Digitalisierung eines Klinikums endet nicht mit der Einführung einer Software oder dem Neubau einer Klinik. Die Aufrechterhaltung einer umfassenden Digitalisierung erfordert ebenso wie die Aufrechterhaltung der Leistungsfähigkeit eines Hauses eine kontinuierliche Überwachung und regelmäßige Verbesserungs- und Anpassungsprojekte.

Ursprünglich wurde ein monolithischer Ansatz bei der Implementierung der Prozessabbildung verfolgt. Es wurde versucht, alle Anforderungen nahezu vollständig im klinischen Arbeitsplatzsystem Soarian abzubilden. Dieser Ansatz konnte auch in der ersten Phase weitgehend erfolgreich umgesetzt werden. Bezogen auf spezifischere Anforderungen einiger hochanspruchsvoller klinischer Disziplinen stieß dies aber an Grenzen, da notwendige Anpassungen/Entwicklungen nicht mit einem vertretbaren zeitlichen Aufwand hätten realisiert werden können. Hierdurch war es erforderlich, in einzelnen Bereichen auf sogenannte Best-of-Breed-Lösungen zu setzen (d. h. eine Ergänzung durch spezialisierte Systeme zu schaffen) und diese in geeigneter Art und Weise in den klinischen Arbeitsplatz zu integrieren.

Heute ist Soarian flächendeckend über alle klinischen Fachbereiche von der Chirurgie über die Innere Medizin und Pädiatrie bis hin zur Zentralen Notaufnahme im Einsatz und wird sowohl im ambulanten als auch im stationären Bereich genutzt. Beispiele für Best-of-Breed-Lösungen sind Laborsysteme, das Radiologieinformationssystem (RIS), das Medikationssystem und das Patientendatenmanagement-System (PDMS) der Intensivstationen.

Noch einmal sei das Beispiel des Medikationsprozesses bemüht: Im Sommer 2014 wurde das Verordnungs- und Dokumentationssystem durch die neue, innovative und tiefer in Soarian integrierte Medikationssoftware ID Medics abgelöst. Die Umstellung erfolgte im laufenden Betrieb in einem Zeitraum von unter drei Monaten. Seitdem werden kontinuierlich weitere Funktionalitäten eingeführt und Verbesserungen vorgenommen.

Innerhalb der UKE-Systemarchitektur ist ID Medics mit verschiedenen Schnittstellen zum Materialwirtschaftssystem SAP MM und zum Patientenmanagementsystem SAP IS-H ausgestattet. Ohne erneute Anmeldung wird das Programm direkt aus dem Klinikinformationssystem unter Beibehaltung des Patientenkontextes aufgerufen. Es bietet mehrere Einstiegswege für die ärztliche Verordnung, die Arzneimittelanamnese, den Aufruf der Entlassungsmedikation für die Arztbriefschreibung und die Dokumentation der Medikamentengabe.

Die Arzneimittelversorgung im Closed Loop Prozess umfasst heute 93 Stationen aller Fachrichtungen mit 1.700 Betten, einschließlich zwölf Intensivstationen und einer zentralen Notaufnahmestation (ZNA). Die Software erfüllt alle Anforderungen des E-Health-Gesetzes und des Entlassmanagements: Hausmedikation kann per QR-Code-Scan bei der Anamnese einfach und fehlerfrei erfasst und auf Präparate der Arzneimittelliste des Klinikums automatisch umgestellt werden. Bei der Entlassung erfolgen in einem Workflow die Rückumstellung auf die Hausmedikation, der Druck von Entlassrezepten und des bundeseinheitlichen Medikationsplans sowie die Übertragung entsprechender Informationen in den Arztbrief.

6.2.4 Change Management, Schulungen und Rollout-Unterstützung

Ein wichtiger Aspekt eines so umfassenden Veränderungsprozesses ist professionelles Change Management, das eine kontinuierliche Einbindung der betroffenen Personen sicherstellt und Sackgassen und unnötige Reibungsverluste vermeidet. Die frühzeitige Einbindung derjenigen Bereiche, die später ein Produkt nutzen oder einen Prozess leben sollen, ist zudem notwendig für gutes Anforderungsmanagement und eine breite Testabdeckung und reduziert in der Folge die Anzahl notwendiger Korrekturen in den Umsetzungsphasen eines Projekts.

Dabei lohnt es sich, offen und kreativ zu sein, um die betroffenen Einheiten für ein Thema zu begeistern und neue Blickwinkel auf ein Vorhaben zu gewinnen. Während der Soarian-Einführung wurde neben üblichen Maßnahmen wie der frühzeitigen Einbindung aller relevanten Stakeholder-Gruppen und der regelmäßigen Bereitstellung von Informationen auch auf ungewöhnlichere Maßnahmen zurückgegriffen, um das Personal bereits vorab an die neuen Abläufe zu gewöhnen. Ein Beispiel ist das Brettspiel „Klinopoli", das basierend auf dem Grundriss des Klinikneubaus erlaubte, anhand von Figuren und Karten die zukünftigen Prozesse schon einmal spielerisch zu üben.

Ein umfassendes Schulungskonzept ist ein weiterer Baustein für einen reibungslosen Ablauf. Schulungsmaßnahmen sollten zielgruppenspezifisch aufbereitet werden. Bei der Einführung der Software ID Medics wurde neben Präsenzschulungen auch in großem Umfang eLearning eingesetzt. Darüber hinaus gab es Vorstellungen in den Frührunden der Stationen und Kliniken, Handouts und Plakate für zentrale Informationen und speziell aufbereitete Vorstellungen für Gruppen wie Qualitätsmanagementbeauftragte. Geschulte Key User konnten zudem ihre Kollegen vor Ort direkt beim Auftreten einer Fragestellung unterstützen.

Ein besonderes Augenmerk gilt dem Rollout-Prozess einer Software, da dieser empfindlich in die bestehenden Prozesse eingreift. Während des Rollouts entsteht ein Hybrid-Zustand, bis die alte Software vollständig abgelöst ist. Entsprechend sollte auf ausreichend geschultes Personal, eine gute Betreuung vor Ort sowie die schnelle Verfügbarkeit der IT und der Hersteller der betroffenen Softwareprodukte geachtet werden. Während der Einführung von ID Medics waren Vor-Ort-Betreuerinnen und -Betreuer des Geschäftsbereichs IT mit Unterstützung der Apotheke und der Softwarehersteller auf den Stationen eingesetzt. Diese konnten auftretende Themen entweder direkt lösen oder umgehend an zuständige Experten weitergeben. Die Vor-Ort-Betreuung wurde dabei im Schichtdienst geplant, um auch die frühen und späten Schichten eines Krankenhausbetriebs zu erreichen. An jedem Nachmittag fand im Rahmen der Schichtübergabe eine Sammlung und Aufbereitung der aufgetretenen Themen zusammen mit dem Projektteam und Key Usern statt. Danach wurden diese Inhalte mit dem Hersteller der Software im Rahmen einer Telefonkonferenz besprochen und bei Bedarf direkt im Anschluss bearbeitet. Diese Maßnahmen haben wesentlich dazu beigetragen, dass der Rollout trotz hoher Geschwindigkeit sicher und kontrolliert ablaufen konnte.

6.3 Aufwand der Digitalisierung

Kein Projekt ist frei von Herausforderungen. Dies gilt auch für die Einführung der digitalen Patientenakte im UKE. Ein Indiz dafür ist, dass auch im Jahre 2018 die Arbeiten an der Einführung des ursprünglich geplanten Leistungsumfangs noch nicht vollständig abgeschlossen sind. Die Gründe sind vielfältiger Natur. Eine Hauptursache liegt sicherlich in einer grundsätzlichen Unvorhersehbarkeit vieler Begebenheiten, selbst wenn ein immenser Aufwand in der initialen Anforderungsanalyse betrieben wurde. Allein durch Schulungen und die sukzessive Einführung bestimmter Softwareanteile verändern sich Wahrnehmungen und Bedürfnisse der Anwender. Es lohnt sich, Zeit- und Aufwandspuffer von Beginn an einzuplanen, um auf sich ändernden oder hinzukommende Anforderungen adäquat reagieren zu können und entweder Anpassungen an den geplanten Produkten vorzunehmen oder in manchen Themenfeldern auf geeignetere Spezialsoftware zu schwenken.

Ein weiteres Thema, das bei der Einführung einer digitalen Patientenakte berücksichtigt werden muss, ist der gewünschte Grad der Strukturierung der medizinischen Daten. Laborwerte lassen sich zum Beispiel leichter strukturiert darstellen als komplexe, auf umfassender Diagnostik beruhende Befunde, bei denen Feinheiten durch ein zu starres Korsett verloren gehen können. Hinzu kommt, dass gerade in der Kommunikation mit den Patientinnen und Patienten (z. B. im Arztbrief) ein Freitextformat häufig als angenehmer empfunden wird als eine Tabelle von Werten. Auch das UKE verwendet entsprechend in manchen Bereichen Freitextbefunde und Freitext-Formularfelder, um einen effektiven Behandlungsprozess zu gewährleisten. Diese werden zwar digital und in den meisten Fällen maschinenlesbar abgelegt, erhöhen aber den späteren Aufwand, wenn die entsprechenden Inhalte automatisch durchsucht und eingeordnet werden sollen.

Jedes Softwareprodukt, das langfristig betrieben wird, erfordert darüber hinaus eine Betreuung durch entsprechend geschultes Personal. Im Falle des UKE ist der Geschäftsbereich Informationstechnologie kontinuierlich gewachsen, um die zunehmende Digitalisierung adäquat begleiten zu können. Wichtige Aufwandstreiber, die für den Betrieb einer digitalen Patientenakte berücksichtigt werden müssen, sind Anforderungen an Anwendungsbetreuung, Client- und Serverbetreuung, Rechenzentrumsleistungen und Infrastrukturkomponenten ebenso wie organisatorische und technische Herausforderungen beim Aufbau notwendiger Betriebsorganisationen. Hinzu kommen kontinuierlich steigende Anforderungen im Bereich Datenschutz und IT-Sicherheit.

6.4 Ergebnisse

Die durchgeführten Maßnahmen hatten nachhaltige Auswirkungen auf die Leistungsfähigkeit des UKE, die sich in vielfältiger Weise manifestiert haben.

Zwei wesentliche Ergebnisse wurden bereits genannt: Im Jahr 2010 erreichte das UKE ein ausgeglichenes Geschäftsergebnis und im Jahr 2011 wurde es als erstes Klinikum Europas mit dem HIMSS Stage 7 Award als komplett digitalisiertes Krankenhaus ausgezeichnet. Darüber hinaus war das UKE das erste Universitätsklinikum, das sich nach „BSI[1]-Grundschutz“ zertifizieren ließ, um sicherzustellen, dass die Digitalisierung auch durch entsprechend hohe Sicherheitsmaßnahmen begleitet wurde. Diese Prüfung wird jährlich wiederholt.

Verglichen mit Papierakten ist die höhere Verfügbarkeit der für eine Behandlung notwendigen Daten ein großer Gewinn: Im Jahr 2017 stand Soarian (und damit die gewünschte Akte) zum Beispiel im Durchschnitt zu über 99,9 Prozent der Zeit zur Verfügung. Diese Kennzahl wird kontinuierlich neu erhoben und basiert auf der Verfügbarkeit des Soarian-Systems unter Berücksichtigung von sowohl wartungs- als auch störungsbedingten Ausfällen. Die höhere Verfügbarkeit von Informationen im Vergleich zu Papier wird noch verstärkt durch die Möglichkeit, parallel von mehreren Stellen gleichzeitig auf die digitalen Akten zuzugreifen.

Im Kontext des Medikationsprozesses verdeutlichen weitere Untersuchungen die Vorteile, die durch die umfangreichen Änderungen erzielt werden konnten:

Verbesserung der Zufriedenheit von Ärzten, Pflegekräften und Patienten In einer Querschnittstudie (Gutknecht et al. 2012) wurden Ärzte, Pflegekräfte sowie Patientinnen und Patienten befragt. Personen, die sowohl die konventionelle als auch die Unit-Dose-Versorgung kennen, schätzen letztere als signifikant besser ein. Sie halten sie für geeignet, die AMTS zu erhöhen. Insbesondere Patientinnen und Patienten sind die eigentlichen Nutznießer des Systems. Wenn sie über diese neue Versorgungsform informiert sind, bewerten sie den Nutzen der individuellen Verpackung ihrer Medikamente, die Informationen auf den Unit-Doses und die Möglichkeit des Hinzuziehens der Apotheke sehr hoch. Darüber hinaus konnte in unabhängigen Studien (Langebrake und Hilgarth 2010; Langebrake et al. 2013) gezeigt werden, dass die Akzeptanz von Empfehlungen oder Interventionen hinsichtlich der Arzneimitteltherapie, die klinische Pharmazeutinnen und Pharmazeuten im Rahmen der Validierung vornehmen, bei dem beteiligten ärztlichen Personal über 90 Prozent liegt.

Verbesserung der AMTS In der Studie von 2013 (Langebrake et al. 2013), in der im Rahmen von 854 Stationsvisiten 3.809 Interventionen dokumentiert wurden, wurde die Wirksamkeit der klinisch-pharmazeutischen Validierung als wichtige Komponente des CLMA untersucht. Für die Dokumentation wurde entweder ein eigens entworfenes Formular für häufig wiederkehrende pharmazeutische Interventionen oder die Online-Datenbank ADKA-DokuPIK für komplexere Interventionen verwendet. Es konnte gezeigt werden, dass klinische Pharmazeutinnen und Pharmazeuten im Rahmen der Validierung Hinweise geben, die zu einer Verbesserung der Therapie führen: Die meisten pharmazeutischen Interventionen pro Stationsvisite wurden in den Fachrichtungen Chirurgie (5,2), Innere Medizin (4,7) und Intensivmedizin (4,6) durchgeführt. In 297 Fällen wurden Arzneimittel von parenteraler auf orale Gabe umgestellt. Die Dosierung bei Niereninsuffizienz wurde 114-mal geprüft, woraufhin 71-mal eine Empfehlung zur Dosisanpassung gegeben wurde (62 %). Die Dauer der Therapie mit Antiinfektiva wurde 264-mal geprüft, woraufhin in 189 Fällen (72 %) eine Empfehlung zur Deeskalation oder zum Absetzen ausgesprochen wurde. Für die Überprüfung der Kalium- (n = 602) und der Vancomycin-Spiegel (n = 196) liegen die Empfehlungen zur Anpassung der jeweiligen Dosierungen mit 30 bzw. 27 Prozent etwas niedriger. Insgesamt wurden 93 Prozent der vorgeschlagenen pharmazeutischen Interventionen umgesetzt.

Senkung der Abweichungsrate Groth-Tonberge et al. haben 2012 erstmals in einem deutschen Krankenhaus, dem Universitätsklinikum Freiburg (UKF), den Einfluss eines elektronischen Verord-

1 Bundesamt für Sicherheit in der Informationstechnik (BSI)

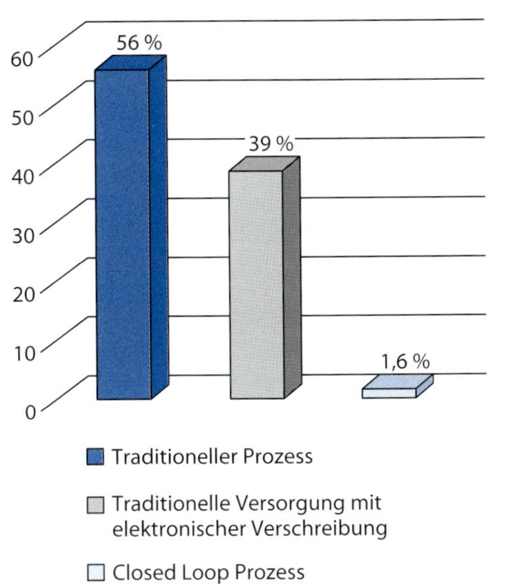

Abb. 6.1 Abweichungsrate zwischen Verordnung und Applikationen bei Nutzung eines elektronischen Verordnungssystems (Daten aus: Groth-Tonberge et al. 2012 und Baehr et al. 2014)

nungssystems auf die AMTS untersucht. Sie konnten anhand von zwölf Qualitätskriterien zeigen, dass die Nutzung eines elektronischen Verordnungssystems die Abweichungsrate in Bezug auf diese Kriterien um 17 Prozent senken kann (39 Prozent Abweichungen bei elektronischer Verordnung; 56 Prozent Abweichungen bei traditioneller Verordnung; Abb. 6.1). Dabei bedeutet eine Abweichung nicht zwangsläufig einen Fehler. Die Autoren folgern jedoch, dass je größer die Abweichungsrate, desto höher die Wahrscheinlichkeit für das Auftreten von Medikationsfehlern sei. Dies führten die Autoren darauf zurück, dass bei anderen Schritten des Medikationsprozesses weiterhin Fehler auftauchen. Die elektronische Verordnung allein ist nicht in der Lage, die Abweichungsrate gegen Null zu senken. In einer Studie mit gleichem Design (Baehr et al. 2014) konnte gezeigt werden, dass die Arzneimittelversorgung im CLMA sowohl der traditionellen papierbasierten Versorgung allein als auch der traditionellen Versorgung in Kombination mit einem elektronischen Verschreibungssystem in Bezug auf die AMTS signifikant überlegen ist. So wurden bei 3.111 beobachteten Applikationen im UKE lediglich 1,6 Prozent Abweichungen entdeckt. Der CLMA-Prozess reduziert, verglichen mit den Freiburger Studienergebnissen, den Anteil von Abweichungen bei der Arzneimittelverordnung gegenüber der reinen papierbasierten Verordnung um 54,4 Prozent.

6.5 Was kommt als Nächstes?

Eine umfassende Digitalisierung bietet die Grundlage für viele Neuerungen, die in einer stark papierbasierten Welt nicht umsetzbar wären.

Im Bereich der medizinischen Dokumentation stellt sie unter anderem eine wesentliche Grundlage vieler aktueller Forschungsvorhaben dar. So engagiert sich das UKE neben vielen anderen Projekten z. B. in der Medizininformatik-Initiative des Bundesministeriums für Bildung und Forschung (BMBF 2018). Diese hat unter anderem das Ziel, deutschlandweit einheitliche Datenrepräsentationen zur Nutzung für Forschung und Versorgung zu etablieren und die notwendige Infrastruktur für den Austausch von Daten zwischen Krankenhäusern zu schaffen. Als Voraussetzung dafür wird in den kommenden Jahren UKE-intern über die bereits bestehende Kommunikationsinfrastruktur hinaus eine Integrationsplattform entstehen, die Daten sicher und semantisch für die Versorgung ebenso wie für Forschung oder den E-Health-Bereich bereitstellen kann.

Das UKE verfolgt zudem das Ziel, die Versorgungsprozesse immer weiter nach außen zu öffnen bzw. zu erweitern und Medienbrüche zu eliminieren. Eine effiziente digitale Kommunikation und Zusammenarbeit mit den kooperierenden Kliniken, Niedergelassenen sowie direkt mit den Patientinnen und Patienten kann nur funktionieren, wenn die klinikinternen Prozesse entsprechend digital abgebildet sind und keine Parallelstrukturen für die Versorgung außerhalb des Campus entstehen.

Diese Ansätze sind neben dem Wachstum auf dem Campus wichtige Eckpfeiler der weiteren Entwicklung des UKE.

6.6 Fazit und Empfehlungen

In der Rückschau nach etwa einer Dekade haben sich die Maßnahmen, die das UKE in den Bereichen Vereinheitlichung und Digitalisierung getroffen hat, als erfolgreich erwiesen. Die hohe (und verteilte) Verfügbarkeit der für eine Behandlung notwendigen Daten, die Reduktion von potenziellen Fehlerquellen und die Möglichkeiten, auf Basis der digital vorliegenden Daten moderne, oft ebenfalls digitale Therapiemöglichkeiten zu nutzen, tragen wesentlich zur Leistungsfähigkeit des UKE bei. Große Anerkennung gebührt den Beteiligten auf allen Ebenen, die den mit der Digitalisierung verbundenen Druck und die kontinuierlichen Veränderungen mitgetragen und mitgestaltet haben und damit die erzielten Ergebnisse erst möglich gemacht haben.

Zusammengefasst zeigen die Erfahrungen, dass folgende Faktoren für den Erfolg der Digitalisierung der Patientenakte essenziell sind:

- Digitalisierung sollte auf Basis vereinheitlichter Prozesse geschehen. Dies erfordert je nach Ausgangslage eventuell auch eine Anpassung der Organisation und kann durch eine räumliche Umstellung unterstützt werden.
- Alle Bereiche eines Hauses sollten von Anfang an eingebunden und professionell begleitet werden. Entsprechende Posten in der Planung (sowohl personell als auch finanziell) sollten unbedingt vorgesehen werden, bevor eine Umstellung beginnt.
- Der Betrieb einer digitalen Patientenakte erfordert eine ausreichend ausgestattete Betriebsorganisation, deren Aufbau und laufende Kosten bei der Bewertung eines Digitalisierungsprojekts berücksichtigt werden sollten.

Die Maßnahmen, die ein solches Vorhaben erfordert, sind also umfangreich, werden nach Einschätzung der Autoren durch die Vorteile aber mehr als aufgewogen.

Literatur

Baehr M, van der Linde A, König R, Melzer S, Langebrake C, Groth-Tonberge C, Hug MJ (2014) Kopplung von elektronischer Verordnung und patientenorientierter Logistik. Krankenhauspharmazie 35:110–117

BMBF Medizininformatik-Initiative (2018) http://www.medizininformatik-initiative.de/de/start. Zugegriffen: 01. Oktober 2018

Debatin JF, Eggert F, Gocke P, Herborn CU (Hrsg) (2009) Und fertig ist das Klinikum. kma|reader. Thieme, Stuttgart

Groth-Tonberge C, Häckh G, Strehl E, Hug, M (2012) Führt die elektronische Verordnung zu einer höheren Arzneimitteltherapiesicherheit? Krankenhauspharmazie 33:476–479

Gutknecht M, Framke S, Baehr M (2012) Erhöht eine patientenorientierte Arzneimittelversorgung die Arzneimitteltherapiesicherheit? Krankenhauspharmazie 33:437–448

HIMSS EMRAM (2018) https://www.himss.eu/healthcare-providers/emram. Zugegriffen: 01. Oktober 2018

Langebrake C, Hilgarth H (2010) Clinical pharmacists' interventions in a German University. Hospital. Pharm World Sci; DOI 10.1007/s11096-010-9367-z

Langebrake C, Melzer S, Dartsch DC, Baehr M (2013) Was leisten klinische Pharmazeuten im Rahmen der Unit-Dose-Versorgung? Krankenhauspharmazie 34:178–186

UKE Geschäftsbericht (2017) https://www.uke.de/allgemein/mediathek/geschäftsberichte-jahrbücher/index.html. Zugegriffen: 01. Oktober 2018

Digitalisierung in der Neuordnung des dänischen Krankenhausmarktes

Hans Erik Henriksen

J. Klauber et al. (Hrsg.), *Krankenhaus-Report 2019*
https://doi.org/10.1007/978-3-662-58225-1_7

Zusammenfassung
Seit mehr als zehn Jahren befindet sich das dänische Gesundheitssystem im Wandel hin zu einem kohärenteren Gesundheitssystem: Sein Rückgrat sind Krankenhäuser, die Patienten nur dann aufsuchen, wenn eine hochspezialisierte Versorgung und komplexe medizinische Verfahren notwendig sind. Im kohärenten Gesundheitssystem werden Krankenhausaufenthalte sehr kurz sein, mit rascheren und dynamischeren Übergängen zwischen den verschiedenen Sektoren im Gesundheitssystem. Treibende Kraft für das zukünftige Gesundheitssystem sind Initiativen, die in Dänemark seit Jahrzehnten die Digitalisierung sowohl der Krankenhäuser als auch aller anderen Gesundheitseinrichtungen forcieren.

For more than a decade, the Danish Healthcare System has been in the process of a transformation towards a more coherent healthcare system, whose backbone are hospitals patients only use when they are in need of highly specialized care and extensive medical procedures. In the coherent healthcare system, hospital stays will be very short with both faster and more dynamic handovers between different actors in the healthcare system. Therefore, initiatives to increase the digitization of both hospitals and all other healthcare organizations, have for decades been ongoing in Denmark as a critical enabler for our future healthcare system.

7.1 Hintergrund

Die Informationstechnik (IT) hielt in den 70er Jahren Einzug ins dänische Gesundheitswesen, als die ersten Patientenverwaltungssysteme eingeführt wurden. In den 1990er Jahren wurden die einrichtungsübergreifende elektronische Gesundheitsakte (electronic health record; EHR) und die elektronische interne Patientenakte (electronic medical record; EMR) entwickelt und im Jahr 1994 wurde die Organisation MedCom mit dem Ziel gegründet, ein landesweites Gesundheitsdatennetzwerk aufzubauen.

In den folgenden zehn Jahren trieben verschiedene IT-Strategien die Digitalisierung des dänischen Gesundheitswesens voran – zunächst mit dem Ziel einer vollständigen Implementierung von EHRs in Krankenhäusern, später ging es um elektronische Kommunikation und Digitalisierung in anderen Teilen des dänischen Gesundheitswesens.

Im Jahr 2002 war das MedCom-Gesundheitsdatennetzwerk fast vollständig, d. h. die meisten Rezepte, Überweisungen, Entlassungsbriefe, Laborergebnisse und Erstattungen wurden elektronisch abgewickelt. Gleichzeitig nutzte – angetrieben durch die eHealth-Strategien und MedCom – inzwischen ein Großteil der Haus- und Fachärzte EMRs, während die Krankenhäuser EHRs entweder bereits implementiert hatten oder deren Einführung planten.

Dieses hohe Maß an untereinander austauschbaren elektronischen Gesundheitsdaten war die Inspiration für die Einrichtung des nationalen Patientenportals (sundhed.dk), das 2003 in Betrieb ging.

Heute können alle Bürger Dänemarks über sundhed.dk sicher auf ihre Gesundheitsdaten zugreifen. Diese schließen ihre medizinische Vorgeschichte (zurückgehend bis 1977), alle Arzneimittelverschreibungen, Laborbefunde, Überweisungen und Arztberichte ein. Durch das Sicherheitssystem geschützt sind die gleichen Informationen über sundhed.dk für die Ärzte und Kliniken verfügbar, die den jeweiligen Patienten behandeln.

Der elektronische Austausch von Gesundheitsdaten in Dänemark wird heute über eine landesweite Datenarchitektur abgewickelt, die es ermöglicht, Daten aus einer Vielzahl verschiedener regionaler oder lokaler Lösungen (z. B. EMR, EHR, KIS, Apotheke) in eine landesweite Datenbank – die Nationale Serviceplattform – zu übertragen. Diese enthält die Archive und Daten, die Patienten und Leistungserbringer über sundhed.dk gemeinsam nutzen, aber auch Gesundheitsregionen und Kommunen können über ihre lokalen Systeme auf die Daten der Nationalen Serviceplattform zugreifen und diese untereinander austauschen.

Der sichere Datenaustausch über die *National Service Platform* basiert auf der nationalen Public-Key-Infrastruktur, die auch für den Zugang zu Bank- und Steuerinformationen sowie zu öffentlichen Serviceangeboten für die Bürger genutzt wird.

Es wird jederzeit protokolliert, wie Krankenhäuser und Kliniken auf die Daten zugreifen und wie sie sie nutzen. Die Regel ist, dass Ärzte, die einen Patienten behandeln (stationär oder ambulant), auf die in Bezug auf die Behandlung erhobenen EHR-Daten des Patienten zugreifen dürfen. Um das Vertrauen der Patienten weiter zu stärken, können diese über das nationale Patientenportal (sundhed.dk) selbst auf die Protokolldatei zugreifen. So können Patienten jederzeit sehen, welches Krankenhaus oder welcher Arzt auf ihre elektronischen Daten zugegriffen hat. Die Patienten können auch bestimmte Kliniken oder Abteilungen vom elektronischen Zugriff auf ihre Daten ausschließen, wenn sie ihnen aus irgendeinem Grund nicht vertrauen.

Die Einführung von EHRs in Krankenhäusern war ein Paradigmenwechsel, da die IT in Krankenhäusern bis dahin hauptsächlich aus einem Patientenverwaltungssystem bestand. Tendenziell wurden jedoch bereits Funktionen zur Verwendung durch Ärzte (z. B. computergestützte Leistungsanforderung) in das Patientenverwaltungssystem integriert, obwohl dieses System für die Verwaltung und nicht für Ärzte entwickelt worden war.

Bald wurde klar, dass der Vorteil der Einführung der EHR als klinisches System, das von jedem Arzt und jeder Krankenschwester sowie von jeder Abteilung im Krankenhaus genutzt werden kann, gleichzeitig große Datenintegrationsprobleme aufdeckte. Bei den ersten Implementierungen von EHRs mussten etwa Daten wiederholt in die EHR eingegeben werden, gegen Ende der 90er Jahre gelangte jedoch das Konzept der Integrationsplattform auf den dänischen Markt.

Das Konzept der EHR-Integrationsplattform basiert auf der Idee einer Basisplattform, die alle notwendigen Daten – d. h. Laborsysteme, Radiologiesysteme, Pathologiesysteme und natürlich das Patientenverwaltungssystem – integriert. Darüber hinaus wurde mit dem Konzept der EHR-Integrationsplattform ein modularer Ansatz verfolgt, bei dem alle Funktionen für die Klinikärzte in verschiedenen Modulen organisiert waren. Diese Module waren anfangs z. B. ein klinisches Notizmodul, ein ärztliches Leistungsanforderungsmodul (CPOE), ein Terminplanungsmodul und ein Medikationsmodul. Später wurde auch ein Patientenverwaltungsmodul eingeführt, wodurch die EHR-Plattform zur wichtigsten IT-Lösung für die Krankenhäuser und sogar für die Gesundheitsregionen wurde und alle Funktionalitäten für Klinikärzte und Verwaltung in einer einzigen modularen Lösung vereint.

Heute bieten die erfolgreichsten EHR-Integrationsplattformen auf dem dänischen Markt, wie z. B. das System Columna der dänischen Firma Systematic, klinische und administrative IT-Unterstützung für das gesamte Krankenhauspersonal. Columna umfasst die oben genannten Module, aber auch Module zur Unterstützung von Telemedizin,

Krankenhauslogistik und mobilen Gesundheitsdiensten. Die Columna-Lösung wurde von den Regionen Mitteljütland und Süddänemark gewählt. Und da die Gemeinden Kopenhagen und Aarhus sich dafür entschieden haben, sich auch hinsichtlich der Altenpflege auf die gleiche Technologie zu stützen, hat sie das Potenzial, den gesamten IT-Unterstützungsbedarf von Ärzten und Pflegepersonal innerhalb einer Region abzudecken, unabhängig davon, ob diese in der Grundversorgung (Altenpflege, Pflegeheime, Heimpflege) oder in Krankenhäusern tätig sind.

Bei den dänischen Gesundheitsbehörden besteht ein großes Interesse an einer solchen Plattform, die das gesamte Gesundheitswesen in sich vereinen kann, da die Strategien für die zukünftige Entwicklung des dänischen Gesundheitssektors auf Kohärenz und integrierte Versorgung ausgelegt sind.

Anbietern in anderen Ländern ist es gelungen, traditionelle KIS-Systeme in Lösungen umzuwandeln, die sowohl das klinische als auch das Verwaltungspersonal unterstützen können. Der Paradigmenwechsel in Dänemark in den 90er Jahren hat offensichtlich dazu geführt, dass in Dänemark – und in einigen anderen nordischen Ländern – mehr Krankenhäuser papierlos arbeiten als in den meisten anderen europäischen Ländern. Und die Flexibilität der modularen Integrationsplattform hat definitiv zu einer hohen allgemeinen Akzeptanz der Digitalisierung in den dänischen Krankenhäusern beigetragen, ebenso dazu, dass die nationale EHR umgesetzt wurde. Diese kann (über sundhed.dk) von allen dänischen Bürgern und klinischem Fachpersonal in Dänemark genutzt werden.

7.2 Die neue Krankenhausstruktur

Im Jahr 2007 richtete das dänische Gesundheitsministerium eine Expertengruppe ein, die den künftigen Bedarf an Krankenhäusern und Notfallversorgung auf nationaler Ebene analysieren und die Regierung bei der Krankenhausplanung für Dänemark beraten sollte.

Die Expertengruppe schlug ein landesweites Krankenhausbauprogramm mit 16 neuen und hochspezialisierten Krankenhäusern vor, die im Zeitraum 2012 bis 2025 errichtet werden sollen (◘ Abb. 7.1 und ◘ Abb. 7.2). Dabei sollen acht neue Krankenhäuser auf der grünen Wiese in der Nähe von Autobahnen und anderer Infrastruktur errichtet werden, sodass sie für Krankenwagen, Patienten und Mitarbeiter leicht zu erreichen sind. Die Standorte der neuen Krankenhäuser sind entsprechend der Bevölkerungsdichte Dänemarks geplant, mit dem Schwerpunkt möglichst gleicher und rascher Erreichbarkeit. Acht bereits bestehende Krankenhäuser sollen saniert, erweitert und umgebaut werden, um in diese landesweite Struktur neuer und hochspezialisierter Krankenhäuser zu passen (◘ Abb. 7.3).

Die Experten empfahlen darüber hinaus eine neue Notfallstruktur, in der 40 Notaufnahmeeinrichtungen zu 21 größeren Einheiten zusammengefasst werden sollen.

Außerdem erstellte die Expertengruppe einen neuen Plan für klinische Fachabteilungen, wonach spezialisierte Krankenhausleistungen zusammengeführt und auf weniger Krankenhäuser konzentriert werden.

Zu guter Letzt beinhalteten die Empfehlungen der Expertengruppe auch die Zusammenlegung bestehender Krankenhäuser und die Schließung mehrerer Krankenhäuser in Dänemark.

Der Aufbau der neuen Krankenhausstruktur und der Wandel des dänischen Gesundheitswesens sind keine leichte Aufgabe. Hierbei sind kluges Stakeholder-Management und politische Entschlossenheit gefragt, und auch dann treten Probleme und Herausforderungen auf. Als die ersten Krankenhäuser geschlossen wurden, gab es natürlich vor Ort Demonstrationen und Beschwerden von Bürgern, die ihre Krankenhäuser verlieren würden. Im Lauf der Zeit hatte jedoch die Debatte über die Behandlungsqualität in den Krankenhäusern allmählich Auswirkungen auf die öffentliche Meinung. Die Bürger in Dänemark sind sich einig, dass es besser ist, einige zusätzliche Kilometer zu fahren, um ein hochspezialisiertes Krankenhaus aufzusuchen, als eine schlechte Behandlung oder Qualität in einem nahegelegenen allgemeinen Krankenhaus zu riskieren, das möglicherweise nicht über die notwendige Erfahrung oder Expertise verfügt, um komplexe Fälle zu behandeln.

Der Transformationsprozess selbst ist ebenfalls eine Herausforderung, bei der viele Fragen auftau-

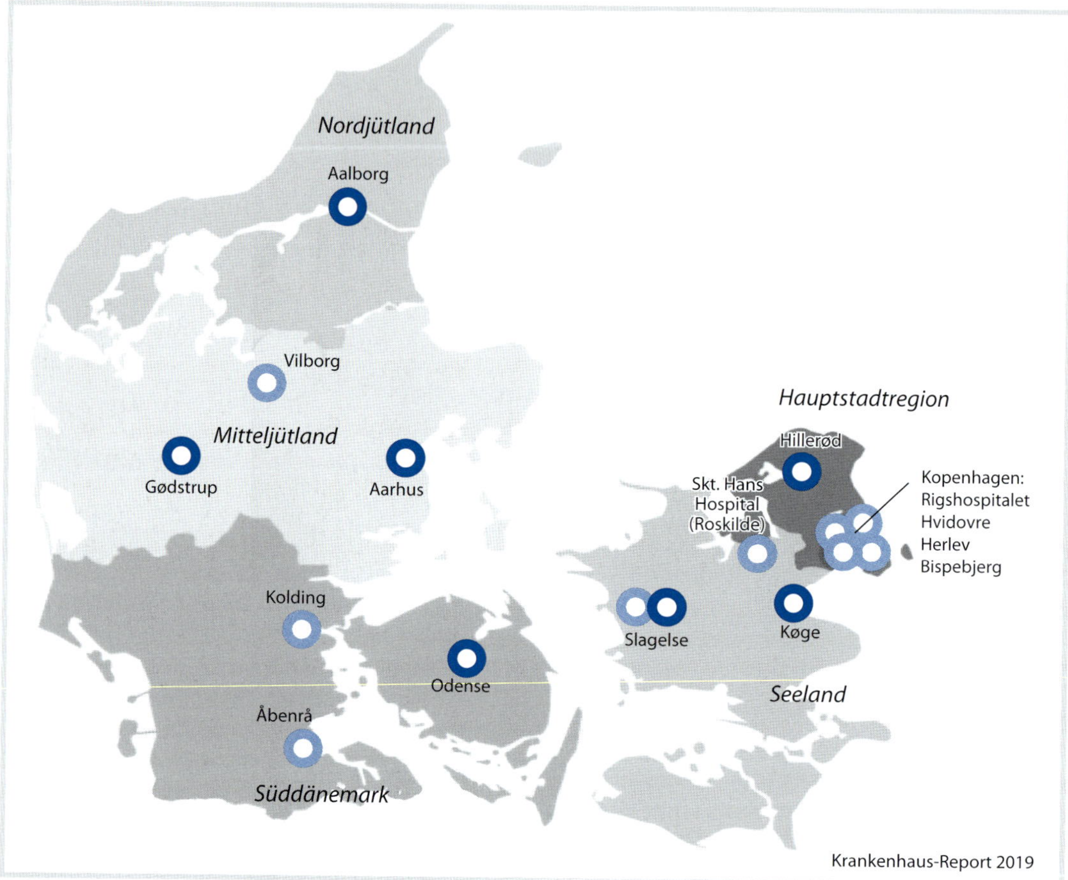

Abb. 7.1 Die 16 neuen Krankenhausprojekte in Dänemark; *dunkelblau*: Neubauprojekte, *hellblau*: Sanierung bestehender Krankenhäuser (Copyright: Danish Regions; mit freundlicher Genehmigung)

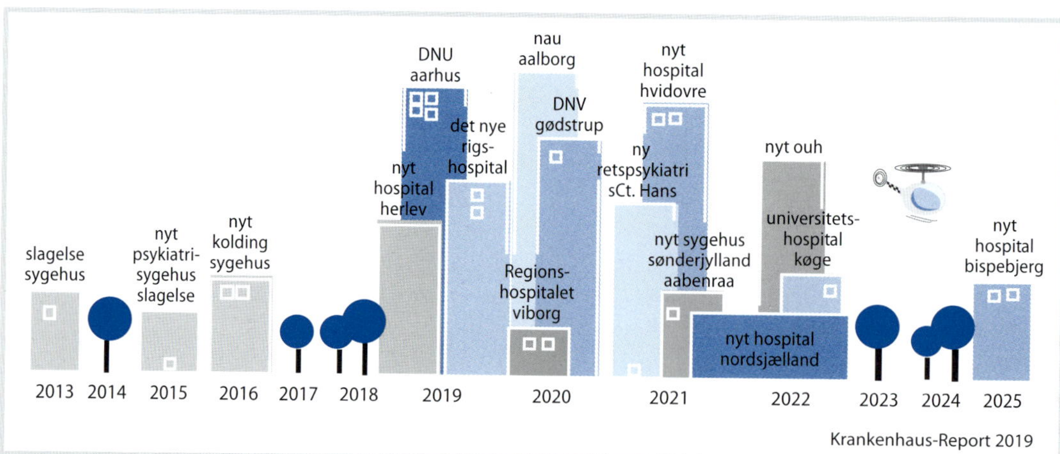

Abb. 7.2 Zeitplan der neuen Krankenhausprojekte in Dänemark (2012 bis 2025) (Copyright: Danish Regions; mit freundlicher Genehmigung)

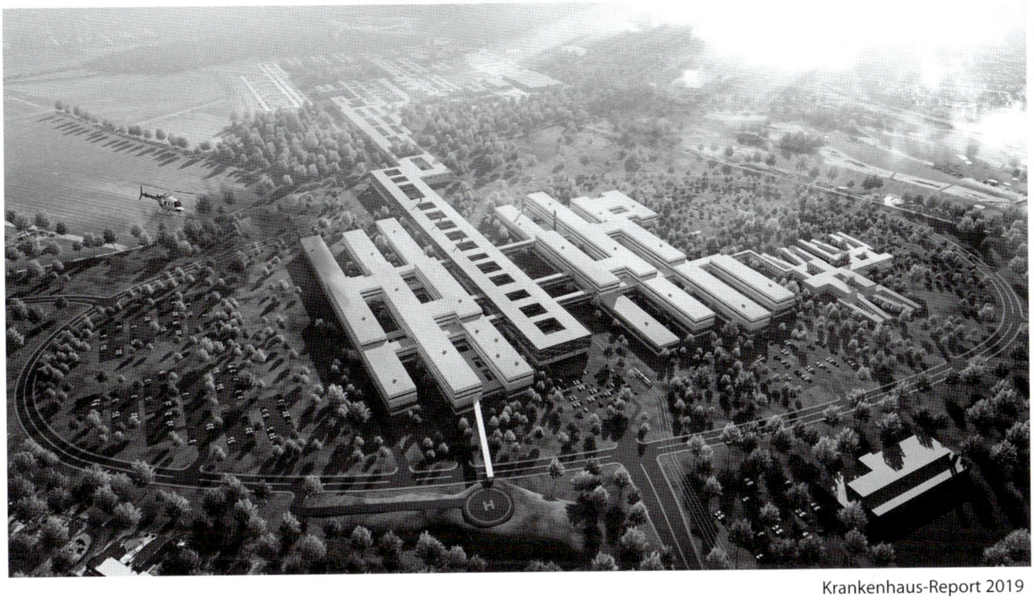

Abb. 7.3 Das neue Universitätsklinikum Odense – ein Krankenhaus auf der grünen Wiese (Copyright: New Odense University Hospital; mit freundlicher Genehmigung)

chen, etwa aufgrund des Ungleichgewichts zwischen Sekundär- und Primärversorgung, das dadurch entsteht, dass der Bettenabbau in den Krankenhäusern schneller vor sich geht als der Aufbau der Primärversorgung in den Kommunen, der dies kompensieren sollte.

Der Aufbau hochspezialisierter Kliniken sowie die neu errichteten und erweiterten Krankenhäuser wirken sich positiv auf die öffentliche Meinung aus, denn die Bürger nehmen wahr, dass große Investitionen getätigt werden, um in Zukunft eine bessere Gesundheitsversorgung zu gewährleisten.

7.3 Krankenhaus-Logistik

Die neuen, viel größeren Krankenhäuser müssen auf neue innovative Technologien und eine sehr effiziente Logistik zurückgreifen können. Tatsächlich wurden 20 Prozent des Budgets für die neuen Krankenhäuser für innovative IT-, Medizin- und Logistiklösungen reserviert.

In Dänemark konnte auch dank der Fokussierung auf Krankenhauslogistik eine 30-prozentige Steigerung der Krankenhausproduktivität seit 2003 erzielt werden. Die Optimierung der Logistik in verschiedenen Krankenhausbereichen in Bezug auf z. B. Beschaffung, medizinische Versorgung, Steril- und Untersuchungsgut kann den Patientenfluss beschleunigen und zu einer Steigerung der Krankenhausproduktivität führen.

7.3.1 „Just-in-time"-Logistik

In dänischen Krankenhäusern werden bereits innovative Logistiklösungen eingesetzt, um Verzögerungen und Wartezeiten zu reduzieren und so den Patientenfluss zu beschleunigen.

Am neuen Universitätsklinikum in Aarhus wird ein feinmaschiges IT-System die Echtzeit-Lokalisierung von Personen und Geräten bis auf Raumebene ermöglichen.

Am Universitätskrankenhaus in Aalborg hat sich die Effizienz durch die Einführung eines ähnlichen neuen Systems um nahezu 20 Prozent erhöht.

Just-in-time-Logistik umfasst Systeme zu Ortung und Tracking von Personal und Geräten,

Lösungen zur Automatisierung grundlegender und sich wiederholender Aufgaben sowie Lösungen zur Patientenführung. Hierdurch können Verzögerungen und Stoßzeiten bei den Abläufen im Krankenhaus vermieden werden.

7.3.2 Laborbefunde

Bei der Beschleunigung des Patientenflusses geht es auch darum, die Zeit von der Durchführung eines Labortests bis zu dessen Ergebnis am Behandlungsort zu verkürzen.

Am Krankenhaus Südjütland in Aabenraa hat sich die Zahl der Patienten um 13 Prozent erhöht, mit dem neuen Laborbefund-Logistiksystem ist es dem Krankenhaus jedoch gelungen, die hohen Patientenzahlen zu bewältigen und sogar die durchschnittliche Verweildauer zu reduzieren.

Intelligente Lösungen zur Handhabung von Untersuchungsgut helfen Krankenhäusern, ihre Bearbeitungszeiten zu reduzieren und damit die Patientendiagnostik zu beschleunigen. Vollautomatische Labore verbessern den Ablauf durch nichtmanuelle Bearbeitung und Sortierung aller Blutproben, wodurch das Fehlerrisiko minimiert und Zeit für wertschöpfende Aufgaben wie etwa Patientenbetreuung frei wird.

7.3.3 Sterilgut

Die Hauptstadtregion in Dänemark wird die komplette Untersuchung von Sterilgut in zwei Abteilungen im Rigshospitalet in Kopenhagen und im Krankenhaus in Herlev zentralisieren. Mit der vollautomatischen Handhabung von Sterilgut wird in beiden Zentren die Hygiene verbessert und das Infektionsrisiko reduziert. Gleichzeitig werden die Kosten für den Einkauf und die Lagerung von sterilem Material durch die Just-in-time-Lösung reduziert.

7.3.4 Zukunftsvision

Der nächste Schritt ist die integrierte Logistik. Die automatische Lieferung von Arzneimitteln aus der Krankenhausapotheke direkt auf die Stationen und die auf dem Entlassmanagement basierende Just-in-time-Hauswirtschaft ist in dänischen Krankenhäusern bereits Realität.

Robotergesteuerte Lagerflächen, die direkt in die Wände des Krankenhauses eingebaut sind, werden in Zukunft kurze Wege ermöglichen, große zusammenhängende klinische Bereiche schaffen sowie patientenbezogene Funktionen beinhalten.

7.4 Digitale Krankenhäuser

Die einrichtungsübergreifenden elektronischen Patientenakten schaffen in dänischen Krankenhäusern eine papierlose Umgebung, die auch einen hohen Grad an allgemeiner Digitalisierung des Krankenhauses erfordert.

7.4.1 Arzneimittelversorgung und Closed-Loop-Medikation

Der Einsatz von hochintegrierten IT-Lösungen erhöht die Effizienz und Patientensicherheit schon allein dadurch, dass Informationen nicht jedes Mal neu eingegeben und weitergegeben werden müssen. Ein Beispiel dafür sind Closed-Loop-Medikationssysteme, die mithilfe des Medikationsmoduls der EHR und in Kombination mit einem Einzeldosis-„Arzneimittelroboter" dafür sorgen, dass der gesamte Prozess ab dem Zeitpunkt der Registrierung eines Arzneimittelrezepts im Medikationsmodul automatisiert wird. Manuell werden allein und nur einmal die Verordnung inklusive Dosierung für den jeweiligen Patienten sowie die Tageszeit eingegeben. Dann findet und verpackt das System das Arzneimittel automatisch – und wenn die Krankenschwester das Medikament an den Patienten liefert, nutzt sie das mHealth-System, um den Barcode zu lesen und zu überprüfen, ob es sich um das korrekte Medikament für den korrekten Patienten handelt – zur korrekten Zeit.

Medikationsmodule in modernen EHR-Lösungen unterstützen das Pflegepersonal auch bei Aufgaben wie dem Anmischen von Arzneimitteln, z. B. wenn die Zusammensetzung der Infusionslösung für den Patienten berechnet werden muss. Integrierte Lösungen sorgen für einen sicheren Zugang zu Arzneimitteln, indem sie den Zugang von Pflegepersonal und Ärzten zum Arzneimittellager automatisch überprüfen.

Alle EHRs in Dänemark enthalten eine vollständige Übersicht über alle verordneten Arzneimittel für den jeweiligen Patienten, unabhängig davon, wo die Verordnung erfolgte. Die Nationale Serviceplattform speist die EHR mit Informationen über Arzneimittel und Rezepte auf landesweiter Ebene. Der vollständige Überblick über die Medikation aller Patienten durch die EHR reduziert Zeitaufwand und Unsicherheit für Krankenhausärzte und Pflegepersonal. Auch für die Patienten ist es von Vorteil zu wissen, dass den klinischen Fachkräften alle Informationen vorliegen.

7.4.2 Dokumentation

In Dänemark erstellen und aktualisieren Ärzte und Pflegepersonal Patientenakten selbst und benötigen dabei kaum Unterstützung durch Schreibkräfte. Um Zeit zu sparen und die Effizienz zu steigern, verwenden viele EHR-Lösungen auch Spracherkennung bei der Erstellung oder Aktualisierung der Dokumentation.

Mit der Implementierung von Krankenhaus-EHRs wurde auch eine strukturiertere Dokumentation eingeführt, da die verschiedenen Dokumententypen und die Absatzhierarchie der modernen EHRs die Ärzte motiviert, bei ihren Aufzeichnungen eine bestimmte Struktur einzuhalten. Vor der Implementierung von EHRs enthielten Patientenakten in der Regel mehr Text, Informationen waren schwieriger zu finden und wurden manchmal innerhalb derselben Dokumentation auch doppelt eingegeben.

Die Dokumententypen und die Absatzhierarchie reduzieren auch die Doppelungen von Eingaben und die Fehlerquote, da dieselbe Registrierung automatisch wiederverwendet wird, z. B. wenn Schreibkräfte den Entlassungsbrief erstellen oder wenn die Patientenakte an das nationale Patientenportal übertragen wird.

7.4.3 CPOE und Terminplanung

Bereits vor der Einführung von EHRs wurden in Dänemark computergestützte ärztliche Leistungsanforderungssysteme, so genannte CPOE (*Computerized Physician Order Entry*)-Systeme eingesetzt, da diese bereits in die Patientenverwaltungssysteme eingebettet waren.

Die heutigen CPOE-Module der EHR-Systeme sind viel stärker automatisiert und voll integriert. Ein Auftrag für eine radiologische (oder eine andere) Untersuchung kann durch einen bestimmten Diagnose- oder Behandlungsplan ausgelöst werden. Ein Auftrag für einen Labor- oder Pathologiebefund kann auf ähnliche Weise ausgelöst werden. Zudem ist es möglich, Labor- und pathologische Untersuchungen im Paket anzufordern, sodass basierend auf einer bestimmten Diagnose eine Reihe von Tests ausgelöst wird.

Das CPOE-Modul ist normalerweise auch mit dem Terminplanungsmodul vernetzt, das bei der Planung von angeforderten Untersuchungen und Tests unterstützt und den Terminplan an den beauftragenden Arzt zurückmeldet, sodass dieser weiß, wann ein Ergebnis zu erwarten ist.

Für wichtige und zeitkritische Tests kann sich der beauftragende Arzt über Statusmeldungen und eine Alarmfunktion informieren lassen, die an ein mobiles Gerät gesendet werden können.

Über das nationale Gesundheitsdatennetzwerk (MedCom) ist es auch möglich, externe Untersuchungen und Tests anzufordern – also solche, die von einem Facharzt oder einer Institution durchgeführt werden, die nicht Teil der Krankenhausorganisation sind.

7.4.4 Radiologie

Alle dänischen Radiologieabteilungen haben PACS (*Picture Archiving and Communication System*) implementiert. Hierbei handelt es sich um Bildarchivierungs- und Kommunikationssysteme. Einige Radiologien nutzen sogar moderne Streaming-Lösungen, die es ihnen ermöglichen, von mobilen Endgeräten und Handheld-Geräten aus auf Bilder und Rekonstruktionen zuzugreifen. Die mobile Technik ermöglicht es Spezialisten, Kollegen bei

Befunden zu unterstützen und zu beraten, auch wenn sich der Spezialist irgendwo anders im Krankenhaus oder auch zu Hause aufhält.

Die radiologische Diagnostik wird durch Radiologieinformationssysteme (RIS) geplant und dokumentiert, die ebenfalls von allen radiologischen Abteilungen in Dänemark eingesetzt werden. Die Vernetzung des RIS mit der EHR-Integrationsplattform reduziert die Notwendigkeit der Neuerfassung von Daten und hilft die Koordination und Planung zu automatisieren. Die Automatisierung ermöglicht, auf Basis eines Diagnose- und Behandlungsplans eine Radiologieanforderung automatisch durch die EHR zu generieren. Diese wird direkt an das RIS gesendet, das die Anforderung einplant und sogar Informationen an eine Verfahrensliste (*Modality Worklist*) überträgt, sodass das bildgebende Gerät eine Liste von Arbeitsaufträgen zusammen mit demografischen Patientendaten direkt übernimmt. Ist die Untersuchung durchgeführt und analysiert, wird das Ergebnis an die EHR zurückgeschickt. Während des Prozesses kann der anfordernde Arzt den Fortschritt verfolgen, und wenn es sich um eine dringende radiologische Untersuchung handelt, kann der Arzt über das Handheld-Gerät Statusmeldungen und Alarme anfordern.

7.4.5 Labore und Pathologie

Die meisten Labore in Dänemark haben moderne Labor-Informations- und Management (LIM)-Systeme implementiert, die sowohl mit CPOE/EHR als auch mit automatischen Probenanalysegeräten vernetzt sind.

Die modernsten Labore verwenden vollautomatische Testverfahren, die mit denen der Closed-Loop-Medikation vergleichbar sind, d. h. das Untersuchungsgut bleibt von Beginn der Untersuchung an bis zu dem Zeitpunkt, an dem das Testergebnis in der EHR vorliegt, vom Menschen unberührt.

Wenn dem Patienten am Ort der Behandlung eine Blutprobe entnommen wurde, legt die Pflegekraft diese in eine nahe gelegene Probenstation ein, wo sie mittels Barcodelesung registriert wird. Die Probenstation schickt die Probe über das Rohrpostsystem sofort ins Labor. Im Gegensatz zu traditionellen Röhrentransportsystemen, die seit vielen Jahren in Krankenhäusern eingesetzt werden, handelt es sich um eine Neuentwicklung, bei der Röhren mit einem geringen Durchmesser verwendet werden, die nur einen Blutprobenbehälter passieren lassen.

Wenn die Blutprobe nach wenigen Sekunden im Labor eintrifft, legt ein Roboter den Labortest sofort auf das automatische Analyseförderband, das ihn zum richtigen Analyseautomaten bringt. Sobald der Automat den Test durchgeführt hat, wird das Ergebnis an das LIM-System und von dort an die EHR übermittelt. Handelt es sich um einen dringenden Test, sendet die EHR einen Alarm an das Handheld-Gerät des anfordernden Arztes und das Ergebnis kann am Handheld oder in der EHR eingesehen werden.

Die neueste Entwicklung dieses Automatisierungskonzepts erlaubt es dem Labor nun auch, verschiedene Proben (verpackt in einer Box) von externen Organisationen – z. B. Haus- oder niedergelassenen Fachärzten – automatisch zu verarbeiten, wobei ein Roboter die Proben vorsortiert. Der Vorsortierroboter nutzt die innovative Röhrenprobenstation, um Laborproben an Bio- oder Chemielabore zu schicken. Nach der Sortierung werden die Proben im Rahmen des oben genannten Prozesses weitergeleitet und das Ergebnis wird automatisch über das LIM-System bzw. die EHR kommuniziert. Handelt es sich um einen externen Auftrag, wird das Ergebnis über das MedCom-Netzwerk übertragen.

Schnellere Laborergebnisse ermöglichen es dem klinischen Fachpersonal, den nächsten Schritt der Behandlung früher zu planen und so die Verweildauer des Patienten zu verkürzen. Dadurch wird die Zeit, die Pflegekräfte und Ärzte für das Nachverfolgen der Proben und das Warten auf Testergebnisse aufwenden, drastisch reduziert oder eliminiert.

7.5 Krankenhäuser in einem kohärenten Gesundheitssystem

Das dänische Gesundheitssystem ist auf dem Weg zu einem Gesundheitssystem, in dem Prozesse aufeinander abgestimmt sind, mehr Gesundheitsleistungen über Ambulanzen, die Primärversorgung

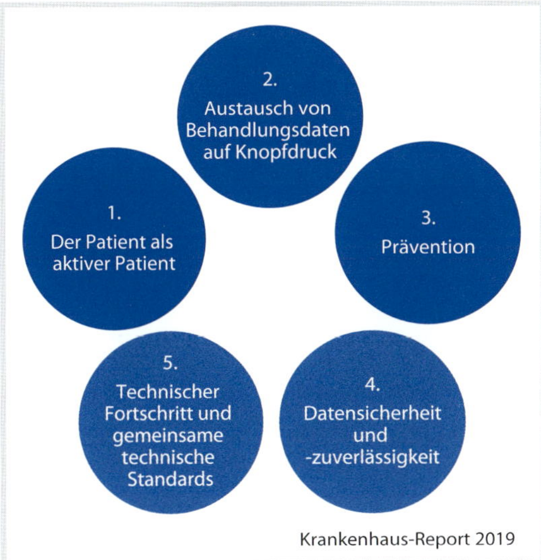
2.
Austausch von Behandlungsdaten auf Knopfdruck
1.
Der Patient als aktiver Patient
3.
Prävention
5.
Technischer Fortschritt und gemeinsame technische Standards
4.
Datensicherheit und -zuverlässigkeit
Krankenhaus-Report 2019

Abb. 7.4 Die fünf Hauptziele der digitalen Gesundheitsstrategie (Copyright: Digital Health strategy 2018–2022, Danish Regions, Local Government Denmark, Ministry of Finance, Ministry of Health (January 2018); mit freundlicher Genehmigung)

und die Kommunen erbracht werden und sogar die Bürger und Patienten selbst viel mehr beitragen.

Künftig werden Krankenhausaufenthalte noch kürzer sein als bisher (die derzeitige durchschnittliche Verweildauer liegt in Dänemark bei 3,4 Tagen) und der Übergang zwischen den verschiedenen Sektoren im Gesundheitswesen wird schneller und dynamischer. Dies ermöglicht die Digitalisierung sowohl innerhalb des Krankenhauses, wie in diesem Beitrag beschrieben, als auch im gesamten Gesundheitssystem. Verschiedene IT-Strategien haben den Grad der Digitalisierung in Dänemark schrittweise erhöht, wobei sich der Fokus von der Schaffung des papierlosen Krankenhauses hin zu Kohärenz und Digitalisierung des gesamten Gesundheitssystems veränderte.

Die neue digitale Gesundheitsstrategie 2018–2022 verfolgt diesen Weg weiter, indem sie sich noch stärker auf die patientenzentrierte Versorgung und die Rolle des Bürgers und des Patienten konzentriert. Dies ist die bisher umfassendste digitale Gesundheitsstrategie in Dänemark mit 27 Initiativen, mit deren Unterstützung bis 2022 fünf Hauptziele umgesetzt werden sollen (Abb. 7.4). Um diese Hauptziele im Rahmen der neuen Strategie zu erreichen, wurde eine neue Krankenhausstruktur mit besonderem Fokus auf Digitalisierung aufgebaut.

In Zukunft werden Bürger und Patienten in einem kohärenten Gesundheitssystem viel stärker eingebunden und für ihre eigene Gesundheit verantwortlich sein, sodass Krankenhäuser eine andere Rolle übernehmen werden. Das Krankenhauspersonal wird viel mehr mit den Primärversorgern und den Kommunen kommunizieren und koordinieren müssen – und natürlich auch mit den Patienten selbst. Die Patienten werden viel besser informiert sein und durch die Instrumente der Patientenberichterstattung und (für chronisch kranke Patienten) die landesweite telemedizinische Unterstützung, die ab 2020 in Dänemark zur Verfügung stehen wird, stärker in den Behandlungsprozess einbezogen.

Dies macht deutlich, dass es bei der Krankenhausstrukturreform, dem neuen Krankenhausbauprogramm und der Spezialisierung nicht um die Erneuerung der Krankenhäuser in Dänemark geht. Es geht darum, eine Krankenhausstruktur zu schaffen, in der Krankenhäuser ein aufeinander abgestimmtes, durchlässiges Gesundheitssystem unterstützen und der Tatsache gerecht werden, dass in Zukunft so viel medizinische Versorgung wie möglich außerhalb der Krankenhäuser erbracht wird und Patienten nur dann im Krankenhaus behandelt werden, wenn eine hochspezialisierte Versorgung und komplexe medizinische Verfahren notwendig sind. Wie in diesem Beitrag beschrieben hängt dies von einer weitreichenden Digitalisierung ab, um den effektiven Austausch von Daten und (Echtzeit-)Kommunikation im dänischen Gesundheitssystem zu etablieren.

Effekte der digitalen Transformation des Krankenhauses auf den Wandel des Berufsbildes Arzt

David Matusiewicz, Jana Aulenkamp und Jochen A. Werner

J. Klauber et al. (Hrsg.), *Krankenhaus-Report 2019*
https://doi.org/10.1007/978-3-662-58225-1_8

Zusammenfassung
Die digitale Transformation des Krankenhauses als „smart factory" stellt die Organisation im Allgemeinen und das Berufsbild des Arztes im Besonderen vor enorme Veränderungen. Dies geht mit einer veränderten medizinischen Berufsausbildung einher und ist mit neuen beruflichen Anforderungen verbunden. Neben den neuen Möglichkeiten in der Diagnostik und Therapie fallen einerseits bisherige Aufgaben weg, während andererseits neue Aufgaben hinzukommen. Auch die Arzt-Patienten-Beziehung verändert sich, da der Arzt einem zunehmend gut informierten Patienten gegenübersteht. Der Beitrag diskutiert thesenhaft, wie sich die Berufsausübung des Arztes im Krankenhaus durch die verstärkte Einführung technischer Lösungen verändert, was dies in Folge für die berufliche Ausbildung bedeutet, welche neuen Anforderungen (etwa Spezialisierungen) für die Ärzte hiermit verbunden sind und wie sich schließlich hierdurch das Verhältnis zu anderen Berufsgruppen und zum Patienten im Krankenhaus wandelt.

The digital transformation of the hospital as a "smart factory" represents enormous changes for the organization in general and the profession of the physician in particular. This is associated with a change in medical education and with new professional requirements. In addition to the new possibilities in diagnostics and therapy, previous tasks are no longer necessary, while new tasks are added. The physician-patient relationship is also changing as the physician faces an increasingly well-informed patient who regards him as a service provider. The paper discusses how the routines of the hospital physician is changing due to the increased introduction of technical solutions, what this means for vocational training, which new requirements (such as specialisations) for physicians are involved and how, finally, the relationship with other professional groups and with patients in hospital is changing as a result.

8.1 Hintergrund und Einführung

Der sozio-demografische Wandel, die immer kürzer werdenden Abstände der Gesundheitsreformen, die Ökonomisierung der Medizin, der Fachkräftemangel und auch der medizinisch-technische Fortschritt führen dazu, dass das Thema Wandel im „Ökosystem" Krankenhaus zum Normalfall geworden ist (vgl. ausführlich Matusiewicz et al. 2017). Das Krankenhaus befindet sich heute in einer dynamischen Umwelt, in der die digitale Transformation eine entscheidende Rolle spielt.

Allerdings werden die digitalen Möglichkeiten innerhalb des Gesundheitswesens im Vergleich zu anderen Branchen bislang noch eher selten und längst nicht flächendeckend eingesetzt (vgl. Henn 2015; Liebrich 2017). Beispielsweise liegt der Grad der Kollaboration (Branchen-Reifegrad) des Gesundheitswesens nach einer Studie von Terra Consulting Partners (TCP) noch schätzungsweise 10 bis 15 Jahre hinter anderen Branchen wie dem Handel oder der Automobilbranche zurück (Kade-Lamprecht und Sander 2017). Doch die Gesundheitsbranche hat in den letzten Jahren verstanden, dass Kommunikationswege mithilfe von unstrukturierten handschriftlichen Patientenakten und Fax-Geräten nicht mehr State of the Art sind und versucht sich seitdem zeitnah neu zu erfinden. Dies nicht zuletzt, weil der Patient und seine Angehörigen dies einfordern. Zudem drängen neue Akteure auf den Markt wie die GAFA (Google, Amazon, Facebook und Apple), die ebenso neue starke Impulse setzen und die Branche derzeit sogar punktuell vor sich hertreiben.

All dies bringt ebenso enorme Chancen mit sich. Denn im Gesundheitswesen gibt es Effizienzreserven zu heben. Hierzu zählen bspw. Schnittstellenprobleme, eine fehlende Customer Centricity (neudeutsch für „Patient als Mittelpunkt"), Kommunikationsdefizite und generelle Steuerungsprobleme. Es kann darüber diskutiert werden, ob die Berufsgruppen heute – wie es in der modernen Managementlehre vorzufinden ist – gemeinsam im Team zusammenarbeiten. Befürworter argumentieren, dass OP-Teams, Funktionsabteilungen, Stationsteams und die Verwaltung bereits zusammenarbeiten. Aus berufspolitischer Sicht halten Kritiker dagegen, dass die Gesundheitsberufe aus Tradition eher in einem „Kastensystem" nebeneinander arbeiten – hierzu gibt es allerdings lediglich anekdotenhafte Evidenz. Laut einer Umfrage des Marburger Bundes verbringen 33 Prozent der befragten Ärzte durchschnittlich zwei Stunden pro Tag mit Dokumentation und der Erfassung von Daten. 29 Prozent gaben an, dass der tägliche Aufwand bei zwei bis drei Stunden liegt und 26 Prozent sogar bei mehr als drei Stunden (vgl. Marburger Bund 2017). Auf der einen Seite sollen die Ärzte dem Patienten genug Zeit widmen, während sie auf der anderen Seite mit einem riesigen Aufwand an nicht-ärztlichen Leistungen wie etwa einer zunehmenden Bürokratisierung im beruflichen Alltag konfrontiert werden. Durch den sinnvollen und flächendeckenden Einsatz digitaler Technologien im Krankenhauswesen könnten solche Tätigkeiten des Arztes künftig wegfallen oder zumindest reduziert oder automatisiert werden. Dies kann für den Einzelnen eine Entlastung und Unterstützung der gestiegenen Anforderungen im Klinikalltag bedeuten und zukünftig die Qualität der medizinischen Gesundheitsversorgung im Krankenhaus verbessern. Laut einer Studie des Digitalverbands Bitkom, die gemeinsam mit dem Ärzteverband Hartmannbund durchgeführt und bei der 477 niedergelassene Ärzte und Krankenhausärzte aller Fachrichtungen und Funktionen zum Thema Digitalisierung befragt wurden, besteht innerhalb der Ärzteschaft grundsätzlich Offenheit gegenüber dem Einsatz von digitalen Lösungen und Technologie im Krankenhaus. Die bisherige Zurückhaltung beim Ausbau einer digitalen Infrastruktur in deutschen Krankenhäusern ist vor allem auf die strengen Datenschutzvorgaben und Richtlinien in Bezug auf die IT-Sicherheit zurückzuführen (vgl. Bitkom Research 2017). Der sinnvolle und sichere Einsatz der Digitalisierung im Gesundheitswesen geht mit der Chance einher, Ärzte in ihrem beruflichen Alltag zu entlasten und ihnen unterstützend zur Seite zu stehen. Dadurch kann die medizinische Versorgungsqualität verbessert und die Krankenhausprozesse können effizienter gestaltet werden. Die enormen Potenziale werden im deutschen Gesundheitswesen zunehmend Berücksichtigung finden (vgl. PWC 2016).

Es stellt sich die Frage, welchen Effekt die Digitalisierung auf das Berufsbild des Arztes in Zukunft haben wird. Die Digitalisierung könnte hierbei in Rationalisierungspotenziale (sicherer, schneller, vielfältiger kommunizieren und dokumentieren), Mehrwertpotenziale (neue medizinische Möglichkeiten schaffen, etwa durch neue Bildgebung oder Laborarrays, vernetzte Kooperation oder Versorgungsforschung) und die Entstehung von künstlicher Intelligenz mit dem Potenzial, ärztliche Arbeit ihrem Wesen nach zu verändern (z. B. Monitoring- und Alarmsysteme), differenziert werden. Im vorliegenden Artikel werden insbesondere die Berufsausbildung, Berufsausübung, Spezialisierung der Berufe, das Verhältnis der Berufsgruppen zueinander und die Arzt-Patienten-Beziehung näher betrachtet. Der Einsatz der Digitalisierung im Bereich der Administration, Materialwirtschaft und Qualitätsprüfung wird im vorliegenden Artikel nur nachrangig betrachtet.

8.2 Berufsausbildung

Schon heute ist abzusehen, dass Ärzte mit umfangreichen Daten konfrontiert werden, die bei der Diagnose und Behandlung berücksichtigt und analysiert werden müssen. Infolgedessen ist es notwendig, entsprechende Inhalte zum Umgang mit Daten, zu deren Erhebung und der klinischen Entscheidungsfindung auf Basis dieser Ergebnisse in die Curricula der medizinischen Fakultäten zu integrieren. Dabei gilt, dass die Sicherheit des Patienten und die Handlungsfreiheit des Arztes stets im Vordergrund stehen (vgl. Krüger 2018). Infolgedessen ist heute schon absehbar, dass der Wandel des Berufsbildes von Ärzten mit neuen beruflichen Anforderungen an die medizinische Ausbildung in Studium und Weiterbildung einhergeht. Vor diesem Hintergrund wird für die erfolgreiche Umsetzung der digitalen Transformation eine begleitende Ausbildung erforderlich sein. Eine Herausforderung ist, dass die Ausbildung den Grundstein für eine kontinuierliche professionelle Entwicklung im Umgang mit Daten und Technologien legen muss, die es heute noch nicht ausreichend gibt. Der Paradigmenwechsel in der Ausbildung muss also den bisherigen schlichten Positivismus (Faktenzentrierung, Multiple-Choice-Prüfungen) durch eine methodenzentrierte und wissenschaftsorientierte Haltung und Kompetenzentwicklung ersetzen. Das ist die eigentliche Herausforderung für die Curriculumsentwicklung, vor der die fächerorientierten Fakultäten stehen.

Die Ausbildung sollte den Nachwuchs auf die kommenden Veränderungen vorbereiten. Neue Medien und Technologien halten Einzug in unser Gesundheitswesen, die Aufgabenverteilung zwischen den Berufsgruppen wird überdacht und neue Versorgungsformen werden erprobt. Vor allem neue technische Lösungen eröffnen Möglichkeiten für neue Konzepte in Kliniken. Andererseits erhalten die Patienten einen einfacheren Zugang zu Wissen und Informationen, um mehr über ihre Gesundheit zu erfahren. Dem Umgang mit diesen Entwicklungen sollte bereits im Studium Raum gegeben werden, um einen reflektierten Umgang mit ihnen zu erlernen. Die medizinische Ausbildung befindet sich ebenso wie das gesamte Gesundheitswesen im Wandel. Angestoßen wird dies unter anderem durch den Masterplan „Medizinstudium 2020" mit dem Bestreben, das Studium neu zu strukturieren, praxisorientierter zu gestalten und die hausärztliche Versorgung sicherzustellen. Der Wissenserwerb soll Teil eines kompetenzorientierten Studienganges sein, dessen Ziel es ist, Wissens- und Handlungskompetenzen zielgerichtet auf ein Absolventenprofil am Ende des Studiums zu vermitteln. Bereits in der ÄAppO ist in § 1 Abs. 1 definiert:

„Ziel der ärztlichen Ausbildung ist der wissenschaftlich und praktisch in der Medizin ausgebildete Arzt, der zur eigenverantwortlichen und selbstständigen ärztlichen Berufsausübung, zur Weiterbildung und zu ständiger Fortbildung befähigt ist. Die Ausbildung soll grundlegende Kenntnisse, Fähigkeiten und Fertigkeiten in allen Fächern vermitteln, die für eine umfassende Gesundheitsversorgung der Bevölkerung erforderlich sind. Die medizinische Ausbildung zum Arzt wird auf wissenschaftlicher Grundlage praxis- und patientenbezogen durchgeführt."

Diese Zielbestimmung besteht schon sehr lange und hat offensichtlich bisher nicht hingereicht, Kompetenzorientierung und aktive Wissenschaftskompetenz sicherzustellen. Das Medizinstudium muss Ärzte auf verschiedenste Bereiche und Rollen, die diese später einnehmen werden, vorbereiten. Neben wissenschaftlichen Kompetenzen, Faktenwissen über biologische, (patho-)physiologische oder psychosoziale Aspekte sind Kompetenzen zur Interaktion, Teamarbeit sowie die Anwendung von Verfahren ebenso hoch zu gewichten. Des Weiteren sollte die medizinische Ausbildung Raum und Zeit für die Selbstreflexion der auszubildenden Studierenden beinhalten (MFT 2015).

Parallel mit der inhaltlichen Neuausrichtung des Medizinstudiums sorgt auch die Umsetzung/Implementierung digitaler Strukturen in die medizinische Versorgung für eine Reihe von Herausforderungen an die Ausbildung:

- Fehlende politische Betonung von „Digitalisierung“ in der ärztlichen Ausbildung
- Neue Anforderungen an die Qualifizierung des Lehrpersonals
- Grundlegende Einbettung digitaler Strukturen in die Arbeits- und Organisationsstrukturen
- Hoher finanzieller Aufwand

Digitale Transformationsprozesse in der Lehre finden bisher keine adäquate Beachtung im „Masterplan Medizinstudium 2020“ oder im „Nationalen kompetenzorientierten Lernzielkatalog Medizin“ (NKLM) des Medizinischen Fakultätentages (MFT) (BMBF 2017; MFT 2015). Im Koalitionsvertrag 2018 wird generell auf die Digitalisierung der Hochschulen verwiesen, jedoch im Hinblick auf das Medizinstudium lediglich auf eine schnelle Umsetzung des „Masterplans Medizinstudium 2020“ gedrängt, anstatt die Digitalisierung und deren Auswirkungen auf die Berufe und deren Arbeitsweise im Krankenhaus mit zu beleuchten. Diesen Versäumnissen entsprechend fühlen sich viele der praktizierenden Ärzte auf Teile der Digitalisierung wie z. B. das Telemonitoring nicht ausreichend vorbereitet oder es fehlen in vielen Bereichen Fortbildungen für jetzige praktizierende Ärztinnen und Ärzte, um sich mit diesem Themenkomplex ausreichend vertraut zu machen (Altpeter 2017; Kuhn 2018).

Herausfordernd ist ebenfalls die Einbettung neuer Technologien sowie der Digitalisierung in die Arbeitsorganisation und die Arbeitsstrukturen. Eines der grundlegenden Elemente für die Einführung digitaler Lehrkonzepte ist die grundsätzliche digitale Infrastruktur von Krankenhäusern. Kurz gesagt: Das Faxgerät sollte nicht die modernste digitale Errungenschaft einer Klinik sein, um Studierenden zu vermitteln, wie man Telemedizin betreibt. Die Uniklinik bzw. das Lehrkrankenhaus können allerdings nur die Arbeitsumgebung nutzen und dem Nachwuchs vorstellen, die zur Verfügung steht. Ein weiterer denkbarer Lösungsansatz wäre es, den Nachwuchs in die Entwicklung des (technischen, organisatorischen) Fortschritts aktiv einzubeziehen und so das Potenzial der jungen Generation zu nutzen. Damit ist verbunden, dass qualifizierende Strukturen geschaffen werden und sich das Lehrpersonal den Anforderungen entsprechend neu qualifizieren muss. Eine reine Aktualisierung des fachspezifischen Wissens reicht hierfür nicht aus, sondern es müssen neue „digitale Kompetenzen“ erlernt werden (Becka et al. 2017). Dies erfordert eine fächerübergreifende Zusammenarbeit, da für alle Berufsgruppen dieser Themenbereich Veränderungen und neue Chancen mit sich bringt (Feldmann und Wolff 2018). Auf der anderen Seite bietet die gegenwärtige Unvollkommenheit viel Gestaltungsfreiraum und Möglichkeiten für Pionierarbeit.

Die Ausbildung von Medizinstudierenden ist durch die Digitalisierung und die neuen Technologien gleich zweifach betroffen. Durch die „Digitalisierung der Lehre“ auf der einen Seite finden immer mehr neue Lehr- und Lernformate (z. B. Online-Vorlesungen oder eLearning-Plattformen) Einzug in das Studium. Dabei ist die digitale Transformation der Lehre nicht technologiegetriebener Selbstzweck, sondern Mittel für ein neues Absolventenprofil. Auf der anderen Seite ist durch die „Digitalisierung als Lehrinhalt“ das Thema Digitalisierung des Gesundheitswesens oder digitale Transformation präsent. Die Möglichkeiten sind extrem vielfältig: von Simulationen mit App-basierten Konzepten über Telemedizin bis hin zu Diskussion über ethische und rechtliche Fragestellungen oder dem Bauen von Zukunftsszenarien zu einer neuausgerichteten Zusammenarbeit im Krankenhaus. Trotz schleppender Umsetzung digitaler Entwicklungen an den Hochschulen, konnten daher einige innovative Konzepte entstehen. Ein Beispiel ist die Universität in Mainz, die in einem Pilotprojekt ebenfalls die Digitalisierung der Medizin in den Lehrplan aufgenommen hat und diese Einführung evaluiert (vgl. Kuhn et al. 2018). Darüber hinaus gibt es in Göttingen eine virtuelle Notaufnahme, die komplexe Handlungsschritte in Notfallsituationen trainiert. In Aachen findet sich ein Blended-Learning-Konzept zum Kurs Propädeutik der Organsysteme. An der Universität Witten/Herdecke ist die digitale Versorgung zentraler Bestandteil der Ausbildung. Darüber hinaus finden sich derzeit noch weitere Beispiele, die gesammelt in ◻ Tab. 8.1 aufgeführt sind.

Das Angebot an digitalen Medien oder neuen Konzepten für die Lehre ist enorm groß. Neben eLearning-Plattformen über digitale Prüfungen zu Simulationen mit VR-Brillen werden noch viele weitere Formate angeboten. Hierfür exemplarisch ist das Curriculum an der medizinischen Fakultät Essen. Medien für Lehr- und Lernformate werden

Tab. 8.1 Beispiele digitaler Transformation im Medizinstudium nach verschiedenen Standorten

Digitale Transformation der Lehre	Digitale Transformation als Lerninhalt
Georg-August-Universität Göttingen: *Emerge – Virtuelle Notaufnahme* Komplexe Handlungsschritte in Notfallsituationen werden standardisiert in einem Software-Programm trainiert – Virtuelles Training von Akut- und Stresssituationen – Debriefing, Feedback und Reflexion der Szenarien Durchführung im 4. und 5. Studiensemester	**Johannes-Gutenberg-Universität Mainz:** *Curriculum 4.0 – Medizin im digitalen Zeitalter* 5 Module + Diskussionsrunden + Zukunftsszenarien – Digitale Arzt-Patienten-Kommunikation – Smart Devices und Medizinische Apps – Telemedizin – Virtual Reality, Augmented Reality und computerassistierte Chirurgie – Individualisierte Medizin und Big Data Modul E-Learning-Einheit und dreistündige Präsenzunterrichtseinheit
Rheinisch-Westfälische Technische Hochschule Aachen: *Blended-Learning-Konzept zum Kurs Propädeutik der Organsysteme* Im Rahmen des organzentrierten Systemblocks Nervensystem und in Zusammenarbeit mit dem Audiovisuellen Medienzentrum der Medizinischen Fakultät der RWTH Aachen (AVMZ) wird eine Lernanwendung für die anatomischen Inhalte des Systemblocks eingesetzt.	**Universität Witten/Herdecke:** *Quo vadis Medizinstudium? Digitale Versorgung als zentraler Bestandteil der Ausbildung* – Multiprofessionell – Themen: Big Data über Datensicherheit bis hin zur Start-up-Gründung – Erfahrungsbasiertes Studium – An dem Kurs kann nicht nur in Präsenz, sondern auch live online via Adobe Connect teilgenommen werden Integriert in Studium fundamentale
Universität Duisburg-Essen: *„Echokardiographie Basic Augmented Reality"* Wahlfach an zwei Terminen: – Diagnose von Herzpathologien anhand des Echo-Simulatormodells lernen	**Ruhr-Universität Bochum:** *„Medizin 4.0 – Das Betriebssystem der digitalen Medizin"* Wahlfach über ein Wochenende zu den Themen: – Erstellung von Digitalisierungskonzepten – Agiles Management/Prozessmanagement – Fehlerkultur Klinik
Ruprecht-Karls-Universität Heidelberg: *Studentischer kompetenzorientierter Progresstest* Freiwillige ePrüfung für Überprüfung des Lernfortschritts: – 120 MC-Fragen inkl. Video-Sequenzen (umfassen Themengebiete aus allen Semesterstufen → Kompetenzbereichen und Fächergruppen zugeordnet) – 10 „Situational-Judgement-Test"-Fragen (SJT), mit Fokus auf professionellem Handeln Bundesweit für Medizinstudierende von 17 Fakultäten verfügbar	**Eberhard-Karls-Universität Tübingen:** *„iTüpFerl" – in Tübingen psychosoziale Fertigkeiten erlernen* Vorlesung – Praktikum – Seminar/Längsschnittcurriculum: – Arzt-Patienten-Kommunikation und Teamarbeit – Einflüsse des digital informierten Patienten auf die Kommunikation – Online-Schulungsvideos und praktische Übungen Vorklinik und Klinik

Krankenhaus-Report 2019

etwa in die folgenden Kategorien aufgeteilt (Persike und Friedrich 2016):

Klassisch: Klassische digitale Medien und Kommunikationstools

- Digitale Präsentationstools
- E-Mail
- Fachspezifische Datenbanken
- Digitale Texte

Sozial: Soziale Kommunikationstools

- Blogs
- Chats
- Foren
- Microblogging
- Soziale Netzwerke

E-Examen: Elektronische Prüfungssysteme
- E-Assessment
- E-Prüfung
- *Electronic Objective Structured Clinical Exam* (E-OSCE)

Medien: Audio-/videobasierte Medien
- Audio
- Video
- Tutorials (Podcasts, Screencasts)

Interaktiv: Interaktive Tools und Formate
- Lernspiele und Unterhaltungsspiele
- Simulationen
- Webkonferenzen
- Wikis
- Interaktive fachspezifische Werkzeuge (z. B. virtuelle Operationen)
- Online-Office-Tools

eLearning bezeichnet den Einsatz elektronischer Medien in der Wissensvermittlung, sofern diese dem Lernenden einen Mehrwert bieten (Boeker und Klar 2006). *Blended Learning* verbindet Präsenz- und Onlinelernformate. Dadurch wird eine größere Flexibilität für die Lernatmosphäre geschaffen und das eigenverantwortliche Lernen erleichtert. Zusätzlich konnten positive Effekte bezüglich des erworbenen deklarativen und prozeduralen Wissens im Vergleich zu reinen E-Learning-Settings sowie gegenüber traditionellen Lernszenarien nachgewiesen werden (Kuhn et al. 2018). Das *Inverted-Classroom-Konzept* ist als eine Erweiterung des Blended Learning zu verstehen und beinhaltet, dass vor der Präsenzveranstaltung eine eigenverantwortliche eLearning-Einheit absolviert wird. So kann bereits in der Präsenzveranstaltung auf die gelernten Inhalte zurückgegriffen werden. Diese Methode fördert die Motivation und Lernzufriedenheit der Studierenden und führt zu besseren Lernergebnissen (Lage et al. 2000). Mittlerweile findet sich dieses Konzept an vielen Universitäten. So werden zum Beispiel an der Ruhr-Universität Bochum die Studierenden im Rahmen des Anästhesie- und Notfallunterrichts im Vorhinein durch einen Online-Kurs auf die Gruppensimulation der Narkoseeinleitung und Notfallsimulationen vorbereitet.

In der medizinischen Ausbildung werden verstärkt Simulationen vor allem im Bereich der Anästhesie, Notfallmedizin oder Chirurgie eingesetzt. Oft wird dabei den Studierenden ermöglicht, ein in der Klinik alltäglich auftretendes Problem zu lösen (z. B. Blutdruckabfall während der Narkoseeinleitung an einer technikgesteuerten Puppe). Der Einsatz von Simulationen wirkt sich vor allem positiv auf das Erlernen von Fertigkeiten und das „clinical reasoning", also das wissenschaftliche Denken aus (Stegmann und Fischer 2016). Des Weiteren wird der Einsatz von virtuellen Patientinnen und Patienten verstärkt genutzt. Dies kann etliche Vorteile mit sich bringen, da es in der Lehre schwierig ist, in kurzer Zeit alle möglichen Krankheitsbilder zu zeigen. Auch wenn virtuelle Patienten in der Lehre helfen können, darf der finanzielle Aufwand, diese „Patienten" zu generieren, nicht in Vergessenheit geraten (Ellaway et al. 2008). In einer Studie, die die Studierendenperspektive auf die neuen Formate untersucht hat, wurde ebenfalls deutlich, dass die Nutzung digitaler Medien sehr standortspezifisch ist. Digitale Lern- und Lehrmedien sind nicht per se qualifizierte Lehrformate, sondern dann sinnvoll, wenn sie in ein globales, evidenzbasiertes Lernkonzept integriert sind (Persike und Friedrich 2016).

Neben der Digitalisierung der Lehre an den Medizinischen Hochschulen gibt es auch bereits Online-Angebote von Drittanbietern. So bieten sich unter anderem sas Lernsystem AMBOSS der Firma Miamed oder die „via medici"-Plattform des Thieme-Verlages zum Selbstlernstudium an. Die Angebote können auf die Examina der Medizinstudierenden angepasst werden; das medizinische Wissen ist sowohl online als auch offline abrufbar. Durch Probefragen, Kommentarfunktionen oder Erklärvideos ergänzen diese Plattformen ihr Angebot und bieten somit mehr Vielfalt als das herkömmliche Lernen aus Büchern.

Data Literacy im Medizinstudium

Ein zentraler Bestandteil der digitalen Transformation als Lerninhalt ist das Thema *Data Literacy*. Dies umfasst die „Fähigkeit, planvoll mit Daten umzugehen und sie im jeweiligen Kontext bewusst einsetzen und hinterfragen zu können. Dies beinhaltet die Fähigkeit, Daten zu erfassen, erkunden, managen, kuratieren, analysieren, visualisieren, interpretieren, kontextualisieren, beurteilen und anzuwenden" (Michel 2018). Der Begriff *Health Literacy* wird in Deutschland aus Praktikabilitätsgründen mit „Gesundheitskompetenz" (anstelle von „gesundheitsbezogene Literalität") übersetzt. Seit Anfang des Jahres 2018 hat Deutschland nach dem Vorbild anderer Länder einen „Nationalen Aktionsplan zur Stärkung der Gesundheitskompetenz" erstellt (vgl. ausführlich Schaeffer et al. 2018). Denn ein kompetenter Umgang mit Daten sowie deren kritische und adäquate Interpretation sind wichtig. Gerade im Zeitalter von Big Data wird es immer essentieller, dass zukünftige Ärztinnen und Ärzte in kurzer Zeit viele Datenmengen analysieren und erklären können (Kuhn et al. 2018). Zum jetzigen Zeitpunkt wird dieser Berufsgruppe noch viel Vertrauen entgegengebracht, wobei einige Patienten dazu neigen, sich wohler zu fühlen, wenn zum Beispiel bei der Diagnose digitale Unterstützung gegeben ist (Lang 2017; Nelles 2017). Das könnte sich ändern, wenn erkennbar wird, welche Defizite die Berufsausbildung im Umgang mit Daten hat. Gerd Gigerenzer vom Max-Planck-Institut für Bildungsforschung erhebt öfters den Befund, dass Ärzte schon mit einfachen Informationen zur Testvalidität (bedingte Wahrscheinlichkeiten – „Bayes-Theorem") nicht umgehen können (vgl. Keller et al. 2018). An der Stelle stellt sich aber auch die Frage, wie weit Entscheidungsunterstützungs-Systeme für die tägliche Routine sinnvoll sind. Der Wissenschaftsrat hat bereits 2014 eine Empfehlung zur „Weiterentwicklung des Medizinstudiums in Deutschland auf Grundlage einer Bestandsaufnahme der humanmedizinischen Modellstudiengänge" vorgelegt und Lösungsansätze wie unter anderem zwei wissenschaftliche Arbeiten für Medizinstudierende unterbreitet (vgl. Wissenschaftsrat 2014). Diesen Veränderungen muss in der medizinischen Ausbildung Rechnung getragen werden, damit neben den kommunikativen Fähigkeiten für die Interaktion mit dem Patienten auch fundiertes Wissen vorhanden ist. Ein transdisziplinärer Ansatz unter Einbeziehung vieler verschiedener Experten kann hier in der Lehre hilfreich sein (Kuhn et al. 2018). Die Integration von Data Literacy in das Medizinstudium ist für die Neudefinition des professionellen Rollenverständnisses, der Kompetenzorientierung sowie des interdisziplinären und multiprofessionellen Arbeitens von großer Bedeutung (Kuhn et al. 2017). Dies wird als eine der bedeutsamsten Fähigkeiten im Rahmen der Digitalisierung des Gesundheitssystems erachtet, bleibt bislang jedoch sowohl in den bestehenden Lehrplänen des Medizinstudiums als auch in aktuellen Reformen weitestgehend unberücksichtigt (vgl. Kuhn et al. 2018).

Trotz des vermehrten Angebots an digitalen Wahlfächern findet ein Übergang in das Regelstudium für alle Medizinstudierenden nur an wenigen Universitäten statt. In Mainz und Witten/Herdecke beispielsweise ist dieser Sprung geschafft. Im Curriculum Medizin im digitalen Zeitalter erlernen die Studierenden Wissen, Fertigkeiten und Haltung zum Thema digitale Transformation und können somit digitale Kompetenzen erwerben (Kuhn und Jungmann 2018). Die Studierenden probieren selbst Gesundheits-Apps und Videosprechstunden aus. Am Schluss werden die Erfahrungen reflektiert und besprochen, um eine verantwortungsbewusste Haltung gegenüber Neuem zu erlernen. Die Reflexion sowie die ethischen Fragestellungen, die sich aus der Veränderung der Prozesse ergeben, sind als essenziell für die spätere Nutzung zu bewerten (Becka et al. 2017).

Darüber hinaus wird es künftig Modelle bzw. Studiengänge geben, die noch weitergehen. So startet im Wintersemester 2018/2019 ein erster digitaler Medizin-Studiengang nach europäischem Recht. Das EU-Studienmodell EDU (European Digital University) für Humanmedizin bietet einen dreijährigen Bachelor- und einen zweijährigen Master-of-Medicine-Studiengang an. Insgesamt umfasst die Ausbildung mindestens 5.500 Stunden Theorie und Praxis. Erster klinischer Partner für den Erwerb des Bachelors of Medicine ist die Helios Kliniken GmbH. Es ist davon auszugehen, dass weitere Krankenhäuser folgen sollen (Ärztezeitung 2018).

8.3 Veränderungen des Berufsbildes Arztes und dessen Spezialisierung

In Deutschland gibt es rund 80 „spezialisierte Arztgruppen" (Fachärzte). Es stellt sich die Frage, ob es in Zukunft noch weitere Spezialisierungen geben wird oder gar völlig neue Berufsbilder. Dies kann als mögliche Antwort auf den Fachkräftemangel in weiteren Gesundheitsfachberufen betrachtet werden und sollte immer im Zusammenspiel mit diesen bedacht werden: Immer wenn sich Disziplinen spezialisieren, droht die Gefahr, das „große Ganze" und damit die „Heilkunst als solche" in Frage zu stellen. Ist dem so? Zunächst ist davon auszugehen, dass Ärzte in Zukunft viel stärker interdisziplinär und übergreifend arbeiten werden. Digitalisierung schafft die Möglichkeit, dass arbeitsteilig erhobene Daten zusammengeführt werden und für eine ganzheitliche Versorgung zur Verfügung stehen. Zudem kann der interprofessionelle Diskurs durch gemeinsame Fallbesprechungen online unterstützt werden (Rebscher 2018). In Halle wurde bereits seit 2014 die Lehre interprofessionell implementiert und jetzt durch digitale Möglichkeiten erweitert. Medizinstudierende, Studierende der evidenzbasierten Pflege sowie Auszubildende der Pflege lernen in einem

Skills Lab, das aus Simulationszentren, Future Care Labs sowie hausärztlichen Übungspraxen besteht. Hier werden neben der Lehre mit Simulationen interprofessionelle Module zur digitalen Versorgung und zu technischen Assistenzsystemen angeboten. Damit geht das Angebot weit über das normale Gebotene an anderen Universitätskliniken hinaus, wo in den Skills Labs die „Basisfähigkeiten" für Medizinstudierende vermittelt werden. Die Integrationsmöglichkeiten von Emotionsrobotern in pflegerische oder therapeutische Prozesse werden ausgelotet oder der Einsatz von Kommunikationsrobotern z. B. im Vorfeld einer MRT-Untersuchung kritisch reflektiert. Im transformativen Sinn setzen sich Studierende im interprofessionellen Team mit der Technik und den kommenden Integrationsmöglichkeiten auseinander.

Diagnostische Fächer werden aller Voraussicht nach immer stärker zusammenrücken. Manche diagnostischen Disziplinen dürften sogar in einem oder zwei Gebieten aufgehen. Bildgebung, Genomdiagnostik, Pathologie, Mikrobiologie münden in Datenanalysen, die übergreifend interpretiert werden müssen. Die Entwicklung verdeutlicht den datenanalytischen Schwerpunkt, wie er als Zusatzwissen in die Diagnostikfächer einziehen wird.

Auch die gemeinnützige Stiftung Gesundheit geht davon aus, dass Ärzte zukünftig viel stärker eine Schnittstellen- und Vermittlungsfunktion wahrnehmen werden, um ein Bindeglied zwischen dem Patienten und der Maschine darzustellen und die Ergebnisse der Datenanalyse zu übersetzen (vgl. Stiftung Gesundheit 2016). *„Der Arzt ist Dirigent eines großen Orchesters, idealerweise besetzt mit vielen hervorragenden Musikern"* (Hofmeister 2018). Seit ein paar Jahren werden neue Berufsperspektiven diskutiert, die auch die Rolle des Arztes verändern würden. Hierzu zählen bspw. Assistenzberufe wie der Physician Assistant, der eine Art Delegationsberuf des Arztes darstellt. Oder Healthcare Content Manager, deren Aufgabe es nicht primär ist, jegliche Software für das Krankenhaus selbst zu programmieren, sondern vielmehr die richtigen Produkte am Markt zu lizensieren und die Datenhaltung im Krankenhaus bestmöglich auszugestalten (vgl. bspw. Geue et al. 2018). Zudem stellt sich die Frage, inwiefern die Akademisierung der Pflege (bspw. Advanced Nurse Practitioners bezogen auf die Rolle des Arztes als General Practitioners) die Aufgaben des Arztes tangieren wird.

Da das Wissen innerhalb der Medizin inzwischen so umfangreich und für Ärzte nur noch schwer überschaubar ist, kann es durch die Vermeidung von technischer Unterstützung zu Fehlern und einer unzureichenden Informationsverarbeitung kommen, die den Patienten am Ende sogar schaden kann (vgl. Kuhn 2018). Insofern sind technische Unterstützungssysteme auch innerhalb der Medizin nicht wegzudenken. Es stellt sich nicht mehr die Frage, ob die Digitalisierung innerhalb des Krankenhauswesens sinnvoll ist. Vielmehr sollten Ärzte Maßnahmen ergreifen, um den Prozess des digitalen Fortschritts mitzugestalten. Das bedeutet auch, dass Ärzte wieder stärker in die Verantwortung genommen werden, ihr Arbeitsumfeld selbst mit zu gestalten (vgl. Hoffmann 2018). Die Präzision und Zuverlässigkeit, die spezielle Computersysteme und Software bieten, übertrifft die Leistung des Menschen (vgl. Krüger 2018). Der Vorteil, den künstlich intelligente Systeme bieten, liegt vor allem darin, dass Maschinen „exakter und effizienter als der menschliche Verstand" arbeiten. Durch diese Präzision kann eine Sicherheit gewährleistet werden, die vor allem im Gesundheitswesen von hoher Bedeutung ist (vgl. Matusiewicz und De Witte 2018). Der Einsatz von Technologie geht vor diesem Hintergrund vor allem innerhalb der Medizin mit einem riesigen Potenzial einher (Fuchs 2016). Es ist davon auszugehen, dass der Beruf des Arztes im digitalen Zeitalter zwar nicht vollständig durch Computer und Maschinen ersetzt wird und er nicht der Arbeitslosigkeit zum Opfer fällt, aber technische Möglichkeiten zunehmend unterstützend eingesetzt und das Berufsbild des Arztes verändern werden. Hier sehen Kritiker wesentliche professionspolitische und sozialethische Herausforderungen. Die sind allerdings noch nicht dadurch gelöst, dass gezeigt werden kann, dass maschinenunterstützte Entscheidungen in definierter Weise „besser" sind als Entscheidungen von Ärzten oder interprofessionalen Teams.

8.4 Veränderung der Arzt-Patienten-Beziehung

Die wesentliche Voraussetzung für eine erfolgreiche medizinische Behandlung ist die Kommunikation zwischen dem Arzt und Patienten (vgl. Meier et al. 2018). Hier herrscht im Gesundheitswesen nach wie vor eine zweiseitige Informationsasymmetrie vor, denn auch der Patient hat Informationen, die der Arzt nicht hat wie bspw. über seine Compliance (Matusiewicz et al. 2013). Da der Arzt heutzutage nicht mehr die „einzig[e] zuverlässige Quelle für gesundheitsbezogene Informationen" (Vovk-Debryckyi 2014) ist, verändert sich der Informationsaustausch zwischen dem Arzt und den Patienten im Zuge des digitalen Zeitalters. Davon ist auch die Ärzteschaft überzeugt: Laut einer Umfrage der Stiftung Gesundheit gehen 72 Prozent der befragten Ärzte davon aus, dass die Digitalisierung ihre Arbeit in den nächsten Jahren grundlegend verändern wird (vgl. Stiftung Gesundheit 2017). Da der bisherige Wissensvorsprung des Arztes zunehmend zu schwinden scheint, wird der gut informierte Patient in Zukunft vor allem einen Arzt an seiner Seite brauchen, der ihm Orientierung bietet. Viele Patienten informieren sich heute schon über das Internet über ihre vorhandenen Beschwerden und mögliche Krankheiten. Zusätzliche Anamnese-Apps bieten dem Patienten eine Voreinschätzung und gegebenenfalls dem Arzt eine Hilfestellung, um bei einer krankheitsspezifischen Anamnese nichts zu vergessen. So unterstützen digitale Prozesse die gemeinsame Entscheidungsfindung und ermöglichen so eine stärkere Einbindung des Patienten in den Behandlungsprozess. Der digitale und emanzipierte Patient, der sich über die Diagnose, den Therapieverlauf oder den Behandlungsprozess informiert, möchte mitreden und in Entscheidungsprozesse eingebunden werden.

Es gibt aber auch neue Herausforderungen. Laut einer Umfrage der Bertelsmann Stiftung empfindet fast jeder zweite Arzt diejenigen Patienten, die sich im Internet über ihre Symptome informieren, als störend (Liebrich 2017). Denn oftmals kommt es unnötig zu falschen Annahmen und Fehlinterpretationen, in die sich Patienten hineinsteigern. Vor diesem Hintergrund ist in den vergangenen Jahren der Begriff der Cyberchondrie oder Googlechondrie entstanden (Peikert 2016). Die Informationsflut an medizinischem Wissen und die Missverständnisse verdeutlichen, wie wichtig die Rolle des Arztes ist. Dieser kann Aufklärungsarbeit leisten, Fehlinterpretationen und Missverständnisse vermeiden und Fragen beantworten. Zu einem ähnlichen Ergebnis kommt eine Umfrage des Digitalverbandes Bitkom und des Ärzteverbandes Hartmannbund: 64 Prozent der befragten Ärzte gaben an, dass der Umgang mit Patienten, die sich vorab im Internet informieren, anstrengend ist. Allerdings gaben 51 Prozent der Befragten an, dass sie vom gut informierten Patienten schon profitieren konnten (Bitkom Research 2017). Dies zeigt, dass die bisherigen Erfahrungen mit dem Einsatz von technischen und digitalen Lösungen ambivalent bewertet werden. Empirische Studien der Universität Witten/Herdecke und der Harvard University in Boston belegen, dass sich das Verhältnis zwischen dem Arzt und den Patienten verbessert, wenn die Patienten Einblick in die eigenen medizinischen Befunde und ärztliche Notizen erhalten (Esch et al. 2016). Durch die Transparenz kann der Patient die Diagnose besser nachvollziehen und es kann eine vertrauensvolle Beziehung zwischen Arzt und Patient aufgebaut werden. Ein transparenter Umgang mit den eigenen Daten kann den diagnostischen Verlauf und Behandlungsprozess positiv beeinflussen (vgl. Liebrich 2017). Der persönliche Austausch zwischen dem Arzt und den Patienten ist vor dem Hintergrund eines zunehmend uneingeschränkten Zugriffs auf Informationen und Daten einerseits, aber auch im Sinne der Komplexitätsreduktion andererseits für die Vermeidung von Fehlinterpretationen und Missverständnissen unabdingbar. Der Arzt wird dem Patienten im Zeitalter des digitalen Wandels zunehmend beratend zur Seite stehen und verstärkt eine Schnittstellen- und Vermittlungsfunktion wahrnehmen. Vor allem die Kommunikationsfähigkeit von Ärzten und die Fähigkeit zur Empathie stellen Kompetenzen dar, auf die es in Zukunft bei Ärzten ankommen wird. Der Abschied vom Paternalismus in der Medizin ist nicht erst Folge der Digitalisierung, aber diese trägt maßgeblich dazu bei. Der Arzt muss sich viel stärker auf die individuellen Wünsche und Bedürfnisse des Patienten einlassen und diesen in den Behandlungsprozess einbinden. Das setzt voraus, dass der Arzt gut zuhören kann und verständlich kommuniziert. Da die Medizin immer spezieller und komplexer wird, muss der Arzt in der Lage sein, diese Information verständlich zu vermitteln. Eine weitere wichtige Fähigkeit, die im ärztlichen Berufsalltag noch bedeutsamer sein wird, ist das Einfühlungsvermögen: Empathie ist eine grundlegende Voraussetzung des Arztes, um den Patienten zu seinen Symptomen zu befragen, sich in die Lage des Patienten hineinzuversetzen und eine kontextspezifische Diagnose aufzustellen. Es gibt allerdings auch kritische Diskussionen, ob dieses „sich hineinversetzen" nicht bloß die Rückkehr eines unreflektierten Paternalismus ist (Stanghellini und Rosfort 2013; Bloom 2016; Ariso 2018). Empathie muss und kann man auch lernen. Die Fähigkeit zur Empathie unterscheidet Ärzte von Maschinen. Vor diesem Hintergrund spielt die Empathie des Arztes, die auch bedeutsam für den Heilungsprozess ist, auch im Zeitalter der Digitalisierung eine wichtige Rolle. Aus Sicht der Patienten zählen Empathie, eine verständliche Kommunikation und die Wahrung der Autonomie des Patienten zu den Aspekten, die sie vom Arzt erwarten (vgl. Hofmann 2018). Zusammenfassend wird der persönliche Austausch zwischen dem Arzt und den Patienten auch in Zeiten des digitalen Wandels von grundlegender Bedeutung für eine erfolgreiche Diagnose und passgenaue Therapie bleiben und vielleicht sogar noch verstärkter eingefordert (vgl. Meier et al. 2018).

8.5 Fazit

Die digitale Transformation des Krankenhauses wird die Berufsausübung von Ärzten zunehmend beeinflussen. Der punktuelle Einsatz von intelligenten digitalen Systemen im Krankenhaus zeigt heute schon, dass der Wandel mit neuen beruflichen Anforderungen an die Ärzte verbunden ist. Hierdurch wird allerdings nicht immer nur das Arzt-Patienten-Verhältnis tangiert. In der Zahnmedizin sind z. B. digitale Volumentomographie und digitale Werkstückbearbeitung verfügbar und haben die Arbeitsteilung zwischen Zahnarzt und Zahntechniker geändert. Zudem ist davon auszugehen, dass sich das Berufsbild des Arztes weiter spezialisieren wird und neue Assistenzberufe entstehen werden. Spezialisierung bedeutet nicht eine Zunahme medizinischer Fächer, vielmehr werden beispielsweise die Grenzen zwischen diagnostischen Disziplinen durchlässiger, interdisziplinäre Datenanalysen rücken in den Vordergrund. Ärzte werden in Zukunft weiter gebraucht – allerdings in einer anderen Rolle. Während die Maschine stark in der Diagnostik unterstützen wird, wird der Arzt in der Interpretation und Kommunikation der Ergebnisse stärker gefragt sein.

Wie empirische Studien zeigen, bewertet die Ärzteschaft diesen Veränderungsprozess in Bezug auf ihr eigenes Berufsbild ambivalent. Einerseits steht sie den neuen technischen Errungenschaften positiv gegenüber, da diese eine Möglichkeit bieten, die Krankenhausprozesse z. B. in Bezug auf die zunehmende Bürokratisierung zu optimieren und die medizinische Versorgungsqualität auch im Zuge des demografischen Wandels sicherzustellen. Andererseits behindern Bedenken in Bezug auf die IT-Sicherheit und die strengen datenschutzrechtlichen Vorgaben bislang die flächendeckende Einführung von digitalen Lösungen im Gesundheitswesen.

Dies spiegelt sich in einer zu verändernden Medizinerausbildung wider, bei der auch eine digitale Kompetenz an Bedeutung gewinnen wird. Die Digitalisierung der medizinischen Ausbildung hat an den verschiedenen Standorten in Deutschland unterschiedlich schnell Einzug gefunden. Einige Leuchtturm-Projekte machen die Beschäftigung mit dem Thema bereits jetzt im Medizinstudium möglich. Gerade dadurch, dass dieser Bereich in der medizinischen Ausbildung sehr neu ist, können neue Konzepte ausprobiert und integriert werden. Des Weiteren sind noch mehr neue Konzepte denkbar, die auch gerade in der medizinischen Weiterbildung Einzug finden können. Es werden neue Fragen aufgeworfen, denen die medizinische Ausbildung sich jetzt stellen sollte. Sind die Kompetenzen, die jetzt erlernt werden, schon wieder überholt, wenn die Ausbildung fertig ist? Sollte es in Zukunft vielleicht verpflichtend werden, Operationen in Simulationen zu üben, bevor sie am richtigen Patienten durchgeführt werden? Für welche Diagnose und Therapieschritte brauchen wir noch mehr digitalen Wandel? Da neue Anforderungen an die Lehrenden über alle Berufs- und Fachgruppen hinweg gestellt werden, besteht zudem eine Chance für eine verstärkte Zusammenarbeit der Berufsgruppen im Gesundheitswesen.

Zudem ist in vielen Branchen eine Konzentration zu Plattform- und Netzwerkökonomien erkennbar. Das Krankenhaus wird zunehmend im internationalen Wettbewerb stehen und mit bspw. der Mayo Clinic in den USA im Bereich der Diagnostik konkurrieren. Auch der Arztberuf wird daher ein Stück weit internationaler werden.

Die digitale Transformation…

- wird den Arztberuf grundlegend verändern, ohne ihn zu ersetzen,
- teilt die Ärzteschaft in Befürworter und Kritiker,
- wird die Ausbildung der Mediziner maßgeblich verändern und hebt die Qualifikationsanforderungen unter den Medizinstudierenden,
- verstärkt die interprofessionelle Zusammenarbeit zwischen den unterschiedlichen Berufsgruppen,
- wird im Zuge der Plattform- und Netzwerkökonomien das Krankenhaus unter internationalen Wettbewerb stellen.

Literatur

Altpeter (2017) E-Health als Bestandteil ganzheitlicher Therapieoptimierung. Diabetologe:13:29–37

Ariso JM (2018) Enhancing second-order empathy in medical practice by supplementing patients' narratives with certainties. BMC Med Educ 18(1):35

Ärztezeitung (2018) Privatuni bietet EU-Studienmodell Humanmedizin. https://www.aerztezeitung.de/praxis_wirtschaft/ausbildung/article/967359/ausbildung-privat-uni-bietet-eu-studienmodell-humanmedizin.html

Bauer M (2017) So verändert Frauenpower die Digitalisierung im Gesundheitswesen. Healthcare Startups Deutschland. https://healthcare-startups.de/so-veraendert-frauen-power-die-digitalisierung-im-gesundheitswesen/. Zugegriffen: 14. Juni 2018

Becka D, Evans M, Hilbert J (2017) Digitalisierung in der sozialen Dienstleistung. FGW-Studie Digitalisierung von Arbeit. ISSN 2510-4010

Bitkom Research (2017) Gesundheit 4.0 – Wie Ärzte die digitale Zukunft sehen. https://www.hartmannbund.de/fileadmin/user_upload/Downloads/Umfragen/2017_HB-Bitkom_Start-ups.pdf. Zugegriffen: 14. Juni 2018

Bloom P (2016) Against empathy: The case for rational compassion, first edition. Ecco, New York

BMBF (2017) Masterplan Beschlusstext. https://www.bmbf.de/files/2017-03-31_Masterplan%20Beschlusstext.pdf

Boeker M, Klar R (2006) E-Learning in der ärztlichen Aus- und Weiterbildung. Methoden, Ergebnisse, Evaluation. Bundesgesundheitsblatt Gesundheitsforschung Gesundheitsschutz 49(5):405–411

Bundesärztekammer (2017) 120. Deutscher Ärztetag 2017 in Freiburg. http://www.bundesaerztekammer.de/aerztetag/aerztetage-ab-2006/120-deutscher-aerztetag-2017-in-freiburg/. Zugegriffen: 18 Jun 2018

Ellaway R, Poulton T, Fors U, McGee JB, Albright S (2008) Building a Virtual Patient Commons. Medical Teacher 30(2):170–74. https://doi.org/10.1080/01421590701874074

Esch T, Mejilla R, Anselmo M, Podtschaske B, Delbanco T, Walker J (2016) Engaging patients through open notes: an evaluation using mixed methods. BMJ open 6(1), e010034

Feldmann J, Wolf D (2016) Hochschule 4.0. In: Wolff D, Göbel R (Hrsg) Digitalisierung: Segen oder Fluch? Springer Nature, Heidelberg, S 191–223

Fuchs M (2016) Der digitale Doktor. Frankfurter Allgemeine Sonntagszeitung. http://www.faz.net/aktuell/beruf-chance/beruf/koennen-computer-aerzte-an-waelte-und-wirtschaftspruefer-ersetzen-14282103.html. Zugegriffen: 16. Juni 2018

Geue D, Schreiber A, Lerner M (2018) Healthcare Content Marketing für Dummies, 1. Aufl. Wiley, Weinheim

Henn H (2015) Landarzt Dr. Google: Wie die Digitalisierung das Gesundheitswesen revolutioniert. https://www.smarter-service.com/2015/09/14/landarzt-dr-google-wie-die-digitalisierung-das-gesundheitswesen-revolutioniert/. Zugegriffen: 14. Juni 2018

Hochschulforum Digitalisierung (2016) The Digital Turn – Hochschulbildung im digitalen Zeitalter. Arbeitspapier Nr. 27. Hochschulforum Digitalisierung, Berlin

Hofmann M (2018) Angehende Ärzte sollen zu Menschen werden, die bereit sind, das System zu verändern. https://drnext.de/interview-marzellus-hofmann/. Zugegriffen: 14. Juni 2018

Hofmeister S (2018) Wir brauchen den Arzt künftig als Schnittstelle zwischen Mensch und Maschine. Stephan Hofmeister im Interview mit Dr. Next. https://drnext.de/interview-stephan-hofmeister/. Zugegriffen: 14. Juni 2018

Horak P et al (2017) Precision oncology based on omics data: the NCT Heidelberg experience. International Journal of Cancer 141(5):877–886

Kade-Lamprecht E, Sander M (2017) Was kann die Gesundheitswirtschaft aus dem Retail lernen? In: Matusiewicz D, Muhrer-Schwaiger M (Hrsg) Neuvermessung der Gesundheitswirtschaft. Springer Gabler, Wiesbaden, S 145–158

Keller N, Jenny MA, Gigerenzer G, Ablin RJ (2018) PSA-Screening: Möglicher Nutzen und Schaden. Deutsches Ärzteblatt 115(13):A-583

Krüger M (2018) Was macht die Digitalisierung mit der Attraktivität des Arztberufes? Passion Chirurgie 03/2018. https://www.bdc.de/was-macht-die-digitalisierung-mit-der-attraktivitaet-des-arztberufes/. Zugegriffen: 12. Juni 2018

Kuhn S, Jungmann F (2018) Medizin im digitalen Zeitalter. Der Radiologe 58 (3):236–240 https://doi.org/10.1007/s00117-017-0351-7

Kuhn S, Frankenhauser S, Tolks D (2018) Digitale Lehr- und Lernangebote in der medizinischen Ausbildung: Schon am Ziel oder noch am Anfang? Bundesgesundheitsblatt Gesundheitsforschung Gesundheitsschutz 61(2):201–209

Kuhn S et al (2017) Medizin im digitalen Zeitalter: Was bedeutet das für die Ausbildung im Medizinstudium? Arbeitsmed Sozialmed Umweltmed 52(6):418–422

Kuhn S, Frankenhauser S, Tolks D (2018) Digitale Lehr- und Lernangebote in der medizinischen Ausbildung. Springer. EJ853864.pdf. n.d. https://files.eric.ed.gov/fulltext/EJ853864.pdf. Zugegriffen: 08. Juli 2018

Kuhn S, Kadioglu D, Deutsch K, Michl S (2018) Data Literacy in der Medizin. Der Onkologe 24(5):368–377 https://doi.org/10.1007/s00761-018-0344-9

Lage MJ, Platt GJ, Treglia M (2000) Inverting the Classroom: A Gateway to Creating an Inclusive Learning Environment. The Journal of Economic Education 31 (1):30-43. DOI: 10.1080/00220480009596759

Lang S (2017) Finanzielle und berufspolitische Fallstricke der Telemedizin müssen trotz guter Akzeptanz unter Patienten mitberücksichtigt werden. Karger Kompass Pneumol 5:28–29

Liebrich F (2017) Digitale Medienprodukte in der Arzt-Patienten-Kommunikation. Chancen und Risiken einer personalisierten Medizin. Springer Vieweg, Wiesbaden

Marburger Bund (2017) MB-Monitor 2017. Zu wenig Zeit für Patienten, zu viel Arbeit mit Bürokratie. http://www.marburger-bund.de/der-marburger-bund/projekte-und-kampagnen/mitgliederbefragung/2017. Zugegriffen: 22. Juli 2018

Matusiewicz D, De Witte B (2018) Risikofaktor Mensch – Ist die Maschine der bessere Arzt? In: Oubaid V. RISIKO MENSCH! Der Humanfaktor in der Patientensicherheit. MWV-Verlag, Berlin

Matusiewicz D, Wasem J, Lux G (2013) Patienteninformation und -kommunikation im Versorgungsmanagement – eine kritische Abhandlung. In: Burger S (Hrsg) Alter und Multimorbidität – Herausforderungen an die Gesundheitsversorgung und die Arbeitswelt. medhochzwei, Heidelberg, S 207–226

Matusiewicz D, Pittelkau C, Elmer A (2017) Die Digitale Transformation im Gesundheitswesen, 1. Aufl. MWV-Verlag, Berlin

Meier R, Holderried M, Kraus, Tobias M (2018) Digitalisierung der Arzt-Patienten-Kommunikation. In: Pfannstiel MA, Da-Cruz P, Rasche C (Hrsg) Entrepreneurship im Gesundheitswesen III. Digitalisierung – Innovationen – Gesundheitsversorgung. Springer Gabler, Wiesbaden, S 63–77

MFT Medizinischer Fakultätentag der Bundesrepublik Deutschland e. V. (2015) Nationaler Kompetenzbasierter Lernzielkatalog. http://www.nklm.de/files/nklm_final_2015-07-03.pdf

Michel A, Baumgartner P, Brei C, Hesse F, Kuhn S, Pohlenz P, Quade S, Seidl T, Spinath B (2018) Framework zur Entwicklung von Curricula im Zeitalter der digitalen Transformation. Diskussionspapier Nr. 01. Berlin: Hochschulforum Digitalisierung

Nelles (2017) Teleneurologie – Chancen und Risiken. Nervenarzt 88:328–342

Peikert D (2016) Plötzlich hat jeder Krebs. Frankfurter Allgemeine Zeitung. http://www.faz.net/aktuell/gesellschaft/gesundheit/aerzte-kritisieren-internetrecherche-von-patienten-14294975.html. Zugegriffen: 22. Juni 2018

Persike M, Friedrich J (2016) Lernen mit digitalen Medien aus Studierendenperspektive. http://www.che-ranking.de/downloads/HFD_AP_Nr_17_Lernen_mit_digitalen_Medien_aus_Studierendenperspektive.pdf

PWC (2016) Strategy&. Weiterentwicklung der eHealth-Strategie: Studie im Auftrag des Bundesministeriums für Gesundheit. Berlin. https://www.bundesgesundheitsministerium.de/fileadmin/Dateien/3_Downloads/E/eHealth/BMG-Weiterentwicklung_der_eHealth-Strategie-Abschlussfassung.pdf. Zugegriffen: 14. Juni 2018

Rebscher H (2018) Gesundheitsökonomie vor alten und neuen Herausforderungen: ordnungsökonomische Fundierung nötiger denn je. Gesundh ökon Qual manag 23:109–110

Schaeffer D et al (2018) Der Nationale Aktionsplan Gesundheitskompetenz – Relevanz für die Versorgungsforschung. Monitor Versorgungsforschung, Ausgabe 4/2018, S 53–58

Stanghellini G, Rosfort R (2013) Empathy as a sense of autonomy. Psychopathology 46(5):337–344

Stegmann K, Fischer F (2016) Auswirkungen digitaler Medien auf den Wissens- und Kompetenzerwerb an der Hochschule. Forschungsbericht. https://epub.ub.uni-muenchen.de/38264/

Stiftung Gesundheit (2017) Ärzte im Zukunftsmarkt Gesundheit 2017: Transsektorale Zusammenarbeit. Stiftung Gesundheit (Hrsg). https://www.stiftung-gesundheit.de/pdf/studien/Aerzte_im_Zukunftsmarkt_Gesundheit_2017.pdf. Zugegriffen: 20. Juni 2018

von Hirschhausen E (2018) Für den Arzt der Zukunft fehlen offensichtlich Rollenmodelle, Vorbilder sind rar. Eckart von Hirschhausen im Interview mit Dr. Next. https://drnext.de/interview-eckart-von-hirschhausen/. Zugegriffen: 20. Juni 2018

Vovk-Debryckyi O (2014) Die zeitgemäße Arzt-Patient-Beziehung. Was erwarten sich Patienten vom Besuch in der Praxis? Dissertation. Ludwig-Maximilians-Universität, München

Wissenschaftsrat (2014) Empfehlungen zur Weiterentwicklung des Medizinstudiums in Deutschland auf Grundlage einer Bestandsaufnahme der humanmedizinischen Modellstudiengänge. https://www.wissenschaftsrat.de/download/archiv/4017-14.pdf

Digitalisierung und Pflege

Uwe Fachinger und Mareike Mähs

J. Klauber et al. (Hrsg.), *Krankenhaus-Report 2019*
https://doi.org/10.1007/978-3-662-58225-1_9

Zusammenfassung

In deutschen Krankenhäusern ergeben sich Anpassungserfordernisse hinsichtlich der Pflege zur Bewältigung der zahlreichen Herausforderungen, zu denen die Zunahme der absoluten Zahl an älteren Menschen, die Veränderungen der Beschäftigtenstruktur, die Arbeitsbedingungen in der Pflege wie auch der Prozess der Digitalisierung gehören. Vor diesem Hintergrund wird digitalen Techniken das Potenzial zugesprochen, die Situation in der Krankenhauspflege verbessern zu können. Es zeigt sich, dass digitale Technologien bereits zur Dokumentation, Informationsverarbeitung und Organisation sowie Kommunikation zwischen den professionellen Pflegekräften eingesetzt werden. Es wird davon ausgegangen, dass weitere Informations- und Kommunikationstechnologien, Roboter und assistierende Technologien in den nächsten Jahren vermehrt in Krankenhäusern eingesetzt werden. Die zunehmende Nutzung derartiger Technologien hat Auswirkungen auf die Arbeitsorganisation, das Berufsbild und das Selbstverständnis der Pflege.

An increasing number of older people, changes in the workforce structure and working conditions in addition to the intensifying process of digitalisation lead to various challenges that require adjustments in inpatient care in German hospitals. Against this background, digital technologies are considered to have the potential to improve inpatient care. They are already being used for documentation, information processing and organisation as well as communication between nurses. It is anticipated that new information and communication technologies, robots and assisting technologies will be used more and more in hospitals. The increasing usage of these technologies will have a strong impact on working conditions, job descriptions and the job related self-perception of caregivers.

9.1 Einführung

Die Digitalisierung ist ein mittlerweile alle Lebensbereiche umfassender Prozess und es wird davon ausgegangen, dass die weitere Entwicklung der Arbeitswelt maßgeblich von ihr beeinflusst wird. Die direkten und indirekten Effekte der Digitalisierung auf die Arbeitswelt sind u. a. unter dem Stichwort Arbeitswelt 4.0 intensiv diskutiert worden (Bundesministerium für Arbeit und Soziales 2017; Apt et al. 2016; Schröder und Urban 2016) und es wird davon ausgegangen, dass auch die Pflegetätigkeit in Krankenhäusern von der Digitalisierung direkt und indirekt beeinflusst wird (Daum 2017; Wibbeling et al. 2017; Fuchs-Frohnhofen et al. 2018). Neben diesen allein durch die technische Entwicklung bedingten Veränderungspotenzialen ergeben sich in deutschen Krankenhäusern Anpassungserfordernisse hinsichtlich der Pflege, um die zahlreichen Herausforderungen zu bewältigen, denen durch den Einsatz digitaler Techniken begegnet werden kann (Evans et al. 2018; Bräutigam et al. 2017; Dörries et al. 2017). Hierzu gehören Veränderungen der Beschäftigtenstruktur wie auch die Arbeitsbedingungen in der Pflege. So werden zum Beispiel Arbeitsintensität und Zeitnot als Probleme in der Pflege genannt, die es nur bedingt zulassen, die Pflegebedürftigen adäquat zu versorgen oder auch präventive, aktivierende Behandlungen auszuführen (Deutsche Stiftung Patientenschutz 2018, S. 2; Hien 2017, S. 75; Bruyneel et al. 2015; Ausserhofer et al. 2014; Griffiths et al. 2014; Zander et al. 2014; Sachverständigenrat zur Begutachtung der Entwicklung im Gesundheitswesen 2012, S. 89). Aber auch der Gesundheitsschutz der Pflegekräfte selbst kann durch den Einsatz assistierender Techniken verbessert werden. Aufgrund u. a. von Unterbesetzung, Zeitnot und körperlichen sowie psychischen Belastungen können sich stressbedingte Beschwerden und Muskel-Skelett-Erkrankungen bei den Pflegekräften einstellen und zu krankheitsbedingten Fehltagen sowie einem frühen Austritt aus dem Beruf führen (Dall'Ora et al. 2015; Leineweber et al. 2014; Hämel und Schaeffer 2013, S. 424 f.; Sowinski et al. 2013, S. 42; vgl. Evans et al. 2018, S. 6; Müller 2009; Grabbe et al. 2005).

Eine weitere Herausforderung stellt die Zunahme der absoluten Zahl an älteren Menschen dar. Diese hat u. a. zur Folge, dass aufgrund von altersassoziierten Erkrankungen mehr Patienten im Krankenhaus zu versorgen sind (Rösler et al. 2018, S. 7 f.; Hämel und Schaeffer 2013, S. 414). In diesem Zusammenhang ist auch mit einem Anstieg an Patienten mit Multimorbidität und demenziellen Erkrankungen zu rechnen, die einen höheren Arbeits- und Betreuungsaufwand bedingen (Brüggemann et al. 2017; Simon 2015, S. 26 f.). So wird konstatiert, dass in den Krankenhäusern das Pflegepersonal unterbesetzt sei (Bundesregierung 2018; Brüggemann et al. 2017) und dass der Fachkräftemangel in der Pflege sich in Zukunft durch eine steigende Anzahl an Pflegebedürftigen verstärken kann (Augurzky et al. 2018; Evans et al. 2018, S. 6; Rösler et al. 2018, S. 7 f.; Simon 2015, S. 36; Hämel und Schaeffer 2013, S. 418). Eine personelle Unterausstattung sowie eine geringe Qualifikation der Pflegekräfte wirken sich negativ auf die Versorgungsqualität im Krankenhaus aus und können die Mortalität von Patienten erhöhen (Simon 2015, S. 22 ff.; Hämel und Schaeffer 2013, S. 418).

Digitale Techniken haben das Potenzial, den oben kurz skizzierten Herausforderungen in der klinischen Pflege zu begegnen und die Situation der Pflegekräfte selbst zu verbessern (Rösler et al. 2018, S. 9; Roland Berger GmbH et al. 2017, S. 17; Bendig et al. 2017, S. 6). So wird davon ausgegangen, dass durch den Einsatz von Assistenztechnologien eine bessere Pflegequalität erreicht werden und Pflege effizienter sowie effektiver erfolgen kann (Roland Berger GmbH et al. 2017, S. 17; Bendig et al. 2017, S. 17; Daum 2017, S. 33). Um Potenziale digitaler Technik zu identifizieren, ist es wichtig, die Auswirkungen dieser Technologien auf die Strukturen und Rolle der Pflegekräfte im Krankenhaus zu analysieren (vgl. Daum 2017, S. 48; vgl. Bräutigam et al. 2017, S. 11). Der vorliegende Beitrag hat deshalb zum Ziel, im ersten Teil den derzeitigen Stand und zukünftige Entwicklungstendenzen des Einsatzes digitaler Technologien in der Krankenhauspflege darzustellen und, darauf aufbauend, im zweiten Teil die Auswirkungen des Einsatzes derartiger Technologien auf die Arbeitsorganisation, das Berufsbild und das Selbstverständnis der Pflege im Krankenhaus zu diskutieren.

9.2 Einsatz digitaler Technik in der Krankenhauspflege

Die Techniken, die in der akutstationären Krankenhauspflege eingesetzt werden, lassen sich grob in Informations- und Kommunikationstechnologien (IKT), Robotik und Assistenztechnologien einteilen, wobei die Grenzen zwischen den einzelnen Systemen – gerade wenn diese zu einem Gesamtsystem vernetzt sind – fließend sind. Im Folgenden werden diese Technologien näher beschrieben und ihr Verbreitungsgrad in der Krankenhauspflege thematisiert.

9.2.1 Informations- und Kommunikationstechnologien

Unter dem Begriff IKT können zum einen die elektronische Dokumentation sowie digitale Kommunikationsmittel und zum anderen der Bereich Telemedizin subsumiert werden. Die elektronische Dokumentation ist von den hier vorgestellten Technologien in der akutstationären Versorgung am weitesten verbreitet (Hübner et al. 2018; Hielscher 2014, S. 18 f.; Merda et al. 2018, S. 90 ff.; vgl. Bräutigam et al. 2017, S. 38). Sie dient der Informationsbeschaffung und der Kommunikation zwischen allen am Pflegeprozess beteiligten Akteuren (Bundesverband Pflegemanagement 2017; Ball et al. 2011). Die durch die Dokumentation gewonnenen Daten können genutzt werden, um die medizinische und pflegerische Versorgung zu verbessern und allgemein die Prozesse im Krankenhaus zu optimieren, z. B. die Dienstplanung des pflegerischen Personals oder das Patientenmanagement (Mildner et al. 2017, S. 10; Hielscher 2014, S. 18 f.; Hübner et al. 2015, S. 27). Je nach Anwendungszweck kommen unterschiedliche Systeme zum Einsatz. So dient ein Krankenhausinformationssystem (KIS) allgemein der Administration, der Dokumentation und Steuerung von Arbeitsprozessen und als Informationsaustauschplattform aller Akteure aus Verwaltung, Versorgung und Leitung (Bräutigam et al. 2017, S. 14; Mildner et al. 2017, S. 10). So nutzt ein KIS beispielsweise die elektronische Patientenakte, um Patientendaten zu erfassen, zu verwalten und bei Bedarf orts- und zeitunabhängig zur Verfügung zu stellen (Hübner et al. 2018; Frick und Baumberger 2018; Bräutigam et al. 2017, S. 14; Mildner et al. 2017, S. 11).

Spezialisierte Systeme, die mit dem KIS vernetzt oder eigenständig im Krankenhaus zur Anwendung kommen können, sind u. a. die OP-, Labor-, Radiologie-, Intensiv- und Anästhesiedokumentation sowie übergreifende Systeme wie das sogenannte PACS (*Picture Archiving and Communication System*), die Bilddateien speichern und austauschen können, oder auch Systeme zur Medikamenten-, Hygiene- und Wunddokumentation (Bräutigam et al. 2017, S. 14; Engelmann und Schwind 2017; vgl. Hübner et al. 2015, S. 28 ff.). Zudem gibt es spezialisierte Systeme für die elektronische Pflegedokumentation im Krankenhaus, die der gesetzlich vorgeschriebenen Dokumentation des Pflegeprozesses, der rechtlichen Absicherung, der Kommunikation untereinander und mit anderen Professionen sowie der Qualitätssicherung dienen (Hübner et al. 2015, S. 47; Hielscher 2014, S.18 f.).

Die Systeme sind allerdings auf die interne Prozesssteuerung bzw. das -management ausgerichtet und optimiert. Für die Kommunikation mit externen Dienstleistern – seien es Fach- oder Allgemeinmediziner, andere Kliniken, Rehabilitationseinrichtungen oder ambulante Pflegedienste – zum einrichtungs- und sektorübergreifenden Austausch der Daten, z. B. im Rahmen des Entlassmanagements, sind diese Systeme in der Regel nicht geeignet (Haase 2018; vgl. zur aktuellen Situation Hübner et al. 2018). Es fehlt zurzeit noch an Standards und Maßnahmen, die eine höhere Interoperabilität der unterschiedlichen Dokumentationssysteme gewähren (Mildner et al. 2017, S. 10 ff.; vgl. Hübner et al. 2015, S. 56; Bräutigam et al. 2017, S. 13 f.). Es gibt wenige Ausnahmen hiervon – so u. a. die sogenannten Radiologienetzwerke (Engelmann und Schwind 2017)–, liegen hier doch entsprechende Normen vor, wie die DIN 6868-157 für medizinische Bildwiedergabegeräte (Madsack und Walz 2014).

Prinzipiell können telemedizinische Geräte zum unmittelbaren Austausch von Bild-, Video- und Textdaten genutzt werden, um mit Akteuren zu kommunizieren, die sich z. B. auf einer anderen Station, in einem anderen Krankenhaus oder in einer anderen medizinischen Einrichtung befinden (Mildner et al. 2017, S. 27; Dahl und Boulos 2013, S. 14). Denkbar wäre hier beispielsweise, dass sich eine Pflegekraft bei Fragen an eine Kollegin oder einen Kollegen, die Pflegedienstleitung oder auch an das ärztliche Personal wendet und diese Person gegebenenfalls per Videotelefonie zugeschaltet wird (vgl. Vincent und Creteur 2017, S. 2). So wäre es prinzipiell auch möglich, dass der Patient nach der Entlassung in seiner häuslichen Umgebung weiter vom Krankenhauspersonal medizinisch versorgt wird und dieses per Videotelefonie für die pflegebedürftige Person, den ambulanten Pflegedienst oder auch die Hausärzte aus der Distanz heraus beratend zur Verfügung steht (Vincent und Creteur 2017, S. 3; vgl. van den Berg et al. 2015, S. 368). Mit einer derartigen Maßnahme kann möglicherweise nicht nur die Verweildauer verkürzt, sondern auch die Wahrscheinlichkeit der Wiedereinweisung reduziert, die Adhärenz erhöht sowie die Rehabilitation unterstützt, die Versorgung in ländlichen, strukturschwachen Gebieten aufrechterhalten und es können Behandlungsbrüche aufgrund von Sektorenübergängen verhindert werden (Vincent und Creteur 2017, S. 3; vgl. Mildner et al. 2017, S. 27; van den Berg et al. 2015, S. 368).

In Zukunft können potenziell tragbare Geräte zur Speicherung und zum Austausch von Daten, wie die sogenannten Wearables, vermehrt Einzug in die Krankenhauspflege halten (Daum 2017, S. 31;

vgl. Bräutigam et al. 2017, S. 38). Mithilfe von Tablet-PCs, Smartphones oder Smartwatches können medizinische und pflegerische Daten direkt und unmittelbar in der Nähe des Patienten über das Internet abgerufen, erhoben und versendet werden (Daum 2017, S. 21; vgl. Vincent und Creteur 2017, S. 2; Mildner et al. 2017, S. 26 f.). Diese mobilen Geräte können zusätzlich leitlinienkonforme Arbeitsabläufe vorgeben, Notfälle anzeigen und an bestimmte Arbeitsschritte wie die Medikamentengabe erinnern oder die Notwendigkeit der Flüssigkeits- und Nahrungsaufnahme anzeigen und somit die Pflegekräfte in ihrer Entscheidungsfindung unterstützen (Daum 2017, S. 21; Hübner et al. 2015, S. 34; Mildner et al. 2017, S. 26). Auch wird an einer intelligenten, sensorbasierten Berufskleidung geforscht, mit deren Hilfe Bewegungen, die Körperhaltung und Vitalparameter erfasst werden können, z. B. um die körperliche Belastung für präventive Maßnahmen oder den Pflegeprozess anhand der Bewegungen automatisiert zu dokumentieren (Daum 2017, S. 22).

Smartphones und -watches eignen sich auch zur Kommunikation zwischen den verschiedenen Pflegeprofessionen. So werden private Geräte heute schon zur Dienstplanung (z. B. mithilfe der sozialen Medien) eingesetzt, beispielsweise wenn eine Pflegekraft spontan ausfällt und schnellstmöglich ersetzt werden muss (Bräutigam et al. 2017, S. 27 ff.). Digitale Plattformen können die Kommunikation zwischen den Gesundheitsprofessionen im Krankenhaus standardisieren und somit effizienter gestalten, wenn beispielsweise statt mehrerer Geräte nur noch ein Medium für Kontaktversuche von Personal genutzt wird und gleichzeitig Informationen zur Präsenz und Abwesenheit des Personals eingesehen werden können (Mildner et al. 2017, S. 28).

9.2.2 Robotik

Im Bereich Robotik werden Serviceroboter, Behandlungsroboter und sozial-interaktive Roboter hinsichtlich eines Einsatzes im Krankenhaus diskutiert. Die meisten Roboter stellen derzeit noch Prototypen aus Forschungsprojekten dar, u. a. weil die Anforderungen an die Sicherheit und Verlässlichkeit in der Pflege hoch sind (Klein 2011, S. 87; vgl. Daum 2017, S. 26; Graf et al. 2013, S. 1151). Auch wird davon ausgegangen, dass Roboter, wenn überhaupt, noch lange nicht in der Lage sein werden, eine direkte (Bezugs-)Pflege autonom durchzuführen (Daum 2017, S. 23; vgl. Merda et al. 2018, S. 86).

Die zurzeit noch stärkste Nutzung erfahren Serviceroboter. Diese werden in Krankenhäusern zur autonomen Beförderung von Lasten eingesetzt und transportieren u. a. Lebensmittel, Verbrauchsmaterialien, Medikamente, Wäsche und Abfälle (Daum 2017, S. 23; Vincent und Creteur 2017, S. 2; Graf et al. 2013, S. 1149; Dahl und Boulos 2013, S. 4). Erst in wenigen Krankenhäusern werden die Roboter auch in den öffentlichen Stationen eingesetzt und können mithilfe von Sensoren eigenständig navigieren und auch Personen erkennen (Daum 2017, S. 23; Graf et al. 2013, S. 1149; vgl. Dahl und Boulos 2013, S. 4; vgl. Klein und Cook 2009, S. 24). In derartige Roboter können zusätzlich Monitoring-Technologien integriert sein, sodass die Roboter die Flure überwachen und beispielsweise bei der Detektion eines (gestürzten) Patienten die Pflegekraft entsprechend informieren (Daum 2017, S. 23; Graf et al. 2013, S. 1.150).

Weniger bis gar nicht verbreitet sind Roboter, die pflegenahe Tätigkeiten wie Bring- und Holdienste sowie das Heben, Tragen, Lagern und Waschen von Patienten übernehmen können (Graf et al. 2018; Daum 2017, S. 24 ff.). So werden in Forschungsprojekten Roboter entwickelt, die dem Patienten Nahrung, Getränke sowie Medikamente bringen, z. T. anreichen und die Aufnahme dieser kontrollieren können (Klein 2011, S. 87; Daum 2017, S. 26; Vincent und Creteur 2017, S. 2; Graf et al. 2013, S. 1150; Dahl und Boulos 2013, S. 4). Weitere derartige Roboter sind Lifter oder auch intelligente Rollstühle, die Patienten (teil-)automatisiert befördern (Daum 2017, S. 24; Dahl und Boulos 2013, S. 4).

Teilweise kommen in mehreren Krankenhäusern bereits Roboter in Operationssälen zur Anwendung, um Operationen präziser und sicherer durchzuführen (Bräutigam et al. 2017, S. 14; Dahl und Boulos 2013, S. 2; Mildner et al. 2017, S. 19). Zukünftig kann das ärztliche Personal zusätzlich aus der Distanz heraus Operationen mithilfe dieser und telemedizinischer Technologien durchführen

(Vincent und Creteur 2017, S. 2; Dahl und Boulos 2013, S. 2). Auch wenn primär das ärztliche Personal diese Technologie nutzt, sollten auch die im Operationssaal arbeitenden bzw. bei der Operation unterstützenden Pflegekräfte Kenntnisse über deren Anwendung haben, um dem ärztlichen Personal kompetent assistieren zu können.

Sozial-interaktive Roboter, die mit den Pflegekräften und Patienten interagieren können, befinden sich zum Großteil noch in der Entwicklung (vgl. Daum 2017, S. 25 ff.). Viele dieser Roboter können potenziell auf Stimme, Gestik und Mimik reagieren und diese eingeschränkt auch selbst zeigen (vgl. Daum 2017, S. 25). Sozial-interaktive Roboter können in folgenden Anwendungsgebieten eingesetzt werden: Zum einen können sie als Orientierungshilfe dienen und Patienten wie Besuchern Auskunft erteilen und diese über das Krankenhausgelände zum gewünschten Zimmer/Ort führen (vgl. Daum 2017, S. 25). Zum anderen wären sie für therapeutische Zwecke einsetzbar, z. B. zur Ansprache, Stimulation und Beruhigung von demenziell Erkrankten oder auch von Kindern (vgl. Daum 2017, S. 26 f.; vgl. Dahl und Boulos 2013, S. 7). In Abhängigkeit von der weiteren Entwicklung werden derartige Technologien möglicherweise auch verstärkt in der Krankenpflege z. B. in der Geriatrie nachgefragt werden.

9.2.3 Assistenztechnologien

Assistenztechnologien in ihren unterschiedlichen Formen können die Arbeit der Pflegekräfte erleichtern und, in Abgrenzung zu traditionellen Hilfsmitteln, bis zu einem bestimmten Grad autonom agieren.

Telemonitoring kann mit unterschiedlichen Sensoren z. B. erfassen, ob eine Person gestürzt ist, die Station verlässt, es kann Vitalparameter und die Flüssigkeitsaufnahme messen sowie Abweichungen von Normwerten melden und zur autonomen Gebäudesteuerung, z. B. der Temperatur oder des Lichts sowie von Türen und Fenstern, eingesetzt werden (Daum 2017, S. 21 ff; vgl. Güttler et al. 2015, S. 268 ff; Bräutigam et al. 2017, S. 14; Klein 2011, S. 91; Vincent und Creteur 2017, S. 2). Personenortungssysteme können u. a. bei Menschen mit demenziellen Erkrankungen z. B. in der Geriatrie angewendet werden und eine Pflegekraft benachrichtigen, wenn eine Person einen festgelegten Bereich verlässt (Daum 2017, S. 30; Vincent und Creteur 2017, S. 3). Die entsprechenden Daten können zusätzlich an ein mobiles Endgerät gesendet werden (Bräutigam et al. 2017, S. 14; Vincent und Creteur 2017, S. 2).

Es fehlt allerdings häufig die umfassende Verknüpfung und Analyse der Informationen aus den einzelnen Bereichen, da viele dieser Geräte noch nicht mit elektronischen Dokumentationssystemen vernetzt sind (Daum 2017, S. 29; Hielscher 2014, S. 27 f.). So ist die Überwachung von Vitalparametern auf Intensivstationen zwar weit verbreitet, allerdings bleibt die Erfassung und Auswertung der Daten auf diese Station beschränkt. Die mithilfe von Telemonitoring-Geräten gesammelten Daten können basierend auf Algorithmen ausgewertet werden und eine bestimmte Behandlungsoption nahelegen. Die Geräte können aber auch eigenständig auf Veränderungen reagieren (vgl. Wong et al. 2015, S. 945; vgl. Vincent und Creteur 2017, S. 2; Daum 2017, S. 25; Mildner et al. 2017, S. 18) wie z. B. Beatmungsgeräte, die die Atmung des Patienten kontinuierlich überwachen, dessen Zustand diagnostizieren und basierend auf der Diagnose verschiedener Lungenbedingungen und Zielwerte den Beatmungsprozess automatisch anpassen (Mildner et al. 2017, S. 19).

Ein weiteres Feld assistierender Technik ist mit dem Begriff **Augmented Reality** charakterisiert (Neumuth 2016). Anwendung finden können derartige realitätserweiternden Technologien möglicherweise, um z. B. mithilfe von Datenbrillen virtuelle Informationen und Objekte in das Sichtfeld des Nutzers einzublenden. Die Datenbrille kann z. B. Informationen aus der elektronischen Pflegedokumentation, Anleitungen in Form von Fotos und Videos sowie Vitalparameter zeitgleich mit dem Pflegeprozess anzeigen (Daum 2017, S. 22; Neumuth 2016, S. 1; Mildner et al. 2017, S. 23). Dementsprechend kann auch in Echtzeit die Präsenz von räumlich distanzierten Personen auf die Datenbrille projiziert werden, um deren Expertise oder Handlungsanweisungen zu nutzen. Ferner wird die Anwendung von Augmented Reality in der Aus- und Weiterbildung diskutiert, um an realitätsnahen Fällen praxisorientiert lernen zu können (Neumuth 2016, S. 2).

Technische Assistenzsysteme können zudem zur Unterstützung bei Tätigkeiten, die körperlich belastend sind oder nicht unmittelbar die Pflege am Menschen betreffen, eingesetzt werden. So können am Körper getragene **Exoskelette** die Pflegekräfte beim Heben und Tragen, z. B. beim Transfer von Patienten oder deren Umlagerung, entlasten und somit berufsbedingten Muskel-Skelett-Erkrankungen vorbeugen (Merda et al. 2018, S. 24; Daum 2017, S. 28).

Ein anderer Einsatzbereich mit unterstützenden Wirkungen durch assistierende Techniken stellt die Krankenhauslogistik dar (Kriegel 2012). So ist es in der Wäsche-, Arznei- und Medikalproduktelogistik möglich, die Pflegekräfte durch Assistenzsysteme zu entlasten. Als Beispiele können der **intelligente Pflegewagen** (Graf et al. 2018) sowie **digitale Schranksysteme** genannt werden (Buck et al. 2015). Pflegewagen können auf Abruf oder automatisch zu den Pflegekräften fahren, Pflegeutensilien bereitstellen sowie den Verbrauch dieser dokumentieren und zudem über mobile Endgeräte Zugang zur elektronischen Pflegedokumentation bieten (Graf et al. 2018; Daum 2017, S. 24). Derartige Systeme tragen prinzipiell nicht nur zu einer Entlastung und effizienteren Versorgung bei, sondern auch zur Qualitätssicherung.

9.2.4 Fazit

Abschließend bleibt festzuhalten, dass zurzeit zwar relativ wenige der aufgeführten Technologien in deutschen Krankenhäusern verbreitet sind, allerdings dürften Informations- und Kommunikationstechnologien, Roboter und technische Assistenzsysteme in den nächsten Jahren vermehrt verwendet bzw. eingesetzt werden. Ursächlich hierfür dürfte u. a. sein, dass sich die Kosten-Nutzen-Relationen dieser Techniken verbessern werden und die derzeit noch vorwiegend in Projekten verwendeten Systeme Alltagstauglichkeit erreichen.

Es ist davon auszugehen, dass der Einsatz dieser assistierenden Technologien Auswirkungen auf die Arbeitsorganisation und Rolle der Pflegekräfte haben wird. Zudem erfordert der Einsatz zusätzliche Kenntnisse, die über die bisher mit der Pflege verbundenen hinausgehen, was Auswirkungen auf die Aus- und Weiterbildung der Pflegekräfte haben dürfte (Bendig et al. 2017, S. 4 f.). Unsicherheit besteht in der Literatur allerdings über das Ausmaß der Veränderungen, wie im nächsten Abschnitt erläutert wird.

9.3 Auswirkungen auf die Arbeitsorganisation und die Rolle der Pflegekräfte

Die digitalen Technologien können sich prinzipiell in mehrfacher Weise auf die Pflege im Krankenhaus auswirken. So ergeben sich einerseits Auswirkungen auf die Strukturen und Prozesse im Krankenhaus und andererseits auf die Rollen und das Selbstverständnis der Pflegekräfte.

9.3.1 Einfluss auf die Strukturen und Prozesse der Pflege

Die Umstellung von der handschriftlichen auf die elektronische Dokumentation, z. B. durch die Eingabe mittels mobiler Endgeräte und damit einhergehend durch die Verwendung von Textbausteinen, kann prinzipiell zu zeitlichen Entlastungen bei der Dokumentation beitragen (Rösler et al. 2018, S. 24; Daum 2017, S. 37). Eine weitere Zeitersparnis wäre möglich, wenn Daten z. B. durch Monitoringsysteme automatisch erfasst und in das System übertragen würden (Höhmann und Schwarz 2017, S. 158; Daum 2017, S. 37). Die Effizienzsteigerung aufgrund der Zeitersparnis bei der Dokumentation kann genutzt werden, um mehr Zeit für die Bedarfe des zu Pflegenden aufwenden zu können oder auch den personalen Austausch zu fördern (Meißner 2017, S. 160 f.; Daum 2017, S. 15; Vincent und Creteur 2017, S. 2; vgl. Orians und Reisach 2017, S. 49; Hielscher 2014, S. 35). Durch die digitale Erfassung kann zudem eine Qualitätssteigerung in der pflegerischen Versorgung erreicht werden, da sie dazu beitragen kann, die Reliabilität sowie Validität und damit die Belastbarkeit der verfügbaren Informationen zu verbessern.

Der Austausch zwischen den am Versorgungsprozess beteiligten Akteuren durch eine besser zugängliche, transparentere und standardisierte elektronische Dokumentation kann zur besseren Koordination des Versorgungsprozesses führen und somit auch die Qualität der Pflege verbessern (Rösler et al. 2018, S. 24; Bräutigam et al. 2017, S. 41 f.; Roland Berger GmbH et al. 2017, S. 30). Allen am Versorgungsprozess Beteiligten können die gleichen Informationen zur Verfügung stehen, sodass diese eine bessere Vorstellung vom Pflege- und Gesundheitszustand des Patienten erhalten (Rösler et al. 2018, S. 24). Die beteiligten Ärzte, Therapeuten sowie das Pflegepersonal hätten dann einen direkten, stations- und einrichtungsunabhängigen Zugriff auf die Patientendaten und müssten sich diese nicht erst bei Bedarf beschaffen oder ein weiteres Mal erheben (Rösler et al. 2018, S. 24; Roland Berger GmbH et al. 2017, S. 45; Hößl 2013, S. 25; vgl. Ploch und Werkmeister 2017, S. 33).

Auch kann durch die elektronische Dokumentation, die sich an Pflegeprozessen nach Expertenstandards und an pflegewissenschaftlichen Modellen orientiert, das evidenzbasierte Handeln der Pflegekräfte verbessert und auch hierdurch die Qualität der Pflege erhöht werden (Rösler et al. 2018, S. 24; Hößl 2013, S. 25; vgl. Sowinski et al. 2013, S. 53). So können den Pflegekräften beispielsweise mithilfe der elektronischen Dokumentation Vorschläge zu anliegenden Prozessschritten unterbreitet und somit die Entscheidungsfindung, wie der Patient versorgt werden soll, erleichtert werden und evidenzbasiert erfolgen (Hößl 2013, S. 25). Die Nutzung standardisierter Fachbegriffe kann zudem die Nachvollziehbarkeit und Verständlichkeit der Patientendaten auch für Fachkräfte aus anderen Einrichtungen oder Sektoren erhöhen (Rösler et al. 2018, S. 24).

Aus der elektronischen Dokumentation kann auch der Personal- und Zeitbedarf für den Pflegeprozess abgeleitet und zur effizienteren Arbeitsorganisation sowie zur Dienstplanung genutzt werden (Rösler et al. 2018, S. 25; Hielscher et al. 2015, S. 9 f.; Hößl 2013, S. 24 f.; vgl. Merda et al. 2018, S. 90). Gelingt es, die Arbeitsabläufe effizienter zu gestalten, können gegebenenfalls die Arbeitsintensität und Überstunden der Pflegekräfte reduziert werden. Nachteilig kann sich dieses System jedoch auf die Belastung der Pflegekräfte auswirken, wenn es ausschließlich zur Reduzierung der Lohnkosten genutzt werden würde, indem das Pflegepersonal verringert würde (vgl. Rösler et al. 2018, S. 25; vgl. Hielscher 2014, S. 35).

Der Einsatz von elektronischen Dokumentationssystemen kann durch die erhöhte Informationstransparenz allerdings auch zu mehr Kontrollmöglichkeiten aller und durch alle am Pflegeprozess Beteiligten führen. Nicht nur die Arbeitsprozesse, sondern auch das Verhalten, die Arbeitsleistung, Zeitaufwendungen für bestimmte Aufgaben und etwaige Fehler des Pflegepersonals können mithilfe derartiger Systeme abgebildet werden und somit zu einem erhöhten Leistungsdruck für die Pflegekräfte führen (Hielscher und Kirchen-Peters 2017, S. 29; Hielscher et al. 2015, S. 12; Hielscher 2014, S. 35; vgl. Ploch und Werkmeister 2017, S. 48; Bräutigam et al. 2017, S. 43 f.). So können auch Systeme zur Anwendung kommen, die Zeitspannen für die Bewältigung bestimmter Aufgaben vorgeben und beispielsweise mit akustischen Signalen den Ablauf der Zeit ankündigen. Derartige Systeme können zu erhöhtem Stress sowie Störungen der Arbeit und der Pflegekraft-Patienten-Interaktion führen und die Qualität der Pflege negativ beeinflussen (Hielscher et al. 2016, S. 11; vgl. Bräutigam et al. 2017, S. 43 f.). Eine Aufzeichnung aller Bewegungen der Pflegekraft z. B. mithilfe intelligenter Berufskleidung kann zudem Persönlichkeitsrechte verletzen und Fragen des Datenschutzes aufwerfen (Ploch und Werkmeister 2017, S. 22; vgl. Evans et al. 2018, S. 5).

Es wird kontrovers diskutiert, ob sich tatsächlich Zeitgewinne einstellen, wenn ja und wofür diese Zeit dann alternativ aufgewendet wird (Hielscher und Kirchen-Peters 2017, S. 29). Zum einen kann es sein, dass durch die potenziellen Zeiteinsparungen, durch Berücksichtigung von Expertenstandards oder weitere Funktionen der Dokumentationssysteme mehr dokumentiert wird, sich der Dokumentationsaufwand also erhöht (Rösler et al. 2018, S. 24; Ploch und Werkmeister 2017, S. 34). Von einem höheren Zeitaufwand ist auch auszugehen, wenn zusätzlich zur elektronischen Dokumentation weiter an der papierbasierten Dokumentation festgehalten und so Parallelstrukturen entstehen (Rösler et al. 2018, S. 25) oder wenn die Daten aus einem elektronischen System, z. B. dem Abrechnungssystem, nicht in das zur Pflegedokumentation verwendete integrierbar sind und somit redundant erfasst werden (Höhmann und Schwarz 2017,

S. 159 f.; vgl. Merda et al. 2018, S. 83). Ferner ist zu beachten, dass in der Einführungs- bzw. Umstellungsphase der papierbasierten auf die elektronische Dokumentation mehr Zeit für das Erlernen der Nutzung der Technik und gegebenenfalls für die Anpassung der routinierten Arbeitsabläufe an die neuen Strukturen aufgebracht werden muss (vgl. Ploch und Werkmeister 2017, S. 34). Ob der gewonnene Zeitaufwand wirklich für pflegenahe Tätigkeiten und nicht andere Aufgaben verwendet wird, wird kritisch hinterfragt (Ploch und Werkmeister 2017, S. 26).

Außerdem ist zu fragen, ob nicht die standardisierte Dokumentation – auch unter Anbetracht des vorherrschenden Zeitdrucks auf vielen Stationen – dazu führt, dass (subjektive) Eindrücke, die sich nicht in der Dokumentationsmaske abbilden lassen, wie z. B. Gerüche oder die seelische Verfassung des Patienten, nicht mehr erhoben würden (Rösler et al. 2018, S. 25; vgl. Hielscher 2014, S. 35). Zudem kann es sein, dass sich die Pflegekräfte an die starren Dokumentationsvorgaben, die durch den Pflegeprozess führen, halten und danach handeln, sodass ihr eigenständiges Denken und (situatives) Handeln vernachlässigt wird (Hielscher und Kirchen-Peters 2017, S. 29 f.; Sowinski et al. 2013, S. 53). Wenn die elektronische Dokumentation den persönlichen Austausch zwischen Pflegekräften ersetzen würde, kann es zudem sein, dass wichtige Informationen, die z. B. auf Intuition oder langjährigen Berufserfahrungen beruhen, nicht mehr dokumentiert und damit nicht weitergegeben würden (Rösler et al. 2018, S. 25; Hielscher et al. 2015, S. 10 f.). Kann die Dokumentation den Pflegeprozess nur unzureichend vorgeben, da z. B. kontextbedingt alternative patientenindividuelle Pflegemaßnahmen nötig sind, wird somit möglicherweise die Qualität der Pflege beeinträchtigt (Hielscher et al. 2015, S. 12 f.; vgl. Hülsken-Giesler und Krings 2015, S. 7; vgl. Sowinski et al. 2013, S. 53; vgl. Remmers 2015, S. 14 f.).

Während mehrere Studien eine gestiegene Qualität durch die präzisere elektronische Dokumentation belegen können, gibt es widersprüchliche Studienergebnisse zur Zeiteinsparung, die durch die elektronische Dokumentation erreicht wird (Hielscher et al. 2015, S. 10 f.; Ploch und Werkmeister 2017, S. 48). Generell bestehen zu den Auswirkungen der elektronischen Dokumentation auf das Handeln der Pflegekräfte noch Forschungsbedarf (Hielscher et al. 2015, S. 13; Höhmann und Schwarz 2017, S. 154).

Telemedizinische Technologien, die eine videobasierte Kommunikation mit Fachkräften zulassen, können zusätzlich den Austausch zwischen den Professionen erleichtern. Zeiteinsparungen und Arbeitserleichterungen können sich dadurch ergeben, dass fachliche oder auch dolmetschende Expertise schneller und ortsunabhängig eingeholt werden kann (Rösler et al. 2018, S. 45; Merda et al. 2018, S. 93). Auch die pflegerische Expertise kann aus der Ferne, gegebenenfalls von zu Hause aus, erbracht werden und möglicherweise eine bessere Vereinbarkeit von Beruf und Privatleben gewähren und so die Mitarbeiterzufriedenheit erhöhen (Merda et al. 2018, S. 93). Hinsichtlich des Einsatzes dieser Technologien ist allerdings zu beachten, dass der fehlende persönliche Kontakt zum Patienten wiederum die Pflegequalität negativ beeinflussen kann (Merda et al. 2018, S. 84; Rösler et al. 2018, S. 46; Hielscher et al. 2015, S. 15).

Service-Roboter können potenziell pflegeferne, zeitaufwendige und körperlich anstrengende Routinetätigkeiten übernehmen, ihr Einsatz kann somit zu Zeitgewinnen führen und die Pflegekräfte körperlich entlasten (Graf et al. 2013, S. 1146; Ploch und Werkmeister 2017, S. 23; Merda et al. 2018, S. 99; Klein und Cook 2009, S. 24). Auch Kontroll- und Überwachungsaufgaben können von derartigen Robotern übernommen werden, die dann nicht mehr oder nur noch teilweise von Pflegekräften durchgeführt werden müssten und somit zusätzliche Zeitersparnisse mit sich bringen können (Ploch und Werkmeister 2017, S. 31 f.). Die gewonnene Zeit kann dann für die pflegenahe, komplexe Beziehungsarbeit oder auch präventive sowie rehabilitative Behandlungen eingesetzt werden, die nicht von Robotern übernommen werden können (Merda et al. 2018, S. 99; vgl. Rösler et al. 2018, S. 56). Da bisher nur wenige Service-Roboter in deutschen Krankenhäusern eingesetzt werden, besteht noch Forschungsbedarf hinsichtlich der Abschätzung der Effekte dieser Technologien auf die Arbeitsweise der Pflegekräfte (Hielscher 2014, S. 33; vgl. Ploch und Werkmeister 2017, S. 26).

Gerade auf geriatrischen Stationen und hinsichtlich der Betreuung von Menschen mit demenziellen Erkrankungen können Assistenztechnologien potenziell die zeitaufwendige und psychischfordernde Betreuung von zu Pflegenden erleichtern (Merda et al. 2018, S. 96; vgl. Hielscher et al. 2015, S. 15). Wearables können eingesetzt werden, damit sich diese auf der Station frei bewegen können, aber trotzdem nicht durchgängig von einer Pflegekraft beobachtet werden müssten (Rösler et al. 2018, S. 35). Dies kann auch die Pflegekräfte psychisch entlasten, die befürchten, die Aufsichtspflicht zu verletzen, wenn sie die Pflegebedürftigen allein und unbeobachtet lassen müssen (Sowinski et al. 2013, S. 40; Merda et al. 2018, S. 85; Hielscher et al. 2015, S. 15). Weitere zeitliche sowie psychische Entlastungen können möglicherweise durch sozial-interaktiven Roboter erreicht werden, die mit den Patienten interagieren (vgl. Merda et al. 2018, S. 87). Hinsichtlich derartiger Technologien wird jedoch kritisiert, dass die Patienten und deren Angehörige diese Technologien ablehnen, wenn sie sich aufgrund des Einsatzes von Robotertieren oder -puppen nicht ernst genommen fühlen oder eine ständige Überwachung aus ethischen Gründen ablehnen und sich diese Effekte auch auf die Beziehungsarbeit auswirken (vgl. Merda et al. 2018, S. 99; vgl. Sowinski et al. 2013, S. 41). Auch für diese Technologien gilt, dass Studien fehlen, in denen die Effekte des Einsatzes dieser Technologien analysiert werden (Hielscher et al. 2015, S. 15; vgl. Merda et al. 2018, S. 100).

Weitere körperliche Entlastung können Exoskelette bringen, die durch Kraftübertragung körperlich anstrengende Pflegehandlungen, wie z. B. die Lagerung von den zu Pflegenden, erleichtern (Merda et al. 2018, S. 87; Rösler et al. 2018, S. 51). Dies kann auch dazu führen, dass Fehlhaltungen und berufsbedingte körperliche Schädigungen wie z. B. Bandscheibenvorfälle abnehmen und somit Krankheitstage oder ein vorzeitiger Ausstieg aus dem Beruf reduziert würden (Merda et al. 2018, S. 17 ff.; vgl. Rösler et al. 2018, S. 51).

9.3.2 Einfluss auf das Berufsbild und Selbstverständnis der Pflegekräfte

Hinsichtlich der Auswirkungen der Digitalisierung im Krankenhaus auf das Berufsbild der Pflegekräfte existieren zurzeit in der Literatur unterschiedliche Ansätze. Einerseits wird in der Literatur nicht von einer Substitution der Pflegekräfte durch assistierende Technologien ausgegangen. Gerade die komplexe, feinmotorische, auf einem hohen Grad von sozialer Intelligenz beruhende und erfahrungsbasierte Bezugspflege könne durch derartige Technologien nur bedingt ersetzt werden (Merda et al. 2018, S. 99; Rösler et al. 2018, S. 56; Orians und Reisach 2017, S. 37). Auch die Pflegekräfte selbst gehen nicht von einem substitutiven Prozess durch Digitalisierung aus. Vielmehr dürften sich komplementäre Beziehungen entwickeln und gegebenenfalls Tätigkeiten durch die Digitalisierung hinzukommen (Bräutigam et al. 2017, S. 38 ff.).

Andererseits wird eine Deprofessionalisierung der Pflege befürchtet, wenn durch Technikeinsatz die auf Berührung und körperliche Präsenz der Pflegekraft beruhende Bezugspflege reduziert würde und fachfremde Aufgaben übernommen werden müssten (Rösler et al. 2018, S. 46; Meißner 2017, S. 164; Remmers 2015, S. 18; Hülsken-Giesler und Wiemann 2015, S. 50; Friesacher 2010, S. 302 f.). So kann es sein, dass den Fachkräften nur noch technische, administrative und überwachende Aufgaben zufallen, die distanziert vom zu Pflegenden erbracht werden und somit zusätzlich Wissen sowie Kompetenzen verloren gehen (Höhmann und Schwarz 2017, S. 154; Ploch und Werkmeister 2017, S. 48; Friesacher 2010, S. 302 f.; vgl. Bräutigam et al. 2017, S. 16 f.). Auch können potenziell Tätigkeiten der Pflegefachkräfte mithilfe neuer Technik von Pflegehilfskräften übernommen werden (Ploch und Werkmeister 2017, S. 39; Hielscher 2014, S. 11). Ferner wird von einer Deprofessionalisierung der Pflege und einem Verlust der Autonomie der Pflegekräfte gesprochen, wenn sich die pflegerischen Tätigkeiten an den Vorgaben bzw. Erfordernissen der Technik ausrichten und somit nicht mehr am Patienten orientieren würden (Bräutigam et al. 2017, S. 16 f.; Friesacher 2010, S. 303 f.).

Des Weiteren wird kontrovers diskutiert, inwieweit Digitalisierung die Attraktivität des Pflegeberufs erhöhen kann. Laut Remmers (2016, S. 202) ist nicht von einer derartigen Steigerung durch Technik auszugehen (vgl. auch Ploch und Werkmeister 2017, S. 39). Der Pflegeberuf kann jedoch aufgrund von Kompetenz- und Aufgabenerweiterungen durch die Digitalisierung attraktiver werden. Zum Beispiel können Pflegekräfte möglicherweise unter telemedizinischer (An-)Leitung des ärztlichen Personals teilweise die medizinische Versorgung und somit zusätzliche Aufgaben übernehmen (Hielscher 2014, S. 36). Derartige Tätigkeiten bedürfen jedoch gegebenenfalls weiterer Kompetenzen und somit auch Qualifikationen (Hielscher 2014, S. 36). Ferner kann der Erwerb von Technikkompetenzen zu einer höheren Anerkennung der Pflege gegenüber anderen Professionen führen, was ebenfalls die Attraktivität steigern kann (vgl. Evans et al. 2018, S. 5; vgl. Ploch und Werkmeister 2017, S. 39 f.).

Einigkeit besteht hingegen bei der Feststellung, dass im Zuge der Digitalisierung der Erwerb von Technikkompetenzen unerlässlich ist. So wird argumentiert, dass es nicht nur in der pflegerischen Ausbildung, sondern auch im Rahmen von regelmäßigen Fort- und Weiterbildungen wichtig ist, sich den Umgang mit neuester Technik anzueignen (Bendig et al. 2017; Hübner et al. 2017, S. 2; vgl. Evans et al. 2018, S. 9; Ploch und Werkmeister 2017, S. 49). In einer Empfehlung der Arbeitsgruppe „Informationsverarbeitung in der Pflege" der Deutschen Gesellschaft für Medizinische Informatik, Biometrie und Epidemiologie (GMDS), der Österreichischen Gesellschaft für Pflegeinformatik (ÖGPI) und der Schweizerischen Interessensgruppe Pflegeinformatik (IGPI) innerhalb des Schweizer Berufsverbandes der Pflegefachfrauen und Pflegefachmänner (SBK) werden Kernkompetenzen vorgestellt, die in der Pflegeausbildung Berücksichtigung finden sollen (Hübner et al. 2017, S. 4): Neben dem Umgang u. a. mit der elektronischen Pflegedokumentation, der Qualitätssicherung und dem Prozessmanagement wird in der Empfehlung auch auf die mit der Technik zusammenhängenden rechtlichen sowie ethischen Kompetenzbereiche verwiesen (vgl. auch Hackl et al. 2016, S. 383). Die Gesellschaft für Informatik hebt in ihren Handlungsempfehlungen für die Entwicklung und den Erwerb digitaler Kompetenzen in Pflegeberufen zudem hervor, dass ein kritischer und selbstbestimmter Umgang mit digitaler Technik u. a. durch das Verstehen der Aus- und Wechselwirkungen derartiger Technologien wichtig ist (Bendig et al. 2017, S. 7 ff.). Ergänzend sei es wichtig, grundlegende Kompetenzen, die die Anpassung an sich verändernde bzw. neue Technologien vereinfachen, aber auch auf die einzelnen Sektoren und Pflegekontexte abgestimmte Technikkompetenzen zu vermitteln (Bendig et al. 2017, S. 9 ff.; Hackl et al. 2016, S. 386). Der Erwerb von Technikkompetenzen kann auch eine stärkere Einbindung von Pflegekräften und damit der pflegerischen Expertise in den Entwicklungsprozess neuer Technik ermöglichen (Hackl et al. 2016, S. 383; Bendig et al. 2017, S. 10; Rösler et al. 2018, S. 38). Auch wäre es durch die zusätzlichen Kompetenzen einfacher möglich, Pflegekräfte stärker in Entscheidungen über den Einsatz von Technik einzubeziehen (Fuchs-Frohnhofen et al. 2018; Bräutigam et al. 2017, S. 24; Evans et al. 2018, S. 5; Merda et al. 2018, S. 144; Rösler et al. 2018, S. 38; Bendig et al. 2017, S. 15; Hackl et al. 2016, S. 383).

Ein abgestimmtes und einheitliches Kompetenzprofil, die Einbindung der Technikausbildung in bestehende Curricula der Pflegeausbildung und flächendeckende Fort- und Weiterbildungsmaßnahmen fehlen jedoch bis dato zum Großteil (Hackl et al. 2016, S. 383; Bendig et al. 2017, S. 10 ff.; Evans et al. 2018, S. 9; vgl. Bräutigam et al. 2017, S. 47; Roland Berger GmbH et al. 2017, S. 35; Merda et al. 2018, S. 147 f.).

9.4 Fazit und Ausblick

Es zeigt sich, dass digitale Technologien in der Krankenhauspflege zur Informationsverarbeitung, Dokumentation und Organisation sowie Kommunikation zwischen den Pflegekräften ein hohes Potenzial aufweisen und in vielfältigen Zusammenhängen eingesetzt werden können. Da eine qualitativ hochwertige Pflege auf die individuelle Lebenssituation und die persönlichen Bedürfnisse des Pflegebedürftigen ausgerichtet und somit auf komplexe und mitunter situative Entscheidungen der Pflegekräfte angewiesen ist, werden derartige Technologien voraussichtlich nicht zu einer Substitution der Pflegefachkräfte führen (Merda et al. 2018, S. 99; Rösler et al. 2018, S. 56; Orians und Reisach 2017, S. 37; Hielscher et al. 2016, S. 9). Vielmehr sind durch die assistierenden Systeme potenziell Effizienz-, Effektivitäts- und Qualitätssteigerungen möglich. So können Synergieeffekte durch Informationstransparenz sowie Veränderungen der Arbeitsprozesse und -organisation zu effizienteren Arbeitsabläufen für die Pflegekräfte führen. Allerdings fehlen hierzu noch entsprechende Analysen. In Einzelstudien gibt es zwar Hinweise, aber repräsentative Studien mit belastbaren Ergebnissen liegen nicht vor und standardisierte Verfahren im Rahmen von Health Technology Assessment (HTA) fehlen weitgehend (Mähs 2017, S. 125; Meißner 2017, S. 160 f.; vgl. Merda et al. 2018, S. 146). Für die Finanzierung über die Regelversorgung sind entsprechende Kosten-Nutzen-Analysen erforderlich (Fachinger 2018, S. 63; Fachinger et al. 2015, S. 63 f.; Ploch und Werkmeister 2017, S. 32).

Durch eine zunehmende Digitalisierung hin zu einer integrierten, flächendeckenden und systematischen Nutzung digitaler Technologien ergeben sich zudem Veränderungen im Hinblick auf die Aufgaben, die Rolle und auch das Selbstverständnis der Pflegekräfte. Dementsprechend ist es relevant, die Auswirkungen dieser Technologien auf die Arbeitsorganisation und -bedingungen sowie das Berufsbild und Selbstverständnis der Pflege und auch der Pflegebedürftigen aufzuzeigen (Fachinger et al. 2017, S. 34; Fuchs-Frohnhofen et al. 2018, S. 9 f.; Rösler et al. 2018, S. 56; Merda et al. 2018, S. 143 f.; Bräutigam et al. 2017, S. 15; Ploch und Werkmeister 2017, S. 34; Höhmann und Schwarz 2017, S. 152; Hielscher et al. 2015, S. 16).

Insgesamt gesehen kann durch die höhere Verbreitung und Nutzung digitaler Technologien in Krankenhäusern den zukünftigen Herausforderungen, zu denen insbesondere die Zunahme an Pflegebedürftigen gezählt wird, begegnet werden. Allerdings müssen dazu bestimmte Anforderungen erfüllt werden, zu denen u. a. technisch-strukturelle Voraussetzungen wie die Umsetzung von Standards und Normen zur Verbesserung der Interoperabilität und der Ausbau von leistungsfähigen und sicheren Breitbandverbindungen, konstante bzw. verlässliche gesetzliche und institutionelle Rahmenbedingungen sowie die Aus- und Weiterbildung der Pflegekräfte in bestehenden und neuen Berufsfeldern zu zählen sind (Fachinger 2018, S. 53; Merda et al. 2018, S. 91; Roland Berger GmbH et al. 2017, S. 28; Fachinger et al. 2015, S. 63 f.).

■ **Danksagung**
Wir bedanken uns bei Frau Sollmann und den unbekannten Reviewern für ihre hilfreichen Anmerkungen und Vorschläge.

Literatur

Apt W, Bovenschulte M, Hartmann EA, Wischmann S (2016) Foresight-Studie „Digitale Arbeitswelt", Forschungsbericht, Bundesministerium für Arbeit und Soziales, Berlin

Augurzky B, Krolop S, Mensen A, Pilny A, Schmidt CM, Wuckel C (2018) Krankenhaus Rating Report 2018. Personal – Krankenhäuser zwischen Wunsch und Wirklichkeit. Krankenhaus Rating Report, medhochzwei, Heidelberg

Ausserhofer D, Zander B, Busse R, Schubert M, De Geest S, Rafferty AM, Ball J, Scott A, Kinnunen J, Heinen M, Strømseng Sjetne I, Moreno-Casbas T, Kózka M, Lindqvist R, Diomidous M, Bruyneel L, Sermeus W, Aiken LH, Schwendimann R (2014) Prevalence, patterns and predictors of nursing care left undone in European hospitals: results from the multicountry cross-sectional RN4CAST study. BMJ Quality & Safety 23(2):126–135

Ball MJ, Hannah KJ, DuLong D, Newbold SK, Sensmeier JE, Skiba DJ, Troseth MR, Gugerty B, Hinton Walker P, Douglas JV (Hrsg) (2011) Nursing Informatics. Where Technology and Caring Meet (Health Informatics). Springer, London

Bendig T, Bleses P, Breuer J, Buhr R, Egbert N, Hübner UH, Koubek J, Krupka D, Lutze M, Müller L-S, Regitz C, Rutha M, Schnellhammer M, Schubert M, Schwarze B, Weißbach R, Welskop-Deffaa EM (2017) Leitlinien Pflege 4.0: Handlungsempfehlungen für die Entwicklung und den Erwerb von digitalen Kompetenzen in Pflegeberufen des Beirats IT-Weiterbildung der Gesellschaft für Informatik e. V. in Zusammenarbeit mit Partnerinnen und Partnern aus Pflegepraxis, Verbänden und Wissenschaft. Gesellschaft für Informatik e. V., Berlin

van den Berg N, Schmidt S, Stentzel U, Mühlan H, Hoffmann W (2015) Telemedizinische Versorgungskonzepte in der regionalen Versorgung ländlicher Gebiete. Bundesgesundheitsblatt – Gesundheitsforschung – Gesundheitsschutz 58(4):367–373

Bräutigam C, Enste P, Evans M, Hilbert J, Merkel S, Öz F (2017) Digitalisierung im Krankenhaus. Mehr Technik – bessere Arbeit? Study Vol. 364. Hans-Böckler-Stiftung, Düsseldorf

Brüggemann J, Coners E, Franzen-Krapoth H, Hollenbach D, Kowalski I, Mittnacht B, Muck T, Vogt K, Wenzel D (2017) Qualität in der ambulanten und stationären Pflege. 5. Pflege-Qualitätsbericht des MDS nach § 114a Abs. 6 SGB XI. MDS-Pflege-Qualitätsberichte, Medizinischer Dienst des Spitzenverbandes Bund der Krankenkassen e. V. (MDS), Essen

Bruyneel L, Li B, Ausserhofer D, Lesaffre E, Dumitrescu I, Smith HL, Sloane DM, Aiken LH, Sermeus W (2015) Organization of Hospital Nursing, Provision of Nursing Care,

and Patient Experiences With Care in Europe. Medical Care Research and Review 72(6):643–664
Buck M, Schröder J, Woratschek H, Tomanek DP, Stadtelmann M, Horbel C, Weismann F (2015) Benchmarking der Schrankfachversorgung: Ergebnisse einer Studie mit Kliniken und Dienstleistern. In: Woratschek H, Schröder J, Eymann T, Buck M (Hrsg) Wertschöpfungsorientiertes Benchmarking: Logistische Prozesse in Gesundheitswesen und Industrie. Springer, Berlin Heidelberg, S 183–211
Bundesministerium für Arbeit und Soziales (2017) Weissbuch Arbeiten 4.0, Arbeit Weiter Denken, Bundesministerium für Arbeit und Soziales, Abteilung Grundsatzfragen des Sozialstaats, der Arbeitswelt und der sozialen Marktwirtschaft, Berlin
Bundesregierung (2018) Antwort der Bundesregierung auf die Kleine Anfrage der Abgeordneten Kordula Schulz-Asche, Maria Klein-Schmeink, Dr. Kirsten Kappert-Gonther, weiterer Abgeordneter und der Fraktion BÜNDNIS 90/DIE GRÜNEN – Drucksache 19/1550 –. Unbesetzte Stellen in der Alten- und Krankenpflege. Bundestags-Drucksache 19/1803, Deutscher Bundestag, Berlin
Bundesverband Pflegemanagement (Hrsg) (2017) Digitale Dokumentation in der Pflege. Ein Praxis-Handbuch. Bundesverband Pflegemanagement, Berlin
Dahl TS, Boulos MNK (2013) Robots in Health and Social Care: A Complementary Technology to Home Care and Telehealthcare? Robotics 3(1):1–21
Dall'Ora C, Griffiths P, Ball J, Simon M, Aiken LH (2015) Association of 12 h shifts and nurses' job satisfaction, burnout and intention to leave: findings from a cross-sectional study of 12 European countries. BMJ Open 5(9). Open Access
Daum M (2017) Digitalisierung und Technisierung der Pflege in Deutschland. Aktuelle Trends und ihre Folgewirkungen auf Arbeitsorganisation, Beschäftigung und Qualifizierung. DAA-Stiftung Bildung und Beruf, Hamburg
Deutsche Stiftung Patientenschutz (2018) Stellungnahme zur Anhörung „Pflegepersonalmangel in den Krankenhäusern und in der Altenpflege" des Ausschusses für Gesundheit des Deutschen Bundestages am 18. April 2018 zu den Bundestagsdrucksachen 19/30, 19/79, 19/446 und 19/447. Patientenschutz Info-Dienst, Dortmund
Dörries M, Gensorowsky D, Greiner W (2017) Digitalisierung im Gesundheitswesen – hochwertige und effizientere Versorgung. Wirtschaftsdienst 97(10):692–696
Engelmann U, Schwind F (2017) Bildkommunikation in der Medizin: Vom PACS zum flächendeckenden E-Health-System. In: Müller-Mielitz S, Lux T (Hrsg) E-Health-Ökonomie. Springer, Wiesbaden, S 683–705
Evans M, Hielscher V, Voss D (2018) Damit Arbeit 4.0 in der Pflege ankommt. Wie Technik die Pflege stärken kann, Policy-Brief der Hans-Böckler-Stiftung, Düsseldorf
Fachinger U (2018) Altern und Technik: Anmerkungen zu den ökonomischen Potenzialen. In: Künemund H, Fachinger U (Hrsg) Alter und Technik. Sozialwissenschaftliche Befunde. Vechtaer Beiträge zur Gerontologie. Springer VS, Wiesbaden, S 51–68
Fachinger U, Nellissen G, Siltmann S (2015) Neue Umsatzpotenziale für altersgerechte Assistenzsysteme? Ausweitung der Regelversorgung im SGB V. Zeitschrift für Sozialreform 61(1):43–71
Fachinger U, Mähs M, Nobis S (2017) Selbstmanagement von informeller Pflege durch e-Health. Recht und Politik im Gesundheitswesen (RPG) 23(1):32–35
Frick Y, Baumberger D (2018) Sekundärnutzen von Pflegedaten für ökonomische Nachhaltigkeit durch automatisierte Ermittlung hochaufwändiger Pflegefälle aus der Patientendokumentation. In: Pfannstiel MA, Krammer S, Swoboda W (Hrsg) Digitale Transformation von Dienstleistungen im Gesundheitswesen IV: Impulse für die Pflegeorganisation. Springer, Wiesbaden, S 69–82
Friesacher H (2010) Pflege und Technik – eine kritische Analyse. Pflege & Gesellschaft 15(4):293–313
Fuchs-Frohnhofen P, Blume A, Ciesinger K-G, Gessenich H, Hülsken-Giesler M, Isfort M, Jungtäubl M, Kocks A, Patz M, Weihrich M (2018) Memorandum „Arbeit und Technik 4.0 in der professionellen Pflege". MA&T Sell & Partner, Würselen
Grabbe Y, Nolting H-D, Loos S (2005) DAK-BGW Gesundheitsreport 2005 – Stationäre Krankenpflege. Arbeitsbedingungen und Gesundheit von Pflegenden in Einrichtungen der stationären Krankenpflege in Deutschland vor dem Hintergrund eines sich wandelnden Gesundheitssystems. Deutsche Angestellten-Krankenkasse (DAK), Berufsgenossenschaft für Gesundheitsdienst und Wohlfahrtspflege (BGW), Hamburg
Graf B, Heyer T, Klein B, Wallhoff F (2013) Servicerobotik für den demografischen Wandel. Mögliche Einsatzfelder und aktueller Entwicklungsstand. Bundesgesundheitsblatt – Gesundheitsforschung – Gesundheitsschutz 56(9):1145–1152
Graf B, King RS, Rößner A, Schiller C, Ganz W, Bläsing D, Fischbach J, Warner N, Bornewasser M (2018) Entwicklung eines intelligenten Pflegewagens zur Unterstützung des Personals stationärer Pflegeeinrichtungen. In: Pfannstiel MA, Krammer S, Swoboda W (Hrsg) Digitale Transformation von Dienstleistungen im Gesundheitswesen IV: Impulse für die Pflegeorganisation. Springer, Wiesbaden, S 25–49
Griffiths P, Dall'Ora C, Simon M, Ball J, Lindqvist R, Rafferty A-M, Schoonhoven L, Tishelman C, Aiken LH (2014) Nurses' Shift Length and Overtime Working in 12 European Countries: The Association With Perceived Quality of Care and Patient Safety. Medical Care 52(11):975–981
Güttler J, Georgoulas C, Linner T, Bock T (2015) Towards a future robotic home environment: a survey. Gerontology 61:268–280
Haase P (2018) Wertebeitrag von einrichtungsübergreifenden elektronischen Patientenakten. In: Hübner U, Esdar M, Hüsers J, Liebe J-D, Rauch J, Thye J, et al. (Hrsg) IT-Report Gesundheitswesen. Schwerpunkt – Wie reif ist die IT in deutschen Krankenhäusern? Befragung der bundesdeutschen Krankenhäuser. IT-Report Gesundheitswesen. Forschungsgruppe Informatik im Gesundheitswesen (IGW), Hochschule Osnabrück, Fakultät für Wirtschafts- und Sozialwissenschaften, S 15–19

Hackl WO, Ammenwerth E, Ranegger R (2016) Bedarf an Fort- und Weiterbildung in Pflegeinformatik. Ergebnisse einer Umfrage. Pflegewissenschaft 18(7/8):381–387

Hämel K, Schaeffer D (2013) Who cares? Fachkräftemangel in der Pflege. Zeitschrift für Sozialrefom 59(4):413–431

Hielscher V (2014) Technikeinsatz und Arbeit in der Altenpflege. Ergebnisse einer internationalen Literaturrecherche, iso-Report (Vol. 1) Institut für Sozialforschung und Sozialwirtschaft (iso) e. V., Saarbrücken

Hielscher V, Kirchen-Peters S (2017) EDV-gestützte Dokumentation – wie wandelt sich die Pflegearbeit? QM-Praxis in der Pflege(4):28–30

Hielscher V, Kirchen-Peters S, Sowinski C (2015) Technologisierung der Pflegearbeit? Wissenschaftlicher Diskurs und Praxisentwicklungen in der stationären und ambulanten Langzeitpflege. Pflege & Gesellschaft 20(1):5–19

Hielscher V, Nock L, Kirchen-Peters S (2016) Technikvermittlung als Anforderung in der Dienstleistungsinteraktion. Empirische Befunde zum Technikeinsatz in der Altenpflege. Zeitschrift Arbeit 25(1–2):3–19

Hien W (2017) „Man geht mit einem schlechten Gewissen nach Hause" – Krankenhausarbeit unter Ökonomisierungsdruck. Widersprüche 145(37):71–81

Höhmann U, Schwarz L (2017) Kompetenzanforderungen an pflegerische Führungskräfte in technikbezogenen Innovationsprozessen. In: Pfannstiel MA, Krammer S, Swoboda W (Hrsg), Digitale Transformation von Dienstleistungen im Gesundheitswesen III. Impulse für das Management. Springer Fachmedien, Wiesbaden, S 151–172

Hößl I (2013) Sektorenübergreifende Kommunikation. Wie viel IT braucht die Pflege? Heilberufe / Das Pflegemagazin 65(5):24–26

Hübner U, Liebe J-D, Hüsers J, Thye J, Egbert N, Hackl W, Ammenwerth E (2015) IT-Report Gesundheitswesen. Schwerpunkt Pflege im Informationszeitalter. IT-Report Gesundheitswesen. Forschungsgruppe Informatik im Gesundheitswesen (IGW) – Hochschule Osnabrück

Hübner U, Egbert N, Hackl W, Lysser M, Schulte G, Thye J, Ammenwerth E (2017) Welche Kernkompetenzen in Pflegeinformatik benötigen Angehörige von Pflegeberufen in den D-A-CH-Ländern? Eine Empfehlung der GMDS, der ÖGPI und der IGPI. GMS Medizinische Informatik, Biometrie und Epidemiologie 13(1)

Hübner U, Esdar M, Hüsers J, Liebe J-D, Rauch J, Thye J, Weiß J-P (2018) IT-Report Gesundheitswesen. Schwerpunkt – Wie reif ist die IT in deutschen Krankenhäusern? Befragung der bundesdeutschen Krankenhäuser. IT-Report Gesundheitswesen. Forschungsgruppe Informatik im Gesundheitswesen (IGW) – Hochschule Osnabrück

Hülsken-Giesler M, Krings B-J (2015) Technik und Pflege in einer Gesellschaft des langen Lebens. Einführung in den Schwerpunkt. Technikfolgenabschätzung. Theorie und Praxis 24(2):4–11

Hülsken-Giesler M, Wiemann B (2015) Die Zukunft der Pflege – 2053: Ergebnisse eines Szenarioworkshops. Technikfolgenabschätzung. Theorie und Praxis 24(2):46–57

Klein B (2011) Technisierte Versorgung oder mehr Zeit für Kernaufgaben? Auswirkungen neuer Technologien auf die Pflegekräfte. Archiv für Wissenschaft und Praxis der sozialen Arbeit 42(3):86–98

Klein B, Cook G (2009) Robotik in der Pflege – Entwicklungstendenzen und Potenziale. Public Health Forum 17:23–24

Koenig S (2015) Freie Kapazitäten durch optimierte Versorgungslogistik. In: Woratschek H, Schröder J, Eymann T, Buck M (Hrsg) Wertschöpfungsorientiertes Benchmarking: Logistische Prozesse in Gesundheitswesen und Industrie. Springer, Berlin, Heidelberg, S 151–172

Kriegel J (2012) Krankenhauslogistik. Innovative Strategien für die Ressourcenbereitstellung und Prozessoptimierung im Krankenhauswesen. Springer Gabler, Wiesbaden

Leineweber C, Westerlund H, Chungkham HS, Lindqvist R, Runesdotter S, Tishelman C (2014) Nurses' Practice Environment and Work-Family Conflict in Relation to Burn Out: A Multilevel Modelling Approach. PLoS ONE 9(5): e96991

Madsack B, Walz M (2014) Abnahme und Konstanzprüfung an Bildwiedergabesystemen – was ändert sich mit der neuen DIN V 6868-157? Radiopraxis 7:195–210

Mähs M (2017) Evaluation of AAL-Technologies: Status Quo and Perspectives. Global Business & Economics Anthology 2:124–132

Meißner A (2017) Technisierung der professionellen Pflege. Einfluss. Wirkung. Veränderung. In: Hagemann T (Hrsg), Gestaltung des Sozial- und Gesundheitswesens im Zeitalter von Digitalisierung und technischer Assistenz. Nomos, Baden-Baden, S 155–171

Merda M, Schmidt K, Kähler B (2018) Pflege 4.0 – Einsatz moderner Technologien aus der Sicht professionell Pflegender. Forschungsbericht. Berufsgenossenschaft für Gesundheitsdienst und Wohlfahrtspflege, Hamburg

Mildner R, Meyer J-U, Eckardt N, Hartung L, Kahlisch J, Biouchagiar J, Mildner M (2017) Krankenhaus 4.0, Uni-TransferKlinik Lübeck

Mischak R (2017) Wearables als Herausforderung im Gesundheitswesen – Revolutionieren Wearables das Gesundheitswesen im 21. Jahrhundert? In: Pfannstiel MA, Da-Cruz P, Mehlich H (Hrsg), Digitale Transformation von Dienstleistungen im Gesundheitswesen I: Impulse für die Versorgung. Springer, Wiesbaden, S 277–288

Müller B (2009) Betriebliches Gesundheitsmanagement im System Krankenhaus – Bestandsaufnahme und Ausblick. Expertise. Hans-Böckler-Stiftung, Düsseldorf

Neumuth T (2016) Augmented Reality in der Medizintechnik, VDE MedTech Expertenbeiträge. Verband der Elektrotechnik Elektronik Informationstechnik e. V., Frankfurt

Orians W, Reisach U (2017) Wissenstransfer in der Kranken- und Altenpflege: Möglichkeiten und Grenzen der Digitalisierung von Wissen. In: Pfannstiel MA, Krammer S, Swoboda W (Hrsg) Digitale Transformation von Dienstleistungen im Gesundheitswesen III. Impulse für das Management. Springer Fachmedien, Wiesbaden, S 33–54

Ploch U, Werkmeister T (2017) Digitalisierung und Technisierung der Pflege in Deutschland. Aktuelle Trends und ihre Folgewirkungen auf Arbeitsorganisation, Beschäftigung und Qualifizierung. DAA-Stiftung Bildung und Beruf, Hamburg

Remmers H (2015) Natürlichkeit und Künstlichkeit. Zur Analyse und Bewertung von Technik in der Pflege des Menschen. Technikfolgenabschätzung. Theorie und Praxis 24(2):11–20

Roland Berger GmbH, Deutsches Institut für angewandte Pflegeforschung e.V., Philosophisch-Theologische Hochschule Vallendar PF, Lehrstuhl für Gemeindenahe Pflege (2017) ePflege. Informations- und Kommunikationstechnologie für die Pflege. Studie im Auftrag des Bundesministeriums für Gesundheit, Roland Berger GmbH. Deutsches Institut für angewandte Pflegeforschung e. V., Philosophisch-Theologische Hochschule Vallendar PF, Lehrstuhl für Gemeindenahe Pflege, Berlin Vallendar Köln

Rösler U, Schmidt K, Merda M, Melzer M (2018) Digitalisierung in der Pflege. Wie intelligente Technologien die Arbeit professioneller Pflegender verändern. Initiative Neue Qualität der Arbeit INQA, Berlin

Sachverständigenrat zur Begutachtung der Entwicklung im Gesundheitswesen (2012) Wettbewerb an der Schnittstelle zwischen ambulanter und stationärer Gesundheitsversorgung. Sondergutachten 2012, Langfassung. Sachverständigenrat zur Begutachtung der Entwicklung im Gesundheitswesen, Berlin

Schröder L, Urban H-J (Hrsg) (2016) Digitale Arbeitswelt – Trends und Anforderungen. Jahrbuch Gute Arbeit. Bund, Frankfurt

Simon M (2015) Unterbesetzung und Personalmehrbedarf im Pflegedienst der allgemeinen Krankenhäuser. Eine Schätzung auf Grundlage verfügbarer Daten. Hochschule Hannover Fakultät V – Diakonie, Gesundheit und Soziales, Hannover

Sowinski C, Kirchen-Peters S, Hielscher V (2013) Praxiserfahrungen zum Technikeinsatz in der Altenpflege, Kuratorium Deutsche Altershife. Institut für Sozialforschung und Sozialwirtschaft (iso) e. V., Köln Saarbrücken

Vincent JL, Creteur J (2017) The hospital of tomorrow in 10 points. Crit Care 21(1):93

Wibbeling S, Hintze M, Deiters W (2017) Krankenhaus 4.0 – Industrie 4.0 im Gesundheitswesen, Positionspapier. Fraunhofer-Innovationszentrum für Logistik und IT, Healthcare Innovation, Dortmund

Wong CM, Wu SY, Ting WH, Ho KH, Tong LH, Cheung NT (2015) An Electronic Nursing Patient Care Plan Helps in Clinical Decision Support. Studies in Health Technology and Informatics 216:945

Zander B, Dobler L, Bäumler M, Busse R (2014) Implizite Rationierung von Pflegeleistungen in deutschen Akutkrankenhäusern – Ergebnisse der internationalen Pflegestudie RN4Cast. Gesundheitswesen 76(11):727–734

Digitalisierung und Patienten-sicherheit

Eva Sellge und Ernst-Günther Hagenmeyer

J. Klauber et al. (Hrsg.), *Krankenhaus-Report 2019*
https://doi.org/10.1007/978-3-662-58225-1_10

Zusammenfassung

Um mögliche Zusammenhänge zwischen der zunehmenden Digitalisierung der Patientenversorgung und der Patientensicherheit zu identifizieren, haben die Autoren eine systematische Literaturrecherche in der PubMed-Datenbank des National Center for Biotechnology Information (USA) durchgeführt. Die Suche wurde auf den Bereich der Krankenhausversorgung eingegrenzt und durch eine Handsuche in einschlägigen deutschen Zeitschriften ergänzt. In den Funden zeigten sich deutliche Bezüge zwischen beiden Themen. Einerseits können bestimmte digitale Anwendungen zu einer deutlichen Verbesserung der Patientensicherheit führen. Andererseits ergeben sich aus technischen Mängeln in IT-Systemen oder durch ihre fehlerhafte Anwendung teils gravierende Risiken für die Sicherheit. Um tatsächlich die Potenziale der Digitalisierung für die Patientensicherheit zu realisieren, sind fortwährende gemeinsame Anstrengungen von Herstellern, Betreibern und Anwendern von IT-Systemen erforderlich.

In order to identify possible links between the growing use of health information technology in medical care and patient safety, the authors conducted a systematic literature search using the PubMed database (National Center for Biotechnology Information, USA). The search was limited to publications related to hospital care. A search in specific German language journals was added. The identified publications showed manifold relations between digitalisation of care and patient safety. On the one hand, health IT solutions may significantly improve patient safety. On the other hand, serious risks may result from technical flaws or improper use of health IT. In order to realise the potentials of health IT solutions for the improvement of patient safety, a continuous joint effort of producers, operators and users of such systems is necessary.

10.1 Einleitung und Fragestellung

Ein wesentliches Handlungsfeld für die Gesundheitspolitik und alle am System beteiligten Akteure ist die Überführung des Gesundheitswesens in das digitale Zeitalter. Nicht nur der internationale Vergleich, sondern auch die steigenden Anforderungen durch Fachkräftemangel und Demografie sowie die Verfügbarkeit einer Vielzahl von digitalen Produkt- und Prozessinnovationen zeigen deutlich, dass dem Thema auch in den Gesundheitsunternehmen selbst eine höhere strategische Bedeutung beigemessen werden muss. Aktuelle Befragungen belegen, dass die zunehmende Digitalisierung der Krankenversorgung von den Führungsverantwortlichen in den Krankenhäusern als starker Trend wahrgenommen wird, der sich positiv auf ihre wirtschaftliche Situation auswirkt und von dem zusätzliche Chancen erwartet werden (Roland Berger GmbH 2018).

Geht man nun davon aus, dass sowohl die leicht verbesserte wirtschaftliche Lage der Krankenhäuser ebenso wie die in der 19. Legislaturperiode angekündigten Reformmaßnahmen zur Investitionsfinanzierung positiv auf den o. g. Trend wirken, dürfte es zukünftig kaum noch ein Krankenhaus geben, das nicht entsprechende Digitalisierungsprojekte angeht (Augurzky et al. 2018). Je nach Ausgangslage oder Reifegrad der Organisation könnte sich ein solches Projekt zunächst auf die Optimierung von Administration und internen Versorgungsprozessen fokussieren. Mit der Einführung einer standardisierten elektronischen Patientenakte könnten aber z. B. die Sektorengrenzen überschritten und damit neue Versorgungsmodelle ermöglicht werden.

Welche Rolle spielt in diesem Szenario nun die Patientensicherheit? Angesichts des breiten Spektrums der Digitalisierungsthemen ist sie vermutlich in vielfältiger Weise betroffen. Mit der vorliegenden Arbeit soll deshalb ein Beitrag zur Beantwortung der folgenden Fragen geleistet werden:

- Welche Möglichkeiten eröffnet die Digitalisierung bzw. der Einsatz von Health IT im Krankenhaus, um die Patientensicherheit zu stärken?
- Welche Risiken bringt die Digitalisierung bzw. der Einsatz von Health IT – insbesondere verstanden als Instrument zur Unterstützung und Optimierung von Versorgungsprozessen – für die Patientensicherheit mit sich?
- Gibt es Modelle, Empfehlungen oder Leitlinien, wie mit den Möglichkeiten und Risiken, welche die Digitalisierung für die Patientensicherheit mit sich bringt, umgegangen werden kann?

Nach einer Klärung der beiden zentralen Begriffe wird im Folgenden ein Bezugsrahmen für die Analyse der Zusammenhänge zwischen Patientensicherheit und Digitalisierung eingeführt. Darauf aufbauend wird das im Rahmen einer systematischen Literaturrecherche gefundene Material beschreibend ausgewertet. In allen Fällen werden internationale Erfahrungen mit einbezogen; nicht nur, weil die Digitalisierung in anderen Gesundheitssystemen bereits weiter fortgeschritten ist und somit mehr Erkenntnisse vorliegen. Ein weiterer Grund für die Einbeziehung einer breiten Informationsbasis ist, dass, wenn es um mögliche Risiken oder Fehler bei der Patientenversorgung geht, immer noch Barrieren und Vorbehalte gegenüber einer möglichst transparenten Berichterstattung und Diskussion bestehen.

10.2 Hintergrund und Methodik

10.2.1 Begriffsklärung

Allein die Vielfalt der Anwendungsbereiche von IT und die daraus resultierenden potenziellen Effekte für den Patienten und seine Sicherheit erfordern zunächst, die beiden Begriffe „Patientensicherheit" und „Digitalisierung" zu klären, sowie die Ebenen, auf denen sie im Folgenden betrachtet werden sollen, voneinander abzugrenzen.

Patientensicherheit

Patientensicherheit (patient safety) ist ein fundamentales Prinzip des Gesundheitswesens und wird als solches bereits seit dem Jahr 2002 auf globaler Ebene adressiert. In einer Resolution verpflichteten sich die Mitglieder der World Health Organisation (WHO), diesem Thema höchste Aufmerksamkeit zu widmen mit dem Ziel, wissenschaftsbasierte Systeme zu etablieren, die notwendig sind, um Patientensicherheit und Versorgungsqualität insgesamt zu verbessern (World Health Organization 2002). Die konkrete Arbeit einer eigens gegründeten Abteilung in der WHO besteht seitdem insbesondere darin, Evidenz über die Zusammenhänge zwischen Risiken und Patientenoutcomes zu erforschen, Rahmenbedingungen und Klassifikationen für die Messung von Risiken und ihren Effekten zu entwickeln sowie Instrumente und Beratung zur Verfügung zu stellen (World Health Organization 2017). Nationale Organisationen nutzen diese Angebote und übersetzen sie in jeweils eigene Strategien. Das soll insbesondere sicherstellen, dass Terminologien und Klassifikationen übergreifend genutzt werden, auch um auf diese Weise die Maßnahmen vergleichend evaluieren zu können.

In Deutschland ist ein wichtiger Akteur zum Thema Patientensicherheit das Aktionsbündnis Patientensicherheit (APS). Hier haben sich – unterstützt durch das Bundesministerium für Gesundheit – Vertreter der Gesundheitsberufe, Krankenkassen und ihrer Verbände, der Krankenhäuser und der Patientenorganisationen zusammengeschlossen und erarbeiten mit Experten in interdisziplinären Arbeitsgruppen Anleitungen zur Umsetzung von Sicherheitsstrategien. Das APS definiert Patientensicherheit abstrakt als einen Zustand, d. h. als *„Abwesenheit unerwünschter Ereignisse"*. Ein unerwünschtes Ereignis (adverse event) beschreibt in dem Zusammenhang *„ein schädliches Vorkommnis, das eher auf der Behandlung, denn auf der Erkrankung beruht. Es kann vermeidbar oder unvermeidbar sein."* (Aktionsbündnis Patientensicherheit e. V. 2018a)

Für den Einsatz im Kontext der Digitalisierung erscheint eine Definition in Anlehnung an Thomeczek jedoch eher geeignet, da diese weitergehende konkrete Elemente aus der Versorgungspraxis einbezieht: *„Patientensicherheit ist das Produkt aller Maßnahmen in Klinik und Praxis, die darauf gerichtet sind, Patienten vor unerwünschten Ereignissen in Zusammenhang mit der Heilbehandlung zu bewahren. Diese Ereignisse umfassen vermeidbare Patientenschädigung durch die Gesundheitsversorgung, kritische Ereignisse, Fehler und Beinahe-Schäden. Sicherheit entsteht durch Wechselwirkungen zwischen Systemkomponenten; sie ruht nicht in einer Person, einem Apparat oder einer Abteilung. Die Verbesserung der Sicherheit hängt ab von der Erkenntnis, wie Sicherheit aus dem Zusammenwirken der einzelnen Komponenten des Systems entsteht. Patientensicherheit ist ein essentieller Bestandteil der Qualität des Gesundheitswesens."* (Thomeczek et al. 2004)

Den explizit präventiven Charakter von Patientensicherheit betont die Definition des Institute of Medicine (IOM): *"the prevention of harm to patients"*. Der Schwerpunkt liegt dabei auf einem Versorgungssystem, das (1) Fehler vermeidet, (2) aus Fehlern lernt und (3) auf einer Sicherheitskultur basiert, die Leistungserbringer, Organisationen und Patienten einbezieht (Institute of Medicine (US) Committee on Data Standards for Patient Safety 2004).

Grundsätzlich lassen sich Ereignisse in unterschiedliche Schweregrade einteilen. Entscheidend ist dabei jeweils, ob überhaupt ein sicherheitsrelevantes Ereignis entsteht und wenn ja, ob und inwieweit ein individueller Patient davon betroffen ist. Insbesondere bei Medikationsfehlern wird – sobald ein Patient geschädigt wird – weiter differenziert. Die Bewertung reicht dabei von einer vorübergehenden Schädigung, die eine stationäre Behandlung erfordert, bis hin zum Tod eines Patienten. Eine solche Einordnung ist nicht nur für die Bewertung der Relevanz von kritischen Ereignissen oder Situationen von Bedeutung, sondern auch für die Meldung und Beurteilung von Fehlern.

▪ Digitalisierung

Eine universelle Definition des Begriffs gibt es nicht. In Abhängigkeit von Perspektive oder Kontext wird der Begriff eher technisch dargestellt oder prozessbezogen verstanden. Inzwischen wird der Begriff häufig von dem der „digitalen Transformation" abgelöst, der verdeutlichen soll, dass das Thema eine neue, nicht mehr ausschließlich technisch prozessuale Ebene erreicht hat. Dabei geht es insbesondere darum, innovative Geschäftsmodelle zu ermöglichen, die neuen Kunden- bzw. Patientennutzen schaffen und dabei mittel- und unmittelbar auf Gesellschaft und Arbeitswelt durchwirken (Bröckerhoff 2018).

In Deutschland ist Digitalisierung im Krankenhaus ein stark technik- bzw. prozessbezogenes IT-Thema. Ausgangspunkt der Entwicklung bildete zunächst die Verwaltung. Daraus entwickelte sich dann in der Regel eine IT-Gesamtarchitektur, bestehend aus einer administrativen (z. B. Kosten- und Leistungsrechnung, Finanzbuchhaltung, Personal, Materialwirtschaft) und einer klinischen Ebene (z. B. pflegerisches und ärztliches Stationsmanagement, Qualitätssicherung, Ambulanzmanagement, Radiologie, Endoskopie, Apotheke). Dabei geht es darum, eine möglichst durchgängige IT-Unterstützung aller Arbeitsabläufe innerhalb des Krankenhauses und an den Schnittstellen zu den vor- und nachversorgenden Sektoren zu schaffen. Ein Grundgedanke dabei ist, bisher papiergebundene Prozesse und Schnittstellen zu den externen Partnern (niedergelassene Ärzte, andere Krankenhäuser, Reha-Kliniken, Pflegeeinrichtungen etc.) und zum Patienten selbst zu digitalisieren. Von diesen Veränderungen sind alle IT-Ebenen im Krankenhaus betroffen – am stärksten die klinischen Ebenen mit direkter Schnittstelle zum Patienten und einer großen Anzahl von Nutzern, d. h. Ärzten, Pflegepersonal und Funktionsdienst-Mitarbeitern.

Über diese substitutive Funktion von Digitalisierung hinaus verändern deren innovative Technologien und Prinzipien zunehmend die etablierten Prozesse von Pflege, Diagnostik und Therapie und damit auch bestehende Strukturen in Krankenhäusern. Telemedizinische Anwendungen und elektronische Patientenakten bilden hier einen Anfang. In Zukunft wird die konsequente digitale Vernetzung das individuelle Monitoring und die Etablierung von Frühwarnsystemen über Abteilungs- und Sektorengrenzen hinweg erlauben. Es wird erwartet, dass sich mit Big Data und künstlicher Intelligenz Diagnostik und Therapieentscheidungen optimieren lassen. Roboter sollen nicht nur bei einem breiten Spektrum von operativen Eingriffen unterstützen können, sondern auch in der Pflege Personal entlasten. Mit Hilfe von Virtual Reality lassen sich Verfahren simulieren und auf diese Weise ganz neue Wege der Ausbildung von medizinischem Fachpersonal beschreiten.

Nach dem Krankenhaus Rating Report 2018 (Augurzky et al. 2018) hat Deutschland im internationalen Vergleich jedoch einen großen Nachholbedarf, der sich nicht nur an den niedrigen IT-Investitionen zeigt, sondern auch am bisher erreichten Digitalisierungsgrad. Der lässt sich mit Hilfe eines internationalen Reifegradmodells – dem European Electronic Medical Adoption Model (EMRAM) der HIMSS Analytics – messen. Dieses Digitalisierungsmaß gibt anhand von acht Stufen den Fortschritt eines Krankenhauses bei der Einführung von papierlosen, elektronischen Patientenakten und Behandlungspfaden an. Stufe 0 bedeutet, dass die Kliniken noch ausschließlich mit Papier arbeiten, ein vollständig digitalisiertes Krankenhaus erreicht Stufe 7. Insgesamt liegt der EMRAM-Score für Deutschland bei 2,2, wobei die höchste Stufe noch von keinem Krankenhaus erreicht wird (Grätzel von Grätz 2017). Demgegenüber liegt der durchschnittliche Wert in anderen europäischen Gesundheitssystemen bei 5,3 (Dänemark) bzw. 3,2 (Spanien).

Angesichts des breiten Spektrums von Digitalisierungsaspekten und dem sehr heterogenen Umsetzungsgrad der IT in deutschen Krankenhäusern wird in diesem Beitrag ein generisches Verständnis von Digitalisierung im Sinne des Begriffs der „Health IT" zugrunde gelegt und der Definition des US-amerikanischen Office of the National Coordinator for Health Information Technology gefolgt: *„The application of information processing involving both computer hardware and software that deals with the storage, retrieval, sharing, and use of health care information, data, and knowledge for communication and decision making."* (Office of the National Coordinator for Health Information Technology – ONC 2018)

Damit lassen sich die unterschiedlichen Digitalisierungsebenen einbeziehen, aus denen sich dann jeweils eine mittelbare oder unmittelbare Betroffenheit der Patienten ergibt.

10.2.2 Bezugsrahmen für die Analyse der Zusammenhänge zwischen Digitalisierung und Patientensicherheit

Klassische Systeme, mit denen Aspekte der Patientensicherheit im Krankenhaus adressiert werden, wie z. B. das klinische Risiko- oder das Qualitätsmanagement, enthalten bislang keine expliziten Verfahren zur Erfassung von bzw. zum Umgang mit IT-bezogenen Patientenrisiken. Mit seiner Handlungsempfehlung „Digitalisierung und Patientensicherheit" hat das Aktionsbündnis Patientensicherheit in diesem Jahr für den deutschen Sprachraum einen ersten Überblick und Empfehlungen für einen strukturierten Umgang mit dem Thema zusammengestellt (Aktionsbündnis Patientensicherheit e. V. 2018b). Bei der Einführung von neuen Technologien liegt der Fokus in der Regel mehr auf den Nutzeranforderungen oder den Fragen des Datenschutzes bzw. der Datensicherheit. Berücksichtigt man jedoch, dass Implementierungen von Health IT häufig über verschiedene Organisationseinheiten – zum Teil auch räumlich über größere Distanzen – verteilt sind und damit Sicherheitsprobleme nicht nur eine einzige Station, sondern auch ganze Abteilungen oder auch Kliniken und Klinikverbünde betreffen können, zeigt sich deutlich, dass es zur Identifikation und Bewertung von IT-bezogenen Patientenrisiken eines eigenen methodischen Bezugsrahmens bedarf. Dieser ist Voraussetzung für die Identifikation und Messung von Risiken für die Patientensicherheit ebenso wie für die Entwicklung und Einführung von geeigneten Maßnahmen zu deren Vermeidung bzw. Verminderung.

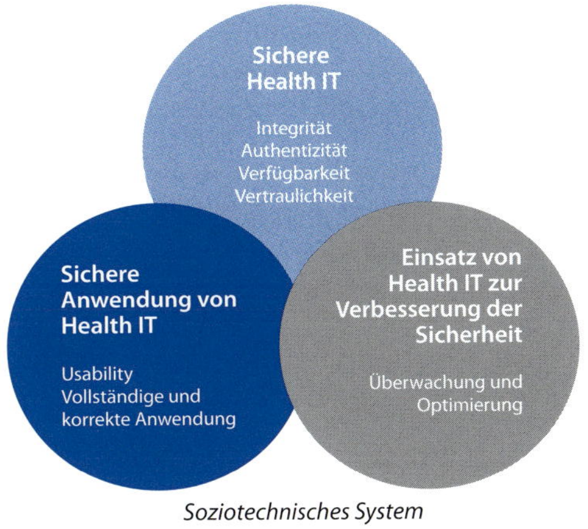

Abb. 10.1 Health-IT-Safety-Domänen (modifiziert nach Singh und Sittig 2016)

Mit dem Health Information Technology Safety Measurement Framework (HITS Framework) von Singh und Sittig liegt ein ganzheitliches Bezugssystem vor, das einen Ansatz verfolgt, der das komplette soziotechnische Arbeitssystem umfasst (Singh und Sittig 2016). Das heißt, es werden rein technikbezogene (z. B. Hardware, Software, Netzwerkinfrastruktur) von nicht-technischen Variablen (z. B. Nutzerverhalten, klinische Workflows, interne Standardprozeduren und externe Regulation) unterschieden, die allein oder durch Wechselwirkungen zwischen diesen Variablen die Patientensicherheit beeinflussen.

Das System gliedert sich in drei sich überlappende Domänen (Abb. 10.1):

1. *„Sichere Health IT"* – adressiert ausschließlich Sicherheitsbelange, die einzig und alleine mit der Technologie, also Hard- und Software zusammenhängen.
2. *„Sichere Anwendung von Health IT"* bezieht sich auf eine sichere und bestimmungsgemäße Nutzung von Health IT durch Ärzte, Pflegekräfte, jegliche weitere Art von Personal sowie den Patienten selbst.
3. *„Einsatz von Health IT* zur Verbesserung der Patientensicherheit" – umfasst Technologie und ihren Gebrauch zur Identifikation, zum Monitoring und zur Verminderung von Risiken für die Patientensicherheit.

Mit jeder Domäne lassen sich grundsätzliche Prinzipien verbinden, mit denen die Patientensicherheit gewährleistet und verbessert werden soll (Tab. 10.1).

Sinn des Bezugsrahmens ist es, mit seiner Hilfe die möglichen Risiken und Chancen, die mit Health IT in einem bestimmten Versorgungssetting ver-

Tab. 10.1 Health-IT-Domänen und ihre Kernprinzipien (modifiziert nach Singh und Sittig 2016)

Domäne	Prinzipien
1. Sichere Health IT	– *Datenverfügbarkeit*, d. h. Daten sind verfügbar und auf Anforderung für autorisierte Personen nutzbar. – *Datenintegrität*, d. h. Daten oder Informationen sind korrekt und in geeigneter Weise erfasst, sie werden nicht durch unautorisierte Prozesse verändert oder zerstört. – *Vertraulichkeit*, d. h. Daten und Informationen sind nur für autorisierte Personen oder Prozesse verfügbar oder abrufbar.
2. Sichere Anwendung von Health IT	– *Vollständige und korrekte IT-Anwendung*, d. h. Health-IT-Features und Funktionalitäten sind wie intendiert implementiert und werden ebenso genutzt. – *Health-IT-System-Usability*, d. h. Health-IT-Features und Funktionalitäten sind so gestaltet und implementiert, dass sie effektiv, effizient und zur Zufriedenheit der Nutzer angewendet werden können, um das mit ihnen verbundene Schadenspotenzial zu minimieren.
3. Einsatz von Health IT zur Verbesserung der Patientensicherheit	– *Überwachung und Verbesserung*, d. h. als Teil eines kontinuierlichen Qualitätssicherungs- und Performance-Optimierungsprozesses sind Mechanismen umgesetzt, mit denen grundsätzliche sicherheitsrelevante Aspekte ebenso wie die sichere Anwendung von Health IT überwacht werden können. Kritische Ereignisse werden frühzeitig entdeckt und berichtet, d. h. Health IT wird aktiv genutzt, um Schäden zu vermeiden und die Sicherheit zu erhöhen.

Krankenhaus-Report 2019

bunden sind, umfassend und systematisch zu beschreiben. Auf diese Weise lassen sie sich aus vorhandenen Dokumentationen retrospektiv erfassen – was auch in der hier durchgeführten systematischen Literaturrecherche praktiziert wird. Darüber hinaus können Risiken in dieser Struktur auch prospektiv identifiziert und entsprechende Präventionsmaßnahmen implementiert werden.

10.2.3 Methodik des Reviews

Zur möglichst umfassenden Beantwortung der in der Einleitung entwickelten Fragestellung – welche Möglichkeiten eröffnen sich einerseits durch die Digitalisierung im Krankenhaus, um die Patientensicherheit zu stärken, und welche Risiken für die Patientensicherheit bringt sie andererseits mit sich – wurde zunächst eine systematische Literaturrecherche in PubMed[1] durchgeführt. Dabei wurden die Themenfelder „Digitalisierung", „Patientensicherheit" und „Krankenhausbehandlung" jeweils mit den zugehörigen englischen Begriffen aus dem Medical-Subject-Headings-Verzeichnis (MeSH) operationalisiert. Die Suche wurde dann anhand einer UND-Verknüpfung der Themenfelder durchgeführt. Der gewählte Recherchezeitraum umfasst die letzten zehn Jahre, einbezogen wurden Publikationen in englischer oder deutscher Sprache.

Die Treffer wurden nach dem HITS-Framework (Singh und Sittig 2016) den drei Domänen zugeordnet:

1. Publikationen zur Patientensicherheit im Zusammenhang mit der Technik (Health Information Technology, HIT) bzw. zu technischen Aspekten der Digitalisierung im Krankenhaus
2. Publikation zur Patientensicherheit im Zusammenhang mit der Anwendung der HIT
3. Publikationen zum Einsatz von Health IT mit dem Zweck der Verbesserung der Patientensicherheit.

Zusätzlich wurden alle Treffer noch danach beurteilt, ob sie sektorenübergreifende Aspekte behandeln.

Anschließend wurden die thematischen Schwerpunkte für jede Domäne herausgearbeitet. Der Evidenzstatus von einbezogenen Studien wurde im Rahmen dieses Artikels nicht berücksichtigt.

Darüber hinaus wurden für den Blick auf die Besonderheiten der deutschen Krankenhauslandschaft und aktuelle Management-Themen weitere Quellen mit direktem Bezug zum deutschen Gesundheitswesen hinzugezogen und ergänzend ausgewertet:

1. Handrecherche über die Jahrgänge 2016 bis Juni 2018 in ausgewählten deutschen Fachzeitschriften mit Krankenhausbezug: das Krankenhaus (Deutsche Krankenhaus Verlagsgesellschaft mbH, Düsseldorf); kma – Krankenhausmanagement aktuell (Georg Thieme Verlag KG, Stuttgart); ehealthcom (HEALTH-CARE-COM GmbH, Offenbach); Deutsches Ärzteblatt (Deutscher Ärzteverlag GmbH, Berlin) sowie Open-Access-Publikationen der Deutschen Gesellschaft für Medizinische Informatik, Biometrie und Epidemiologie (GMDS) e. V.
2. Stichprobenhafte Abfragen im Krankenhaus-CIRS-Netz Deutschland 2.0, ein Berichts- und Lernsystem (Critical Incident Reporting-System – (CIRS)[2]), das von der Deutschen Krankenhausgesellschaft (DKG), dem Deutschen Pflegerat (DPR) und dem Ärztlichen Zentrum für Qualität (ÄZQ) getragen wird
3. Tagungsbeiträge der APS-Jahrestagung „Digitalisierung und Patientensicherheit" vom 3./4. Mai 2018 in Berlin

10.3 Ergebnisse

10.3.1 Gruppierung der einbezogenen Publikationen

Von den insgesamt 1.132 Treffern aus der PubMed-Recherche (06.07.2018) wurden 821 ausgeschlossen; die verbliebenen 311 wurden in die verschiedenen Domänen-Kategorien gruppiert. Dabei bestätigen die Artikelfunde auch die Darstellung von Singh und Sittig, wonach die Domänen nicht immer scharf zu trennen sind und sich überlappen können. Das heißt, es kommt zu Ereignissen, die

1 https://www.ncbi.nlm.nih.gov/pubmed

2 https://www.kh-cirs.de/

■ **Tab. 10.2** Übersicht Anzahl der Publikationen in den Domänen nach Singh und Sittig (2016)

Domäne	Publikationen	Anzahl
1	… zu Patientenrisiken, die ausschließlich auf die eingesetzten Informations-Technologien zurückzuführen sind	18
2	… zu Patientenrisiken, die durch die fehlerhafte Anwendung von digitalen Anwendungen entstehen	30
2	…, in denen digitale Anwendungen beschrieben werden, die spezielle Patientenrisiken verringern oder verhindern	144
1 und 2	… zu Patientenrisiken, die auf die verwendeten Technologien und nicht sachgerechtes Anwenderverhalten zurückzuführen sind	19
2 und 3	… zu Patientenrisiken, die durch nicht sachgerechtes Anwenderverhalten in digitalen Anwendungen zur Reduzierung von Sicherheitsrisiken entstehen	95
1 und 3	… zu Patientenrisiken, die durch technische Fehlfunktionen in Anwendungen zur Reduzierung von Sicherheitsrisiken entstehen	5

Krankenhaus-Report 2019

aus einer Kombination von technischen mit anwenderbezogenen Problemen zurückzuführen sind. Aus diesem Grunde wurden die drei Domänen um die möglichen Mischformen ergänzt und diesen die entsprechenden Artikel zugeordnet (■ Tab. 10.2).

Bei einer großen Anzahl der gefundenen Publikationen handelt es sich um Fallstudien. Es finden sich aber auch Analysen von Fehlerberichtssystemen, sekundäre Auswertungen anderer Datenquellen, Auswertungen von Interviews mit Anwendern sowie konzeptionelle Arbeiten.

Von den 311 Publikationen befassten sich 13 explizit mit sektorenübergreifenden Aspekten.

Bei den ausgeschlossenen Treffern (821) handelt es sich vor allem um Publikationen, die klinische Studien oder deren Methodik beschreiben. Häufig kommen dabei digitale Tools bzw. elektronische Patientenakten zur Datensammlung zum Einsatz. Zugleich berichten klinische Studien notwendigerweise über Aspekte der Patientensicherheit. Eine Teilmenge von 43 Treffern konnte wegen mangelnder Informationen bei fehlendem Abstract keiner Domäne zugeordnet werden.

Auch relevante Artikel aus den in ▶ Abschn. 10.2.3 genannten deutschen Fachzeitschriften sowie beispielhafte Fallbeschreibungen aus dem Krankenhaus-CIRS-Netz Deutschland wurden den einzelnen Domänen zugeordnet.

10.3.2 Beschreibende Auswertung der Domänen nach Themenschwerpunkten

Domäne 1: Publikationen zu Patientenrisiken, die ausschließlich auf die eingesetzten Informations-Technologien (Health IT) zurückzuführen sind

■ **Schwerpunktmäßig untersuchte Health-IT-Produktkategorien**

- IT-Netzwerk einer Versorgungseinrichtung, insgesamt oder Teile davon
- Datenbanksysteme
- Systeme zur Entscheidungsunterstützung (Decision Support Systeme)
- Telekommunikationssysteme

■ **Beschriebene Fehlfunktionen**

In jedem IT-System spielen Daten eine wesentliche Rolle. Ihre Verfügbarkeit und Verlässlichkeit sind zentral für den Einsatz im Rahmen der Patientenversorgung – unabhängig von der jeweiligen „Produktkategorie". Kommt es beispielsweise zu einem Stromausfall, kann nicht nur auf Dokumentationssysteme nicht zugegriffen werden – auch Überwachungs- und Alarmsysteme fallen aus (Samy et al. 2010). Eine ggf. notwendig gewordene Wiederherstellung von Daten nach einem Stromausfall oder auch einem Virusangriff kann unvollständige oder auch fehlerhafte Daten zur Folge haben (Sax et al. 2016).

Grundsätzlich kann das Vertrauen auf Daten in den Systemen (z. B. Laborwerte oder Arzneimittelverordnungen), von denen nicht durch geeignete Maßnahmen sichergestellt ist, dass sie unverfälscht und dem richtigen Patienten zugeordnet sind, zu kritischen Ereignissen führen. Dies zeigen z. B. auch Fallbeschreibungen aus dem KH-CIRS: Die automatische Übernahme von Patientendaten aus Voraufenthalten bei Übereinstimmung von Vor- und Nachnamen sowie Geburtsdatum führte zu einer Patientenverwechslung, da es sich um eine häufiger vorkommende Kombination der personenbezogenen Daten handelt. Es fehlte die systemseitige Zuordnung eines eindeutigen Patientenkennzeichens und ein automatischer Warnhinweis an den Anwender, der ihn zur erneuten Überprüfung der Patientenidentität auffordert (KH-CIRS-Netz Fall-Nr. 37.779).

Auch durch Fehl- oder Nichtauslösung von Alarmen entstehen Risiken. Gründe für diese Art von Fehlfunktionen bleiben dem Anwender in der Regel verborgen. Dabei handelt es sich beispielsweise um nicht intendierte Deaktivierungen von Regeln oder Änderungen im Softwarecode, die durch Upgrades entstehen. Häufig liegen Fehlfunktionen auch in einer nicht oder nur begrenzt beeinflussbaren Wechselwirkung mit Web-basierten Systemen, die nicht direkt im Zugriff der Anwender sind. Aktuelle Ansätze zur Prävention und Aufdeckung derartiger technischer Fehler werden als nicht ausreichend beschrieben (Wright et al. 2016).

Direkter sichtbar werden die Effekte technischer Störungen im Telekommunikationssystem, durch die beispielsweise in einer Notfallsituation der diensthabende Arzt erst mit zeitlicher Verzögerung angerufen werden konnte (KH-CIRS-Netz Fall-Nr. 173.609).

Domäne 2: Publikationen zu Patientenrisiken, die durch die fehlerhafte Anwendung von digitalen Anwendungen entstehen

- **Schwerpunktmäßig untersuchte Health-IT-Produktkategorien**

- Elektronische Erfassung und Verarbeitung von therapeutischen Anweisungen eines Arztes (Computerized Physician Order Entry – CPOE)/Elektronische Arzneimittelbestellung/-verordnung
- Elektronische Gesundheitsakte (Electronic Health Record – EHR)

- **Dargestellte Anwenderprobleme**

Die Ursachen von nicht sachgerechter Anwendung von Health IT liegen häufig in fehlender oder inadäquater Schulung der Mitarbeiter oder einem nicht anwenderorientierten Design (Clarke et al. 2016). Gelegentlich treffen diese Umstände auch zusammen. Eine nicht-intuitive Nutzerführung erhöht den Schulungsbedarf und führt bei Problemen schnell zu einem Akzeptanzverlust bei den Anwendern (Simon 2017). Ein häufig zu beobachtender Effekt sind sogenannte „Workarounds". Dabei lassen sich informelle von formalen Workarounds unterscheiden. Die Erstgenannten entstehen, wenn Mitarbeiter ohne formale Genehmigung durch ihr Management Änderungen am technisch vorgegebenen Workflow vornehmen. Gründe hierfür sind Probleme mit der Anwendung des Systems, mangelhafte Performance oder Verfügbarkeit der Anwendungen. Formale Workarounds entstehen auf Anweisung des Managements insbesondere dann, wenn tatsächliche oder vermeintliche Patientenrisiken abgewendet werden sollen. Bei beiden Typen werden zusätzlich papierbasierte Workflows oder andere Software-Anwendungen genutzt (Cresswell et al. 2017), die zu Inkonsistenzen oder unvollständigen Datensätzen im System führen können. Durch den so entstehenden Medienbruch wird außerdem eine neue Fehlerquelle eröffnet. (KH-CIRS-Netz Fall-Nr. 167.939).

Ein anderes anwenderbezogenes Problem entsteht, wenn einzelne Computer durch unterschiedliche Berufsgruppen genutzt werden. Erfolgt keine korrekte Abmeldung beim Verlassen des Arbeitsplatzes, kann eine andere Person im Nutzerprofil eines Kollegen oder einer Kollegin Daten eingeben oder verändern. Dies erfolgt häufig unbemerkt und kann dann zu nicht gewollten Datenänderungen am Datensatz eines Patienten führen (KH-CIRS-Netz Fall-Nr. 153.015).

Unabhängig davon kann es in allen patientenbezogenen IT-Systemen zu Falscheingaben, zur Verwechslung klinischer Parameter in der Eingabemaske, zum nicht intendierten Überschreiben von

Informationen, zur unbemerkten falschen Zuordnung von Daten oder Doppelanordnung von Medikamenten kommen. Diese werden besonders häufig in prozessunterstützenden Anwendungen wie dem CPOE beobachtet (Vélez-Díaz-Pallarés et al. 2017).

Anwenderbezogene Gründe für derartige Fehler in der Nutzung von IT-Systemen ergeben sich häufig auch durch ungünstige Rahmenbedingungen wie eine hohe Arbeitsbelastung der Mitarbeiter durch Fachkräftemangel bzw. eine starke Arbeitsverdichtung in den Krankenhäusern. Auch können besondere Stresssituationen durch unklare Verantwortlichkeitsstrukturen oder fehlendes Training entstehen (Hampel 2016a, 2016b).

Domäne 3: Publikationen, in denen digitale Anwendungen beschrieben werden, die spezielle Patientenrisiken verringern oder verhindern

Schwerpunktmäßig untersuchte Health-IT-Produktkategorien bzw. Funktionalitäten

- Elektronische Patientenakten (EHR)
- Systeme zur Entscheidungsunterstützung (Decision-Support-Systeme)
- Systeme zur Risikobewertung
- Systeme zur Kalkulation von Dosierungen
- Warn- und Erinnerungssysteme
- Teleradiologische Anwendungen
- Robotik
- Fehlermeldesysteme (CIRS)

In dieser Domäne wird deutlich, dass intendierte positive Effekte von Health IT auf die Patientensicherheit durch technische Mängel oder fehlerhafte Anwendung zugleich konterkariert werden können. Deshalb erfolgt hier zusätzlich die Darstellung der Thematiken von Publikationen, die der Domäne 3, zugleich aber auch Domäne 1 oder 2 zugeordnet werden konnten.

Untersuchte Funktionen zur Minimierung von Patientenrisiken

IT-Systeme zur Entscheidungsunterstützung und Risikobewertung greifen in der Regel auf die Daten des Krankenhausinformationssystems oder die Inhalte von elektronischen Patientenakten zurück. Häufig werden auch web-basierte Datenquellen und spezielle Wissensdatenbanken (z. B. Zulassungsinformationen zu Arzneimitteln) angebunden. Hierunter fallen auch Anwendungen, die bestimmte Risiken ermitteln, über Scores darstellen und diese mit entsprechenden Handlungsanweisungen zur Minimierung oder Vermeidung dieser Risiken verknüpfen. Untersucht wurden insbesondere Algorithmen zur Vermeidung von Stürzen (Townsend et al. 2016; Yokota et al. 2017), tiefen Venenthrombosen (Spirk et al. 2017), Wiederaufnahmen (Colavecchia et al. 2017) sowie grundsätzliche Ansätze zur Senkung der Krankenhausmortalität (Nakas et al. 2016).

Integrale Bestandteile von entscheidungsunterstützenden IT-Systemen sind oft auch Dosiskalkulationssysteme, die in der Radiologie (Jurado-Román et al. 2016) oder im Zusammenhang mit der Verabreichung von Arzneimitteln (Czock et al. 2015) zum Einsatz kommen. Häufig sind diese mit entsprechenden Warn- und Erinnerungssystemen kombiniert. Die dort verwendeten Regeln greifen zumeist auf weitere interne Datenquellen wie z. B. die Stammdaten für Alters- und Größenangaben zurück, können aber auch externe Informationen einbeziehen.

Ein direkter Zugriff auf Vitalparameter von gefährdeten Patienten erfolgt durch Frühwarnsysteme, die speziell für den Einsatz auf Allgemeinstationen entwickelt wurden. Durch ein kontinuierliches Monitoring von Werten, die einer kritischen klinischen Situation vorausgehen, und automatischer Alarmauslösung bei der Überschreitung definierter Schwellenwerte können auch dort medizinische Zwischenfälle verhindert werden.

Mittelbar auf die Patientensicherheit wirkt die Teleradiologie als Instrument zur Einholung einer Zweitmeinung. Sie erhöht die Qualität der Diagnostik und hilft ggf. Mehrfachuntersuchungen und damit verbundene Strahlenbelastung zu vermeiden (Swanson et al. 2012).

Ebenfalls nur mittelbar auf die Patientensicherheit kann sich der Einsatz von Robotern bei minimalinvasiven Operationen auswirken. In den gefundenen Studien geht es dabei primär um den Vergleich der minimalinvasiven mit der offenchirurgischen Technik. Das eigentliche Thema ist jedoch die Bewertung von roboter-assistierten Operationsmethoden (Trinh et al. 2012; Yu et al. 2012); sie soll als solches hier nicht weiter vertieft werden.

Ein weiterer Anwendungsbereich für den Einsatz von Robotersystemen ist die Krankenhausapotheke. Dort können insbesondere im Rahmen der Herstellung von patientenindividuellen Arzneimittelzubereitungen wie z. B. intravenösen Chemotherapien Fehler bzw. Risiken bei der Zubereitung (z. B. substanz-, dosierungs-, oder hygienebezogene Aspekte) reduziert werden (Hagebeucker et al. 2018).

Die Etablierung von Fehlermeldesystemen dient explizit der Verbesserung der Patientensicherheit und gewinnt als Instrument im Rahmen des klinischen Risikomanagements in Krankenhäusern zunehmend an Bedeutung (Aktionsbündnis Patientensicherheit e. V. 2016). Diese Systeme bieten die sanktionsfreie Möglichkeit zur Meldung von Ereignissen, die potenziell oder tatsächlich zu Patientenschäden geführt haben. Ziel ist es, aus diesen zu lernen, indem sie strukturiert aufbereitet, bewertet und veröffentlicht werden. Der damit verbundene Melde-, Bewertungs- und Publikationsprozess erfolgt im Wesentlichen internetbasiert. Melder sowie ggf. betroffene Patienten und Einrichtungen bleiben anonym.

■ Dargestellte Fehlfunktionen und Anwenderprobleme

IT-Anwendungen, die eigentlich die Patientensicherheit erhöhen sollen, können ihrerseits wieder Ursache für neue Risiken sein, so zum Beispiel im Zusammenhang mit der Verwendung von Dosiskalkulationssystemen. Hier kann es durch Inkompatibilitäten zwischen den verknüpften Systemen zu technik- oder anwenderbezogenen Fehlern kommen. Das heißt, bei der Übertragung von Dosiseinheiten oder Parametern zur Dosisberechnung können beispielsweise verschiedene Einheiten verwendet, übertragen und ohne Rückfrage durch das System falsch interpretiert werden (Kirkendall et al. 2014).

Ein weiteres Risiko entsteht durch das Phänomen der „Alarm Fatigue". Diese beschreibt eine abnehmende oder auch Nicht-mehr-Reaktion auf Alarme durch Ärzte oder Pflegepersonal aufgrund der hohen Rate von Fehlalarmen (Stultz und Nahata 2014). Studien zeigen, dass von den 150 bis 350 Alarmen der Monitoring-Systeme in der Intensivmedizin pro Patient und Tag rund 80 bis 95 Prozent Fehlalarme oder sogenannte Artefakte sind und damit tatsächlich auch keine unmittelbare Handlung notwendig wird. Wird aber auf einen tatsächlichen Alarm zu spät reagiert, kann dies für den betroffenen Patienten auch tödlich enden (Wilken et al. 2017). So kam es zwischen 2005 und 2010 in der durch die U. S. Food & Drug Administration (FDA) geführten Datenbank mit 566 gemeldeten „Alarm-bezogenen Todesfällen" zu schwerwiegenden Zwischenfällen im Zusammenhang mit der Anwendung von Medizinprodukten (MAUDE 2018).

Auswertung nach sektorenübergreifenden Aspekten: Publikationen, die sich im Schwerpunkt mit den Patientenrisiken aus explizit sektorenübergreifenden digitalen Anwendungen befassen

■ Schwerpunktmäßig untersuchte Health-IT-Produktkategorien bzw. Funktionalitäten

- Elektronische Patientenakten (EHR)
- Systeme zur Unterstützung des Entlassmanagements
- Systeme zur Unterstützung von Übergaben im Krankenhaus (Hand-over)

■ Untersuchte Funktionen zur Minimierung von Patientenrisiken

Ein zentrales Einsatzfeld von Health IT ist die Unterstützung des „Versorgungskontinuums" (continuity of care), nicht nur zwischen den unterschiedlichen Funktionseinheiten eines Krankenhauses, sondern insbesondere auch als Verbindung zwischen den Sektoren. Beim Übergang vom Krankenhaus in die ambulante Versorgung ermöglichen es digitale Anwendungen wie die elektronische Patientenakte, patientenbezogene Daten und Informationen für alle Akteure, vollständig, nachvollziehbar und aktuell bereitzustellen. Der Vorteil bzw. Nutzen, den dies gegenüber reinen papierbasierten Informationsübermittlungen entfaltet, wird in den hier eingruppierten Publikationen untersucht und grundsätzlich bestätigt (Okoniewska et al. 2012).

Dabei wird jedoch auch offensichtlich, dass ein elektronisch unterstütztes Entlassmanagement einschließlich der Ausstellung eines digitalen Medikationsplans oder Rezepts nur so gut sein kann wie die Dokumentation der Daten in den vorausgegangenen Prozessschritten. Die dort möglichen Fehler,

z. B. im Rahmen der Ermittlung einer korrekten Dosierung, können so auch nach Entlassung eines Patienten noch zu kritischen Ereignissen führen (Caruso et al. 2015).

10.3.3 Einschränkungen

Aufgrund der Operationalisierung von „Digitalisierung“ über einzelne Suchbegriffe können Einschränkungen bei der PubMed-Literaturrecherche bestehen. Es fehlt eine allgemein akzeptierte und übergreifend verwendete Definition der „Digitalisierung“ (► Abschn. 10.2.1). Da es sich um eine sehr allgemeine und weitreichende Begrifflichkeit handelt, besteht die Möglichkeit, dass anhand der Suchbegriffe möglicherweise nicht alle relevanten Aspekte des Themas erfasst wurden.

Ferner erforderte der Such-Algorithmus zwingend einen Bezug zur stationären Versorgung (UND-Verknüpfung). Somit konnten Publikationen, die sich grundsätzlich zu Zusammenhängen zwischen Digitalisierung und Patientensicherheit äußern und möglicherweise für die Arbeit von Interesse gewesen wären, nicht gefunden werden.

10.4 Diskussion

In der Gesamtschau der Ergebnisse lässt sich grundsätzlich feststellen, dass die Anzahl der Artikelfunde in den drei definierten Domänen sehr heterogen verteilt ist. So sind rein technisch begründete Patientenrisiken mit 18 von 311 Treffern (5,8 Prozent) nur in begrenztem Umfang Gegenstand von Publikationen bzw. Studien. Patientenrisiken allein aufgrund von fehlerhaftem Gebrauch von Health IT werden in 29 Treffern (9,3 Prozent) thematisiert. Darstellungen zu Kombinationen von fehlerhafter Technik und nicht intendierter Anwendung finden sich in ähnlicher Größenordnung: 19 Treffer (6,1 Prozent). Inwiefern man angesichts dieser Zahlen von einer angemessenen oder zu geringen Repräsentation der Thematik in der Literatur sprechen kann, muss, da geeignete Vergleichsmaßstäbe fehlen, dem subjektiven Empfinden des Lesers überlassen werden. Inhaltlich sprechen die gefundenen Publikationen hinsichtlich der ermittelten Risiken für die Patienten durch fehlerhafte Health IT oder fehlerhafte Anwendung derselben jedenfalls eine deutliche Sprache.

Der Schwerpunkt der Treffer liegt eindeutig in Untersuchungen zu den Anwendungen, die explizit zur Verbesserung der Patientensicherheit beitragen sollen (144 von 311, Domäne 3). Dies ist insofern plausibel, als dass diese Health-IT-Anwendungen nicht nur mit Blick auf die Patientensicherheit, sondern auch in Hinblick auf ihre Überlegenheit in Bezug auf den ursprünglichen, häufig papierbasierten Prozess analysiert werden. Die Kombination mit den anwenderinduzierten Problemen wird in weiteren 95 Treffern (Domäne 2 und 3) thematisiert, was wiederum deutlich zeigt, dass die Nachteile solcher Systeme sehr häufig mit der Interaktion zwischen Menschen und Maschinen zusammenhängen. Durch die nicht bestimmungsgerechte Anwendung von Health IT – unabhängig davon, ob durch unzureichende Schulung oder wenig intuitive Workflows und Nutzerführung – entstehen nicht intendierte Effekte bis hin zu kritischen Ereignissen mit Todesfolge, wie sie beispielsweise im Zusammenhang mit der Alarm Fatigue dokumentiert sind (MAUDE 2018).

■ Prozessunterstützende Anwendungen zeigen großes Potenzial – entscheidend dabei ist die Mensch-Computer-Interaktion

Vielversprechende digitale Anwendungen zur Stärkung der Patientensicherheit (Domäne 3) sind CPOE-Systeme – dort häufig bezogen auf den Anwendungsfall „Verbesserung der Arzneimitteltherapiesicherheit“ und in Verbindung mit Health-IT-Komponenten wie der elektronischen Verordnung, dem Medikationsplan oder spezieller Dosiskalkulations- und Warnsysteme. Der Nutzen solcher Systeme erschließt sich unmittelbar, geht man davon aus, dass rund die Hälfte der Medikationsfehler als vermeidbar gilt und jährlich mehr als 50.000 Patienten aufgrund von Fehlern in der Arzneimitteltherapie sterben. Fehler und damit Patientenrisiken können im gesamten Medikationsprozess entstehen, beginnend mit Doppelverordnungen, Nicht-Berücksichtigung von Dosisanpassungen, Übersehen von Gegenanzeigen oder Wechselwirkungen bzw. einfachen Lesefehlern. Oder sie geschehen später im Rahmen der Zubereitung bzw. Anwendung von

Arzneimitteln. Der gesamte Ablauf kann durch integrierte digitale Anwendungen unterstützt werden, durch die sich die genannten Risiken reduzieren lassen. Allerdings zeigen einzelne Studien ebenfalls sehr klar, dass dabei technologie- und anwenderinduzierte Probleme auftreten können, die wiederum dem Nutzen gegenübergestellt werden müssen. Aus diesem Grunde fällt die Bilanz mit Blick auf potenzielle Sicherheits-, Effizienz- und Effektivitätsgewinne nicht immer eindeutig aus (Stürzlinger et al. 2009).

Zur Erhöhung der Arzneimitteltherapiesicherheit erfolgt häufig der Einsatz von unterschiedlich komplexen, wissensbasierten Systemen zur Entscheidungsunterstützung. Dabei erhält der Anwender automatisiert fallbezogene Hinweise oder zusätzliche Informationen zur Entscheidungsfindung. In aufwändigen Systemen liegen diesen Empfehlungen komplexe Algorithmen zugrunde. Schleichen sich hier Fehler ein, kann das zu kritischen Ereignissen führen. Daraus resultieren auf der einen Seite hohe Anforderungen an die Vollständigkeit und Konsistenz der Daten, die zur Berechnung der Algorithmen verwendet werden. Auf der anderen Seite bedarf es konsequenter Validierungs- und Testmaßnahmen, um das Vertrauen in die gelieferten Informationen zu rechtfertigen (Huckvale et al. 2010).

Ein weiteres großes Thema ist die elektronische Patientenakte (EHR), verstanden als patientenbezogene, sektoren- und fächerübergreifend angelegte Akte, in der Gesundheitsinformationen strukturiert abgelegt und definierten Adressaten zugänglich gemacht werden. Im Rahmen dieses Artikels wird auf die in Deutschland aktuell diskutierten Ausdifferenzierungen verzichtet – zumal die gefundenen Studien dazu nicht aus dem deutschsprachigen Raum stammen. Hier geht es im Wesentlichen um die Digitalisierung von relevanten medizinischen Informationen, die über den Versorgungsprozess hinweg allen daran Beteiligten zur Verfügung gestellt werden. Der Nutzen liegt in der daraus entstehenden Transparenz und der Möglichkeit des schnellen Zugriffs auf z. B. notfallrelevante Informationen. Doppeluntersuchungen und -verordnungen lassen sich vermeiden, der Patient hat selbst einen Überblick über seine Anamnese und laufenden Therapien. Darüber hinaus können mit Inhalten der digitalen Akten Risiko-Scores ermittelt und verbundene Warnsysteme getriggert werden. Auch hier ist der Effekt auf die Patientensicherheit offensichtlich – aber die technologie- und anwenderinduzierten Probleme ähneln denen bereits unter CPOE genannten. Letztgenannte können zu kritischen Ereignissen und damit zu substanziellen Patientenschäden führen und relativieren damit den erwarteten Nutzen für die Patientensicherheit. Chancen und Risiken von Health IT bleiben darüber hinaus in diesem Anwendungsbereich (EHR) nicht immer auf einen Sektor beschränkt.

Prüft man die in der Einleitung geweckten Erwartungen an den Einsatz von künstlicher Intelligenz (KI) zur Entscheidungsunterstützung und Verbesserung der Patientensicherheit, so war in der Literaturrecherche wenig dazu zu finden. Yokota et al. (2017) erprobten einen Algorithmus, um mit Hilfe von im Krankenhaus verfügbaren Daten Patienten mit erhöhtem Sturzrisiko zu identifizieren, allerdings mit verbesserungsbedürftigen Werten für die Sensitivität und Spezifität. Nakas et al. (2016) nutzten KI-Algorithmen, um die Krankenhaus-Sterblichkeit vorherzusagen. Erwähnenswert ist die Arbeit von Shimabukuro et al. (2017), da hier der seltene Fall einer randomisierten kontrollierten Studie vorliegt, bei der der KI-basierte Ansatz mit einem herkömmlichen Sepsis-Scoring verglichen wurde. Die nachfolgende Behandlung der identifizierten Fälle war in KI- und Kontrollgruppe gleich. Im Ergebnis waren Krankenhaussterblichkeit und Verweildauer in der KI-Gruppe geringer als in der Vergleichsgruppe. In allen hier erwähnten Publikationen wurde die KI als prognostisches Instrument eingesetzt. Die Qualität von konkreten Handlungsempfehlungen durch KI scheint aktuell für einen Routineeinsatz nicht ausreichend zu sein, wie auch an den wieder abgebrochenen Versuchen mit IBMs Watson-System zu sehen ist (Nelson 2018).

■ Ansätze zum Umgang mit den Risiken – Transparenz ist der Schlüssel

Insgesamt erfährt der Zusammenhang zwischen Digitalisierung und Patientensicherheit eine zunehmende Aufmerksamkeit. Aus diesem Grunde erhält die systematische und übergreifende Befassung mit den intendierten und nicht intendierten Effekten von Health IT eine immer größere Bedeutung. Entsprechende Initiativen und Forschungsaktivitäten von zumeist international besetzten Teams finden zunehmend Niederschlag in Konzepten und Publikationen der Bio- und Medizininformatik. Dort werden die Themen wie sicheres HIT-Design, sichere HI-Implementierung, Berichtssysteme für technologieinduzierte Fehler, Fehleranalysesysteme und HIT-Risikomanagement diskutiert und weiterentwickelt (Borycki et al. 2016).

Bereits 2012 führte das ECRI Institute einen sogenannten „Deep Dive" durch, in dem auf Basis von 171 von Krankenhäusern gemeldeten Health-IT-bezogenen Ereignissen zunächst eine Klassifikation dieser Ereignisse mit Blick auf ihre Sicherheitsrelevanz vorgenommen wurde. Danach wurden risiko-reduzierende Strategien entwickelt und strukturiert dargestellt. Grundlage dafür bildete der Health-IT-Lebenszyklus: Planung/Vorbereitung, Implementierung und kontinuierliche Verbesserung sowie durchgehendes Monitoring. Abschließend erfolgte eine Bewertung der Wirkung (impact) der eingesetzten Maßnahmen (ECRI 2013).

Von besonderem Interesse für den deutschsprachigen Raum sind die Handlungsempfehlungen, die das APS gemeinsam mit Patientensicherheitsorganisationen aus Österreich und der Schweiz zu diesem Thema erarbeitet hat (Aktionsbündnis Patientensicherheit e. V. 2018b). Dabei haben sie sich auf ausgewählte Risikobereiche konzentriert. Zusätzlich zum hier bereits beschriebenen Risiko für die Patientensicherheit durch Ausfall oder Störung der IT-Infrastruktur oder durch mangelnde digitale Kompetenz der Anwender werden Gefahren durch Cyberangriffe, durch Verletzung des Datenschutzes, durch fehlerhafte Einbindung aktiver Medizinprodukte und durch die Überlassung von Patientendaten an Cloud-Dienste analysiert. Der besondere Wert der genannten Veröffentlichung liegt in den jeweils dazugehörigen Empfehlungen zur Risikominderung.

Für die Krankenhäuser, die nach dem Gesetz über das Bundesamt für Sicherheit in der Informationstechnik als „kritische Infrastruktur" gelten, erarbeitet die Deutsche Krankenhausgesellschaft derzeit einen branchenspezifischen Sicherheitsstandard, der diese Krankenhäuser in die Lage versetzen soll, kritische Systeme, Prozesse und Komponenten zu identifizieren und angemessene technische Vorkehrungen zur Vermeidung von Störungen der Verfügbarkeit, Integrität, Authentizität und Vertraulichkeit ihrer IT zu treffen (Holzbrecher-Morys 2018). Dieser Standard soll perspektivisch auch als Leitfaden zur Erhöhung der IT-Sicherheit in allen Krankenhäusern genutzt werden. Dabei geht es nicht nur um die Vermeidung externer Hackerangriffe wie dem im Lukaskrankenhaus in Neuss, sondern auch um die grundsätzliche Sensibilisierung für das Thema und eine Professionalisierung des Umgangs damit (Krüger-Brand 2017).

Patientensicherheit und Digitalisierung ist jedoch kein reines Technikthema, das ausschließlich von IT-Experten zu lösen ist. Die identifizierten Chancen und Risiken auszubalancieren ist vielmehr eine mehrdimensionale und multiprofessionelle Herausforderung:

- Für die Hersteller: Health IT muss nutzerorientiert gestaltet und intuitiv bedienbar sein sowie sicher implementiert und betrieben werden können. Dazu gehört der Einsatz von Standards, die Sicherstellung der Interoperabilität von Systemen ebenso wie eine rigorose Testung und kontinuierliche Pflege.
- Für die Anwender: Health IT kann nur sicher und bestimmungsgerecht angewendet werden, wenn neben den digitalen Produkten auch die damit verbundenen (neuen) Workflows regelmäßig geschult und trainiert werden. Dazu gehört auch die Motivation zur Übernahme einer aktiven Rolle im Rahmen des Digitalisierungsprozesses im Krankenhaus zu fördern (Savage et al. 2010; Menon et al. 2017).
- Für die Verantwortlichen im Krankenhaus: Health IT ist ein strategisches Thema mit einem starken Bezug zum übergreifenden Risikomanagement. Auswahl und Einführung von neuen Systemen sollten auch mit Blick auf die Patientensicherheit erfolgen, d. h. es sind gleichzeitig Mechanismen zur Identifikation und Vermeidung von Fehlern zu etablieren. Eine gelebte „Fehlerkultur" hilft alle Mitarbeiter aktiv einzubinden und eine hohe Akzeptanz für die Health IT zu erreichen (Feldman et al. 2018).
- Für die Wissenschaft: Health IT ist ein aktives Element in einem komplexen Umfeld, das in der Versorgungs- und IT-Forschung als „sozio-

technisches System" beschrieben wird (Schrappe 2018). Daraus ergibt sich für die weitergehende wissenschaftliche Befassung mit dem Thema – neben der Schaffung von Transparenz über kritische Ereignisse – die Notwendigkeit von interdisziplinären Ansätzen, mit denen die häufig noch ausstehende Evidenz für den Nutzen des Einsatzes digitaler Anwendungen geschaffen werden kann.

10.5 Fazit

Der auf einer systematischen Literaturrecherche basierende Review mit Schwerpunkt auf der Krankenhausversorgung macht deutliche Zusammenhänge zwischen Digitalisierung und Patientensicherheit sichtbar.

Dabei zeigt die Digitalisierung hinsichtlich ihrer Bedeutung für die Patientensicherheit zwei Gesichter: Einerseits kann sie mit bestimmten Anwendungen zu einer Verbesserung der Patientensicherheit führen, andererseits ergeben sich aus technischen Mängeln in IT-Systemen oder ihre fehlerhafte Anwendung teils gravierende Risiken für den Patienten. Dieses gemeinsame Auftreten von Chancen und Risiken für die Patientensicherheit findet sich deutlich auch bei Anwendungen, denen eine zentrale Rolle bei der Digitalisierung der gesundheitlichen Versorgung zugeschrieben wird: der elektronischen Patientenakte, den Systemen zur Entscheidungsunterstützung und der computergestützten Medikamentenverordnung (CPOE).

Um solche Risiken zu vermeiden und die Potenziale der Digitalisierung zur Verbesserung der Patientensicherheit zu realisieren, sind – begleitet durch interdisziplinäre Forschung – fortwährende gemeinsame Anstrengungen von Herstellern, Anwendern, System-Planern und Betreibern erforderlich. Eine wesentliche Voraussetzung dafür ist die Schaffung von Transparenz: sicherheitsrelevante Vorkommnisse, die im Zusammenhang mit der Verwendung von Health IT entstehen, sollten strukturiert dokumentiert und veröffentlicht werden, damit alle Akteure von diesem Wissen profitieren und entsprechende Vorkehrungen treffen können. Inwieweit hierzu zusätzliche gesetzliche und regulatorische Maßnahmen notwendig sind, beispielsweise zur Festlegung einheitlicher Standards, muss im Zusammenhang mit den weiteren Entwicklungen auf dem Gebiet der Digitalisierung diskutiert werden.

Literatur

Aktionsbündnis Patientensicherheit e. V. (2016) Einrichtung und erfolgreicher Betrieb eines Berichts- und Lernsystems (CIRS). Berlin

Aktionsbündnis Patientensicherheit e. V. (2018a) Glossar Patientensicherheit. http://www.aps-ev.de/glossar/. Zugegriffen: 15 August 2018

Aktionsbündnis Patientensicherheit e. V. (2018b) Digitalisierung und Patientensicherheit – HE 1. Handlungsempfehlung für das Risikomanagement in der Patientenversorgung. Berlin

Augurzky B, Krolop S, Mensen A et al (2018) Krankenhaus Rating Report 2018, 1. Aufl. medhochzwei, Heidelberg

Borycki E, Dexheimer JW, Hullin Lucay Cossio C et al (2016) Methods for Addressing Technology-induced Errors: The Current State. Yearb Med Inform 1:30–40

Bröckerhoff H-P (2018) E-HEALTH-COM: Trend-Guide Gesundheits-IT. https://e-health-com.de/compendien/trend-guide/. Zugegriffen: 21 August 2018

Caruso MC, Gittelman MA, Widecan ML, Luria JW (2015) Pediatric emergency department discharge prescriptions requiring pharmacy clarification. Pediatr Emerg Care 31:403–408

Clarke A, Adamson J, Watt I et al (2016) The impact of electronic records on patient safety: a qualitative study. BMC Med Inform Decis Mak 16:62

Colavecchia AC, Putney DR, Johnson ML, Aparasu RR (2017) Discharge medication complexity and 30-day heart failure readmissions. Res Soc Adm Pharm RSAP 13:857–863

Cresswell KM, Mozaffar H, Lee L et al (2017) Workarounds to hospital electronic prescribing systems: a qualitative study in English hospitals. BMJ Qual Saf 26:542–551

Czock D, Konias M, Seidling HM et al (2015) Tailoring of alerts substantially reduces the alert burden in computerized clinical decision support for drugs that should be avoided in patients with renal disease. J Am Med Inform Assoc JAMIA 22:881–887

ECRI (2013) Deep Dive: Health Information Technology. ECRI Institute, Plymouth Meeting

Feldman SS, Buchalter S, Hayes LW (2018) Health Information Technology in Healthcare Quality and Patient Safety: Literature Review. JMIR Med Inform 6:e10264

Grätzel von Grätz P (2017) Neuer Digital-Champion im Krankenhaussektor. E-Health-Com. https://e-health-com.de/details-news/neuer-digital-champion-im-krankenhaussektor/37e05326654e61cdedb2bd5860f6ded5/. Zugegriffen: 15 August 2018

Hagebeucker M, Hölscher N, Klass C, Roeder N (2018) Auf dem Weg zur Apotheke 4.0. Das Krankenhaus 4:302–311

Hampel E (2016a) Patientensicherheit im Krankenhaus 2025. Delphi-Studie mit Experten in der Gesundheitsversorgung (Teil 1). das Krankenhaus 4:286–290
Hampel E (2016b) Patientensicherheit im Krankenhaus 2025. Delphi-Studie mit Experten in der Gesundheitsversorgung (Teil 2). das Krankenhaus 5:387–392
Holzbrecher-Morys M (2018) IT-Sicherheit ist Patientenschutz. Klinikmanagement Aktuell Mai 2018:50–53
Huckvale C, Car J, Akiyama M et al (2010) Information technology for patient safety. BMJ Qual Saf 19:i25–i33
Institute of Medicine (US) Committee on Data Standards for Patient Safety (2004) Patient Safety: Achieving a New Standard for Care. National Academies Press (US), Washington, DC
Jurado-Román A, Sánchez-Pérez I, Lozano Ruíz-Poveda F et al (2016) Effectiveness of the implementation of a simple radiation reduction protocol in the catheterization laboratory. Cardiovasc Revascularization Med Mol Interv 17:328–332
KH-CIRS-Netz (2018) Fall-Nr. 37.779 „Patientenidentifikation in großen Krankenhaus-Datenbanken". Krankenhaus-CIRS-Netz Dtschl. https://www.kh-cirs.de/. Zugegriffen: 15 August 2018
KH-CIRS-Netz (2018) Fall-Nr. 153.015 „Medikamentenverordnung im noch aktiven Account von einer Pflegeperson durchgeführt". Krankenhaus-CIRS-Netz Dtschl. https://www.kh-cirs.de. Zugegriffen: 15 August 2018
KH-CIRS-Netz (2018) Fall-Nr. 167.939 „Medikamentenfehlanordnung durch Doppelanordnung". Krankenhaus-CIRS-Netz Dtschl. https://www.kh-cirs.de. Zugegriffen: 15 August 2018
KH-CIRS-Netz (2018) Fall-Nr. 173.609 „Erreichbarkeit des Bereitschaftsdienstes". Krankenhaus-CIRS-Netz Dtschl. https://www.kh-cirs.de. Zugegriffen: 15 August 2018
Kirkendall ES, Spooner SA, Logan JR (2014) Evaluating the accuracy of electronic pediatric drug dosing rules. J Am Med Inform Assoc JAMIA 21:e43–49
Krüger-Brand HE (2017) IT-Sicherheit im Krankenhaus: Cyberrisiken als Herausforderung. Dtsch Arztbl 114(42):A-1910/B1620/C-1586
MAUDE (2018) FDA Manufacturer and User Facility Device Experience Database. https://www.accessdata.fda.gov/scripts/cdrh/cfdocs/cfmaude/search.cfm. Zugegriffen: 15 August 2018
Menon S, Singh H, Giardina TD et al (2017) Safety huddles to proactively identify and address electronic health record safety. J Am Med Inform Assoc JAMIA 24:261–267
Nakas CT, Schütz N, Werners M, Leichtle AB (2016) Accuracy and Calibration of Computational Approaches for Inpatient Mortality Predictive Modeling. PloS One 11:e0159046
Nelson R (2018) IBM Watson Oncology: Not Living Up to Expectations. Medscape Family Medicine. http://www.medscape.com/viewarticle/900746. Zugegriffen: 10 Oktober 2018
Office of the National Coordinator for Health Information Technology (ONC) (2018) Glossary of Selected Terms Related to Health IT. Gloss Sel Terms Relat Health IT. https://www.healthit.gov/topic/health-it-basics/glossary. Zugegriffen: 15 August 2018
Okoniewska BM, Santana MJ, Holroyd-Leduc J et al (2012) The Seamless Transfer-of-Care Protocol: a randomized controlled trial assessing the efficacy of an electronic transfer-of-care communication tool. BMC Health Serv Res 12:414
Roland Berger GmbH (2018) Roland Berger Krankenhausstudie 2018. München
Samy GN, Ahmad R, Ismail Z (2010) Security threats categories in healthcare information systems. Health Informatics J 16:201–209
Savage I, Cornford T, Klecun E et al (2010) Medication errors with electronic prescribing (eP): Two views of the same picture. BMC Health Serv Res 10:135
Sax U, Lipprandt M, Röhrig R (2016) The Rising Frequency of IT Blackouts Indicates the Increasing Relevance of IT Emergency Concepts to Ensure Patient Safety. Yearb Med Inform 130–137
Schrappe M (2018) APS-Weißbuch Patientensicherheit. Medizinisch Wissenschaftliche Verlagsgesellschaft, Berlin
Shimabukuro DW, Barton CW, Feldman MD et al (2017) Effect of a machine learning-based severe sepsis prediction algorithm on patient survival and hospital length of stay: a randomised clinical trial. BMJ Open Respir Res 4
Simon A (2017) Wie zufrieden sind Anwender mit der IT-Unterstützung im Krankenhaus? Pilotstudie zur empirischen Erhebung und Validierung der allgemeinen Zufriedenheit von IT-Anwendern im Krankenhaus. GMS Med Inf Biom Epidemiol 13(1):Doc04 (20171004)
Singh H, Sittig DF (2016) Measuring and improving patient safety through health information technology: The Health IT Safety Framework. BMJ Qual Saf 25:226–232
Spirk D, Stuck AK, Hager A et al (2017) Electronic alert system for improving appropriate thromboprophylaxis in hospitalized medical patients: a randomized controlled trial. J Thromb Haemost JTH 15:2138–2146
Stultz JS, Nahata MC (2014) Appropriateness of commercially available and partially customized medication dosing alerts among pediatric patients. J Am Med Inform Assoc JAMIA 21:e35–42
Stürzlinger H, Hiebinger C, Pertl D, Traurig P (2009) Computerized Physician Order Entry – effectiveness and efficiency of electronic medication ordering with decision support systems. GMS Health Technol Assess 5:Doc07
Swanson JO, Thapa MM, Iyer RS et al (2012) Optimizing peer review: A year of experience after instituting a real-time comment-enhanced program at a children's hospital. AJR Am J Roentgenol 198:1121–1125
Thomeczek C, Bock W, Conen D et al (2004) Das Glossar Patientensicherheit – Ein Beitrag zur Definitionsbestimmung und zum Verständnis der Thematik „Patientensicherheit" und „Fehler in der Medizin". Gesundheitswesen 66:833–840
Townsend AB, Valle-Ortiz M, Sansweet T (2016) A Successful ED Fall Risk Program Using the KINDER 1 Fall Risk Assessment Tool. J Emerg Nurs JEN Off Publ Emerg Dep Nurses Assoc 42:492–497

Trinh Q-D, Sammon J, Sun M et al (2012) Perioperative outcomes of robot-assisted radical prostatectomy compared with open radical prostatectomy: results from the nationwide inpatient sample. Eur Urol 61:679–685

Vélez-Díaz-Pallarés M, Álvarez Díaz AM, Gramage Caro T et al (2017) Technology-induced errors associated with computerized provider order entry software for older patients. Int J Clin Pharm 39:729–742. doi: 10.1007/s11096-017-0474-y

Wilken M, Hüske-Kraus D, Klausen A et al (2017) Alarm Fatigue: Causes and Effects. Stud Health Technol Inform 243:107–111

World Health Organization (2002) Quality of care: patient safety. Resolution WHA 55.18. 55th World Health Assembly, Geneva

World Health Organization (2017) Patient Safety: Making health care safer. Geneva

Wright A, Hickman TT, McEvoy D et al (2016) Analysis of clinical decision support system malfunctions: a case series and survey. J Am Med Inform Assoc JAMIA 23:1068–1076

Yokota S, Endo M, Ohe K (2017) Establishing a Classification System for High Fall-Risk Among Inpatients Using Support Vector Machines. Comput Inform Nurs CIN 35:408–416

Yu H, Hevelone ND, Lipsitz SR et al (2012) Comparative analysis of outcomes and costs following open radical cystectomy versus robot-assisted laparoscopic radical cystectomy: results from the US Nationwide Inpatient Sample. Eur Urol 61:1239–1244

10

Telemedizin in der Onkologie: Qualität verbessern – aber wie?

Henning Adam, Annette Lebeau, Andreas Turzynski, Verena Materna, Stefan Rakowsky und Simone Wesselmann

J. Klauber et al. (Hrsg.), *Krankenhaus-Report 2019*
https://doi.org/10.1007/978-3-662-58225-1_11

Zusammenfassung

Telemedizin, definiert als ärztliche Leistungserbringung über räumliche oder zeitliche Distanz hinweg und unter Einsatz moderner Informations- und Kommunikationstechnologien, gewinnt auch in der Versorgung von Krebspatienten an Bedeutung. Die onkologische Versorgung in Deutschland wird maßgeblich von den zertifizierten Zentren der Deutschen Krebsgesellschaft geprägt. Die Zentren erfüllen hohe Qualitätsanforderungen, beispielsweise mit Blick auf die fachliche Expertise und interdisziplinäre Zusammenarbeit. Der so bestehende große Kommunikationsbedarf eröffnet potenzielle Einsatzfelder für die Telemedizin. Anhand der Beispiele Tele-Tumorkonferenz und Telepathologie beschreibt dieser Beitrag Chancen und Risiken bei der Implementierung von Telemedizin in der Onkologie: Sie ermöglicht den Leistungserbringern eine effizientere Zusammenarbeit und die flächendeckende Einbringung onkologischen Wissens. Andererseits besteht je nach Einsatzbereich und Umsetzung die Gefahr von Informationsverlusten oder Einbußen für den Versorgungsstandard. Diese Aspekte gilt es kritisch abzuwägen, damit die Telemedizin die Onkologie positiv weiterentwickelt und gleichzeitig die Qualität der Patientenversorgung erhalten bleibt.

Telemedicine, defined as the provision of medical services at a geographical or temporal distance and using modern information and communication technologies, is getting more and more important in the care of cancer patients. The certified centres of the German Cancer Society play a decisive role in oncological care in Germany. The centres meet high quality standards, for example with regard to specialist expertise and interdisciplinary cooperation. The resulting great need for communication creates potential fields of application for telemedicine. Using the examples of tele-tumour conference and telepathology, this article describes the opportunities and risks associated with the implementation of telemedicine in oncology: It enables service providers to cooperate more efficiently and to contribute oncological knowledge across the board. On the other hand, depending on the area of application and implementation, there is a risk of information being lost or the standard of care being compromised. These aspects need to be carefully considered so that oncology can be positively developed by telemedicine and, at the same time, the quality of patient care is maintained.

11.1 Einleitung

Über 90-mal enthält der im Jahr 2018 zwischen CDU, CSU und SPD geschlossene Koalitionsvertrag für die 19. Legislaturperiode der Bundesregierung das Wort „Digitalisierung". Bereits diese Zahl, aber ebenfalls die im Vertrag vereinbarten Ziele und Maßnahmen bringen zum Ausdruck, dass sich unsere Gesellschaft in einem digitalen Wandel befindet, der seitens der Politik gefordert und gefördert wird.

Auch das Gesundheitswesen sieht sich mit der Digitalisierung und den mit ihr verbundenen Chancen und Risiken konfrontiert. Immer mehr Gesundheits-Apps kommen auf den Markt, die elektronische Gesundheitskarte wurde eingeführt und soll in ihren Funktionen weiter ausgebaut werden und die medizinischen Berufsgruppen kommunizieren zunehmend unter Einsatz moderner Informations- und Kommunikationstechnologien (IKT). Die Telemedizin, verstanden als ärztliche Leistungserbringung unter Anwendung von IKT über räumliche oder zeitliche Distanz, ist ein Teilbereich der Digitalisierung im Gesundheitswesen. Sie ist bereits heute Versorgungsrealität in Deutschland und wird je nach Fachdisziplin und Versorgungskontext mit unterschiedlicher Intensität genutzt. Ziel des Einsatzes von Telemedizin ist es, die Gesundheitsversorgung effizienter zu gestalten und Versorgungslücken, beispielsweise in unterversorgten Regionen, zu schließen.

Die Onkologie ist ein Versorgungsbereich, der das Gesundheitswesen heute und in Zukunft vor große Herausforderungen stellt. Jährlich erkranken über 450.000 Menschen in Deutschland an Krebs (Robert Koch-Institut 2017). Krebserkrankungen sind nach den Herz-Kreislauf-Erkrankungen die zweithäufigste Todesursache in Deutschland, sie führen zu hohen Gesundheitsausgaben und bestimmen einen wichtigen Teil der Krankheitslast der deutschen Bevölkerung. Ganz automatisch stellt sich die Frage, ob und wie die Telemedizin in die Versorgung von Krebspatienten sinnstiftend eingebracht werden kann. Die Krebsversorgung in Deutschland wird zu einem gewichtigen Anteil von den zertifizierten Zentren der DKG gestaltet. Deren Prinzip einer qualitätsgesicherten, leitliniengetreuen und interdisziplinären Patientenversorgung bietet verschiedenste Einsatzmöglichkeiten für die Telemedizin. Dieser Artikel beschreibt anhand von zwei konkreten Beispielen – Tumorkonferenzen und Pathologie – Chancen und Risiken bei der Implementierung telemedizinischer Versorgungskonzepte und diskutiert darauf aufbauend, unter welchen Bedingungen Telemedizin die onkologische Versorgung wirksam unterstützen kann.

11.2 Telemedizin: Definition und Verbreitung in Deutschland

Eine allgemein anerkannte Definition für die Telemedizin existiert nicht. Unter dem Oberbegriff der Digitalisierung im Gesundheitswesen ist die Telemedizin in eine Systematik mit weiteren Begriffen wie eHealth, Gesundheitstelematik oder mHealth eingebettet, die sich teilweise überschneiden. Sie beschreiben alle die Anwendung moderner IKT zum Ziele der Verbesserung der Gesundheit und Unterstützung der Gesundheitsversorgung (Bundesministerium für Wirtschaft und Energie 2016). Im Gegensatz zu den globaleren Begriffen wie eHealth oder Gesundheitstelematik fokussiert die Telemedizin dabei auf digitale Versorgungskonzepte zur Erbringung ärztlicher Leistungen.

Der 113. Ärztetag hat 2015 die Telemedizin definiert als einen

„Sammelbegriff für verschiedenartige ärztliche Versorgungskonzepte, die als Gemeinsamkeit den prinzipiellen Ansatz aufweisen, dass medizinische Leistungen der Gesundheitsversorgung der Bevölkerung in den Bereichen Diagnostik, Therapie und Rehabilitation sowie bei der ärztlichen Entscheidungsberatung über räumliche Entfernungen (oder zeitlichen Versatz) hinweg erbracht werden. Hierbei werden Informations- und Kommunikationstechnologien eingesetzt.“ (Bundesärztekammer 2015)

Der Einsatz telemedizinischer Versorgungskonzepte wird auf gesundheitspolitischer Ebene seit vielen Jahren diskutiert. Insgesamt ist die Telemedizin mit der Erwartung verbunden, die ärztliche Kommunikation inter- und intrasektoral zu verbessern und in Zeiten zunehmenden Ärztemangels und vor dem Hintergrund des demografischen Wandels eine flächendeckende, qualitativ hochwertige Gesundheitsversorgung sicherzustellen. Es lassen sich unterschiedliche Anwendungsarten der Telemedizin abgrenzen, die entweder eine Arzt-zu-Arzt- oder Arzt-zu-Patient-Kommunikation zum Gegenstand haben. Beispiele für Anwendungsarten sind die Telekonsultation, das Telemonitoring oder die Teletherapie (Fischer et al. 2016; Marx und Beckers 2015).

Mit dem zum 1. Januar 2016 in Kraft getretenen „Gesetz für sichere digitale Kommunikation und Anwendungen im Gesundheitswesen“ (E-Health-

Gesetz) wurden die gesetzlichen Rahmenbedingungen zum Ausbau der Telematikinfrastruktur zuletzt angepasst (Deutscher Bundestag 2015). Als einen Meilenstein verankerte der Gesetzgeber, dass bis Ende 2018 die Voraussetzungen zur Nutzung einer elektronischen Patientenakte geschaffen werden. Aber auch der Ausbau und die Verknüpfung telemedizinischer Versorgungskonzepte sollte mit dem Gesetz weiter gefördert werden, beispielsweise durch ein öffentlich zugängliches Interoperabilitätsverzeichnis. Dieses soll bundesweite Telemedizin-Projekte auflisten und deren verwendete informationstechnische Standards beschreiben.

Die nach aktuellem Stand im Interoperabilitätsverzeichnis gelisteten 168 Projekte zeigen auf, dass bereits heute telemedizinische Versorgungsstrukturen in Deutschland etabliert sind (Vesta Informationsportal 2018). In besonderem Maße telemedizinisch ausgebaute Versorgungsbereiche sind die Radiologie und die Schlaganfallversorgung (Schenkel 2017; Breuer und Schwab 2017). In der Regel handelt es sich um örtliche oder regionale Versorgungsansätze.

Trotz der bereits bestehenden breiten Anwendung von Telemedizin in einigen Bereichen werden aber auch immer wieder Herausforderungen und Hürden bei der Implementierung telemedizinischer Versorgung beschrieben. Hierzu gehören technische Schwierigkeiten, fehlende Vergütungsoptionen, Vorbehalte und Skepsis seitens der Ärzte und Patienten sowie juristische Fragestellungen (Fischer et al. 2016). Rechtlich steht neben Datenschutz- und Haftungsfragen dabei auch immer das in der ärztlichen Berufsordnung verankerte Fernbehandlungsverbot im Mittelpunkt. Letzteres wurde 2018 durch eine Änderung der Musterberufsordnung für Ärzte gelockert, sodass unter bestimmten Voraussetzungen nunmehr auch ausschließlich auf Kommunikationsmedien beruhende Patientenbehandlungen möglich sind (Bundesärztekammer 2018).

11.3 Onkologische Versorgung und Zertifizierung

Die onkologische Versorgung in Deutschland wird maßgeblich durch das Zertifizierungssystem der Deutschen Krebsgesellschaft (DKG) geprägt. Das System wurde 2003 mit dem Ziel einer qualitätsgesicherten und umfassenden Versorgung von Krebspatienten entwickelt und seitdem kontinuierlich ausgebaut (Wesselmann 2012). Heute werden etwa 40 Prozent der jährlichen Krebsneuerkrankungen in einem DKG-zertifizierten Zentrum behandelt. Das Zertifizierungssystem deckt alle Krebsarten ab und für viele Tumorentitäten, darunter die am häufigsten vorkommenden Tumorerkrankungen Brust-, Darm-, Lungen- und Prostatakrebs, werden tumorspezifische Zertifikate vergeben. An über 420 Krankenhäusern sind deutschlandweit zertifizierte Zentren etabliert.

Das Zertifizierungssystem ist integraler Bestandteil des Qualitätszyklus in der Onkologie, der 2008 im Nationalen Krebsplan festgeschrieben wurde (Mensah et al. 2017). Ausgangspunkt des Qualitätszyklus ist die Erstellung evidenzbasierter Leitlinien. Diese bilden die Grundlage, um in den Kommissionen des Zertifizierungssystems die Anforderungen an die Struktur-, Prozess- und Ergebnisqualität für die Zertifizierung onkologischer Leistungserbringer, der sogenannten Zentren, festzulegen. Von den Kommissionen unabhängige Auditoren prüfen in den Zentren vor Ort, ob die Anwärter für ein Zertifikat die festgelegten Anforderungen erfüllen. Die Versorgungsqualität der zertifizierten Zentren wird anhand definierter Qualitätsindikatoren erhoben und in jährlichen Berichten transparent veröffentlicht. Über die Jahresberichte schließt sich dann der onkologische Qualitätszyklus. Die gemessenen Qualitätszahlen ermöglichen, in den Zertifizierungskommissionen und Leitliniengruppen über die Weiterentwicklung der Anforderungen zu beraten und in den Zentren die Anpassung von Strukturen oder Prozessen zur besseren Erfüllung der Qualitätsvorgaben anzustoßen.

Das Zertifizierungssystem ist nicht nur darauf ausgerichtet, eine leitliniengerechte Behandlung sicherzustellen. Es soll auch die interdisziplinäre und multiprofessionelle Zusammenarbeit fördern. Dies wird dadurch erreicht, dass die Zentren für die Zertifizierung ein Netzwerk aus unterschiedlichen ärztlichen Fachrichtungen und weiteren medizinischen Berufsgruppen sektorenübergreifend nachweisen müssen (Kowalski et al. 2017). Zu den Hauptbehandlungspartnern des Netzwerks zählen neben der tumorspezifischen chirurgischen und konser-

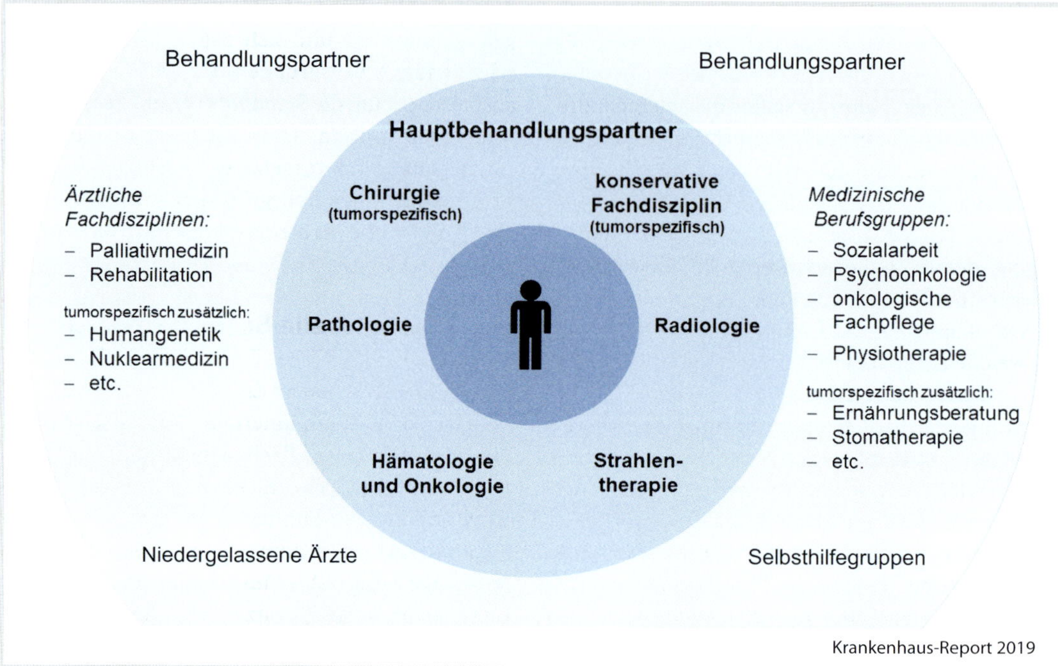

Abb. 11.1 Struktur eines zertifizierten Zentrums

vativen Fachdisziplin auch immer die Strahlentherapie, Pathologie, Radiologie sowie Hämatologie und Onkologie. Zudem ist die Zusammenarbeit mit weiteren ärztlichen Fachrichtungen (z. B. der Palliativmedizin, Humangenetik oder Nuklearmedizin) erforderlich. Weitere medizinische Berufsgruppen wie die Psychoonkologie, Sozialarbeit und Physiotherapie müssen für die Patientenversorgung verfügbar sein und das Zentrum muss mit Selbsthilfegruppen und niedergelassenen Ärzten kooperieren (Abb. 11.1). Die Sicherstellung der Kommunikation und Zusammenarbeit im zertifizierten Netzwerk erfolgt auf der Basis von Kooperationsverträgen, Fortbildungen und Qualitätszirkeln. Das wichtigste Strukturelement des interdisziplinären Austauschs ist die Tumorkonferenz. In dieser treffen sich die unterschiedlichen Behandlungspartner des Zentrums, um die Patientenfälle zu diskutieren und gemeinschaftlich zu einer Therapieempfehlung für die Patienten zu kommen.

Das so strukturierte Zertifizierungssystem trägt zu einer Verbesserung der Versorgungsqualität für Krebspatienten bei. Dies lässt sich anhand aktueller Studienergebnisse belegen, die verbesserte Überlebensraten für die in zertifizierten Zentren behandelte Patienten berichten (Völkel et al. 2018; Trautmann et al. 2018).

11.4 Telemedizinischer Versorgungsbedarf in der Onkologie

Telemedizinische Versorgungsansätze sind auch für die Onkologie und das Zertifizierungssystem von großer Relevanz. Denn für die Patientenversorgung in den zertifizierten Zentren ist unterschiedlichste fachlich-medizinische Expertise und ein hohes Maß an interdisziplinärer Kommunikation erforderlich. Hier kann die Telemedizin in der Strukturierung und Prozessplanung der zertifizierten Zentren einen unterstützenden Beitrag leisten. Anhand von zwei konkreten Beispielen wird in den folgenden Abschnitten die Umsetzung telemedizinischer Versorgungskonzepte in der Onkologie dargestellt.

Die Tumorkonferenz steht als wichtigstes Strukturelement für den interdisziplinären Austausch im zertifizierten Zentrum im besonderen Fokus telemedizinischer Lösungsansätze. Bereits heute wird die Durchführung telemedizinischer Tumorkonferenzen vielerorts praktiziert (Janssen et al. 2017; Güttler et al. 2012) und auch die Anforderungen an die zertifizierten Zentren sehen die telemedizinische interdisziplinäre Fallbesprechung explizit als eine Option vor. Am Beispiel des *Charité Comprehensive Cancer Center* (CCCC) werden daher im ▶ Abschn. 11.5 die Chancen und Herausforderungen bei der Implementierung einer telemedizinischen Tumorkonferenz beschrieben.

Die Begutachtung histologischer Präparate ist ein weichenstellender Prozessschritt für die Diagnostik und Therapieplanung bei allen Tumorerkrankungen. Daher ist die Pathologie ein unverzichtbarer Bestandteil aller zertifizierten Zentren. Um eine flächendeckende Verfügbarkeit der pathologischen Expertise in Deutschland langfristig zu garantieren, werden in den letzten Jahren zunehmend telepathologische Versorgungskonzepte diskutiert. Die technische Umsetzung solcher Konzepte unter Gewährleistung einer qualitativ hochwertigen pathologischen Befundung ist jedoch herausfordernd. Daher wird der ▶ Abschn. 11.6 die Diskussion um die telepathologische onkologische Versorgung aufgreifen.

11.5 Die Telemedizinische Tumorkonferenz am Beispiel des Charité Comprehensive Cancer Centers

11.5.1 Struktur des Zentrums

Das CCCC ist das integrative Onkologische Zentrum der Charité – Universitätsmedizin Berlin, in dem alle Kliniken, Institute der Grundlagenforschung und diagnostischen Institute mit Bezug zur Krebsmedizin organisiert sind. Es wurde 2008 gegründet und wird seitdem beständig ausgebaut. Die beteiligten Bereiche arbeiten gemäß der Satzung des CCCC zusammen. Übergeordnete Entscheidungen werden im Lenkungsausschuss gemeinsam getroffen. Die einzelnen Organ- und Querschnittbereiche des Onkologischen Zentrums sind nach den Anforderungen der DKG zertifiziert und werden jährlich hinsichtlich der Einhaltung der Qualitätskriterien auditiert. Darüber hinaus ist das CCCC eines von derzeit 13 Onkologischen Spitzenzentren (Stand: August 2018), die von der Deutschen Krebshilfe e. V. gefördert werden und sich regelmäßig in den verschiedenen Arbeitsgruppen des CCCC-Netzwerks austauschen, um die Standards in der Krebsmedizin weiterzuentwickeln. Das CCCC ist regional und überregional stark vernetzt, u. a. mit ärztlichen und wissenschaftlichen Kolleginnen und Kollegen anderer Kliniken und im niedergelassenen Bereich.

11.5.2 Strukturelle Besonderheiten

Das CCCC ist primär an drei verschiedenen Klinik-Standorten aktiv, um innerhalb Berlins den Patientinnen und Patienten flächendeckend eine interdisziplinäre und fortschrittliche onkologische Versorgung anbieten zu können – am Charité Campus Mitte (CCM), am Campus Virchow-Klinikum im Bezirk Wedding (CVK) und am Campus Benjamin Franklin im Bezirk Steglitz (CBF). Von der Diagnosestellung über die Therapie bis hin zur Nachsorge arbeiten die verschiedenen Fachabteilungen der Charité campusübergreifend eng zusammen, sowohl im Rahmen der leitlinienkonformen Versorgung nach den evidenzbasierten Standards als auch bei der Planung und Durchführung von Studien für die Entwicklung neuer diagnostischer und therapeutischer Verfahren. Um den standortübergreifenden Austausch der beteiligten Partner zu den verschiedensten Themen zu optimieren, werden zunehmend Videokonferenzschaltungen etabliert, die bei den campusübergreifenden Tumorkonferenzen bereits seit einigen Jahren an der Charité standardmäßig genutzt werden (Güttler et al. 2012).

11.5.3 Organisation und Ablauf der telemedizinischen Tumorkonferenz

Die Tumorkonferenz-Teams sind gemäß den medizinischen Anforderungen zusammengesetzt und entsprechen den Anforderungen der DKG. Vertreten sind hier in der Regel mindestens eine chirurgische Abteilung, das entitätsspezifische internistische Fachgebiet, die Hämatologie und Onkologie, Radiologie, Strahlentherapie (ggf. auch die Nuklearmedizin) und die Pathologie.

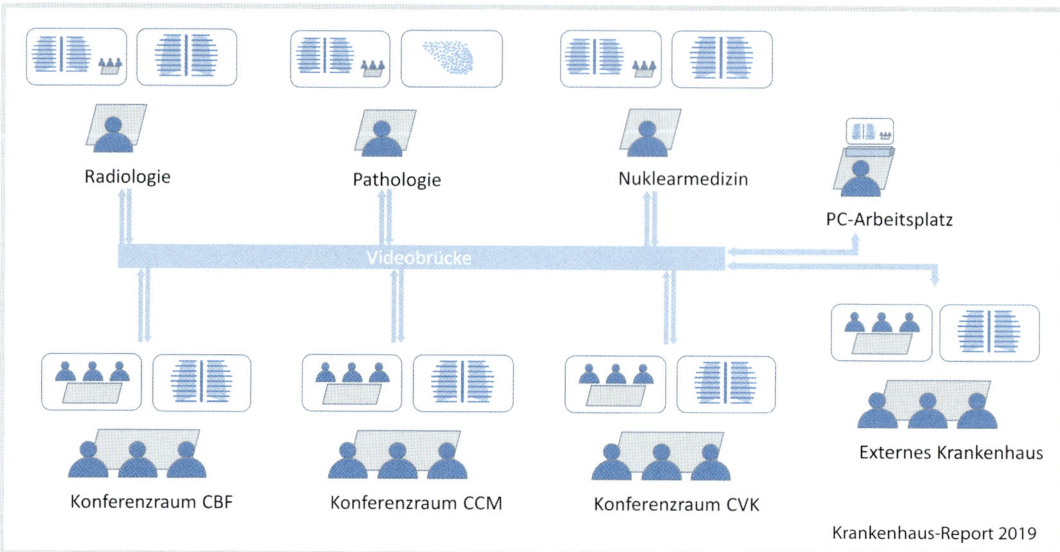

Abb. 11.2 Televideokonferenz-Plattform für die standortübergreifende Vernetzung und Integration der Diagnostikabteilungen in Tele-Tumorkonferenzen

Im Vorfeld der Tumorkonferenz erfolgt die Anmeldung der zu besprechenden Patienten im zentralen Anmeldeportal (= WebGTDS, web-basierte Oberfläche des Gießener Tumordokumentationssystems) durch die vorstellenden Ärzte unter Beschreibung der bisherigen Befunde und Nennung der Fragestellung. Anhand der Anmeldungen bereiten sich die Fachdisziplinen auf die Tumorkonferenz vor. Zum Abschluss der Besprechung eines Patienten wird die Empfehlung der Tumorkonferenz im WebGTDS dokumentiert und anschließend in das Krankenhausinformationssystem übertragen. Der Tumorkonferenz-Koordinator des CCCC unterstützt die ärztlichen Kollegen bei den administrativen Prozessen, u. a. bei der Einrichtung von Anmeldeportal-Zugängen inklusive Berechtigungen sowie bei der Nutzung des Videokonferenzsystems in den eingerichteten Videokonferenzräumen.

Aufgrund der engen campusübergreifenden Zusammenarbeit werden Tumorkonferenzen als standortübergreifende Tele-Tumorkonferenz durchgeführt. Beispielsweise finden sich bei einer 2-Standort-Tele-Tumorkonferenz die Vertreter der Kliniken am Standort A im dortigen Konferenzraum zusammen und können sich in die gewünschte Telekonferenz einwählen, in die sich auch die Teilnehmer im Konferenzraum am Standort B eingewählt haben. Die Diagnostikabteilungen Radiologie, Pathologie und Nuklearmedizin schalten sich ebenfalls von lokalen telemedizinischen Arbeitsplätzen zu (Abb. 11.2). Bei Bedarf steht die Zuschaltung externer Krankenhäuser und niedergelassener Ärzte zur Vorstellung der dort behandelten Patienten zur Verfügung.

In den Konferenzräumen sind in der Regel zwei Monitore vorhanden, auf denen die zugeschalteten Teilnehmer sowie die Patientendaten aus dem WebGTDS zu sehen sind. Während der Vorstellung des Patienten wird zu den radiologischen bzw. den histologischen Bildern umgeschaltet. Alle Verschaltungen können die Nutzer selbstständig ausführen, jedoch steht auch ein CCCC-Mitarbeiter im zentralen CCCC-Telekonferenzraum zur Unterstützung bereit.

11.5.4 Implementierungsprozess der telemedizinischen Tumorkonferenz

Die Möglichkeit der Unterstützung von Tumorkonferenzen durch Televideokonferenzen ist ausdrücklich in den Anforderungen für die DKG-Zertifizierung vorgesehen unter der Voraussetzung, dass alle

Teilnehmer die Patientendaten und -bilder in ausreichender Qualität sehen können.

Am CCCC wurden hierfür in das Charité-Datennetzwerk integrierte High-Definition-Videokonferenzsysteme für die gleichzeitige Übertragung von Kamerabild und Daten in den Konferenzräumen installiert. Die Videoausgabe erfolgt auf zwei großflächigen Monitoren (je nach Raumgröße 50–75 Zoll Diagonale). Für die Audioübertragung in HD-Audio-Qualität wird die zugehörige integrierte Mikrofon-Lautsprecher-Kombination bzw. professionelle Audiotechnik verwendet. Touchscreen-Menüs und Mediensteuerungen erleichtern eine intuitive Bedienung der Videokonferenzsysteme durch die Nutzer. Eine zentrale Videobrücke der Charité ermöglicht das Zusammenschalten mehrerer Standorte.

Besonderer Wert wird auf die Übertragung der radiologischen Bilder gelegt. Die Ausrichtung der Grafikausgabe des radiologischen Befundungsarbeitsplatzes muss von Hochformat auf Querformat geändert werden, damit sie als sekundärer Videostrom im Standard des Videokonferenzsystems übertragen werden kann. Seit kurzem werden in den teleradiologischen Räumen auch Arbeitsstationen mit Monitoren mit Full-HD-Auflösung im Querformat genutzt, die ohne Anpassung vom Videokonferenzsystem übertragen werden können. Das live Durchblättern durch die Schnittbilder wird ohne Verzögerung übertragen, indem der Anteil der Bandbreite für den Datenkanal erhöht wird.

Die Datensicherheit ist bei den Charité-internen Telekonferenzen im durch eine Firewall geschützten Charité-Intranet sowie die Verwendung einer verschlüsselten Übertragung bei externen Verbindungen im Internet gegeben. Es werden keine externen Videokonferenzdienste in einer Cloud genutzt, sondern die Charité-interne Videobrücke.

11.5.5 Vor- und Nachteile

Die Tele-Tumorkonferenzen sind ein Anwendungsfeld der Unterstützung der Arzt-zu-Arzt-Interaktion durch Telemedizin. Die resultierende Zeitersparnis und Steigerung der Effizienz und Qualität ermöglichen erst die routinemäßige standortübergreifende Zusammenarbeit.

Ebenso unterstützen Telekonferenzen den Aufbau eines regionalen Netzwerks durch die Anbindung anderer Krankenhäuser und niedergelassener Ärzte an das CCCC für die Patientenversorgung und den Wissenstransfer.

Für die technische Realisierung wurden kommerzielle Standard-Videokonferenzsysteme verwendet, die eine Interoperabilität mit gängigen Systemen auch anderer Kliniken gewährleisten. Ebenso ist diese Implementierung flexibel bezüglich sich ändernder Anforderungen an die Konferenzabläufe und die Zusammensetzung der Teilnehmer. Die Verschaltungsvorgänge müssen an die Möglichkeiten der Videokonferenzsysteme ausgerichtet werden. Perspektivisch wird eine Standardisierung der Videokonferenzräume an der Charité angestrebt. Die Übertragung des Raumkamerabilds aus den Konferenzräumen ist gegenüber der von der DKG mindestens geforderten Übertragung von Audio und vorgestellten Unterlagen/Bildmaterial ein Plus, das die Telekommunikation erleichtert und im CCCC nicht mehr wegzudenken ist.

Generell erfordert Televideokommunikation eine gewisse Disziplin der Teilnehmer, damit die Kommunikation sehr natürlich und direkt erfolgt und als Telepräsenz bezeichnet werden kann. So sollte jeweils nur ein Teilnehmer sprechen, störende Nebengeräusche und Telefonate sollten vermieden werden und auf Nutzung der Mikrofone und Einschalten der Beleuchtung sollte geachtet werden.

Die relativ hohen Kosten für die Ausstattung eines Videokonferenzraums werden durch die Nutzungsfrequenz (> 20 wöchentliche Tele-Tumorkonferenzen) und Synergien durch andere Nutzung der Videokonferenztechnik an der Charité aufgewogen. Investitionen in neue State-of-the-Art-Videokonferenzsysteme sind einzuplanen, um die Anwendung weiterzuentwickeln und die Nutzerfreundlichkeit weiter zu verbessern.

Auf dem aktuellen Wochenplan der Tumorkonferenzen am CCCC stehen 25 wöchentliche Tele-Tumorkonferenzen mit einer Gesamtdauer von 32 Stunden pro Woche. Durchschnittlich nehmen acht Fachärzte (zwischen minimal drei und maximal 14) pro Konferenz als Spezialisten an den Tumorkonferenzen teil, insgesamt ca. 200 Fachärzte pro Woche. In den Tumorkonferenzen wurden im Jahr 2017 insgesamt 9.300 Patienten besprochen.

Diese Zahlen belegen, dass die Organisationsform der Tumorkonferenzen als standortübergreifende Televideokonferenz für ein sehr großes Zentrum effizient funktioniert. Darüber hinaus werden durch die Tele-Tumorkonferenzen die Einhaltung diagnostischer Standards und die Durchführung von standortübergreifenden Studien gefördert.

11.6 Telepathologie in der Onkologie

11.6.1 Pathologieversorgung in Deutschland

Von den rund 1.950 Krankenhäusern in Deutschland verfügen nur noch etwa 150 über eigene Abteilungen für Pathologie. Die Mehrheit der rund 1.500 Pathologen in Deutschland ist heutzutage in den etwa 300 freiberuflich organisierten Instituten tätig, die im Schnitt jeweils vier Krankenhäuser versorgen. Die flächendeckende Patientenversorgung wird durch die Tätigkeit mehrerer Fachärzte in den einzelnen Instituten sichergestellt, die gegebenenfalls mehrere Standorte abdecken können. Einzelpraxen sind die Ausnahme geworden.

Die Versorgung mehrerer Krankenhäuser bedeutet in der Regel auch, dass eine Pathologie-Einrichtung mit verschiedenen zertifizierten Organkrebszentren und/oder Onkologischen Zentren kooperiert. Die zu erfüllenden Anforderungen schließen das Vorhalten einer entsprechenden fachlichen Expertise, die Möglichkeit der Schnellschnittversorgung und die obligate Beteiligung an interdisziplinären Tumorkonferenzen ein. Berücksichtigt man die zunehmende Verknappung personeller Ressourcen, die ganz besonders auch die Pathologie betrifft, erscheint es naheliegend, auch in der Pathologie Möglichkeiten des Remote-Arbeitens einzuführen, um Fahrzeiten einzusparen, Personalressourcen zu bündeln und spezielle Fachexpertise schneller und niedrigschwelliger nutzen zu können (Farahani und Pantanowitz 2015; Griffin und Treanor 2017).

11.6.2 Definition und Anwendungsgebiete

Die Ausübung der Pathologie über eine Entfernung unter Nutzung der Telekommunikation wird als Telepathologie bezeichnet. Dabei lassen sich die Erstellung einer Primärdiagnose (Telediagnose), beispielsweise auch im Kontext eines intraoperativen Schnellschnittes (Teleschnellschnitt), und die Zweitbegutachtung (Telekonsultation) unterscheiden. Außerdem kann die Telepathologie zur Qualitätssicherung, Konsensbildung, Fortbildung, Lehre, Forschung und in Telekonferenzen genutzt werden (Farahani und Pantanowitz 2015; Griffin und Treanor 2017). Gemeinsam ist diesen verschiedenen Optionen, dass das zu begutachtende Originalmaterial von den beurteilenden Pathologen räumlich getrennt ist.

11.6.3 Technische Aspekte

Die technischen Entwicklungen der letzten Jahre haben die Möglichkeiten der Telepathologie deutlich verbessert. Nachdem in den ersten Jahren nur Bilder von Präparateausschnitten per Video oder später digital versandt wurden (statische Telepathologie), eröffnete die Etablierung ferngesteuerter Mikroskope in den 1990er Jahren erstmals die Remote-Betrachtung vollständiger Schnittpräparate unter selbstständiger Auswahl relevanter Präparateausschnitte (dynamische Telepathologie). Seit Anfang der 2000er steht nun mit der virtuellen Mikroskopie eine Technik zur Verfügung, die es erlaubt, vollständige Schnittpräparate auf Glasobjektträgern in hoher Auflösung zeitlich und räumlich unabhängig vom Ort der Präparateherstellung zu begutachten (Farahani und Pantanowitz 2015; Griffin und Treanor 2017). In der Regel werden die gefärbten Schnittpräparate durch spezielle Mikroskope, sogenannte Slide-Scanner, vollautomatisiert mit einem 20x- oder 40x-Objektiv digitalisiert und je nach kommerziellem Anbieter in unterschiedlichen Bildformaten gespeichert. Die Bilder werden üblicherweise auf einem Server gespeichert, um einen Internet-basierten Zugang zu den Bildern zu ermöglichen. Der Server benötigt eine hohe Speicherkapazität, da die einzelnen Bilddateien mehrere

Gigabytes (GB) groß sein können. Eine Visualisierung der Bilder über gängige Internet-Browser wird durch spezielle Software ermöglicht. Die virtuelle Mikroskopie stellt letztlich eine Art von „Streaming on Demand" dar. Die Übertragungsgeschwindigkeit, die ein kritischer Faktor für die Routinetauglichkeit ist, hängt unter anderem von der Größe und der „Verkachelung" der Bilddateien, der verwendeten Software, der Geschwindigkeit des Netzwerks und der Leistung des Endgeräts ab.

Als weitere technische Voraussetzungen für den Einsatz der Telepathologie sind das Einbinden der virtuellen Mikroskopie in das jeweils verwendete Pathologie-Informationssystem sowie das Vorhalten von Möglichkeiten der Telekommunikation zu nennen.

11.6.4 Kosten

Die Etablierung der virtuellen Mikroskopie, die auch als hochauflösende digitale Mikroskopie bezeichnet werden kann, ist außerordentlich kostenintensiv. Die Anschaffung von leistungsstarken, hochauflösenden Scannern und angemessenen Speichermedien sowie die notwendige Integration der Vor- und Nachbereitung des Scannens in den Workflow des Personals generiert Kosten, deren exakte Höhe von der Anzahl der zu scannenden Präparate abhängig ist und deshalb individuell variiert (Griffin und Treanor 2017). Die Kostenträger im deutschen Gesundheitswesen erstatten diesen Zusatzaufwand derzeit nicht im Rahmen der Patientenversorgung, sodass die Kosten von den Leistungserbringern allein getragen werden müssen.

11.6.5 Rechtliche Situation und Qualitätssicherung

Nach dem Grundsatz der Methodenfreiheit kann die Telepathologie zur pathomorphologischen Diagnostik eingesetzt werden. Prinzipiell gilt, dass der Einsatz telemedizinischer Technik die Rechtsverhältnisse nicht ändert (Dietel et al. 2000). Aus der Sorgfaltspflicht und der Gewährleistung des Facharztstandards ergibt sich die Verantwortung für den Einsatz der adäquaten technischen Mittel. Es muss sichergestellt sein, dass die übermittelten Daten und Bilder mit adäquaten technischen Mitteln erstellt, übermittelt und präsentiert werden. Außerdem ist zu gewährleisten, dass die digitalisierten Bilder am Bildschirm mit der gleichen diagnostischen Treffsicherheit beurteilt werden können wie mit dem herkömmlichen Verfahren (Dietel et al. 2000; Hufnagl et al. 2018a). Eine Hilfestellung bei der Qualitätssicherung und der Validierung bietet der kürzlich publizierte Leitfaden Digitale Pathologie (Hufnagl et al. 2018a; Hufnagl et al. 2018b).

Es besteht eine Dokumentationspflicht wie bei der konventionellen Diagnostik. Das Auseinanderfallen von Handlungs- und Erfolgsort kann dazu führen, dass bei internationaler Nutzung deutsches und ausländisches Recht konkurrieren. Diese potenziellen Risiken sind bei der Implementierung ebenso wie mögliche technische, finanzielle und sprachliche Barrieren zu bedenken (Farahani et al. 2016).

11.6.6 Möglichkeiten und Grenzen

Die Beantwortung der Frage, ob und wie Telepathologie in der täglichen Routine der onkologischen Diagnostik von Nutzen ist, bedarf einer differenzierten Betrachtung der Möglichkeiten und Grenzen in den verschiedenen diagnostischen Szenarien. Studien zur diagnostischen Qualität zeigen mehrheitlich eine hohe Konkordanz zwischen Telepathologie und konventioneller Lichtmikroskopie. Dies gilt insbesondere für die Diagnose von kolorektalen Karzinomen und Mammakarzinomen. Schwierigkeiten kann allerdings die Begutachtung nukleärer oder zellulärer Details bereiten, die sich beim Grading oder in der Zytopathologie bemerkbar machen können (Bashshur et al. 2017). Im Einzelnen ergeben sich für die verschiedenen Remote-Szenarien folgende Vorteile und Limitationen:

- **Primärdiagnostik (Telediagnostik, Teleschnellschnitt)**

Die Nutzung der virtuellen Mikroskopie von Paraffinschnitten zur Primärdiagnostik in größeren Pathologie-Einrichtungen, die an mehreren Standorten tätig sind, ermöglicht eine Zentralisierung der Gewebe- und Schnittpräparation unter Einsparung der Transportwege für die erstellten Schnittpräparate zum entfernten Standort. Dies erlaubt eine Bündelung personeller Ressourcen und eine größere räumliche und zeitliche Flexibilität (Griffin und Treanor 2017). Die Kombination mit weiteren digitalen Werkzeugen (Barcodes auf Probengefäßen, Gewebeblöcken und Schnittpräparaten, digitales Diktieren) kann die Sicherheit und Effizienz der Diagnostik verbessern. Diese Vorteile sind gegenüber den Kosten und dem Zeitaufwand abzuwägen, die das Digitalisieren der Schnittpräparate und der geänderte Workflow bedingen. Gerade bei onkologischen Fällen ist die Anzahl der anfallenden Schnittpräparate in der Regel hoch, da neben der konventionellen Histologie noch Zusatzuntersuchungen (Immunhistologie, Molekularpathologie) erforderlich sein können.

Es erscheint naheliegend, die Telepathologie zu nutzen, um die Schnellschnittdiagnostik auch an Standorten ohne lokal verfügbaren Pathologen anbieten zu können. In bevölkerungsarmen Regionen anderer Länder wird dies bereits seit längerem praktiziert (Huang et al. 2018; Perron et al. 2014; Tetu et al. 2014). Andernfalls besteht die Notwendigkeit, das Gewebe zur Pathologie zu transportieren oder die Pathologen und das erforderliche technische Personal für die Schnellschnittdiagnostik zum Standort zu bringen. In Deutschland ist zu bedenken, dass der Pathologe gegenüber dem Patienten für seine Diagnose haftbar ist, unabhängig vom Ablauf der pathologischen Diagnostik. Alle Schritte, die zur Diagnose führen, müssen in der Verantwortung des Pathologen verbleiben: Zuschnitt, Anfertigung der mikroskopischen Schnittpräparate, deren Digitalisierung, Übertragung und Begutachtung. Wird das Präparat für den Schnellschnitt vom Operateur und nicht vom Pathologen zugeschnitten, so handelt es sich für den Operateur um eine fachfremde Leistung. Dies gilt auch für den Fall, dass der Operateur per Makrokamera und Telekommunikation von dem Pathologen angeleitet wird. Dementsprechend ist diese Einsatzform der Telepathologie aus Sicht des Patientenschutzes außerhalb von Studien in Deutschland unzulässig. Im Einzelnen wird gegen verschiedene rechtliche Regelungen verstoßen: Weiterbildungsordnung, Berufsordnung, Heilberufe-Gesetz, Gebührenrecht und Haftungsrecht. Darüber hinaus besteht die Aufklärungspflicht, den Patienten in Kenntnis zu setzen, dass der Teleschnellschnitt gegen fachärztliche Routine verstößt.

Zudem ist anzumerken, dass die Teleschnellschnittdiagnostik gemäß den Anforderungen der DIN EN ISO/IEC 17020:2012 nicht akkreditierbar ist, wenn kein Inspektor (Pathologe) am Ort des Schnellschnitts anwesend ist (Deutsche Akkreditierungsstelle 2017).

▪ Zweite Meinung (Telekonsultation)

Das Einholen einer Zweitmeinung unter Nutzung der Telepathologie kann die Qualität und die Schnelligkeit der Diagnostik verbessern (Bashshur et al. 2017; Perron et al. 2014; Romero Lauro et al. 2013). Dies gilt insbesondere für interne Konsile, die innerhalb einer Institution eingeholt werden, die auf verschiedene Standorte verteilt ist. Durch das schnelle, niedrigschwellige Einholen einer internen Zweitmeinung bei schwierigen Fällen können Zusatzuntersuchungen gezielter eingesetzt, das Risiko einer Fehlentscheidung verringert und die Anzahl externer Konsile reduziert werden. Gegenstand solcher interner Telekonsile können auch Schnellschnitte sein, bei denen sich der Pathologe in der Außenstelle den Rat eines Kollegen im Kerninstitut holt.

Für das formale Einholen einer externen Zweitmeinung gibt es verschiedene Gründe: die Bitte des primär beauftragten Pathologen um die Einschätzung eines Experten bei schwierigen oder seltenen Fällen, der Wunsch des Patienten oder die Weiterbehandlung eines Patienten an einer anderen Institution. Bei Nutzung der Telepathologie entfallen der traditionelle Versand der Schnittpräparate und damit auch das Risiko des Verlusts oder der Beschädigung. Dies gilt allerdings nur für die Fälle, in denen der Konsilpathologe anhand der telepathologisch zur Verfügung gestellten digitalisierten Schnittpräparate zu einer abschließenden Einschätzung kommen kann. Sind aus seiner Sicht aber Zusatzuntersuchungen notwendig, die möglicherweise vom Primärpathologen nicht bedacht wurden oder auch nicht dort etabliert sind, kann der Fall nicht abgeschlossen werden und es ist gegebenenfalls doch ein Blockversand zur Komplettierung notwendig. Zu bedenken ist außerdem, dass gerade bei schwierigen, komplexen Fällen mit vielen Zusatzuntersuchungen der Aufwand für das Digitalisieren der Objektträger erhöht sein kann. Das Haftungsrisiko liegt bei der Telekonsultation ebenso wie bei der traditionell eingeholten Zweitmeinung im Wesentlichen beim primär beauftragten Pathologen, der auch für die Qualität der zu begutachtenden virtuellen Präparate verantwortlich ist.

11.7 Zusammenfassung und Ausblick

Die Etablierung von Remote-Arbeitsplätzen erlaubt eine höhere zeitliche und räumliche Flexibilität der beteiligten Pathologen. Die Nutzung der Telepathologie kann zudem das Einholen einer Zweitmeinung erleichtern und hierdurch die Qualität und Geschwindigkeit der Diagnostik steigern. Der Einsatz der virtuellen Mikroskopie zur Standardisierung von Fortbildungen trägt ebenso zur Qualitätsverbesserung bei. Limitiert wird die Nutzung der Telepathologie insbesondere durch die hohen nicht erstattungsfähigen Kosten sowie Haftungsfragen, die einer gesonderten Betrachtung bedürfen. Wünschenswert wäre eine Vereinheitlichung der Standards der Telepathologiesysteme, damit eine Kommunikation der Systeme untereinander gewährleistet ist.

11.8 Diskussion

Trotz der zunehmenden Digitalisierung unserer Gesellschaft und des – auch politisch gewollten – zunehmenden Einsatzes moderner IKT ist die Einführung von Telemedizin im Gesundheitswesen kein Selbstzweck. Jedes telemedizinische Versorgungskonzept sollte vor Implementierung gründlich auf sein Ziel, seinen Nutzen und seine Aufwände geprüft werden. Ein besonders wichtiges Kriterium ist die Beibehaltung oder Verbesserung der Versorgungsqualität.

Auch in der Onkologie spielt die Telemedizin eine zunehmend wichtige Rolle. Da die Struktur der zertifizierten Zentren der DKG ein hohes Maß an interdisziplinärer Zusammenarbeit und Kommunikation erforderlich macht und zugleich die Einbringung verschiedenster onkologischer Expertise in das Versorgungsnetzwerk fordert, können telemedizinische Lösungen ein gut geeignetes Instrument sein, um in der Behandlung von Krebspatienten Synergien zu schaffen, Austausch zu fördern und Versorgungsdefizite zu adressieren. Dies trifft insbesondere auf telemedizinische Anwendungen für die Arzt-zu-Arzt-Kommunikation zu, wie die Beispiele der Tele-Tumorkonferenz und der Telepathologie illustrieren. Damit die Versorgungsqualität bei der digitalen Kommunikation erhalten bleibt, müssen aber auch einige Voraussetzungen erfüllt sein. Relevant für eine störungsfreie Kommunikation ist mitunter, dass die verwendeten Applikationen bedienerfreundlich sind und technisch einwandfrei funktionieren. Auch rechtliche Fragestellungen sind kritisch zu betrachten und können, beispielsweise wenn die Telemedizin Einbußen beim Facharztstandard bedingt, unmittelbaren Einfluss auf die Qualität der Patientenversorgung haben. Nicht zuletzt zeigen sowohl die Tele-Tumorkonferenz als auch die Telepathologie, dass die Implementierung von Telemedizin mit erheblichem finanziellem und organisatorischem Aufwand verbunden ist, der insbesondere bei fehlender Vergütung durch die Leistungsträger gegenzurechnen ist.

Noch sorgfältiger sollten telemedizinische Anwendungen für die Arzt-zu-Patienten-Kommunikation vor ihrer Einführung in der onkologischen Versorgung auf den Prüfstand gestellt werden. Da die Diagnose Krebs bei den Patienten Sorgen und Ängste auslöst und sie zugleich mit komplexen, weichenstellenden Fragen zu Diagnostik und Therapie konfrontiert werden, ist die Kommunikation zwischen Arzt und Patient ein zentrales Element der onkologischen Versorgung. Die Erzielung hoher Versorgungsqualität ist von einem vertrauensvollen Verhältnis zwischen Patient und Leistungserbringer sowie einer Kommunikation frei von Missverständnissen und ohne Informationsverluste abhängig. Ob die Interaktion mit modernen IKT diese Standards gewährleisten kann, ist fraglich. Studien, die den Nutzen telemedizinischer Interventionen zur Interaktion zwischen Patienten und Leistungserbringern im onkologischen Versorgungskontext untersuchen, zeigen heterogene Ergebnisse (Slev et al. 2016). In einigen Studien weisen telemedizinische Versorgungsangebote keine Vorteile gegenüber der Standardversorgung auf oder können sogar mit Nachteilen hinsichtlich patientenrelevanter Parameter verbunden sein (Hoek et al. 2017; Hass et al. 2017). Die heterogene Studienlage unterstreicht, dass noch Forschungsbedarf zu der Frage besteht, unter welchen Rahmenbedingungen und in welcher Form die Telemedizin in der Kommunikation zwischen Arzt und Krebspatient sinnvoll eingesetzt werden kann.

11.9 Fazit

Bereits heute sind telemedizinische Strukturen etablierter Bestandteil der onkologischen Versorgung, beispielsweise in den Bereichen der Tumorkonferenzen, der Radiologie und der Pathologie. Bedingt durch die gesellschaftliche und gesundheitspolitische Entwicklung ist mit einem weiteren Ausbau der Telemedizin zu rechnen. Die Potenziale der Telemedizin müssen dabei immer so eingesetzt werden, dass sie fördern, worauf es für die Krebspatienten und die Qualität ihrer Behandlung ankommt: die Einbringung fachlicher Expertise, der interdisziplinäre Austausch der Leistungserbringer, ein vertrauensvolles Behandlungsumfeld und eine Versorgung nach dem aktuellen medizinischen Kenntnisstand.

Literatur

Bashshur RL, Krupinski EA, Weinstein RS, Dunn MR, Bashshur N (2017) The Empirical Foundations of Telepathology: Evidence of Feasibility and Intermediate Effects. Telemed J E Health 23(3):155–191

Breuer L, Schwab S (2017) Telemedizin in der Schlaganfallversorgung. Med Klin Intensivmed Notfmed 112(8):687–694

Bundesärztekammer (2015) Ärztliche Positionen zu Einsatzgebieten telemedizinischer Patientenversorgung. http://www.bundesaerztekammer.de/aerzte/telematiktelemedizin/telemedizin/. Zugegriffen: 27. Juni 2018

Bundesärztekammer (2018) (Muster-)Berufsordnung für die in Deutschland tätigen Ärztinnen und Ärzte in der Fassung des Beschlusses des 121. Deutschen Ärztetages 2018 in Erfurt. Dtsch Ärztebl 115(24):A1190

Bundesministerium für Wirtschaft und Energie (2016) Ökonomische Bestandsaufnahme und Potenzialanalyse der digitalen Gesundheitswirtschaft. Bundesministerium für Wirtschaft und Energie, Berlin

Deutsche Akkreditierungsstelle (2017) Anforderungen der DIN EN ISO/IEC 17020:2012 und technische Kriterien für deren Anwendung zur Akkreditierung in der Pathologie/Neuropathologie. 71 SD 4.001, Revision 1.6. https://www.dakks.de/content/anforderungen-der-din-en-isoiec-170202012-und-technische-kriterien-f%C3%BCr-deren-anwendung-zur-a. Zugegriffen: 19 Juli 2018

Deutscher Bundestag (2015) Gesetz für sichere digitale Kommunikation und Anwendungen im Gesundheitswesen sowie zur Änderung weiterer Gesetze. Bundesgesetzblatt Jahrgang 2015 Teil I Nr. 45, S 2408–2423

Dietel M, Hufnagl P, Schlake W, Bollmann R, Dettmar P, Hofler H et al (2000) Arbeitspapier zur Telepathologie Version 2. Bundesverband Deutscher Pathologen, Berlin

Farahani N, Pantanowitz L (2015) Overview of Telepathology. Surg Pathol Clin 8(2):223–231

Farahani N, Riben M, Evans AJ, Pantanowitz L (2016) International Telepathology: Promises and Pitfalls. Pathobiology 83(2–3):121–126

Fischer F, Aust V, Krämer A (2016) eHealth: Hintergrund und Begriffsbestimmung. In: Fischer F, Krämer A (Hrsg) eHealth in Deutschland. Springer, Berlin Heidelberg, S 3–23

Griffin J, Treanor D (2017) Digital pathology in clinical use: where are we now and what is holding us back? Histopathology 70(1):134–145

Güttler FV, Rakowsky S, Nagel SN, Teichgräber U, Schlag PM (2012) Interdisziplinäre Tumorkonferenzen. Der Onkologe 18(5):389–397

Hass HG, Muthny F, Stepien J, Lerch J, von der Marwitz C, Schrock R et al (2017) Effekte der telefonischen Nachsorge in der onkologischen Rehabilitation nach Brustkrebs – Ergebnisse einer randomisierten Studie. Rehabilitation (Stuttg) 56(3):189–197

Hoek PD, Schers HJ, Bronkhorst EM, Vissers KCP, Hasselaar JGJ (2017) The effect of weekly specialist palliative care teleconsultations in patients with advanced cancer – a randomized clinical trial. BMC Med 15(1):119

Huang Y, Lei Y, Wang Q, Li D, Ma L, Guo L et al (2018) Telepathology consultation for frozen section diagnosis in China. Diagn Pathol 13(1):29

Hufnagl P, Zwönitzer R, Haroske G (2018a) Leitfaden Digitale Pathologie in der Diagnostik – Befunderstellung an digitalen Bildern Version 1.0. Bundesverband Deutscher Pathologen, Berlin

Hufnagl P, Lohmann S, Schluns K, Zerbe N (2018b) Umsetzung des Leitfadens „Digitale Pathologie in der Diagnostik" – Unterstützende Systeme und ihre Funktionalität. Pathologe 39(3):222–227

Janssen A, Brunner M, Keep M, Hines M, Nagarajan SV, Kielly-Carroll C et al (2017) Interdisciplinary eHealth Practice in Cancer Care: A Review of the Literature. Int J Environ Res Public Health 14(11)

Kowalski C, Graeven U, von Kalle C, Lang H, Beckmann MW, Blohmer JU et al (2017) Shifting cancer care towards Multidisciplinarity: the cancer center certification program of the German cancer society. BMC Cancer 17(1):850

Marx G, Beckers R (2015) Telemedizin in Deutschland. Bundesgesundheitsbl 58:1053–1055

Mensah J, Graeven U, Wesselmann S (2017) Nationales Zertifizierungsprogramm Krebs. Der Onkologe 23(9): 711–718

Perron E, Louahlia S, Nadeau L, Boilard F, Ing M, Orain M et al (2014) Telepathology for intraoperative consultations and expert opinions: the experience of the Eastern Quebec Telepathology Network. Arch Pathol Lab Med 138(9):1223–1228

Robert Koch-Institut (2017) Krebs in Deutschland für 2013/2014. Robert Koch-Institut, Berlin

Romero Lauro G, Cable W, Lesniak A, Tseytlin E, McHugh J, Parwani A et al (2013) Digital pathology consultations-a new era in digital imaging, challenges and practical applications. J Digit Imaging 26(4):668–677

Schenkel J (2017) Praxis der Telemdizin. Dtsch Med Wochenschr 142:328–333

Slev VN, Mistiaen P, Pasman HR, Verdonck-de Leeuw IM, van Uden-Kraan CF, Francke AL (2016) Effects of eHealth for patients and informal caregivers confronted with cancer: A meta-review. Int J Med Inform 87:54–67

Tetu B, Perron E, Louahlia S, Pare G, Trudel MC, Meyer J (2014) The Eastern Quebec Telepathology Network: a three-year experience of clinical diagnostic services. Diagn Pathol 9 Suppl 1:S1

Trautmann F, Reissfelder C, Pecqueux M, Weitz J, Schmitt J (2018) Evidence-based quality standards improve prognosis in colon cancer care. Eur J Surg Oncol

Vesta Informationsportal (2018) https://www.informationsportal.vesta-gematik.de/ Zugegriffen: 27. Juni 2018

Völkel V, Draeger T, Gerken M, Fürst A, Klinkhammer-Schalke M (2018) Langzeitüberleben von Patienten mit Kolon- und Rektumkarzinomen: Ein Vergleich von Darmkrebszentren und nicht zertifizierten Krankenhäusern. Gesundheitswesen (EFirst)

Wesselmann S (2012) Entwicklung der Zertifizierungsverfahren für Organkrebszentren und Onkologische Zentren der Deutschen Krebsgesellschaft. Der Onkologe 18(6):511–516

Zur Diskussion

Versorgungsplanung durch datenbasierte Marktraumanalysen am Beispiel von Notfallzentren

Boris Augurzky, Andreas Beivers, Philipp Breidenbach, Alexander Haering und Niels Straub

J. Klauber et al. (Hrsg.), *Krankenhaus-Report 2019*
https://doi.org/10.1007/978-3-662-58225-1_12

Zusammenfassung

Aktuell weist die Notfallversorgung in Deutschland vielfältige Probleme und Ineffizienzen auf. Durch so genannte Notfallzentren soll die sektorenübergreifende, patientenorientierte Koordination der Versorgungsstrukturen verbessert werden. Im Rahmen von Simulationsanalysen – erstellt vom RWI im Auftrag der Kassenärztlichen Bundesvereinigung – werden zwei unterschiedliche Modellansätze zur Ermittlung der notwendigen Mindestanzahl solcher Notfallzentren angewendet: „Grüne Wiese" und „Reale Standorte". Bei ersterem werden die benötigten Zentren „frei" von derzeit vorhandenen Standorten in Deutschland verteilt, sodass eine maximale Entfernung von 30 Minuten Fahrzeit zum nächstliegenden Versorger für 99,0 Prozent der Bevölkerung gegeben ist. Hierfür sind 337 Zentren nötig. Im zweiten Ansatz wird bei der Verteilung der Zentren die in Deutschland vorhandene Krankenhausstruktur explizit berücksichtigt. Das heißt, dass potenzielle Zentren nur an bestehenden und an der Notfallversorgung teilnehmenden Krankenhäuser verortet werden. Hier wird das Erreichbarkeitsniveau von maximal 30 Minuten Fahrzeit für 99,6 Prozent der Bevölkerung mit 736 Notfallzentren erreicht. In beiden Ansätzen liegt die Zahl weit unter den 1.456 somatischen Krankenhäusern, die im Jahr 2014 offiziell an der Notfallversorgung teilnahmen. Diese Zahlen machen deutlich, dass eine flächendeckende Notfallversorgung mit deutlich weniger Teilnehmern möglich wäre und aus wirtschaftlichen und versorgungstechnischen Gesichtspunkten sinnvoll erscheint. Je nach zugrundeliegendem Öffnungszeitenmodell (derzeitige, eingeschränkte Öffnungszeiten oder „24/7-Öffnung") ist der Betrieb der Notfallzentren mit hohen personellen Ressourcen verbunden, die teilweise ein nicht unerhebliches wirtschaftliches Defizit verursachen. Neben einer optimalen Verortung der an der Notfallversorgung teilnehmenden Krankenhäuser und Notdienstpraxen sind außerdem eine Verbesserung der Patientensteuerung sowie klare Strukturvorgaben und Zuständigkeiten der beteiligten Einrichtungen notwendig.

Emergency care in Germany is currently experiencing a variety of problems and inefficiencies. So-called emergency centres are intended to improve the cross-sectoral, patient-oriented coordination of care structures. Within the framework of a simulation analyses – prepared by RWI on behalf of the Federal Association of Statutory Health Insurance Physicians – two different approaches are used to determine the necessary minimum number of such emergency centres: "green field" and "real locations". In the first case, the required centres are distributed independently from currently existing emergency departments in Germany, resulting in a maximum distance of 30 minutes driving time to the nearest provider for 99.0 percent of the population. This model requires 337 centres. In the second approach, the existing hospital structure in Germany is explicitly taken into account in the distribution of the centres and potential centres are located at existing hospitals which are currently participating in emergency care. In this case, 99.6 percent of the population would need a maximum of 30 minutes driving time to one of 736 emergency centres. In both approaches, the number is far lower than the 1,456 somatic hospitals that officially participated in emergency care in 2014. These figures show that nationwide emergency care with significantly fewer participants would be possible and would make sense from an economical and technical point of view. Depending on the underlying opening hours model (current, limited opening hours or "24/7 opening"), the operation of the emergency centres is associated with high staff numbers which sometimes cause a considerable economic deficit. In addition to optimal locations of emergency departments and practices, an improvement in patient control as well as clear structural specifications and responsibilities of the participating institutions are necessary.

12.1 Ausgangslage

Die rund um die Uhr stattfindende Notfallversorgung von Patienten mit akuten Gesundheitsstörungen ist eine grundlegende, unverzichtbare medizinische Leistung für die Bevölkerung. Zur Notfallversorgung gehören die ambulante Versorgung in den Sprechzeiten der niedergelassenen Ärzte, der durch die Kassenärztlichen Vereinigungen (KV) organisierte ärztliche Notdienst, der organisierte Rettungsdienst und die Krankenhäuser mit ihren Einrichtungen für ambulante und stationäre Notfallversorgung. Bereits seit mehreren Jahren ist die Reform der Notfallversorgung in Deutschland im Fokus der gesundheitspolitischen Diskussion (vgl. SVR 2014 und SVR 2017) und auch Gegenstand der Gesetzgebung u. a. auf Bundesebene, z. B. im Versorgungsstärkungsgesetz (VSG) und Krankenhausstrukturgesetz (KHSG). Die Organisation einer erreichbaren, qualitativ hochwertigen und wirtschaftlichen Notfallversorgung beruht in Deutschland auf historisch gewachsenen Strukturen und weist aufgrund der föderalen organisatorischen Zuständigkeiten regionale Unterschiede auf. In Anbetracht der steigenden Anzahl und der Heterogenität von Notfallpatienten hinsichtlich der Dringlichkeit und der Behandlungserfordernisse ist die Zusammenarbeit aller maßgeblichen Beteiligten notwendig. Die bisherigen Versorgungsstrukturen müssen sich an die signifikant geänderten Anforderungen an die Notfallmedizin anpassen.

Diese ergeben sich u. a. aufgrund des geodemografischen Wandels und der Verfügbarkeit neuer diagnostischer und therapeutischer Möglichkeiten. Der flächendeckende, von den KVen organisierte Bereitschaftsdienst im Rahmen der vertragsärztlichen Versorgung befindet sich aktuell in einem Veränderungsprozess, nachdem er zunächst vorwiegend durch Leistungsangebote in eigener Praxis der Vertragsärzte oder durch Fahrdienste sichergestellt wurde. Zunehmend wird er in festen Anlaufpraxen bereitgestellt, ergänzt durch Fahrdienste und koordiniert durch eigene Call-Center. Inzwischen wurden bundesweit über 650 solcher Bereitschaftsdienstpraxen in unmittelbarer Nähe oder auf dem Gelände eines Krankenhauses eingerichtet. Dies soll helfen zu vermeiden, dass (elektive) ambulante Patienten die Kapazitäten der Notaufnahmen der Krankenhäuser unnötigerweise binden. Dennoch kommt es im Status quo immer wieder zu überfüllten und überlasteten Notfallaufnahmen. So stellt sich selbst in objektiv überversorgten Regionen und Städten das subjektive Gefühl der Unterversorgung ein (Augurzky und Beivers 2015). Vor diesem Hintergrund hat das RWI – Leibniz-Institut für Wirtschaftsforschung im Auftrag der Kassenärztlichen Bundesvereinigung (KBV) eine Studie erstellt, um die zur Bedarfsdeckung erforderliche räumliche Verteilung von festen Einrichtungen des ärztlichen Bereitschaftsdienstes zur Versorgung von ambulanten Notfallpatienten, sogenannte Notfallzentren, zu untersuchen (RWI 2018). Die zentralen Ergebnisse dieser datenbasierten Marktraumanalysen werden im Folgenden dargestellt. Sie bilden die Grundlage für eine innovative Versorgungsplanung in diesem Bereich und können in Kombination mit einer effi-

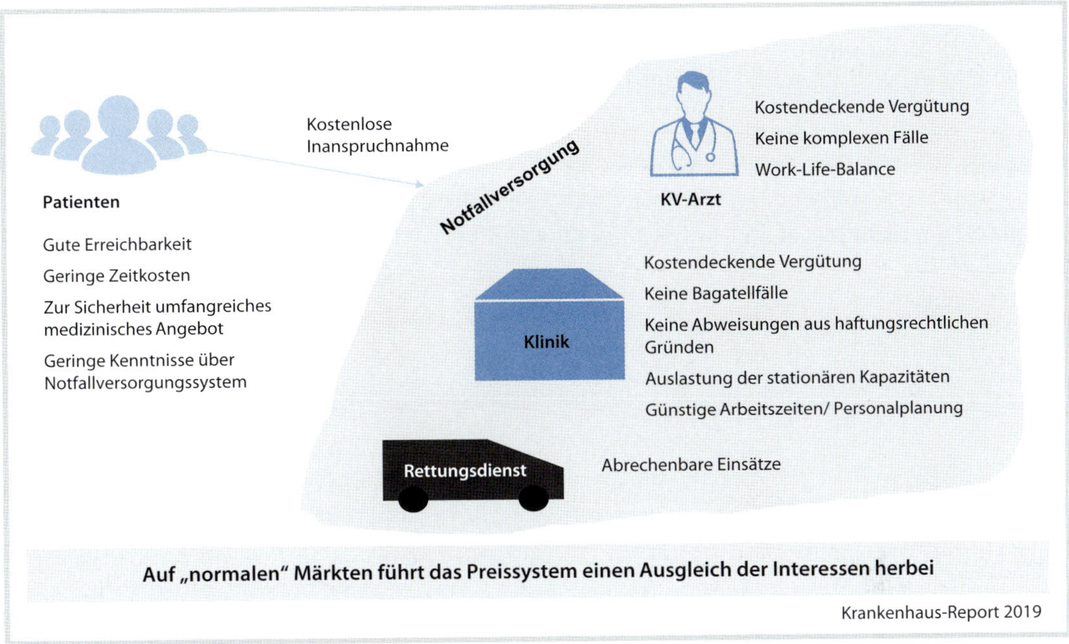

Abb. 12.1 Einzelne Akteure mit divergierenden Interessen (Quelle: RWI 2018; Copyright: RWI, mit freundlicher Genehmigung)

zienten Patientensteuerung zu strukturellen Verbesserungen der Versorgung führen. Hierzu werden als Ausblick die wichtigsten Erkenntnisse aus einem internationalen Vergleich aufgezeigt.

12.2 Aktuelle Probleme im Bereich der Notfallversorgung und Vorgehensweise

Im Status quo weist die Notfallversorgung in Deutschland vielfältige Probleme und Ineffizienzen auf. Dies ist zum Teil auf sehr divergierende Interessenslagen der einzelnen Beteiligten zurückzuführen (Abb. 12.1). Eine Reform der Notfallversorgung steht daher im gesundheitspolitischen Fokus.

Im derzeitigen System der Notfallversorgung in Deutschland stellt außerdem die durch die Patienten selbst gesteuerte Inanspruchnahme von Notfallleistungen das Versorgungssystem hinsichtlich der Organisation und wirtschaftlichen Finanzierbarkeit vor zunehmende Herausforderungen. Es fehlen klare und einheitliche Regelungen, Definitionen und Zuständigkeiten für eine sektorenübergreifende Organisation der verschiedenen Aufgabenbereiche (KV-Bereitschaftsdienst, Krankenhausnotaufnahme und Rettungswesen).

Dem Patienten stehen im subjektiven Notfall nach eigenem Ermessen die drei beteiligten Bereiche ambulanter Sektor, Krankenhäuser und Rettungswesen zur Verfügung. Besonders in den vergangenen Jahren war eine stark steigende Inanspruchnahme in den Krankenhausnotfallambulanzen zu verzeichnen.

Offenkundig wird immer mehr, dass es an effektiven Steuerungsmechanismen fehlt, die vor Eintritt in das System der Notfallversorgung den individuellen Versorgungsbedarf ermitteln und auf dieser Basis den Patienten in eine adäquate Versorgung leiten. Ebenso wenig sind Notfallzentren bisher flächendeckend rund um die Uhr („24/7") existent, die Patienten beim Eintreffen anhand einer validierten Ersteinschätzung (Triage) in einen Versorgungsbereich für Patienten mit niedrigem Risiko (vertragsärztlicher Dienst) und in einen Versorgungsbereich für Patienten mit hohem Risiko und zu erwartendem stationärem Behandlungsbedarf disponieren. Daher ist es von entscheidender Bedeutung, dass die Patienten die Angebote des ärztlichen Bereitschaftsdienstes kennen und diese zeitlich wie räumlich leicht erreichen können. Als wichtiger erster Anlaufpunkt für ambulante Notfallpatienten soll die Rufnummer 116 117 zur Kontaktaufnahme mit dem ärztlichen Bereitschaftsdienst dienen, der Patienten gegebenenfalls zur Untersuchung und Behandlung in die KV-Notfallpraxis leitet. Der Bekanntheitsgrad dieser Rufnummer ist noch gering und dieses Angebots teilweise nicht rund um die Uhr erreichbar. Außerdem sind die Notdienstpraxen zwar inzwischen vielfach an den Notaufnahmen der Krankenhäuser lokalisiert, jedoch uneinheitlich organisiert. Oft fehlt eine feste räumliche Zuordnung (z. B. gemeinsamer Tresen), ein festgeschriebenes Service Level oder aufeinander abgestimmte Öffnungszeiten. Darüber hinaus besteht das Versorgungsangebot der Krankenhäuser ohne Notdienstpraxis parallel weiter fort.

Das im KHSG vorgesehene und durch den G-BA erarbeitete Stufenkonzept der stationären Notfallversorgung[1] stellt zwar einen wichtigen Schritt in Richtung einer bedarfsgerechten und qualitätsorientierten Verbesserung der Notfallversorgungsstrukturen in Deutschland dar. Es beachtet jedoch zu wenig Steuerungsaspekte u. a. in Bezug auf die ambulante Notfallversorgung. Die räumliche Ansiedlung der KV-Bereitschaftspraxen an den Standorten der an der Notfallversorgung teilnehmenden Krankenhäuser kann hier in Verbindung mit einer validierten Ersteinschätzung eine wichtige Verbesserungsmaßnahme darstellen. Eine Voraussetzung ist jedoch, dass sie flächendeckend für Patienten erreichbar sind und einheitliche Mindeststandards erfüllen.

Tab. 12.1 Bundesland. Prävalenzrate. Anzahl Fälle (Quelle: RWI 2018; Copyright: RWI, mit freundlicher Genehmigung)

Saarland	0,31	306.418
Nordrhein-Westfalen	0,30	5.248.379
Hamburg	0,29	506.655
Hessen	0,29	1.764.196
Rheinland-Pfalz	0,27	1.064.139
Berlin	0,26	898.580
Baden-Württemberg	0,26	2.734.011
Deutschland	0,26	21.197.881
Niedersachsen	0,25	1.987.516
Bremen	0,25	13.319
Bayern	0,25	3.186.423
Sachsen-Anhalt	0,25	551.795
Thüringen	0,24	528.520
Sachsen	0,24	989.664
Schleswig-Holstein	0,21	598.347
Brandenburg	0,20	503.491
Mecklenburg-Vorpommern	0,20	316.429

Annahme: Zellen mit weniger als 30 Fällen beinhalten im Durchschnitt 3,596 Fälle; beachtet werden auch Fälle, bei denen das Geschlecht nicht erfasst wurde; Anzahl Fälle wurde um PKV-Versicherte approximativ erweitert; für Bremen wurde die Prävalenzrate von Niedersachsen angenommen.

Krankenhaus-Report 2019

12.3 Simulationsanalysen mit dem Ziel einer flächendeckenden Erreichbarkeit von Notfallzentren

12.3.1 Prävalenzen und zeitliche Inanspruchnahme

Grundlage für die Simulation des Bedarfs an Notfallzentren in Deutschland bilden neben der Bevölkerungsverteilung die auf den Prävalenzraten[2] basierenden erwarteten Fallzahlen auf Kreisebene. Den Ausgangspunkt für die Ableitung der regionalen Fallzahlen bilden die vom Zentralinstitut für die kassenärztliche Versorgung (Zi) bereitgestellten Abrechnungsdaten der KVen für das Jahr

1 Vgl. G-BA: „Regelungen zu einem gestuften System von Notfallstrukturen in Krankenhäusern gemäß § 136c Absatz 4 SGB V" vom 19.04.2018.

2 Streng genommen könnte man hier auch von der Inzidenzrate sprechen, wenn vorausgesetzt wird, dass jeder abgerechnete Fall einen neuen Notfall darstellt. Aus Gründen der Lesbarkeit und um potenziell vorhandenen Doppelerfassungen (z. B. durch zweimaliges Vorstellen eines Patienten beim Bereitschaftsarzt und in der Krankenhausambulanz, vgl. Hessische Krankenhausgesellschaft 2017) gerecht zu werden, wird jedoch im Folgenden „Prävalenzrate" verwendet.

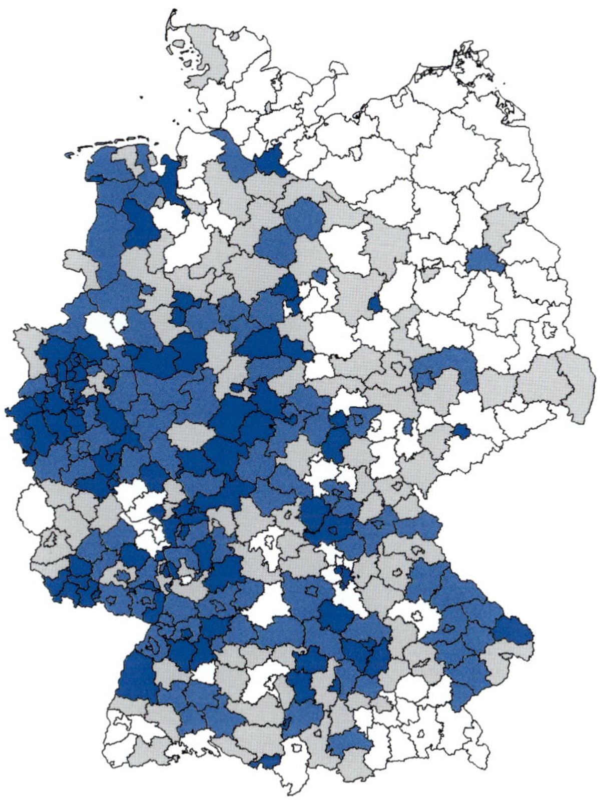

Abb. 12.2 EBM-1.2-Prävalenzrate auf Kreisebene (2015) (Quelle: RWI 2018; Copyright: RWI, mit freundlicher Genehmigung) Anmerkung: Zellen mit weniger als 30 Fällen beinhalten im Durchschnitt 3,596 Fälle; beachtet werden auch Fälle, bei denen das Geschlecht nicht erfasst wurde; Anzahl Fälle wurde um PKV-Versicherte approximativ erweitert; für Bremen wurde die Prävalenzrate von Niedersachsen angenommen

2015. Diese Abrechnungsdaten beinhalten alle Behandlungsfälle auf Kreisebene, die nach EBM 1.2 abgerechnet wurden[3], eingeteilt in Geschlecht sowie Altersklassen.

Tab. 12.1 stellt die Fallzahlen, abgerechnet nach EBM 1.2, für das Jahr 2015 je Bundesland und für Deutschland als Ganzes sowie die Prävalenzrate dar. Sie berechnet sich aus der Summe der EBM-1.2-Fälle pro Bundesland geteilt durch die Einwohnerzahl eines Bundeslands.

Abb. 12.2 stellt die Prävalenzraten auf Kreisebene dar. Auffällig ist, dass innerhalb eines Bundeslands die Prävalenzrate teilweise stark variiert. Ferner befindet sich ein Großteil der Kreise mit der niedrigsten Rate in den neuen Bundesländern. Der Großteil der Kreise mit den höchsten Prävalenzraten befindet sich in Ballungsgebieten, z. B. in der Rhein-Ruhr-Region. Die Prävalenzrate lässt sich darüber hinaus nach Alter und Geschlecht aufteilen

3 Die abgeleitete Fallzahl bezieht sich also auf die administrative Notfalldefinition. Der privatärztliche Notdienst wird aufgrund fehlender Abrechnungsdaten nicht beachtet. Jedoch wurden Fälle von privat versicherten Personen approximativ nach Anteil der PK-Versicherten je Bundesland ergänzt.

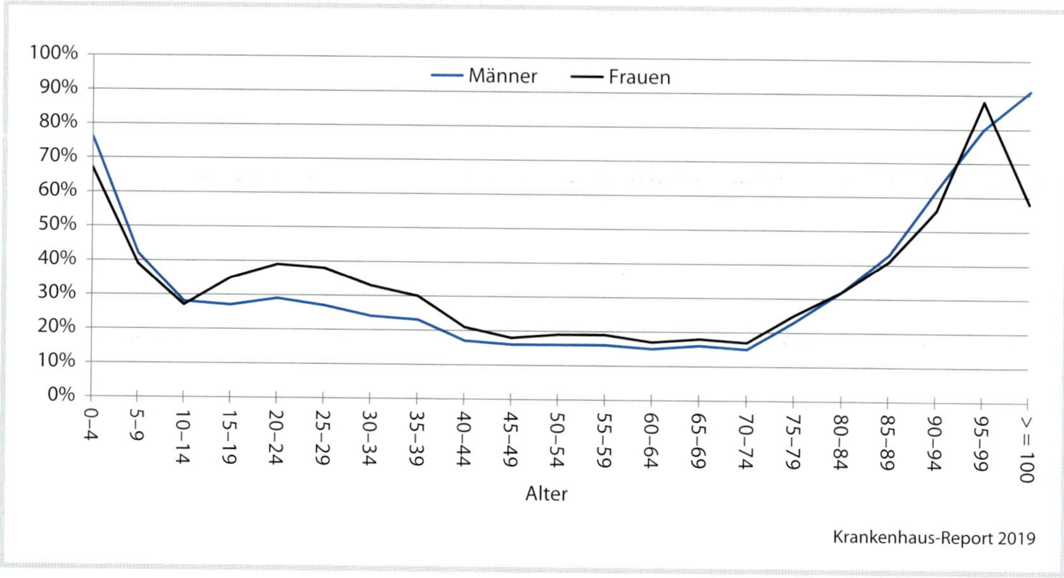

Abb. 12.3 Bundesweite Prävalenzraten nach Alter und Geschlecht (Quelle: RWI 2018; Copyright: RWI, mit freundlicher Genehmigung)
Anmerkung: Zellen mit weniger als 30 Fällen beinhalten im Durchschnitt 3,596 Fälle; beachtet werden nur Fälle, bei denen das Geschlecht erfasst wurde; Anzahl Fälle wurde um PKV-Versicherte approximativ erweitert; für Bremen wurde die Prävalenzrate von Niedersachsen angenommen.

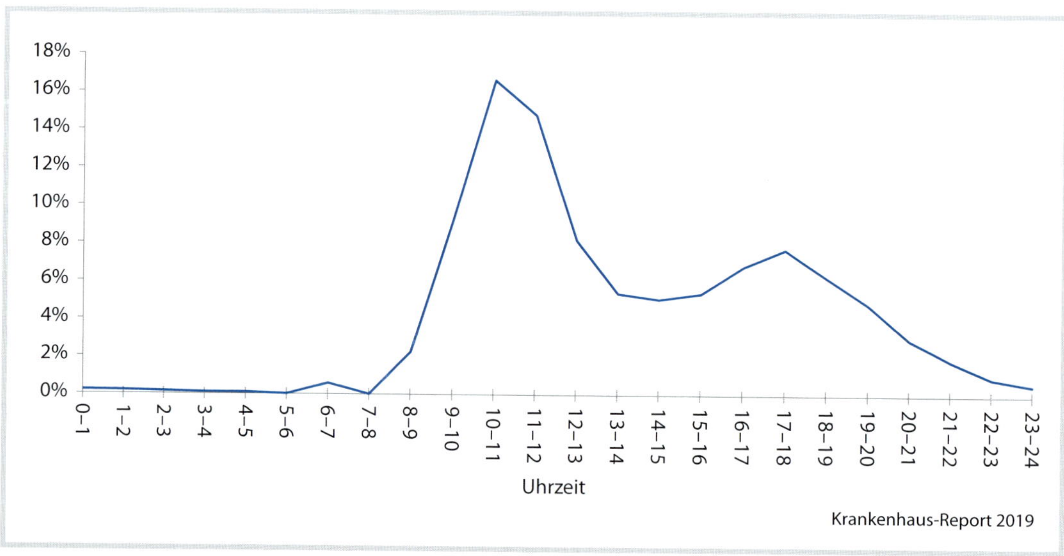

Abb. 12.4 Verteilung der Fallzahl nach Uhrzeiten am Wochenende und an Feiertagen (Quelle: RWI 2018, Datenquelle: Zi (2017), vertragsärztliche Abrechnungsdaten; Anmerkung: Daten für das 4. Quartal 2015; Copyright: RWI, mit freundlicher Genehmigung)

(◘ Abb. 12.3) und bildet in dieser Form die Grundlage[4] für die Simulationen.

Neben der Prävalenzrate ist auch die Verteilung der Fälle über den Tagesverlauf an Samstagen, Sonntagen und Feiertagen von Relevanz. Bei den derzeit vorherrschenden Öffnungszeiten findet das höchste Patientenaufkommen in den Bereitschaftspraxen am Wochenende vormittags statt (◘ Abb. 12.4), während Fälle in der tiefen Nacht deutlich weniger häufig zu verzeichnen sind (s. auch DKI Krankenhausbarometer 2017). Im Sinne einer effizienten Patientensteuerung ist zu prüfen, ob an den derzeit vorherrschenden Öffnungszeiten der Bereitschaftspraxen festgehalten oder diese ausgeweitet werden sollten. Darauf aufbauend lassen sich im Rahmen der Simulation auch die zu erwartenden Fallzahlen für unterschiedliche Öffnungszeitmodelle für Versorgungszentren ableiten.

12.3.2 Simulationsmethodik

Die in der RWI-Studie durchgeführten Standortoptimierungen basieren räumlich auf Rastereinheiten. Diese Raster bieten die bestmögliche regionale Tiefe und ermöglichen eine für die Simulation zwingend notwendige kleinräumige Betrachtung. Ein Raster beschreibt jeweils eine synthetisch definierte Raumeinheit von 1 km×1 km. So entstehen etwa 360.000 Quadrate, die gleichmäßig ganz Deutschland abdecken. Unbewohnte Rastereinheiten werden ausgeschlossen. Damit verbleiben etwa 200.000 für die Analyse relevante bewohnte Raster. Für diese Raster liegen zudem sozioökonomische Charakteristika der Bevölkerung vor (vgl. RWI GEO GRID in Budde und Eilers 2014). Für die Simulation sind diese Bevölkerungsdaten auf dieser Ebene von entscheidender Bedeutung, da sie Informationen zur Einwohnerzahl unterteilt in jeweils 17 Gruppen für beide Geschlechter enthalten. Aus diesen Daten kann, in Verbindung mit den alters- und geschlechtsabhängigen Prävalenzraten (◘ Abb. 12.3), die hypothetisch zu erwartende Fallzahl für Versorger auf Rasterebene bestimmt werden, die auf diesen Weg in der Simulation ebenfalls Beachtung findet.

Rastereinheiten bieten zudem den Vorteil, dass sie im Gegensatz zu Postleitzahl-, Gemeinde- oder Kreisabgrenzungen einheitliche Raumeinheiten darstellen, die gerade auch im ländlichen Bereich genauso feingliedrige Informationen bereitstellen wie in verdichteten Räumen. Da dem ländlichen Raum aufgrund der dünneren medizinischen Versorgungsstrukturen eine besondere Bedeutung zukommt, bieten diese Daten eine optimale Grundlage für die hier zu erstellenden Standortsimulationen. Die Fahrzeiten zwischen den einzelnen Rastern werden auf Basis von OpenStreetMap-Daten berechnet. Eine Beschreibung dazu findet sich in Ramm und Topf (2010).

Für die Simulation der Erreichbarkeiten müssen vorab Prämissen und Eckwerte der Versorgung definiert werden. Zunächst wird eine maximale Entfernung von 30 Minuten Fahrzeit zum nächstliegenden Versorger festgelegt, wobei die Folgen einer Veränderung dieser Annahme zusätzlich in einer Sensitivitätsanalyse dargestellt werden.

Vor dem Hintergrund des Ziels einer flächendeckenden Erreichbarkeit von KV-Bereitschaftspraxen wendet die RWI-Studie (RWI 2018) zwei unterschiedliche Simulationsansätze zur Ermittlung der notwendigen Mindestanzahl solcher Notfallzentren an: „Grüne Wiese" und „Reale Standorte". Bei erstem Szenario werden die benötigten Zentren frei von derzeit vorhandenen Standorten in Deutschland verteilt, sodass eine maximale Entfernung von 30 Minuten Fahrzeit zum nächstliegenden Versorger gegeben ist. Zudem wird festgelegt, dass nur solche Raster als Standorte von Notfallzentren in Frage kommen, die ein Mindestmaß an städtischer Infrastruktur gewähren. Hierzu wird eine geglättete[5] Ein-

4 Es besteht ein Zusammenhang von ambulanter Versorgung und stationärer Aufnahme in Abhängigkeit von freien Kapazitäten der Krankenhausstationen (Kopetsch 2006). Weiter sind Unterschiede in ländlichen und städtischen Gebieten schwer zu erfassen und zu messen. Auch müssen unterschiedliche „Gewohnheiten" der Bevölkerung beachtet werden, gerade im Ost-West-Vergleich. Demzufolge sind die vorliegenden Prävalenzraten auf Kreisebene durch äußere Gegebenheiten beeinflusst. Um diese Einflüsse zu bereinigen, wird in der Simulation eine bundeseinheitliche Prävalenzrate nach Alter und Geschlecht angenommen. Ziel ist es, durch Bildung des Mittelwerts einer Verzerrung entgegenzuwirken.

5 Grundlage dieser geglätteten Bevölkerungsverteilung bildet eine Kerndichteschätzung.

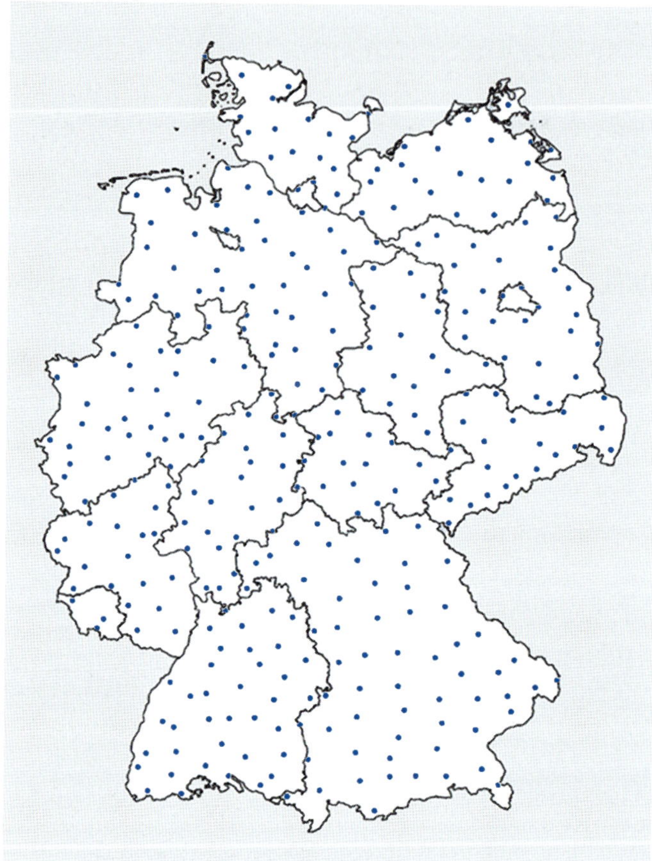

Abb. 12.5 Simulationsergebnisse „Grüne Wiese" – 337 bedarfsgewichtete Standorte, die eine 30-Minuten-Erreichbarkeit nach Bereinigung ermöglichen (Quelle: RWI 2018; Copyright: RWI, mit freundlicher Genehmigung)
Anmerkung: Jeder Punkt entspricht dem simulierten Standort eines Notfallzentrums. Eine Maximalkapazität von einzelnen Versorgungsstandorten wird zunächst nicht berücksichtigt. Die Bedarfsgewichtung basiert auf den bundesweiten Prävalenzraten nach Alter und Geschlecht

wohnerdichte von 150 Einwohnern als Voraussetzung für den Standort eines potenziellen Notfallzentrums festgelegt. Im Ergebnis sind hierfür 337 Zentren für eine Versorgung von 99,0 Prozent der Bevölkerung nötig (Abb. 12.5).

Tab. 12.2 betrachtet die Versorgungslage der verbliebenen Bevölkerung, die in dieser Lösung nicht innerhalb von 30 Minuten Fahrzeit versorgt wäre. Dies entspricht etwa 800.000 Personen bzw. über die Prävalenzraten umgerechnet ca. 208.000 hypothetischen Fällen pro Jahr. Bereits innerhalb von 35 Minuten sind schon 99,8 Prozent der Bevölkerung versorgt. Innerhalb von 40 Minuten sind es bereits 99,9 Prozent der Einwohner Deutschlands. Die in der Simulation verwendeten methodischen Beschränkungen, dass die kleinsten Versorger, die weniger als 1 Prozent der Bevölkerung oder weniger als 15 Raster versorgen, ausgeschlossen werden, führen also zu keiner Versorgungsproblematik. Wie Abb. 12.6 darstellt, lebt die Bevölkerung, die von den simulierten Standorten der Notfallzentren nicht innerhalb von 60 Minuten versorgt wird, fast ausschließlich auf Inseln und kann daher in einer Regelversorgung kaum betrachtet werden. Hier müssen lokale Lösungen gefunden werden, die auf die jeweilige Größe der Inseln und die lokalen Ge-

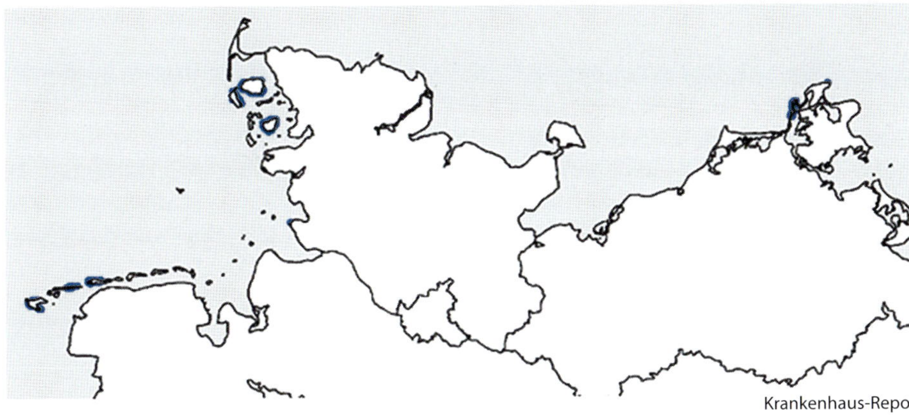

Abb. 12.6 Entfernung zum Versorger > 60 Minuten: Ausreißer in der Erreichbarkeit fast ausschließlich auf den Inseln im Norden Deutschlands (Quelle: RWI 2018; Copyright: RWI, mit freundlicher Genehmigung)
Anmerkung: Markierte Gebiete zeigen Raster, die nicht innerhalb von 60 Minuten Fahrzeit versorgt werden.

Tab. 12.2 Versorgungslage der Bevölkerung im Modell „Grüne Wiese" nach Fahrzeit (Quelle: RWI 2018; Copyright: RWI, mit freundlicher Genehmigung)

Fahrzeit zum Versorger in Minuten	Versorgte Bevölkerung	Anteil Bevölkerung Deutschland
30	79.957.613	99,00 %
35	80.579.886	99,77 %
40	80.663.493	99,87 %
45	80.675.789	99,89 %
60	80.679.045	99,89 %

Annahme: Es wurden potenzielle Versorger ausgeschlossen, die weniger als 1 % der Bevölkerung oder weniger als 15 Raster versorgen.

Krankenhaus-Report 2019

gebenheiten angepasst sind (z. B. durch Ausbau der Luftrettung).

Im zweiten Ansatz wird bei der Verteilung der Zentren die in Deutschland vorhandene Krankenhausstruktur explizit berücksichtigt. Ziel dieser Simulation ist eine Übersicht, wie viel mehr Versorgerstandorte in Kauf genommen werden müssen, wenn die Versorgungszentren nicht in einem „Grüne-Wiese"-Modell optimal lokalisiert werden, sondern potenzielle Zentren nur an den bestehenden – und bisher an der Notfallversorgung teilnehmenden – 1.456[6] somatischen Krankenhäusern verortet werden (Abb. 12.7). Hier wird das Erreichbarkeitsniveau von maximal 30 Minuten Fahrzeit für 99,6 Prozent der Bevölkerung mit 736 Notfallzentren erreicht.

Diese Zahlen aus beiden Simulationsansätzen machen deutlich, dass eine flächendeckende Notfallversorgung mit weniger Teilnehmern als im Status quo möglich wäre und aus wirtschaftlichen und versorgungstechnischen Gesichtspunkten sinnvoll erscheint. Allerdings genügen die 337 Standorte auf Grundlage des Ansatzes „Grüne Wiese" nicht. Hier ist es als problematisch anzusehen, dass bei einer geografisch völlig freien Verortung der Notfallversorger die im Hintergrund ggf. nötige Krankenhausinfrastruktur nicht immer vorhanden sein könnte. Jedoch zeigt die Verteilung anhand des Ansatzes „Reale Standorte", dass eine Bündelung der Notfallversorgung auf 736 Standorte möglich wäre,

6 Die Untersuchung erfolgte hierbei – wie bereits zuvor erläutert – auf Basis von 1 km×1 km großen Rastern. Von den hier angegebenen 1.456 Krankenhäusern liegen in 59 Fällen mindestens zwei Krankenhäuser so dicht beieinander, dass sie in das gleiche Raster fallen. Hierdurch kommt es auf Rasterebene zu 1.393 „effektiven" Standorten (Abb. 12.7). Dabei wurde noch nicht berücksichtigt, dass nach aktuellem Kenntnisstand ein bedeutender Anteil der Krankenhäuser die Vorgaben des G-BA für die Notfallstufe 1 nicht erfüllen werden.

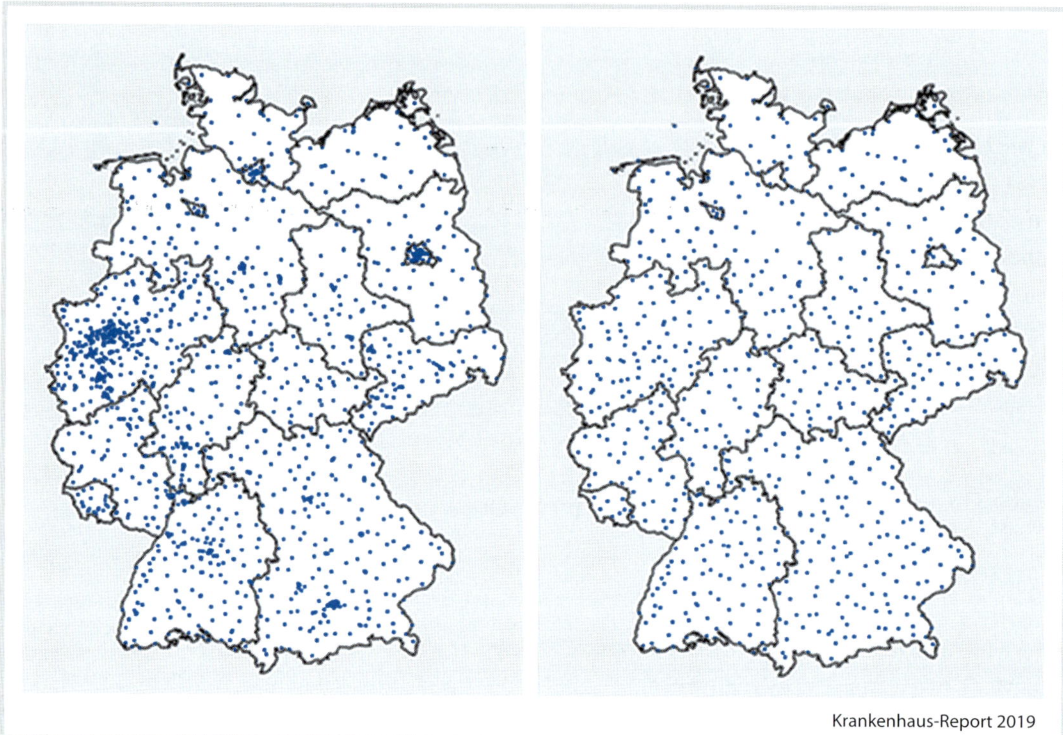

Abb. 12.7 Lage der realen und der notwendigen Krankenhausstandorte mit Notfallversorgung (Quelle: RWI 2018; Copyright: RWI, mit freundlicher Genehmigung)
Anmerkung: Notwendige Versorger ermittelt via greedy set cover, reale Standorte als potenzielle Versorger

ohne die flächendeckende Erreichbarkeit für die Bevölkerung zu gefährden.

12.4 Maximalgröße und Wirtschaftlichkeit der Notfallzentren

Zwar könnte beispielsweise in Ballungsgebieten ein einziges, sehr großes KV-Notfallzentrum theoretisch sehr viele Patienten wohnortnah versorgen. Sinnvollerweise würde man solche „Megazentren" jedoch splitten, um überschaubare, aber weiterhin noch wirtschaftliche Größen der KV-Notfallzentren zu erreichen. Wenn Zentren, die mehr als 170.000 Fälle pro Jahr versorgen, entsprechend aufgeteilt werden, würden bundesweit 751 Standorte für eine flächendeckende Versorgung bei einer 24/7-Öffnung benötigt. Diese maximale Größe von 170.000 Fällen ergibt sich dabei für beide Modelle aus den im Hintergrund zur Verfügung stehenden Kapazitäten der angebundenen Krankenhaus-Infrastruktur. Auf Basis der oben dargestellten Simulation „Reale Standorte" werden die Zentren, die für eine flächendeckende Versorgung der Bevölkerung benötigt werden, auf ihre Wirtschaftlichkeit geprüft[7]. Dabei wird

7 Dabei werden die Annahmen zugrunde gelegt, dass für den Betrieb eines Zentrums zu momentanen Öffnungszeiten 1,95 VZÄ und bei einer Öffnung an 24 Stunden an sieben Tagen die Woche 5,5 VZÄ benötigt werden. Weiter wird angenommen, dass ein Arzt pro Stunde im Durchschnitt fünf Patienten untersuchen/behandeln kann. Für den Betrieb eines Zentrums wird außerdem immer der Mindestpersonalbedarf benötigt, wobei der Personalbedarf bei steigender Fallzahl entsprechend ansteigt. Der Break-even-Erlös je Zentrum, unter der Annahme momentaner Öffnungszeiten, beläuft sich bei der Betrachtung der Wirtschaftlichkeit auf rund 0,5 Mio. Euro p. a. Dieser Erlös wird bei etwa 4,1 Fällen pro Stunde erreicht. Unter der Annahme einer Öffnung der Zentren von Montag bis Sonntag an 24 Stunden am Tag beläuft sich der Break-Even-Erlös je Zentrum auf rund 1,3 Mio. Euro p. a. Dies entspricht etwa 4 Fällen pro Stunde.

Tab. 12.3 Reale Standorte bei Variante mit derzeitigen Öffnungszeiten (Quelle: RWI 2018; Copyright: RWI, mit freundlicher Genehmigung)

Fälle pro Zentrum p. a. in Tausend	Summe EBM 1.2 Fälle	Anzahl Zentren	Anteil Megazentren	Anteil Zentren Verlust	Summe EBM 1.2 Fälle nach Split	Anzahl Zentren nach Split
0–25T	5.848.035	653	/	80,7 %	5.848.035	653
25T–50T	1.817.527	54	/	0,0 %	1.817.527	54
50T–100T	1.403.840	20	/	0,0 %	1.771.901	24
100T–150T	631.618	5	/	0,0 %	631.618	5
150T–200T	698.178	4	50,0%	0,0 %	330.117	2
> 200T	/	/	/	/	/	/
Summe:	**10.399.198**	**736**			**10.399.198**	**738**

Anmerkung: Bei einem durchschnittlichen Erlös je Patient im Bereitschaftsdienst von 41,25 € (GKV & PKV) und einem Anteil GKV/PKV-Versicherte von 88,7 %/11,3 %. – Annahmen: Bereinigte Versorger und minimierte Fahrzeit; Anzahl Patienten: GKV und PKV; Verteilung der Fälle über den Tag entspricht der Verteilung an Wochenenden/Feiertagen; Öffnungszeiten: Montag bis Freitag 18–22 Uhr, Mittwoch und Freitag 13–18 Uhr, am Wochenende und Feiertagen 8–22 Uhr.

Krankenhaus-Report 2019

unterstellt, dass die Patienten immer den nächstgelegenen Standort aufsuchen. Je nach zugrunde liegendem Öffnungszeitenmodell (derzeitige, eingeschränkte Öffnungszeiten[8] oder „24/7-Öffnung") ist der Betrieb der Notfallzentren mit hohen personellen Ressourcen verbunden, die teilweise ein nicht unerhebliches wirtschaftliches Defizit verursachen. Dem kann auf regionaler Ebene – unter Beachtung der Versorgungssituation und Nachfrage vor Ort – durch angepasste Versorgungsformen in Zeiten geringeren Patientenaufkommens (sog. tiefe Nacht) entgegengewirkt werden, z. B. durch die Ausweitung des Fahrdienstes und/oder die Einbindung der Klinikärzte. Legt man die derzeitigen Öffnungszeiten zugrunde, werden 738 Standorte für eine flächendeckende Versorgung benötigt, 527 davon würden ein Defizit erwirtschaften, was sich auf insgesamt rund 130 Mio. Euro jährlich summiert (Tab. 12.3).

Bei einer 24/7-Öffnung wären 751 Standorte nötig, davon 581 defizitär mit einem Gesamtdefizit von rund 400 Mio. Euro. Der durchschnittliche Verlust der 581 defizitären Zentren würde pro Notfallzentrum rund 0,7 Mio. Euro p. a. betragen (Tab. 12.4). Die Unterschiede im Subventionsvolumen zwischen den beiden Öffnungszeitmodellen lassen sich in erster Linie durch den veränderten Bedarf an ärztlichem Personal erklären.

8 Dabei werden Öffnungszeiten von Montag bis Freitag 18–22 Uhr, Mittwoch und Freitag 13–18 Uhr, am Wochenende und Feiertagen 8–22 Uhr angenommen.

12.5 Zusammenfassung und Ausblick

Die Simulationsergebnisse machen deutlich, dass es aus wirtschaftlichen und versorgungstechnischen Gesichtspunkten nicht effizient ist, dass alle 1.456 momentan an der Notfallversorgung teilnehmenden somatischen Krankenhäuser diesen Status beibehalten bzw. durch eine Notfallpraxis der KV ergänzt werden. Dies soll ausdrücklich nicht bedeuten, dass die 337 Standorte auf Grundlage des Ansatzes „Grüne Wiese" als Richtwert gelten sollten. Hier ist es als problematisch anzusehen, dass bei einer freien Verortung der Notfallversorger die im Hintergrund ggf. nötige Krankenhausinfrastruktur nicht vorhanden sein könnte. Jedoch zeigt eine Verteilung der notwendigen Versorger im Ansatz „Reale Standorte", dass eine optimale Versorgung der Bevölkerung unter Beachtung einer notwendigen Infrastruktur der Krankenhäuser im Hintergrund auch mit nur 736 Standorten möglich wäre. Durch eine Bündelung der Notfallversorgung auf versorgungstechnisch erforderliche Standorte

Tab. 12.4 Reale Standorte bei Variante mit 24/7 Öffnungszeiten (Quelle: RWI 2018; Copyright: RWI, mit freundlicher Genehmigung)

Fälle pro Zentrum p. a. in Tausend	Summe EBM 1.2 Fälle	Anzahl Zentren	Anteil Megazentren	Anteil Zentren Verlust	Summe EBM 1.2 Fälle nach Split	Anzahl Zentren nach Split
0 – 25T	6.880.136	510	/	100,0 %	6.880.136	510
25T – 50T	4.943.323	141	/	50,4 %	4.943.323	141
50T – 100T	3.807.518	56	/	0,0 %	4.741.890	66
100T – 150T	1.675.546	13	/	0,0 %	3.163.694	25
150T – 200T	986.843	6	72,7%	0,0 %	1.476.138	9
> 200T	2.911.815	10	100,0%	0,0 %	/	/
Summe:	**21.205.181**	**736**			**21.205.181**	**751**

Anmerkung: Bei einem durchschnittlichen Erlös je Patient im Bereitschaftsdienst von 35,82 € (GKV & PKV) und einem Anteil GKV/PKV-Versicherte von 88,7 %/11,3 %. – Annahmen: bereinigte Versorger und minimierte Fahrzeit; Anzahl Patienten: GKV und PKV.

Krankenhaus-Report 2019

könnten zudem Vorteile in der Versorgung durch eine Konzentration der Leistungserbringung abgeschöpft werden (s. auch Stillfried et al. 2017). Durch die Vorgaben des G-BA zum Notfallstufenkonzept wird sich die Anzahl der an der Notfallversorgung teilnehmenden Standorte deutlich reduzieren. Es bleibt abzuwarten, inwieweit die räumliche Verteilung der verbliebenen Notfallstandorte den optimierten Verteilungsergebnissen entspricht. In einem nächsten Schritt wäre auch eine erneute Simulation auf Grundlage der verbliebenen Standorte, die mindestens die Vorgaben zu Notfallstufe 1 erfüllen, anzustreben.

Neben einer optimalen Verortung der an der Notfallversorgung teilnehmenden Krankenhäuser und Notdienstpraxen sind allerdings auch eine Verbesserung der Patientensteuerung sowie klare Strukturvorgaben und Zuständigkeiten der beteiligten Einrichtungen notwendig.

Erfahrungen aus dem Ausland zeigen die hohe Bedeutung der Koordination und Steuerung, wenn die haus- und allgemeinärztliche Versorgung von Notfallpatienten mit niedrigem Risiko räumlich an die Kliniken verlagert wird. Sie bleibt aber weiterhin Aufgabe der Allgemeinärzte. Daher ist auch in Deutschland für das Erreichen einer bedarfsgerechten und qualitativ hochwertigen Versorgung von Notfallpatienten eine optimierte räumliche Verortung der Notfallstandorte mit koordinierten Leistungen der beteiligten Einrichtungen von entscheidender Bedeutung.

Literatur

Augurzky B, Beivers A (2015) Rettung für die Notfallmedizin. Gesundheit und Gesellschaft 10:23–27

Budde R, Eilers L (2014) Sozioökonomische Daten auf Rasterebene: Datenbeschreibung der microm-Rasterdaten. RWI Materialien Nr. 77, Essen

DKI (2017) Krankenhausbarometer – Umfrage 2017. Deutsches Krankenhausinstitut e.V., Düsseldorf

Hessische Krankenhausgesellschaft e. V. (2017) Patientenumfrage zur Inanspruchnahme der hessischen Notaufnahmen – Umfrage im Dezember 2016 und Februar 2017. Wiesbaden

Kopetsch T (2006) Gilt Roemer's Law auch in Deutschland? Jahrbücher für Nationalökonomie und Statistik 226(6):646–669

Ramm F, Topf J (2010) OpenStreetMap: Die freie Weltkarte nutzen und mitgestalten. Lehmanns Media

RWI (2018) Notfallversorgung in Deutschland. Projektbericht im Auftrag der Kassenärztlichen Bundesvereinigung. RWI – Leibniz-Institut für Wirtschaftsforschung, Essen. http://www.kbv.de/media/sp/2018_04_18_Projektbericht_Notfallversorgung.pdf. Zugegriffen: 11.September 2018

Stillfried D, Czihal T, Erhar M (2017) Rolle der Krankenhäuser in der Notfallversorgung in Deutschland: Daten belegen massiven Reformbedarf. Zentralinstitut für die kassenärztliche Versorgung in der Bundesrepublik Deutschland (Zi), ISSN 2199-1480, Berlin. https://www.zi.de/fileadmin/images/content/Publikationen/Zi-Paper_11-2017_Notfallversorgung.pdf. Zugegriffen: 11.September 2018

SVR (2014) Bedarfsgerechte Versorgung – Perspektiven für ländliche Regionen und ausgewählte Leistungsbereiche. Sachverständigenrat zur Begutachtung der Entwicklung im Gesundheitswesen, Bonn/Berlin

SVR (2017) Die Zukunft der Notfallversorgung in Deutschland – Pressemitteilung zum Werkstattgespräch am 7. September 2017. Sachverständigenrat zur Begutachtung der Entwicklung im Gesundheitswesen, Bonn/Berlin

Digitalisierung der Versorgungsforschung – Versorgungsforschung zur Digitalisierung

Philipp Storz-Pfennig

J. Klauber et al. (Hrsg.), *Krankenhaus-Report 2019*
https://doi.org/10.1007/978-3-662-58225-1_13

Zusammenfassung

Von Versorgungsforschung wird gegenwärtig viel erwartet, wenn altbekannte Probleme der Kooperation und Koordinierung und Versorgungsmängel aller Art immer wieder erneut angegangen werden. Für die Digitalisierung gilt dies mindestens alles auch. Fällt diese so eingreifend und umfassend wie vielfach erwartet auch in der Praxis der Gesundheitsversorgung aus, so ist zumindest eine kritische Untersuchung durch Versorgungsforschung nötig. Naheliegend ist auch, die durch Digitalisierung gewonnenen Daten zu Versorgungsforschungszwecken zu nutzen. Wissenschaftliche Daten gelten als besonders wertvolles Gut im Vergleich zu Daten, die zu administrativen, kommerziellen und anderen an praktischen Prozessen orientierten Zwecken erhoben werden. Dieser Wert droht durch das Verschwinden der Unterscheidung von wissenschaftlicher Analyse und alltäglicher Datennutzung zu Analyse- und Entscheidungsfindungszwecken verloren zu gehen, besonders wenn letztere nicht ihrerseits wissenschaftlich begründet werden kann. Die Digitalisierung kann sich als sehr nützlich erweisen – gerade auch, um noch immer bestehende unberechtigte Erwartungen an Medizin und Versorgung zu erkennen und zu diskutieren. Sie kann jedoch ebenso diesen Problembestand noch vergrößern, wenn „Daten" an die Stelle wissenschaftlicher Ergebnisse treten und damit sowohl digitalen als auch konventionellen Interventionen und Prozessen Wirkungen zugeschrieben werden, die sie nicht wirklich besitzen.

A lot is currently expected from health services research (in Germany), as well-known problems of cooperation, coordination and diverse health care deficiencies are addressed over and again. At the very least, this also holds true for digitalisation. If the latter turns out to be as „transformative" and „disruptive" as widely expected in health care among other fields, a judicious approach from health services research is necessary. It seems obvious to use new data obtained through digitalisation for health services research. Scientific data are considered to be particular valuable, compared to data collected for administrative, commercial or other practical purposes. This value is threatened if the distinction between scientific data and data generated by everyday processes for analysis and decision-making purposes is lost, in particular if the latter are not firmly rooted in science. Digitalisation may prove to be very useful to recognize and discuss persisting unjustified expectations of medicine and health care. However, it may also contribute to this problem if „data" supplant scientific knowledge and if this results in ascribing effects to conventional as well as digital interventions and processes that they do not truly possess.

13.1 Einleitung

Der Versorgungsforschung wird gegenwärtig viel zugetraut, wenn altbekannte Probleme der Steuerung, der Koordinierung und Nutzerorientierung, Versorgungsmängel, Probleme und Defizite aller Art immer wieder erneut angegangen werden (Storz-Pfennig 2017). In Deutschland ist aktuell somit eine erhebliche Konjunktur der Versorgungsforschung zu beobachten, von der man sich vermehrt Versorgungsgestaltendes erhofft, nicht zuletzt durch die Förderung im Innovationsfonds. „Digitalisierter" Versorgung wird dies wohl – mehr oder weniger glaubhaft – mindestens alles auch zugetraut. Digitalisierung beeindruckt jedenfalls schon dadurch, dass sie offenbar überall zugleich im Gesundheitswesen und sowieso im „Rest der Welt" als fulminante Erscheinung projiziert wird, von der man sich alles Mögliche erwarten und von der man alles Mögliche befürchten kann. Versorgungsforschung und Digitalisierung in Zusammenhang zu sehen ist naheliegend (Vollmar et al. 2017). Wenn die „Digitalisierungen" so eingreifend und umfassend („transformativ", „disruptiv") wie vielfach erwartet auch in der Praxis der Gesundheitsversorgung ausfällt, so ist zumindest eine kritische Untersuchung dieser Praxis, unter anderem mit Mitteln der Versorgungsforschung, ziemlich dringend angezeigt. Auch liegt es nicht fern, die Digitalisierung zu (Versorgungs-)forschungszwecken zu nutzen. Forschung und Wissenschaft sind immer schon – sofern sie sich als empirische verstehen – auf „Daten", Erhebungen, Beobachtungen und Messungen aus gewesen. Zugleich gilt die wissenschaftliche Datenerhebung in Bezug auf Relevanz, Validität und andere Qualitätsmerkmale („Wahrheit") als besonders herausgehobenes Gut, insbesondere auch im Vergleich zur Erhebung von Daten zu administrativen, kommerziellen und anderen, an praktischen Prozessen orientierten Zwecken. Außerdem ist die wissenschaftliche Begründung, was immer man darunter versteht, in der „modernen Medizin" die Legitimitätsgrundlage schlechthin – weit über das hinaus, was in anderen Handlungsbereichen erwartet wird. Die Frage ist dann, was geschieht, wenn – vielleicht nicht ganz ernsthaft, aber dafür deutlich – die Überlegung angestellt wird, ob Wissenschaft überhaupt noch nötig sein wird, weil wir ja die Daten haben (Anderson 2008), die nicht mehr altmodisch in kleinteiliger Sorgfalt handgemacht werden müssten (Meyer-Schönberger 2015), oder ob Wissenschaft eine womöglich theoriefreie „Data Science" werden könnte (zur Erwägung in Bezug auf Versorgungsforschung: Vollmar et al. 2017). Diese Art (Nicht-)Wissenschaft könnte dann zukünftig zugleich in Versorgungsentscheidungen immer präsent sein (z. B. Bruns et al. 2017; Gehring und Eulenfeld 2018). Zunächst ist es aber notwendig, sich darüber klar zu werden, welche Formen der Digitalisierung heute abzusehen sind (► Abschn. 13.2), wo Versorgungsforschung sich heute schon befindet und welche möglicherweise divergierenden Fluchtlinien erkennbar sind (► Abschn. 13.3). Abschließend wird versucht, Schlussfolgerungen für die Versorgungsforschung – und zumindest indirekt damit für die Versorgung – zu ziehen (► Abschn. 13.5).

13.2 Anwendungskontexte der Digitalisierung in der Versorgung

Offenbar ist mit „Digitalisierung" und „Algorithmisierung" bezeichnet, dass Lebensbereiche und Anwendungsfelder für die Nutzung digitaler Technologien erschlossen werden, die bisher ohne solche auskamen. Die inzwischen offenkundigen gewaltigen Möglichkeiten der Erfassung oder Erhebung von Daten und deren Verarbeitung, der Kommunikation und des Austauschs durch Mensch und Maschinen in der aktuellen Digitalisierung implizieren, dass Digitalisierung zum Teil als „zweite Welle" einer „Computerisierung" betrachtet werden kann. Denn seit Jahrzehnten werden ja bereits Daten, Informations- und Kommunikationstechnologien genutzt und verwendet, auch im Gesundheitswesen. Digitalisierung kann dann u. a. damit betraut sein, die Probleme zu bearbeiten, die die „erste Welle" der Computerisierung geschaffen hat. Man kann dies aus Arztsicht auch so auffassen: Die Digitalisierung dient u. a. dazu, die „Datenflut" oder auch die „Dokumentationsflut" einzudämmen (Verghese 2018) und aus den vielen und schnellen Daten wertvolles Wissen zu schaffen. Es spricht auch Vieles dafür, dass dies vor allem mit Hilfe der

Tab. 13.1 Ausgewählte Anwendungskontexte der Digitalisierung im Gesundheitswesen

Beteiligte und Handlungskontexte	Konventionelle Medien und Verfahren	„Digitalisierung" (Beispiele)
Orientierung über Gesundheit und Krankheit	Zeitschriften/Zeitungen, Bücher, Fernsehen, Bekannte/Freunde/Verwandte	Apps zu Beratung, zur (Selbst-)Diagnose, Gesundheitsinformationen, Online-Gesundheitsinformationen
Versicherte/Patienten und Patientinnen im Kontakt mit dem Versorgungssystem	Arztbesuche, Krankenhausaufenthalte, Telefonate, Patiententagebücher, medizinische Dokumente in Papierform, Röntgenbilder	Bewertungsportale; Apps und Webseiten zu Terminen, Online-Kontakte, Video-Sprechstunden, Telemonitoring, Zugang zu Versorgungsdaten, Steuerung von Implantaten
Entscheidungen zu und Anwendung von diagnostischen und therapeutischen Verfahren	Diagnose- und Behandlungstechnologie (Bildgebung, Labor, Arzneimittel, invasive Verfahren u. a.), Entscheidungsfindung aufgrund medizinisch-wissenschaftlicher Erkenntnisse und ärztlicher Erfahrung und Empfehlung nach Information und mit Zustimmung der Patienten/Patientinnen	Selbstmessungen, „algorithmische" Entscheidungshilfen, Empfehlungssysteme, prädiktive Modellierungen, „individualisierte Medizin" Apps zu Übungen, Therapien, Patienten-Tagebücher, patientenberichtete Outcomes
Behandlungsdaten, Kooperation, Koordinierung, zwischen Einrichtungen	Arztbriefe, Telefonate, Austausch von Dokumenten, ggf. auf Datenträgern	Forschungsdatenbanken, elektronische, integrierte Patienten-Akten (einrichtungsspezifisch, einrichtungs- und sektorenübergreifend), Telekonsile, Aus-, Fort- und Weiterbildung

Krankenhaus-Report 2019

Anwendung „künstlicher Intelligenz" – des aufregendsten Aspekts der neuen Digitalisierungswelle – versucht werden könnte. Solche weitreichenden Fragen können hier allerdings nicht umfassend registriert und diskutiert werden, sind aber als Kontext und Horizont wichtig. Es existieren nicht wenige Versuche, Begriffe, Konzepte, Anwendungen und Ebenen der Thematisierung, um bei der Diskussion der Digitalisierung im Gesundheitswesen zu bestimmen, worüber dann tatsächlich diskutiert wird und welche Beteiligten und Perspektiven bedacht werden. In Tab. 13.1 sind die für die vorliegende Darstellung bedeutenden Anwendungskontexte herausgegriffen und stichwortartig skizziert.

Diese sicher nicht erschöpfende Darstellung ist zunächst aus der Perspektive des kranken oder gesunden Individuums und seiner Positionen im Gesundheitswesen heraus gewählt und gedacht. Während die patientenbezogene Kooperation zwischen Versorgungseinrichtungen in die Darstellung aufgenommen wurde, sind weder die Organisationsprozesse von Einrichtungen (z. B. von Krankenhäusern, Trägern, Krankenkassen, Kassenärztlichen Vereinigungen, Herstellern) noch die übergreifenden administrativen Organisations- und Abrechnungsprozesse im Gesundheitswesen an dieser Stelle verzeichnet. Diese sind sicherlich ebenfalls unter Digitalisierungsaspekten analysierbar und bedeutend, aber zunächst weniger direkt im Hinblick auf spezifische Aspekte der Medizin und Gesundheitsversorgung sowie im Hinblick auf (versorgungsepidemiologische) Versorgungsforschung greifbar.

Bei der *Orientierung über Gesundheit und Krankheit* sowohl im Sinne genereller Einstellungen, Vorstellungen von gesunder Lebensweise und Präventionen als auch im Sinne des Handelns bei konkreten Problemen, Symptomen oder Einschränkungen kann man natürlich auf einen Fundus von digital leichter verfügbaren medizinischen Kenntnissen zurückgreifen. Zudem können mit Hilfe von erfasster Symptomatik, „Tracking" und generell „Quantified Self"-artigen Praktiken zusätzliche Daten gesammelt werden, die hier Einfluss ausüben könnten. Darüber hinaus stellt sich auch die Frage, ob und in welcher Weise das professionelle Gesundheitssystem zukünftig Folgen der Anwendung von Selbstdiagnose-Apps o. ä. spüren wird (vgl. z. B. Kuhn et al. 2018). Das Leitbild des informierten (gar „souveränen") Patienten wird hier sicher deutlich.

Bei der Suche nach *Kontakten zum Versorgungssystem und Versorgungseinrichtungen*, insbesondere auch in komplexeren Situationen und bei chronischen Erkrankungen in wiederholter und dauerhafter Form, kann es offenbar zunächst um die Nutzung von heute in allen möglichen anderen Bereichen bereits genutzten Techniken (Web, E-Mail, Messenger-Dienste, soziale Medien etc.) gehen. Der Einfluss von Plattformen und Informationsmedien, die Qualitäts- und andere Transparenz in Bezug auf „Anbieter" von Gesundheitsleistungen (nicht zuletzt Krankenhäuser) bieten, ist bis jetzt im Vergleich mit deren Einfluss etwa auf Konsumgütermärkten recht begrenzt. Bei solchen Systemen handelt es sich um eine Spielart der Digitalisierung, die bisher wenig „disruptives" Potenzial zu erkennen gibt und auch technologisch eher konventionell bleibt (Krankenhaus-Suchmaschinen). Ob zukünftig dynamisierte Empfehlungssysteme oder „Social-Media"-Phänomene zu erkennbaren Änderungen führen, ist recht unklar. Es macht sicher auch einen Unterschied, ob akut Kontakt zum Versorgungssystem gesucht wird, ob es um die Wahl geeigneter Versorgungseinrichtungen oder um eine kontinuierliche Betreuung besonders bei chronisch Erkrankten geht.

Für das letztlich erzielte Versorgungsergebnis noch bedeutender sollten die Informationen zu bestimmten *Erkrankungen, Behandlungen und Therapien* einschließlich der Entscheidung für bestimmte diagnostische Verfahren sein. Hier ist u. a. zu unterscheiden zwischen orientierenden Informationen über Nutzen und Schaden, Verfügbarkeit und Ratsamkeit von Behandlungen einerseits und andererseits Verfahren, mit deren Hilfe dieser Nutzen und Schaden erst bestimmt werden soll. Der erstgenannte Aspekt kann wesentlich „Dr. Google", der vielleicht besser ist als sein Ruf – jedenfalls wenn man Zufriedenheit zum Maßstab nimmt (Bertelsmann-Stiftung 2018a) – oder seinen App-Nachfolgern zugeordnet werden (Kuhn et al. 2018). Ein wichtiges Element der bisher so vermissten „Health Literacy" ist hier sicherlich ein kritisches Verständnis, das es zu fördern gilt. Geht es speziell um das Verständnis des Wissensstandes über bestimmte Therapien, kann dies durch Entscheidungshilfen geschehen. Ambitioniert versucht wird dies z. B. in dem Projekt „Vollimplementierung von Shared Decision Making im Krankenhaus", das durch den Innovationsfonds gefördert wird, oder durch das neue Zweitmeinungsverfahren (G-BA 2018). Zumindest nach weithin bekundeter Einsicht basieren solche Hilfen unabhängig von dem Medium, in dem sie verfügbar sind, auf Ergebnissen klinischer Studien im Rahmen einer evidenzbasierten Medizin. Etwas ganz anderes ist es allerdings, wenn diese Basis selbst nicht mehr als im „hergebrachten" Sinne wissenschaftlich verstanden wird, sondern z. B. als eine durch „Big Data" informierte Analyse über das Empfehlenswerte. Hier wird dann berechtigt eine grundsätzliche Sorge geäußert, ja protestiert (z. B. Antes 2016). Gerade die Unterscheidung von medizinisch-technischen (diagnostischen) Verfahren und „Empfehlungssystemen" könnte unter dem Eindruck der Digitalisierung zukünftig schwerer fallen. Jedenfalls insofern, als in einer so digitalisierten Zukunft die Unterschiede z. B. eines „Befundes" von einer Interpretation dieses Befundes nicht mehr klar erkennbar sein könnten oder diese Grenzen ganz anders gezogen werden, gerade wenn „künstliche Intelligenzen" bei der Interpretation hilfreich zur Seite stehen. Ob so etwas funktioniert, erscheint (ein wenig ironisch) mit Hilfe sehr konventioneller wissenschaftlicher Methoden feststellbar (z. B. Bejnordi 2017). Etwa bei der Bewertung von Pathologieergebnissen und Bildgebung ist dies in der Praxis der Zukunft durchaus denkbar. Weitere häufig diskutierte Anwendungsfelder sind Tumorgenomanalysen oder die Nutzung insbesondere engmaschiger Vitaldatenerhebungen vor allem in der Intensivmedizin mit dem Ziel, den Eintritt von Krisen und Komplikationen vorherzusehen, um entsprechend präventiv oder schneller reaktiv handeln zu können.

Der *Verfügbarkeit von Behandlungsdaten und einer digitalisierten Kooperation und Koordinierung zwischen Einrichtungen und Patienten* werden bekanntlich schon seit geraumer Zeit besonders unter den Stichworten elektronische Gesundheitskarte und Telematik-Infrastruktur erhebliche Anstrengungen gewidmet. Parallel dazu hat sich eine informelle, alltägliche oder projektbezogene Nutzung der neueren Technologien und Anwendungen entwickelt. Die Digitalisierung im einfachen Sinne (z. B. die Verwendung von Krankenhausinformationssystemen) hat stattgefunden. Neben den grundlegenden, eher administrativen Funktionen sollen die neuen Infrastrukturen zukünftig auch viele der bereits genannten Aspekte wie Orientierung und Information zu Versorgungssystemkontakten, zum Management und zur Behandlung stützen und ermöglichen. Selbst bei großen Krankenhäusern wie Universitätskliniken müsste jedoch die vertikale Integration der verfügbaren Informationen (z. B. Fallinformationen, Labor- und Bildgebungsdaten etc.) erst einmal grundsätzlich hergestellt werden. Während die Infrastruktur zunächst primär (inter-)professionelle Prozesse betrifft, ist aktuell und sicher auch vor dem Hintergrund der einschlägigen ubiquitären Digitalisierungstechnologien der Aspekt der Patienten- als Datensouveränität diskursiv sehr weit in den Vordergrund gerückt. Und es werden Zugänge und Daten weit jenseits des ursprünglich für die elektronische Gesundheitskarte Gedachten ins Spiel gebracht (Sozialdaten, Behandlungsdaten, durch den Patienten selbst gesammelte Daten etc.) Dabei wird es als wichtig betrachtet, dass die Patientinnen und Patienten all die sie betreffenden Daten in nahtlos nutzbarer Form buchstäblich (Telefon, Tablet) in den Händen halten und damit eine angemessene, zentrale Rolle in dem sie betreffenden Gesundheits- und Krankheitsgeschehen spielen können.

Welche Fragen all dies für die Versorgungsforschung aufwirft oder aufwerfen könnte, soll hier nicht im Einzelnen aufgezählt werden. Sicherlich kann man in Zukunft in Bezug auf die genannten Aspekte versuchen festzustellen, ob sich etwa die Wahrnehmung von Gesundheit und Krankheit und das Inanspruchnahmeverhalten unter dem Einfluss von digitalisierten Informationen ändert. Es kann versucht werden herauszufinden, in welchen Erkrankungsgebieten welche Form von Therapieentscheidungen mit „digitaler" Unterstützung entwickelt und ggf. angewandt werden und welche Einstellungen und Ergebnisse daraus resultieren. Auch ist aktuell noch schwer abschätzbar, wer zukünftig bestimmte Aufgaben und Verantwortlichkeiten über die heute konventionell und normativ abgegrenzten Bereiche hinaus übernimmt. Insbesondere muss z. B. die Frage der Abgrenzung eines ärztlichen Handlungsfeldes gegenüber den „medizinischen Laien" und überhaupt die Frage der menschlichen Entscheidungsfähigkeit gegenüber technischen Empfehlungen wahrscheinlich sehr viel intensiver diskutiert werden – unter auch ärztlich-berufspolitisch bereits erkennbar werdenden Aspekten. Krankenhäuser und die dort Tätigen sind hier mindestens in dreierlei Hinsicht betroffen: Erstens führt die Orientierung und Kontaktaufnahme nicht immer am Krankenhaus vorbei, wie schon die Diskussion zur Notfallversorgung zeigt. Zweitens ist die Teilhabe an sektorenübergreifend orientierten Behandlungswegen, auch durch die Digitalisierung bestärkt, ebenfalls ein relevanter Aspekt. Drittens – und unter Technologieaspekten wohl auch am Bedeutendsten – wird die Erprobung von durch Digitalisierung gestützten Therapieentscheidungen und Behandlungen vermutlich zunächst eher im Krankenhaus stattfinden. Schon normativ geprägte Erwartungen besonderer Expertise, organisatorische Voraussetzungen in Krankenhäusern sowie die Nähe zur jeweils aktuellen bio-medizinischen Wissenschaft lassen dies erwarten. Dementsprechend setzen auch aktuelle Initiativen (Medizininformatik-Initiative, Gehring et al. 2018) zunächst bei den (Universitäts-)kliniken an.

13.3 Versorgungsforschung zwischen Analyse und Versorgungsgestaltung

Die Versorgungsforschung, zunächst einmal unabhängig von ihrer kaum abschließbaren Definition (z. B. im Sinne aller Forschungen zu Versorgungsstrukturen und Versorgungsprozessen, wie sie tatsächlich und alltäglich ablaufen, verstanden, einschließlich bio-medizinischer, psychologischer, sozial- und organisations-, wirtschafts- und politikwissenschaftlicher Aspekte, Verfahren und Methoden) ist gegenwärtig prominent. Die aktuellen Erwartungen an Versorgungsforschung können mit den Erwartungen an andere Leitvorstellungen wie „Qualitätssicherung/-management", „Disease Management", „Gesundheitsberichterstattung" oder sogar „Evidenzbasierte Medizin" vergleichend im Hinblick auf Versorgungsgestaltungsversuche betrachtet werden – jedenfalls über ihre primär wissenschaftliche, nüchterne Definition hinaus und, wenn man so will, unter Missachtung der Unterscheidung von Praxisformen (z. B. „Disease Management") und wissenschaftlichen Disziplinien.

Man kann in der aktuellen deutschen Versorgungsforschung auch einen „Innovationsbias" erkennen: etwa in der teilweise schon definitorisch fixierten Neigung, in der *Einführung von Innovationen* („letzte Meile") die wesentliche Aufgabe zu sehen (Storz-Pfennig 2017), sowie in der Selbstsicht von Versorgungsforschern als „Translations-Enthusiasten" (Hoffmann 2018). Man will dabei vielleicht dem als vergleichsweise reibungslos erlebten Innovationsgeschehen bei den bio-medizinischen Basistechnologien (Arzneimittel und Medizinprodukte) nachstreben. Nun könnte man der Auffassung sein, es sei doch nachgerade selbstverständlich, dass Verbesserungen nur durch „Innovationen" (und deren Implementation, Translation) erreichbar seien. Tatsächlich ist es letztlich auf allgemeiner Ebene tautologisch, dass die Verbesserung eines mangelhaften Zustandes nur durch dessen Veränderung gelingen kann. Das ist hier selbstverständlich nicht der bedeutende Punkt. Es geht vielmehr darum, dass Veränderungen nicht immer bedeuten müssen, dass neue „Veränderungsleistungen" als Innovationen benötigt werden. Ein aktuell besonders instruktives Beispiel bietet die „Zweitmeinung" (nach § 27b SGB V), die als zusätzliche Leistung schon von Gesetzes wegen als Korrektur einer angenommenen Überversorgung an anderer Stelle wirken soll. Man könnte auch der Meinung sein, einer Zweitmeinung bedürfte es gar nicht (jedenfalls nicht zu diesem Zweck), wenn es gelänge, die „Mengenproblematik" anderweitig zu lösen: durch Unterlassen fragwürdiger Eingriffe. In der Geschichte der Gesundheitsreformen finden sich bestimmt weitere, auch weniger offensichtliche Beispiele für Innovationen, die deshalb in Frage stehen, weil mit ihnen Probleme gelöst werden sollen, die zu Beginn vielleicht ebenfalls Innovationen genannt worden sind. Wenn nun Digitalisierung nahezu allgegenwärtig ist oder wird oder werden soll, ist es vielleicht gut, sich dies in Erinnerung zu rufen.

Die Anmerkungen in Bezug auf eine Überbetonung des Innovativen in Gestalt benennbarer und berechenbarer Produkte und Leistungen sollten allerdings nicht verdecken, dass es durchaus das versorgungsforscherische Bekenntnis zu erkenntnissicheren wissenschaftlichen Grundlagen gibt (Glaeske et al. 2009), beispielsweise auch in Bezug auf die Förderung mit Mitteln des Innovationsfonds durch den dort angesiedelten Expertenbeirat (Blettner et al. o. J.). Zudem existiert auch eine *kritische Versorgungsforschung und Versorgungsaufklärung*, die unmittelbar die Analyse der Alltagsversorgung unternimmt, ob mit oder ohne Innovationen. Auch diese oft versorgungsepidemiologisch wesentlich begründeten (allerdings ggf. um andere Zugänge und Methoden, wie z. B. Befragungen ergänzten) Forschungsansätze sind durchaus noch – und erneut – präsent. Nicht zuletzt Bände wie der vorliegende und andere Formen von Versorgungsforschung (oder Gesundheitsforschung oder Gesundheitssystemforschung oder Versorgungsanalyse), die auch von Krankenkassen und deren Organisationen betrieben oder gefördert wurden, zählen dazu. Ferner sicherlich auch Arbeiten einer Reihe universitärer Zentren und Stiftungen (erkennbar in den letzten Jahren z. B. die Bertelsmann-Stiftung, insbesondere mit kritischen Analysen zu regionalen und Praxisvariationen). Häufig sind Analysen solcher Art nur eingeschränkt nutzbar, vor allem, wenn kritische Sachverhalte aufgedeckt werden. Denn sind Interessen der „Betroffenen" berührt, stößt meist ein eher allgemeines Bekenntnis zur Aussagekraft bestimmter Daten und Analysen schnell an Grenzen: Es werden dann ggf. Erklärungsmuster bemüht, die sich gerade der Prüfung von deren Stichhaltigkeit mit den verwendeten Daten entziehen. Geradezu mustergültig ist dies an einem aktuellen Beispiel nachzuzeichnen: Eine Publikation der Bertelsmann-Stiftung (2018b), die weder überraschend noch einmalig eine Zunahme und erhebliche regionale Variation bei der Implantation von Knie-Endoprothesen verzeichnet und kritisch bewertet, wird mit einer öffentlichen Mitteilung (Deutsche Krankenhausgesellschaft 2018) beantwortet, die alle einschlägigen Register zieht: Nicht „Statistiken" würden Patienten helfen, sondern Krankenhäuser. Entscheidend sei die individuelle Situation des Patienten, die Entscheidung würde intensiv zwischen Patienten und Ärzten besprochen, Wünsche nach Mobilität und Schmerzfreiheit nähmen in der Gesellschaft weiter zu, es bestünde immer die Möglichkeit von Zweitmeinungen (s. o.) und schließlich: Analysen auf der „Makroebene" seien nicht hilfreich, nur der Blick in die Krankenakte helfe weiter. Es kommt hier weniger darauf an, wie ein auch in der (Fach-)öffentlichkeit ausgetragener, ja oft gut eingeübter Abtausch funktioniert. Bemerkenswert ist vielmehr, dass eine Rechtfertigung bestehender

Praxis auf lauter zunächst nicht prüfbare Faktoren gründet. Denn es ist ja gar nicht klar, ob die Entscheidungsfindung immer von so hoher Qualität ist, ob eine Zweitmeinung immer zu Verfügung steht (oder überhaupt zu Verbesserungen führte), ob der Wunsch nach Mobilität und Schmerzfreiheit weiter zunimmt (oder ob eine solche Zunahme hier überhaupt relevant wäre). Schließlich ist es der Verweis auf die unbekannte „Krankenakte", der hier das ausschlaggebende Stichwort liefert. Denn solche „Krankenakten", d. h. detaillierte klinische und prozessbezogene Informationen, könnten ja die Erkenntnis zur Sinnhaftigkeit eines Eingriffs durchaus ermöglichen. Hier ist dann auch der Bezug zur Digitalisierung, die erst einmal die Voraussetzung für die Nutzung von detaillierteren klinischen Daten schaffen muss, gegeben. Doch wie detailliert oder umfassend Daten auch immer wären – im Zweifelsfall werden sich wohl immer weitere Überlegungen und Argumente finden, die auch ohne „Krankenakte" oder andere zuverlässig rekonstruierbare Dokumente oder Wahrnehmungen, die digitalisiert werden könnten, auskommen. Dies hat auch beruhigende Aspekte, wenn Entscheidungen zwar erklärt werden, aber nicht lückenlos („mechanistisch") bestimmbar sind. Die Wünsche in Bezug auf die „individualisierte Medizin" haben damit viel zu tun, denn solche Bezeichnungen, die wesentlich den Kern der „statistischen" Stratifizierung aufgrund genetischer Merkmale verdecken (Windeler 2012), funktionieren ja auch deshalb, weil damit eine Zuwendung anklingt, die sich eben nicht auf eine lediglich biologische Verfassung beschränken lässt.

Schließlich ist es von besonderem Interesse, eine weitere Perspektive der Innovationsorientierung zu berücksichtigen: Die „*Wissen generierende Versorgung*" (Bruns et al. 2017). Diese Bezeichnung, einem Papier der Deutschen Krebsgesellschaft entlehnt, ist – perspektivisch wohl wichtig – relativ unabhängig von den einzelnen Forderungen, die in dem Papier formuliert werden. Sie signalisiert, was in den hier verschiedentlich zitieren Projekten im Rahmen der Medizininformatik-Initiative, die durch das BMBF mit 150 Millionen Euro bis 2025 gefördert werden (Gehring und Eulenfeld 2018), nach Wahrnehmung des Verfassers den Zielhorizont bildet: eine wesentliche Veränderung in der bisherigen zumindest konzeptionell wohlgeordneten Schichtung von Gesundheitsforschung und Versorgung. Die Versorgung oder Versorgungsforschung im oben genannten Sinne bezeichnet dabei die „letzte Meile" eines Weges, der über Forschungs- und Entwicklungsphasen von Grundlagenforschung über klinische Forschung und dann vielleicht zu Versorgungsforschung führt. Von einzelnen Formulierungen solcher Schichtungen und auch von der Frage der angemessenen Verwirklichung dieses Grundkonzeptes abgesehen, war bisher klar: Zunächst soll geforscht werden, erst dann sollen die Ergebnisse in der Versorgung angewandt werden. Dies steht jedoch offenbar jetzt zur Disposition, wenn dieses Wissen nicht mehr vorher im Rahmen von Forschungsstudien gewonnen wird, sondern unmittelbar in der Versorgung. Daran hat Digitalisierung auf mindestens zwei unterschiedliche Weisen Anteil. Zum einen wird von einer neuen „Systemmedizin" ausgegangen, die auch der Medizininformatik-Initiative u. a. zugrunde gelegt werden soll und generell darauf abzielt, die biologischen Prozesse so gut nachzuvollziehen, dass Effekte unmittelbar abgeleitet werden können. Hier wird im Grunde die Rekonstruktion der Gewissheit der naturwissenschaftlichen Erfolge des 19. Jahrhunderts angestrebt. Solche Ansätze sind ohne bioinformatische Rechentechniken und -modelle gar nicht denkbar. Zum anderen könnten entsprechend integrierte Formen elektronischer Patientenakten geschaffen werden, die noch erheblich über das hinausgehen, was gegenwärtig hierunter in Bezug auf Diskussionen zur Telematik im Vordergrund steht (z. B. die Einbeziehung von Genom-Analysen, Labor- und Bildgebungsdaten; Ganslandt et al. 2018), und solche Formen „Wissen generierender Versorgung" erst ermöglichten. Denn die erweiterte Realisierung solcher Datenbestände sukzessive auch über die Hochschulmedizin hinaus, ist ebenfalls Ziel der Initiative. Im Grunde verfolgt z. B. „Dr. Watson" bereits dieselbe Absicht, auch wenn dies noch nicht recht gelingen mag (Müller 2018) und noch der gesamte medizinische Wissensstand aus der Literatur o. ä. inkludiert werden soll. Denn es geht perspektivisch nicht nur um die Ersetzung „konventioneller" Formen der Aggregation des aus der Literatur Bekannten (z. B. in Form von systematischen Übersichtsarbeiten) durch maschinelle

Integration. Vielmehr ist die Perspektive, *alle* Ergebnisse unmittelbar zu integrieren und zugleich das Wissen weiterzuentwickeln. Ein solches Szenario, das mit der gegenwärtigen Versorgung sicher wenig zu tun hat, ist dann als Endzustand einer maximal beschleunigten „Innovativität" zu verstehen, die insbesondere auch gut zu den genannten aktuellen Erwartungen an künstliche Intelligenz im Sinne maschinellen Lernens passt, bei dem unablässig die Ergebnisse weiterer Fälle inkludiert werden und ein „unendliches" Weiterlernen zumindest visionär erhofft wird. In der Tat spricht grundsätzlich nicht so viel (außer vielleicht regulatorische Alpträume wegen des gegenwärtigen globalen Zustandes) gegen ein Szenario, in dem eine Therapieentscheidung, die morgen Nachmittag in einem Berliner Klinikum getroffen werden soll, neben dem medizinischen Weltwissen von heute zusätzlich auf den Ergebnissen der Behandlung einer Patientin von morgen früh in, sagen wir, London beruht – sofern in einer angemessenen wissenschaftlichen Studie gezeigt werden könnte, dass das besser ist als auf solche Ergebnisse oder auf andere Teile des Weltwissens zu verzichten. Es könnte hier einfach gelten, was der Neurowissenschaftler Martin Hirsch (u. a. als Entwickler einer Health-„App") konstatiert: „Wir brauchen Studien. Gute Studien. In denen muss die digitale Medizin mit herkömmlichen Behandlungen verglichen werden, und nur wenn sie mindestens gleich gut ist, sollten wir für sie kämpfen." (Müller 2018) Ob das wirklich gilt, wird sich zeigen.

13

13.4 Schlussfolgerungen

Es ist einzuräumen, dass vieles, was zur Digitalisierung, und manches, was zur Versorgungsforschung zu sagen wäre, hier nicht thematisiert werden konnte. Dies betrifft besonders auch Überlegungen zu Datensicherheit und Datenschutz. Hier ist es unbestritten generell wichtig, sich über die Gefahren klar zu werden. Diese hängen nach Auffassung des Verfassers ganz wesentlich davon ab, welche Absichten und Ziele mit der Datenverwendung verfolgt werden. Wenn beispielsweise, wie oben geschildert, die „Krankenakte" als ausschlaggebend zur Begründung einer medizinischen Maßnahme ausgewiesen ist, so sollte ein Zugang zu solchen Krankenakten für Versorgungsforschung bedeuten, dass man hier allgemeine Gesetzmäßigkeiten zu erkennen hofft: Ob die „Krankenakten" typisch und systematisch die Informationen enthalten, die zur Begründung eines Eingriffs taugen? Jedenfalls bedeuteten solche Analysen nicht, dass man Einblicke in einzelne Fälle in irgendeiner Weise zu nutzen gedenkt – was gerade das Ziel praktisch aller großen Unternehmen der Digitalisierungsindustrie sein dürfte. Die Problematik lässt sich hier also produktiv auf der Grundlage der Abgrenzung generalisierten, wissenschaftlichen Wissens vom Wissen über einzelne Fälle diskutieren. Die Aufgabe der Realisierung der technischen Sicherstellung bleibt dabei ohnehin bestehen.

Der bessernde Einfluss, den man sich von wissenschaftlichen Erkenntnissen für die Zukunft erhofft, ist fundamental ein solcher, der sich auf allgemeine Gesetzmäßigkeiten stützen kann, die durch die wissenschaftliche Forschung gefunden werden. Man kann dies zwar, wissenschaftstheoretisch wie praktisch, für naiv halten – und das ist es bei einer so anwendungsnahen Wissenschaft wie der Versorgungsforschung auch oft. Allerdings erscheint eine Rückbesinnung auf grundlegende wissenschaftliche Prinzipien gerade unter Digitalisierungsaspekten notwendig. Es hat den Anschein, dass relevante Teile der Versorgungsforschung solche Herausforderungen auch ernsthaft als solche sehen (Vollmar et al. 2017). Viele der hier diskutierten Formen der Digitalisierung (oder mindestens der zentralen Verwendung von Daten) scheinen auf eine Abkehr von einem anderen grundsätzlichen wissenschaftlichen Prinzip hinzudeuten: einer Distanz zur Praxis. Diese fällt zwar in der Versorgungsforschung in der Regel vergleichsweise gering aus, ist aber ein wesentlicher Motor des „Erfolgsmodells" von moderner Wissenschaft überhaupt – auch hinsichtlich deren Nützlichkeit. Auch Versorgungsforschung darf nicht zu sehr an einem bestimmten Ausfall der Ergebnisse interessiert sein. Dass die Realisierung eines solchen Prinzips, gerade auch in der Bio-Medizin, keineswegs einfach ist, zeigt nicht zuletzt die Debatte über Verschwendung in den Wissenschaften (z. B. Chalmers et al. 2014; Antes 2016).

Die Gewinnung oder Wiedererlangung solch eines Abstands zur Praxis sollte versucht werden.

Dabei läge das wirklich Interessante an der Digitalisierung der Versorgung (und der Versorgungsforschung) darin, dass es mit ihrer Hilfe möglich sein sollte, sich weiter als bisher der Wirklichkeit der Versorgung zu nähern, hat man den Abstand erst einmal herstellt. Dass dies noch vielversprechend in Bezug auf Erkenntnisgewinne erscheint, liegt daran, dass man auch mit Hilfe der bereits stattgefundenen und fortgesetzten Versuche hierzu (Qualitätstransparenz, Evidenzbasierung u. a.) bisher keineswegs an dieses Ziel gelangt ist. Die Kleider der Medizin erscheinen an einigen Stellen immer noch dichter gewebt, als sie es wohl tatsächlich sind. Die biomedizinische Innovationsindustrie, die ererbte Vorstellung naturwissenschaftlicher Erfolgsgewissheit, die Erwartung von Heilung oder Linderung über tatsächlich zu Schaffendes hinaus und nicht zuletzt die Zusage umfassender solidarischer Lastentragung wirken zusammen, um einerseits auch gegenwärtig noch verschiedentlich zu verschleiern, was tatsächlich bewirkt wird oder bewirkt werden kann. Auch wenn digitale Anwendungen strukturell in Bezug auf ihre Nützlichkeit vielleicht überbewertet sind und sich damit in den Problembestand einreihen, so können sie doch zugleich auch der Aufklärung dienen wie die bisherigen wissenschaftlich-kritischen Ansätze. Denn letztere sind keineswegs völlig erfolglos geblieben. Insgesamt sollte daher auch bedacht werden, ob die häufig beklagte Langsamkeit des Einzugs digitaler Anwendungen nicht auch etwas mit der – jedenfalls dem vermittelten Bild nach – erheblichen Durchdringung wissenschaftlich begründbarer Praxis in der Versorgung zu tun hat und somit die Messlatte für Transformationen und Disruptionen wesentlich höher liegt als anderswo.

Literatur

Anderson C (2008) The End of Theory: The Data Deluge Makes the Scientific Method Obsolete. WIRED MAGAZINE 16.07.2008 https://www.wired.com/2008/06/pb-theory/. Zugegriffen: 15. August 2018

Antes G (2016) Big Data und Personalisierte Medizin. Goldene Zukunft oder leere Versprechungen? Deutsches Ärzteblatt 113(15), 15. April 2016

Bejnordi EH (2017) Diagnostic Assessment of Deep Learning Algorithms for Detection of Lymph Node Metastases in Women With Breast Cancer. JAMA 318(22):2199 ff

Bertelsmann-Stiftung (2018a) Gesundheitsinfos. Wer suchet, der findet – Patienten mit Dr. Google zufrieden. Daten, Analysen, Perspektiven Nr. 2, Januar 2018

Bertelsmann-Stiftung (2018b)/Science Media Center Germany. Knieprothesen – starker Anstieg und große regionale Unterschiede. https://www.sciencemediacenter.de/fileadmin/user_upload/Operation-Explorer/Knieprothesen-Report_SMC-Operation-Explorer_2018-06-19.pdf. Zugegriffen: 15. August 2018

Blettner M et al (o J) Überlegungen des Expertenbeirats zu Anträgen im Rahmen des Innovationsfonds. https://innovationsfonds.g-ba.de/downloads/media/95/Inno-Fonds_ExpB_methodische-Ausgestaltung-Antraege.pdf. Zugegriffen: 15. August 2018

Bruns J et al (2017) Positionspapier zur „Wissen generierenden onkologischen Versorgung" (2.2.2017) https://www.krebsgesellschaft.de/positionen.html. Zugegriffen: 15. August 2018

Chalmers I et al (2014) How to increase value and reduce waste when research priorities are set. Lancet 383:156e65

Deutsche Krankenhausgesellschaft (2018) Pressemitteilung „Statistiken greifen zu kurz". 19.6.2018. https://www.dkgev.de/dkg.php/cat/38/aid/38371/start/10/title/DKG_zur_Studie_der_Bertelsmann_Stiftung. Zugegriffen: 15. August 2018

Ganslandt T et al (2018) Der Kerndatensatz der Medizininformatik-Initiative: Ein Schritt zur Sekundärnutzung von Versorgungsdaten auf nationaler Ebene. Forum der Medizin-Dokumentation und Medizin-Informatik 20(1):17 ff

G-BA 2018. Richtlinie zum Zweitmeinungsverfahren (Zm-RL): Erstfassung. https://www.g-ba.de/informationen/beschluesse/3079/. Zugegriffen: 15. August 2018

Gehring S, Eulenfeld R (2018) German Medical Informatics Initiative: Unlocking Data for Research and Health Care. Methods Inf Med 57(Open 1):e46–e49

Glaeske G et al (2009) Epidemiologische Methoden für die Versorgungsforschung. Gesundheitswesen71:685–693

Hoffmann W (2018) [Interview] „Versorgungsforscher sind Translations-Enthusiasten". Monitor-Versorgungsforschung, 24.7.2018. https://www.monitor-versorgungsforschung.de/Abstracts/kurzfassungen-2017/mvf-04-17/Hoffmann_Translations-Enthusiasten. Zugegriffen: 15. August 2018

Kuhn S et al (2018) „Googeln" war gestern. Chatbots auf Basis von künstlicher Intelligenz und verfügbar als Smartphone-Apps schicken sich an, Anamnese und Diagnosefindung in der Medizin in vielfältiger Weise zu verändern. Deutsches Ärzteblatt 115(26):A1262–1266. https://www.aerzteblatt.de/archiv/198854/Kuenstliche-Intelligenz-fuer-Aerzte-und-Patienten-Googeln-war-gestern. Zugegriffen: 11. September 2018

Meyer-Schönberger V (2015) Zur Beschleunigung menschlicher Erkenntnis. APuZ – Aus Politik und Zeitgeschichte 65(11–12):14 ff

Müller M (2018) Supercomputer in der Medizin. Dr. Watson versagt. Der Spiegel, 4.8.2018

Storz-Pfennig P (2017) Die neue Rolle der Versorgungsforschung. Kritische Analyse diesseits und jenseits des „Innovationsparadigmas". Gesundheits- und Sozialpolitik 2:39 ff

Verghese A (2018) How Tech Can Turn Doctors Into Clerical Workers. The New York Times Magazine, May 16, 2018. https://www.nytimes.com/interactive/2018/05/16/magazine/health-issue-what-we-lose-with-data-driven-medicine.html?smid=tw-nythealth&smtyp=cur. Zugegriffen: 15. August 2018

Vollmar H-C et al (2017) Digitale Gesundheitsanwendungen – Rahmenbedingungen zur Nutzung in Versorgung, Strukturentwicklung und Wissenschaft – Positionspapier der AG Digital Health des DNVF. Gesundheitswesen 79:1080–1092

Windeler J (2012) Individualisierte Medizin – unser (Un)Verständnis. Z Evid Fortbild Qual Gesundh wesen (ZEFQ):106:5 ff

Wer und wie wird gefördert? Eine kritische Analyse der KHG-Investitionsdaten

Boris Augurzky und Adam Pilny

J. Klauber et al. (Hrsg.), *Krankenhaus-Report 2019*
https://doi.org/10.1007/978-3-662-58225-1_14

Zusammenfassung

Die Finanzierung der Investitionskosten im deutschen Krankenhauswesen ist seit Jahren Gegenstand politischer Debatten. Nicht zuletzt aufgrund der im Zeitverlauf sinkenden Fördermittel der Länder rückt dieses Thema immer weiter in den Vordergrund. Als Datengrundlage zur Messung des Fördermittelvolumens nach KHG dient für diese Diskussion die Statistik der Arbeitsgemeinschaft der Obersten Landesgesundheitsbehörden (AOLG). Dieser Beitrag zeigt, dass es Abweichungen im Fördervolumen zwischen der AOLG-Statistik und anderen Quellen zur Investitionsförderung gibt. Somit stellt sich die Frage, ob die AOLG-Statistik das tatsächliche Fördervolumen korrekt abbildet. Für die Jahre 2010 bis 2016 wird die AOLG-Statistik (i) den Eigenangaben der Landesministerien für Gesundheit aus einer Befragung sowie (ii) den Soll- und Ist-Ausgaben zur Investitionsförderung aus den Landeshaushalten gegenübergestellt. Darüber hinaus wird gezeigt, wie die Länder die Fördermittel unter den Krankenhausträgern aufteilen und welche Rolle Sonderfördermaßnahmen bei der Investitionsfinanzierung der Krankenhäuser spielen.

The financing of capital costs of German hospitals has been subject of political debate for many years. This issue is gaining in importance since the German federal states do not fulfill their legal obligation to fund the capital costs of hospitals sufficiently. The main data source for the states' capital funding is the statistic of the consortium of the supreme health care authorities of the German federal states (AOLG). This article contributes to the current debate in two ways: First, it reveals deviations between the AOLG statistic and other data sources on public capital funding for hospitals. This article compares the AOLG statistic for the period 2010 to 2016 with (i) funding data of the ministries of health of the German states obtained from a survey, and (ii) target and actual expenditures for investment promotion from the German states' budget. Second, this article provides analyses on capital funding by hospital ownership types and it sheds light on the role of special capital funding ("Sonderförderung") in addition to regular capital funding according to the hospital financing act (KHG).

14.1 Hintergrund

Die Finanzierung der Investitionskosten im deutschen Krankenhauswesen steht in gesundheitspolitischen Debatten nach wie vor weit oben auf der Agenda. Von zahlreichen Akteuren wird das erbrachte Investitionsvolumen der Länder als unzureichend empfunden. Als Nachweis, dass die Länder ihrer gesetzlichen Verpflichtung nicht in ausreichendem Maße nachkommen und sich zunehmend aus der Investitionsfinanzierung zurückziehen, wird die Statistik der Arbeitsgemeinschaft der

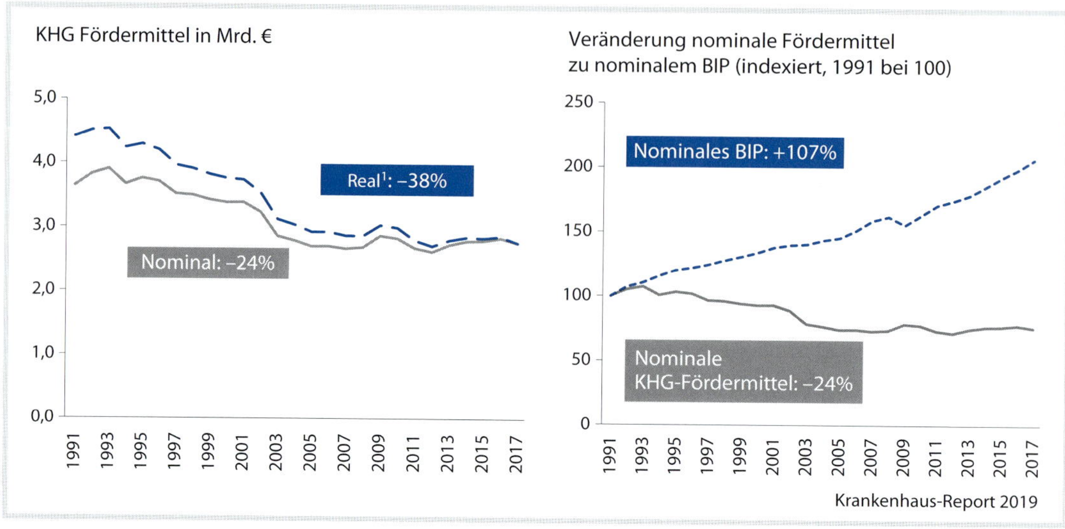

Abb. 14.1 KHG-Fördermittel nach AOLG.
1 Deflationiert mit Investitionsgüterpreisindex
(Daten aus: Augurzky et al. 2018; DKG 2018; Statistisches Bundesamt 2018a, 2018b)

Obersten Landesgesundheitsbehörden (AOLG) herangezogen. Abb. 14.1 zeigt die KHG-Ausgaben nach AOLG für den Zeitraum 1991 bis 2017. Nominal sind die KHG-Ausgaben demnach um 24 Prozent zurückgegangen, real sogar um 38 Prozent. Indessen stieg im gleichen Zeitraum das Bruttoinlandsprodukt um 107 Prozent an.

Im Rahmen der Erstellung des Gutachtens „Stand und Weiterentwicklung der Investitionsförderung im Krankenhausbereich" (RWI 2017), das das RWI – Leibniz-Institut für Wirtschaftsforschung e. V. im Auftrag des Bundesministeriums für Gesundheit erstellt hat, wurde eine Umfrage unter den Landesministerien für Gesundheit durchgeführt. In dieser Umfrage wurden die Landesministerien unter anderem zu ihren Investitionsausgaben nach KHG befragt. Die Länderangaben zu den KHG-Ausgaben wichen zum Teil um über 40 Prozent nach oben und unten von den Zahlen in der AOLG-Statistik ab. Im RWI-Gutachten konnte diese Diskrepanz zwischen beiden Quellen nicht abschließend geklärt werden (RWI 2017). Es blieb lediglich die Vermutung, dass die AOLG-Statistik keine tatsächlichen KHG-Ausgaben, sondern die Soll-Zahlen zu diesen Ausgaben darstellt. In der Anmerkung zu der AOLG-Statistik steht, dass die Angaben auf den jeweils öffentlich zugänglichen jährlichen Haushaltsansätzen der Länder beruhen (DKG 2018). Jedoch müssen Haushaltsansätze (Soll) nicht zwangsläufig mit dem Haushaltsvollzug (Ist) übereinstimmen. Eine weitere Erklärung für die Abweichungen wurde in der Rolle von Sonderfördermaßnahmen jenseits des KHG gesehen. Ob und in welchem Umfang diese in der AOLG-Statistik einfließen, blieb im RWI-Gutachten offen (RWI 2017). An dieser Stelle setzt der vorliegende Artikel an und will Transparenz schaffen.

Dieser Artikel gliedert sich in zwei Teile. Im ersten Teil werden die Zahlen der AOLG-Statistik für die Jahre 2010 bis 2016 sowohl den Länderangaben aus der RWI-Befragung als auch den Soll- und Ist-Zahlen aus den Landeshaushalten gegenübergestellt. Im zweiten Teil werden Detailanalysen zu den KHG-Ausgaben vorgestellt und diskutiert. Hierbei wird auf die Ist-Zahlen aus den Haushaltsrechnungen der Länder zurückgegriffen, da diese detaillierte Analysen erlauben. Neben der Förderung nach Trägern wird die Rolle von Sonderfördermaßnahmen bei der Investitionsfinanzierung kritisch unter die Lupe genommen.

14.2 Daten

Für diesen Artikel werden verschiedene Datenquellen verwendet, die den Zeitraum 2010 bis 2016 abdecken. Im Folgenden werden die Quellen kurz beschrieben:

1. **AOLG-Statistik**: Diese Statistik wird in unregelmäßigen Abständen von der Deutschen Krankenhausgesellschaft (DKG) in ihrer „Bestandsaufnahme zur Krankenhausplanung und Investitionsfinanzierung in den Bundesländern" veröffentlicht. In der aktuellen Fassung werden die KHG-Investitionsfördermittel je Land für die Jahre 1991 bis 2017 angegeben (DKG 2018). Als Quelle dieser Statistik wird stets die Umfrage der Arbeitsgruppe für Krankenhauswesen der AOLG genannt.[1]
2. **Eigenangabe der Länder:** Für die Studie „Stand und Weiterentwicklung der Investitionsförderung im Krankenhausbereich" (RWI 2017) wurden zwischen November 2016 bis Januar 2017 die Landesministerien für Gesundheit durch das RWI befragt. Im Rahmen des Fragebogens wurden zum einen die KHG-Ausgaben für die Jahre 2010 bis 2016 erhoben. Darüber hinaus wurde auch abgefragt, welche Sonderfördermaßnahmen – über das KHG hinaus – die Länder zwischen 1991 bis 2016 geleistet haben. Bis auf Sachsen haben sich alle Länder an der Befragung beteiligt.
3. **Haushaltspläne und -rechnungen der Länder:** Aus diesen Veröffentlichungen werden die Soll- und Ist-Werte zur Investitionsförderung von Krankenhäusern aus den Haushaltsjahren 2010 bis 2016 entnommen. Bei den Ist-Ausgaben handelt es sich um die im abgelaufenen Haushaltsjahr tatsächlich geleisteten Ausgaben. Die Soll-Ausgaben entsprechen den veranschlagten Ausgaben, die im Laufe des betrachteten Haushaltsjahrs voraussichtlich zu leisten sind. Für einige Länder liegen die Ist-Daten nicht durchgehend vor, da diese in den öffentlich zugänglichen Daten nicht oder nur zum Teil ausgewiesen sind.[2] Die Soll-Daten liegen dagegen für alle Länder durchgehend vor.

Da sich Aufbau und Darstellung der Investitionsausgaben für Krankenhäuser in den Haushaltsplänen und -rechnungen zwischen den Bundesländern unterscheiden, wurde wie folgt vorgegangen, um eine konsistente und valide Datengrundlage sowie eine Vergleichbarkeit zur AOLG-Statistik zu gewährleisten:

- Aus den Haushaltsplänen und -rechnungen wurden jeweils die Kapitel „Krankenhausfinanzierung" bzw. „Krankenhausförderung" zugrunde gelegt. In einigen Ländern finden sich die KHG-Ausgaben stattdessen in der „Allgemeinen Finanzverwaltung" oder unter dem „Kommunalen Finanzausgleich".[3] In einigen Fällen sind Sonderförderprogramme für Krankenhäuser auch in anderen Kapiteln ausgewiesen worden.
- Aus den Haushaltsplänen wurden die Ist- und Soll-Ausgaben nach KHG entnommen. Zum Teil haben die Länder auch eine Investitionsförderung für Krankenhäuser ausgewiesen, die jenseits des KHG erfolgte (Sonderförderung).
- Aus den Haushaltsrechnungen wurden die Ist-Ausgaben nach KHG entnommen. Diese wurden mit den Ist-Ausgaben aus den Haushaltsplänen abgeglichen, um eine valide Datenbasis zu gewährleisten.
- Verwaltungsausgaben und sächliche Ausgaben (z. B. für Gutachter und Sachverständige), die zwar in den Landeshaushalten unter „Krankenhausfinanzierung" bzw. „Krankenhausförderung" ausgewiesen werden, sind nicht

1 In einigen DKG-Veröffentlichungen werden neben der Umfrage der AOLG auch „eigene Berechnungen" als Quelle angegeben (vgl. DKG 2007, DKG 2009 und DKG 2018), während dieser Zusatz in den übrigen Veröffentlichungen zu der „Bestandsaufnahme" fehlt. Da in den letzten „Bestandsaufnahmen" (bis auf DKG 2018) ausschließlich die AOLG als Quelle angegeben worden ist und für die nachfolgenden Analysen diese Veröffentlichungen für den Zeitraum 2010 bis 2016 zugrunde gelegt werden, wird im Folgenden lediglich von der „AOLG-Statistik" gesprochen.

2 Für folgende Länder und Jahre liegen keine Ist-Daten zu den KHG-Ausgaben vor: Schleswig-Holstein (2010), Mecklenburg-Vorpommern (2011, 2013, 2015) und Berlin (2011, 2013, 2015).

3 Die Bezeichnungen der jeweiligen Kapitel können sich zwischen den Ländern unterscheiden und auch andere Positionen enthalten (z. B. Gesundheit allgemein, Rettungsdienste etc.).

berücksichtigt worden. Es wurden ausschließlich die Positionen aufsummiert, die eindeutig als Investitionen und Schuldendiensthilfe (Zinsen und Tilgung) für Krankenhäuser ausgewiesen waren.

- Die Verpflichtungsermächtigungen[4] für die Folgejahre, die in den Landeshaushalten für KHG-Ausgaben sowie Sonderförderung vorgesehen sind, wurden nicht berücksichtigt.
- Strukturfondsmittel nach § 12 KHG wurden herausgerechnet (vgl. DKG 2018). Für das Jahr 2015 hat Niedersachsen für „Strukturverbesserungen im ländlichen Raum" rund 4,9 Mio. Euro ausgegeben.[5] Im Jahr 2016 haben drei Länder Mittel aus dem Strukturfonds ausgezahlt: NRW mit 16,6 Mio. Euro, Rheinland-Pfalz mit 6,5 Mio. Euro und Mecklenburg-Vorpommern mit 2,5 Mio. Euro.
- Die in den Landeshaushalten ausgewiesenen Ausgaben zur Investitionsförderung von Krankenhäusern enthalten ferner keine Investitionsmittel von Hochschulkliniken, Bundeswehrkrankenhäusern und Vertragskrankenhäusern oder Eigenmittel der Plankrankenhäuser.
- Aus den Haushaltsplänen und -rechnungen wurden jeweils alle Daten erfasst, die zweifelsfrei als Investitionsausgaben bzw. -förderung für Krankenhäuser zugeordnet werden konnten. Das gilt neben den regulären KHG-Ausgaben auch für Mittel aus Sonderförderprogrammen, sofern diese nach den Zuwendungsempfängern differenziert aufgelistet waren. Sollte es in einigen Ländern Sonderförderungen für Krankenhausinvestitionen gegeben haben, die im Haushalt nicht in Einzelpositionen nach Zuwendungsempfängern, sondern nur als Sammelposition dargestellt sind, so stellen die in diesem Artikel abgebildeten Soll- und Ist-Zahlen die untere Grenze der KHG-Ausgaben dar.[6]

14

14.3 AOLG-Statistik im Vergleich zu anderen Datenquellen

Für die Jahre 2012, 2014 und 2016 liegen für alle 16 Länder die Daten aus den Haushalten vollständig vor. ◘ Abb. 14.2 zeigt die Differenz zwischen der AOLG-Statistik aus DKG (2018) und den Ist- und Soll-Zahlen aus den Landeshaushalten. Die Ist-Ausgaben zur Investitionsförderung lagen im Bundesdurchschnitt 2012 um 40 Mio. Euro (1,5 %) über den von der AOLG ausgewiesen KHG-Ausgaben, wohingegen sie 2014 um 188 Mio. Euro (–6,8 %) und 2016 um 50 Mio. Euro (–1,7 %) geringer ausfielen als in der AOLG-Statistik. Indessen weichen die Soll-Ausgaben kaum von der AOLG-Statistik ab (jeweils um 0 %). Für diese drei Jahre würde die AOLG-Statistik die tatsächlichen KHG-Ausgaben um rund 200 Mio. Euro bzw. 2,4 Prozent überschätzen. Im Bundesdurchschnitt und über die Zeit fallen die Differenzen zwischen der AOLG-Statistik und den Ist-Ausgaben nicht schwer ins Gewicht. Bei einem Vergleich für den gesamten Zeitraum 2010 bis 2016 – basierend auf den Ländern mit verfügbaren Daten[7] – würde die Abweichung mit –2,9 Prozent eine ähnliche Größenordnung aufweisen.

Auf Länderebene zeigt sich jedoch ein anderes, sehr heterogenes Bild, das deutlichere Abweichungen zeigt (◘ Abb. 14.3). Es fällt auf, dass es zwischen den AOLG- und Soll-Zahlen in Baden-Württem-

4 Sind öffentlich geförderte Investitionen auf mehrere Jahre angelegt (z. B. Bau eines neuen Krankenhausgebäudes), ist es notwendig, dass die Länder bereits in einem früheren Haushaltsjahr Verpflichtungen zur Förderung von Investitionsmaßnahmen eingehen, die erst in späteren Haushaltsjahren zu Ausgaben führen. Hierzu werden Verpflichtungsermächtigungen im Haushaltsplan veranschlagt.

5 Die Ausgabe von Mitteln aus dem Strukturfonds ist eigentlich erst ab 2016 vorgesehen. In der niedersächsischen Haushaltsrechnung 2015 sind diese Ist-Ausgaben jedoch angegeben.

6 Beispielsweise könnten Fördermittel aus dem Zukunftsinvestitionsgesetz (Konjunkturpaket II) darunter fallen. Einige Länder haben explizit solche Mittel für Krankenhäuser ausgewiesen. Andere Länder haben hingegen solche Ausgaben als Sammelposition deklariert, sodass die Aufschlüsselung nach Zuwendungsempfängern unklar ist. Ob und inwieweit in diesen Fällen Krankenhäuser Fördermittel erhielten, bleibt an dieser Stelle offen. Für Details zum Zukunftsinvestitionsgesetz s. ▶ Abschn. 14.5.

7 Für die Jahre 2010, 2011, 2013 und 2015 liegen nicht für alle Länder Daten vor. Zur Berechnung der prozentualen Abweichung für den Zeitraum 2010 bis 2016 wurden diese Länder nicht berücksichtigt, sondern nur jene mit vorliegenden Daten.

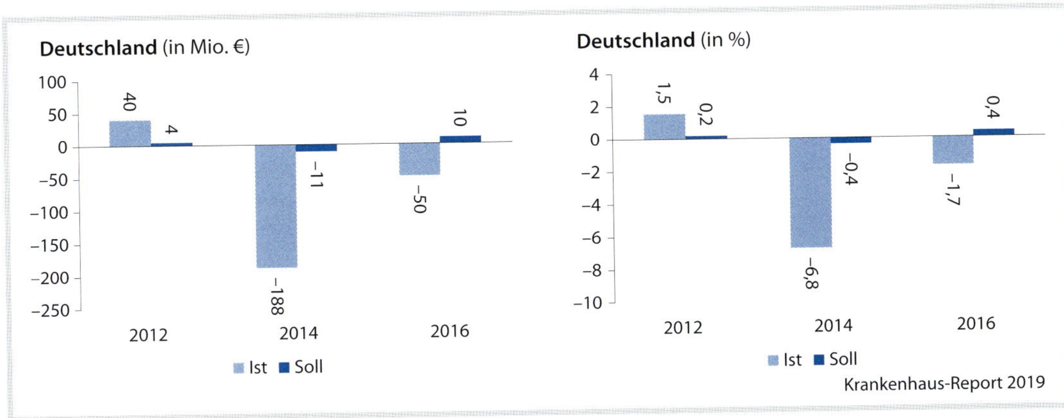

Abb. 14.2 Abweichung zwischen AOLG-Statistik und Länder-Haushaltsdaten auf Bundesebene
Anmerkung: Die AOLG-Statistik ist hier die Referenz. Bei negativen (positiven) Werten sind die KHG-Zahlen aus den Landeshaushalten geringer (höher) als in der AOLG-Statistik. Es werden nur die Jahre gezeigt, für die die Daten aller 16 Länder vollständig vorliegen. (Daten aus: DKG 2018; Haushaltspläne und -rechnungen der Länder, eigene Berechnung)

berg, Berlin, Hessen, Nordrhein-Westfalen und Rheinland-Pfalz für die Jahre 2010 bis 2016 keine Abweichungen gibt (schwarze Balken in der Abbildung). Auch in sechs weiteren Ländern gibt es bis auf ein oder zwei Jahre keine Differenz zwischen beiden Quellen.[8] Dieses Ergebnis bestätigt, dass die AOLG-Statistik zum Großteil auf Soll-Zahlen anstelle von Ist-Zahlen beruht.

Allen Ländern gemein ist, dass es Abweichungen zwischen den Ist- und den AOLG-Zahlen gibt. In der Tendenz liegen die Ist-Werte unter den AOLG-Zahlen (hellgraue Balken in der Abbildung). Lediglich in Berlin und in Rheinland-Pfalz stimmen die Zahlen aller Quellen nahezu überein, was bedeutet, dass diese Länder Investitionsmittel-Ausgaben tatsächlich in der Höhe getätigt haben, die in den Haushaltsansätzen veranschlagt wurde. Die stärksten relativen Abweichungen gemessen am gesamten Fördervolumen in einzelnen Jahren weisen das Saarland (bis +47 %), Mecklenburg-Vorpommern (bis +44 %), Sachsen (bis +35 % und bis −27 %), Hamburg (bis +23 %) und Sachsen-Anhalt (bis −17 %) auf. In neun Ländern gibt es über die Zeit Abweichungen in beide Richtungen. In Bayern, Bremen, Nordrhein-Westfalen und Sachsen-Anhalt sind die tatsächlichen Ausgaben über den gesamten betrachteten Zeitraum geringer ausgefallen als in der AOLG-Statistik ausgewiesen. Hingegen fallen die Ist-Ausgaben lediglich in Thüringen höher aus als in der AOLG-Statistik.

Als weitere Quelle wurden die Eigenangaben der Länder herangezogen. In Baden-Württemberg, Bayern, Rheinland-Pfalz und im Saarland stimmen die Eigenangaben durchgehend mit der AOLG-Statistik überein (blaue Balken in der Abbildung). In den anderen Ländern gibt es dagegen Abweichungen, die in Berlin, Niedersachsen und Thüringen am stärksten sind. Interessant ist die Übereinstimmung von Eigenangabe und Ist-Werten in Brandenburg, Hamburg (2014) und Mecklenburg-Vorpommern (2016), sofern beide Werte von den AOLG-Zahlen abweichen.

14.4 Investitionsförderung nach Trägerschaft

Die Daten aus den Landeshaushalten von zwölf Ländern erlauben es, detaillierte Analysen zur Investitionsförderung von Krankenhäusern nach Trägern durchzuführen. Basierend auf den Ist-Ausgaben zeigt Abb. 14.4 die Verteilung der Fördermittel nach Trägerschaft, wobei freigemeinnützige und private Träger zu „nicht-kommunal“ zusam-

8 Auch in Niedersachsen gäbe es eine vollständige Übereinstimmung zwischen Soll-Zahlen und den AOLG-Zahlen, würden die veranschlagten Mittel für „Strukturverbesserungen im ländlichen Raum“ in Höhe von 4 Mio. Euro (2014) bzw. 3 Mio. Euro (2015) berücksichtigt werden.

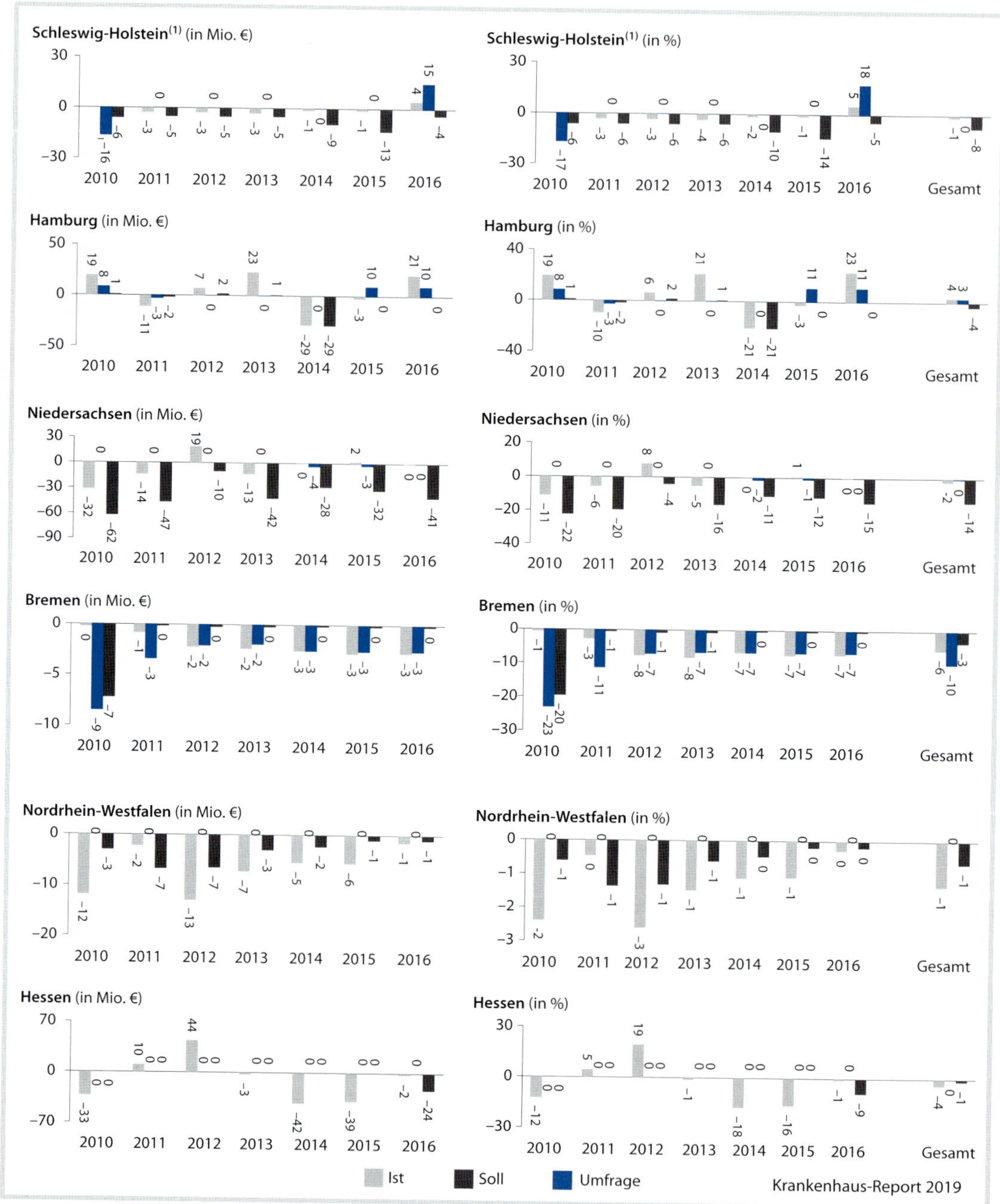

Abb. 14.3 Abweichung zwischen AOLG-Statistik und Länder-Haushaltsdaten auf Länderebene in Mio. Euro und in Prozent
(1) Ist-Daten für Schleswig-Holstein liegen für 2010 nicht vor.
(2) Ist-Daten liegen für Berlin 2011, 2013 und 2015 nicht vor.
(3) Ist-Daten liegen für Mecklenburg-Vorpommern 2011, 2013 und 2015 nicht vor.
(4) Für Sachsen liegen keine Eigenangaben vor, da Sachsen sich nicht an der RWI-Umfrage beteiligt hat.
Anmerkung: Die AOLG-Statistik ist hier die Referenz. Bei negativen (positiven) Werten sind die KHG-Zahlen aus den anderen Quellen geringer (höher) als in der AOLG-Statistik.
(Daten aus: DKG 2018; RWI 2017; Haushaltspläne und -rechnungen der Länder, eigene Berechnung)

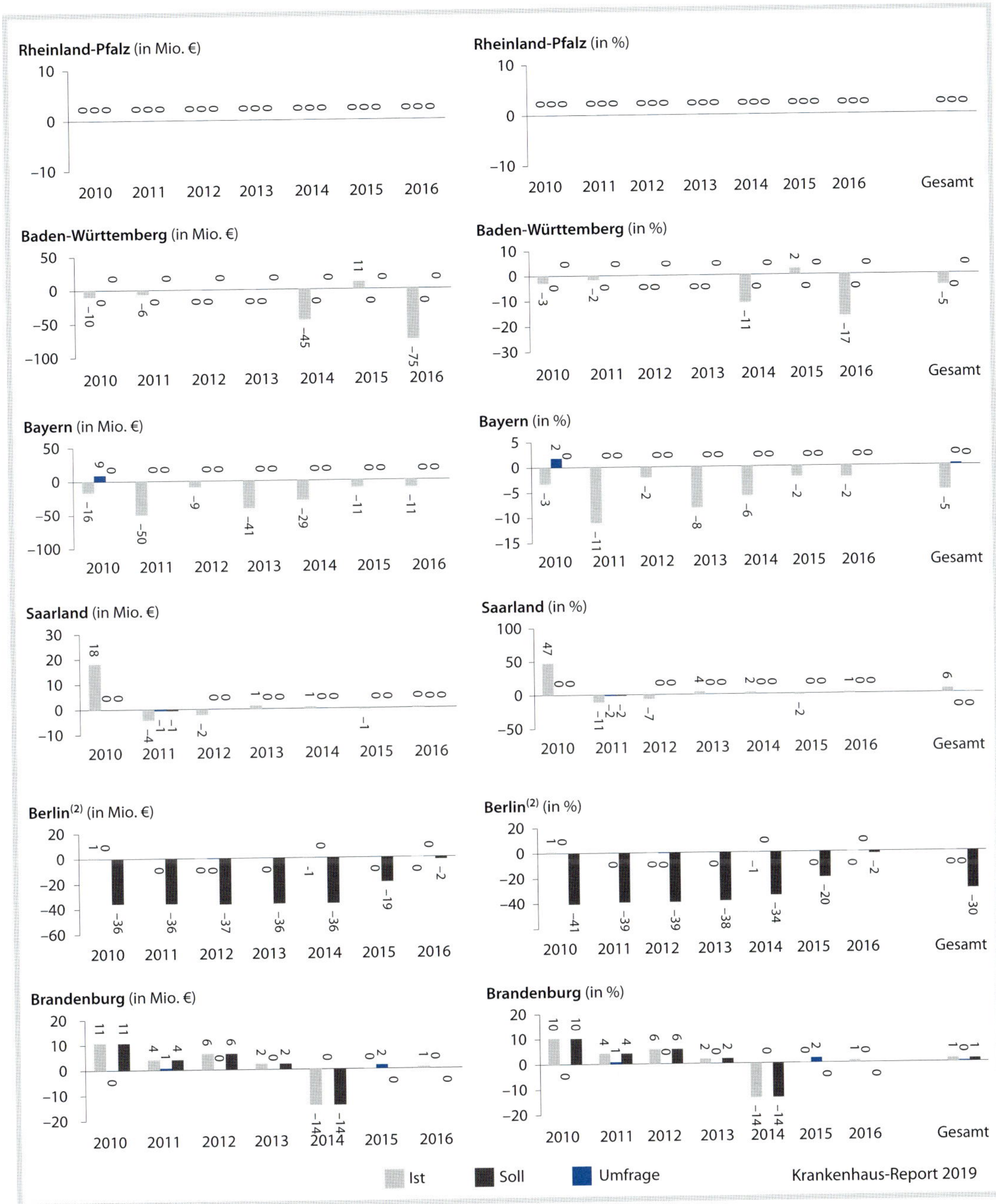

Abb. 14.3 (Fortsetzung)

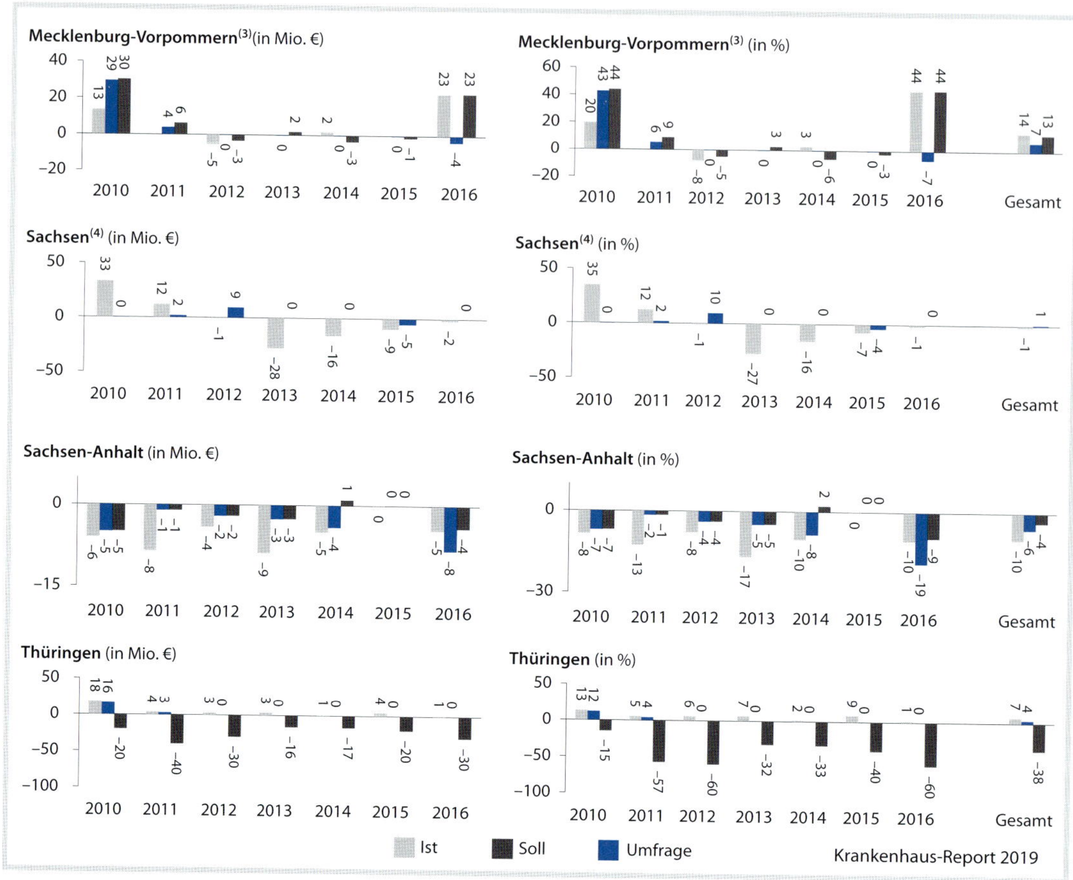

Abb. 14.3 (Fortsetzung)

mengefasst werden.[9] Auf den ersten Blick scheint es Länder zu geben, die ihre Fördermittel bevorzugt an kommunale Krankenhäuser vergeben, insbesondere Bremen, Bayern und Baden-Württemberg. Ein Großteil der Fördermittel geht hingegen in Mecklenburg-Vorpommern, Nordrhein-Westfalen und Rheinland-Pfalz an nicht-kommunale Träger.

Die Zusammensetzung der Krankenhausträger innerhalb der Länder könnte der wesentliche Grund dafür sein, dass ein Großteil des Fördervolumens überwiegend an Krankenhäuser mit einer bestimmten Trägerschaft verteilt wird. Für einen aussagekräftigeren Vergleich zeigt Abb. 14.5 die Höhe der Fördermittel für den Zeitraum 2010 bis 2016 je gefördertes Bett nach Trägerschaft und Ländern (s. linkes Diagramm).[10] Kommunale Krankenhäuser erhielten demnach mit über 7.000 Euro je gefördertes Bett die höchste Förderung in Baden-Württemberg, Bayern, Berlin und Bremen. Am geringsten wurden kommunale Träger mit maximal 3.100 Euro je gefördertes Bett in Mecklenburg-Vorpommern und Nordrhein-Westfalen gefördert. In Mecklenburg-Vorpommern, Nordrhein-Westfalen und im Saarland erhielten nicht-kommunale Träger hingegen mehr Fördermittel je gefördertes Bett als kommunale Träger. In Mecklenburg-Vorpommern

9 Eine detailliertere Aufteilung der nicht-kommunalen Träger ist für den betrachteten Zeitraum nur für Niedersachsen möglich. Die anderen Länder fassen die KHG-Ausgaben für freigemeinnützige und private Träger stets zusammen.

10 Zur Berechnung der durchschnittlichen Fördermittel je Bett werden die nach KHG geförderten Betten aus den Grunddaten der Krankenhäuser des Statistischen Bundesamtes zugrunde gelegt.

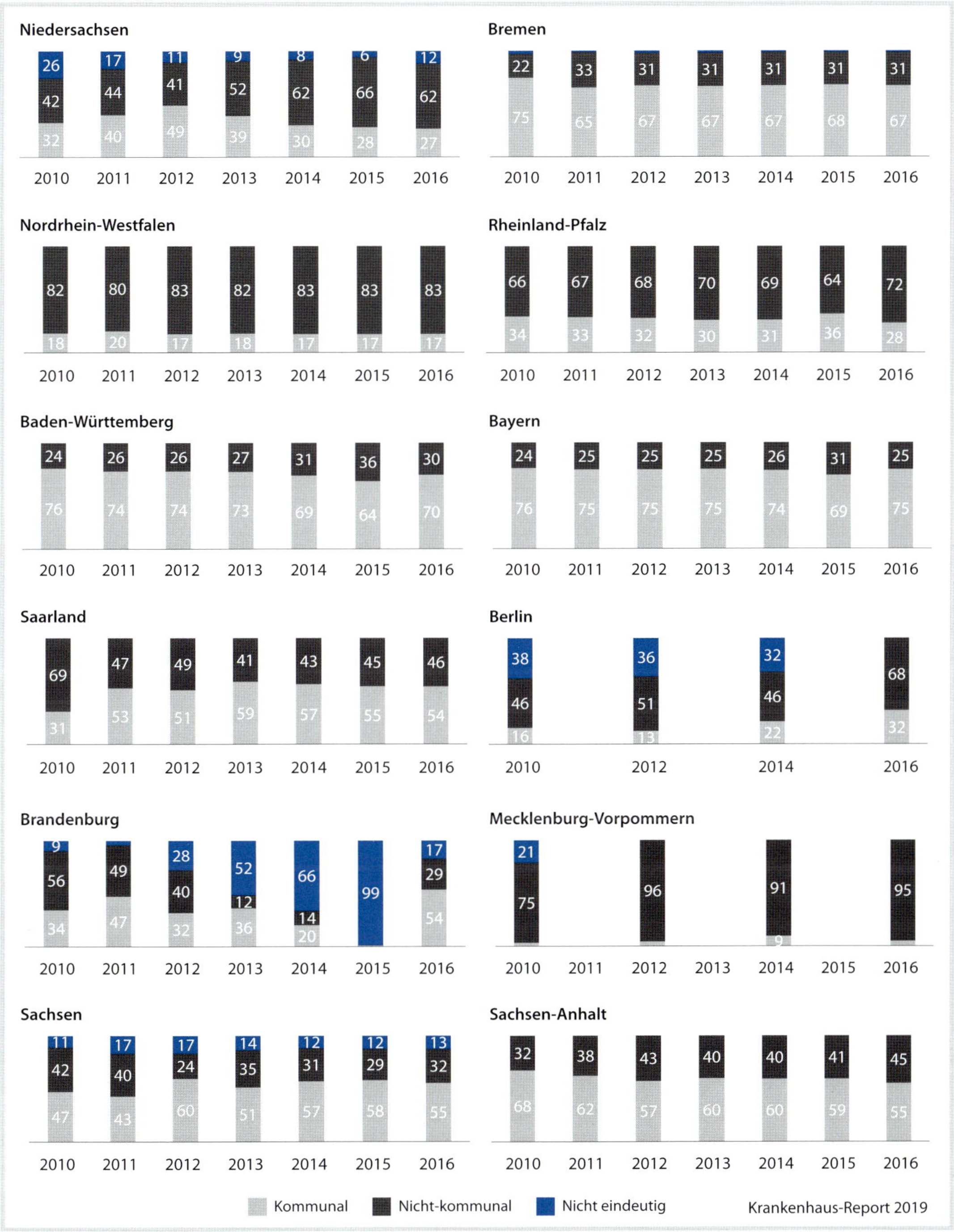

Abb. 14.4 Verteilung der Fördermittel nach Trägerschaft in Prozent des gesamten Fördervolumens (Ist-Ausgaben)
Anmerkung: Investitionsfördermittel, die keinen Trägern eindeutig zugeordnet werden konnten, sind unter der Kategorie „nicht eindeutig" zusammengefasst.
(Daten aus: Haushaltspläne und -rechnungen der Länder, eigene Berechnung)

wurden diese sogar mit über 9.000 Euro je Bett am stärksten gefördert, in Sachsen-Anhalt dagegen nur mit 2.600 Euro je gefördertes Bett. Die beiden weiteren Diagramme in ◘ Abb. 14.5 zeigen, dass nicht alle Betten in den jeweiligen Bundesländern nach KHG gefördert wurden.[11] Bei den Gesamtausgaben ist Mecklenburg-Vorpommern mit 6.300 Euro je Bett nicht mehr der Spitzenreiter (8.100 Euro je gefördertes Bett), was daran liegt, dass im Durchschnitt nur 78 Prozent aller Betten nach KHG gefördert wurden. Differenziert nach Trägerschaft zeigt sich, dass der Anteil geförderter Betten bei nicht-kommunalen Trägern in nahezu allen Ländern höher war als bei kommunalen Trägern. Gleichwohl gibt es in der Bandbreite dieser Förderquoten Unterschiede zwischen den Ländern. Es scheint jedoch, als hätten die Länder tendenziell nicht-kommunale Träger eher nach dem Gießkannenprinzip gefördert, während kommunale Träger vielmehr fokussiert gefördert wurden.

14.5 Die Rolle von Sonderförderungen

Im RWI-Gutachten stellt sich die Frage, welche Rolle Sonderförderungen bei der Investitionsfinanzierung von Krankenhäusern spielen (RWI 2017). Hierzu wurden die Ministerien nach allen Sonderförderprogrammen seit 1991 befragt. Mehrere Länder haben in der RWI-Umfrage Sonderförderprogramme ab 2011 angegeben. Ausschließlich Thüringen hat für einen früheren Zeitraum (1994 bis 2001) Sonderinvestitionen angegeben. Mehrheitlich handelt es sich bei den angegebenen Sonderförderprogrammen um aktuelle Programme, deren Mittel erst in den nächsten Jahren ausgezahlt werden.[12] In den Landeshaushalten wurden zum Teil neben diesen angegebenen Sonderförderungen auch solche Programme ausgewiesen, die die Länder nicht in der RWI-Umfrage angegeben haben. Im Einzelnen sind folgende Sonderförderprogramme zwischen 2010 bis 2016 für die Investitionsförderung in den Landeshaushalten angesetzt worden, für welche die folgenden Ist-Ausgaben in den betroffenen Haushaltsjahren geleistet wurden:

- Im Rahmen des Konjunkturpakets II hat der Bundestag 2009 das sogenannte Zukunftsinvestitionsgesetz beschlossen, um Investitionen in Ländern und Gemeinden zu fördern. Ein Förderbereich war u. a. der Investitionsschwerpunkt Infrastruktur, der Investitionsförderungen für Krankenhäuser ermöglichte.[13] Mehrere Länder haben 2010 und 2011 Investitionsfördermittel aus den Mitteln des Zukunftsinvestitionsgesetzes für Krankenhäuser ausgezahlt: Bremen (6,3 Mio. Euro), Bayern (36,6 Mio. Euro), Brandenburg (14,9 Mio. Euro), Mecklenburg-Vorpommern (17,6 Mio. Euro)[14], Sachsen (19,4 Mio. Euro) und Thüringen (17,8 Mio. Euro).[15]
- Schleswig-Holstein: Besondere Landeszuschüsse für Investitionen an Krankenhausträger in Höhe von 16,4 Mio. Euro für 2015 und 2016.
- Nordrhein-Westfalen: Sonderfonds Krankenhäuser in Höhe von 550.000 Euro für 2014.
- Berlin: Kommunalinvestitionsprogramm in Höhe von 30 Mio. Euro für 2016.
- Sachsen: Maßnahmen im Gesundheits- und Sozialbereich aus Mitteln des Europäischen Fonds für regionale Entwicklung in Höhe von 8,7 Mio. Euro für 2012 bis 2014.

In den vorangehenden Analysen haben wir diese Summen mit den regulären KHG-Ausgaben zusammengelegt. Es zeigte sich, dass diese Mittel auch zum Teil in der AOLG-Statistik mitberücksichtigt wurden, da in den meisten Fällen die Soll-Zahlen inklusive der Sonderfördermittel mit den AOLG-Zahlen übereinstimmen. Andere Sonderförde-

11 Hierbei werden die Betten aller Krankenhäuser in den Ländern zugrunde gelegt.

12 Für Details siehe Seiten 25 f. in RWI 2017.

13 Vgl. § 3 Abs. 1 Satz 2a ZuInvG. Ferner wurden auch Investitionen in den Bereichen Bildung, Städtebau, Straßenbau, Informationstechnologie etc. ermöglicht.

14 Für Mecklenburg-Vorpommern liegen keine Ist-Angaben für 2011 vor, sodass diese Sonderförderung prinzipiell auch höher ausgefallen sein könnte.

15 Andere Länder könnten ebenfalls Investitionsfördermittel aus diesem Programm für Krankenhäuser bereitgestellt haben, diese aber (i) nicht eindeutig im Landeshaushalt als solche ausgewiesen haben oder (ii) zu den KHG-Ausgaben hinzugezählt haben. Daher können an dieser Stelle keine Angaben zu den anderen Ländern gemacht werden.

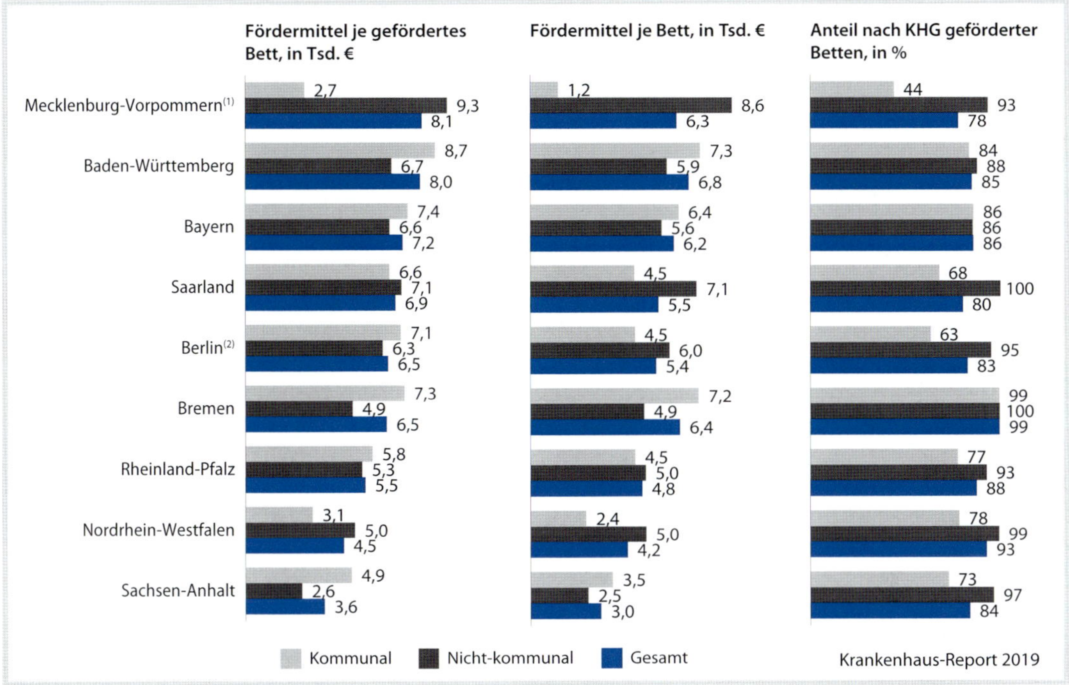

Abb. 14.5 Fördermittel je gefördertes Bett nach Trägerschaft 2010 bis 2016, in Preisen von 2016
(1) Werte für Mecklenburg-Vorpommern beziehen sich nur auf den Durchschnitt der Jahre 2012, 2014 und 2016.
(2) Werte für Berlin beziehen sich nur auf 2016, da die Daten der anderen Jahre nicht eindeutig nach Trägerschaften differenzierbar sind.
Anmerkung: Im ersten Diagramm werden ausschließlich nur nach KHG geförderte Betten aus den Grunddaten der Krankenhäuser des Statistischen Bundesamtes zugrunde gelegt, während es im zweiten Diagramm die Betten aller Krankenhäuser sind. Brandenburg, Niedersachsen und Sachsen werden hier nicht gezeigt, da die Werte für 2010 bis 2016 durch die Kategorie „nicht eindeutig" verunreinigt sind. In Bremen beträgt der Anteil der nicht-eindeutigen Fördermittel lediglich 1,9 Prozent, sodass hier eine mögliche Verunreinigung relativ gering ausfällt und die ausgezahlten Fördermittel je Bett leicht höher ausfallen. Die Werte sind mit dem Investitionspreisgüterindex deflationiert und in Preisen von 2016 dargestellt.
(Daten aus: Haushaltspläne und -rechnungen der Länder; Statistisches Bundesamt 2011, 2013a, 2013b, 2014, 2015, 2016, 2017, 2018a, eigene Berechnung)

rungsprogramme wie den Strukturfonds nach KHSG rechnet die AOLG-Statistik hingegen heraus (vgl. DKG 2018).

Bei der Sonderförderung von Krankenhausinvestitionen stellt sich die Frage, inwieweit die Länder Sonderförderprogramme als zusätzliche Förderung oder als Substitut der regulären KHG-Fördermittel einsetzen. Aus Sicht der Länder könnte es attraktiv sein, regulär zu leistende KHG-Ausgaben mit Mitteln aus anderen Töpfen zu substituieren. Die Aufstellung der Sonderförderprogramme oben zeigt, dass Mittel aus anderen Töpfen außerhalb der Landeshaushalte regelmäßig genutzt wurden. Diese Mittel sind zudem häufig mit einer Kofinanzierung verbunden, wie beispielsweise durch den Bund im Rahmen des Zukunftsinvestitionsgesetzes (Konjunkturpaket II) oder des Kommunalinvestitionsprogramms. So hat Berlin im Jahr 2016 aus dem Kommunalinvestitionsprogramm – vorgesehen zur Förderung strukturschwacher Regionen – 30 Mio. Euro für Krankenhausinvestitionen ausgegeben. 90 Prozent dieses Betrages wurden vom Bund kofinanziert. Bei einer Gesamtfördersumme von über 108,7 Mio. Euro hat sich Berlin im Jahr 2016 demnach 25 Prozent aller Ausgaben zur Investitionsförderung für Krankenhäuser vom Bund finanzieren lassen. Interessant ist dabei die Tatsache, dass 108,9 Mio. Euro im Haushaltsplan

2016/2017 für die Investitionsförderung von Krankenhäusern im Jahr 2016 veranschlagt waren. Die Soll-Ausgaben wurden demnach auch tatsächlich getätigt, jedoch wurden bei den Ist-Ausgaben für Investitionspauschalen veranschlagte 30 Mio. Euro gekürzt und mit Mitteln aus dem Sonderprogramm substituiert.

14.6 Fazit

Die Investitionsfinanzierung von Krankenhäusern ist ein „Evergreen" in gesundheitspolitischen Debatten. Insbesondere das unzureichende Investitionsvolumen der Länder wird von vielen Akteuren häufig beklagt. Umso wichtiger ist eine valide Datengrundlage, mit der sich die jährlich geleistete Investitionsförderung der Länder beziffern lässt. Bisher wurde in der Regel auf die Statistik der AOLG zurückgegriffen. Dieser Artikel zeigt, dass die AOLG-Statistik zum Großteil auf den Soll-Zahlen (Haushaltsansätzen) zu den KHG-Ausgaben beruht und nicht das tatsächlich geleistete Volumen der Investitionsförderung widerspiegelt. Im Bundesdurchschnitt weichen die Ist-Zahlen für die Jahre 2012, 2014 und 2016 nur geringfügig um –2,4 Prozent von der AOLG-Statistik ab. Auf Länderebene zeigt sich jedoch ein deutlich heterogeneres Bild mit Abweichungen zwischen –27 und +47 Prozent.

Ferner zeigt sich, dass die Länder die Krankenhausträger unterschiedlich stark fördern. Während in Süddeutschland sowie in Berlin und Bremen die kommunalen Träger im Zeitraum 2010 bis 2016 mit über 7.000 Euro je gefördertes Bett am stärksten gefördert wurden, fiel ihre Förderung in Mecklenburg-Vorpommern und Nordrhein-Westfalen mit maximal 3.000 Euro je gefördertes Bett deutlich geringer aus. Nicht-kommunale Krankenhäuser wurden indessen in Mecklenburg-Vorpommern mit über 9.000 Euro je Bett gefördert, in Sachsen-Anhalt dagegen nur mit 2.500 Euro je Bett. Schließlich wurde gezeigt, dass Sonderförderprogramme von den Ländern häufig zur Förderung von Krankenhausinvestitionen genutzt werden. Diese Programme gehen regelmäßig mit einer Kofinanzierung (z. B. durch den Bund) einher, sodass die Landesaufgabe der Krankenhausfinanzierung zu einem gewissen Umfang von anderen Geldgebern querfinanziert wird. Obwohl der Bund in den vergangenen Jahren teils in erheblichem Umfang Krankenhausinvestitionen mitfinanziert hat, hat er dafür keine adäquaten Mitspracherechte zur Gestaltung einer effektiven und effizienten Krankenhausversorgung erhalten.

Im Sinne einer angemessenen Beurteilung der tatsächlichen Investitionsförderung durch die Länder fordern wir eine valide und transparente Datengrundlage, die anstelle von Soll-Zahlen auf Ist-Zahlen beruht. Für alle Akteure im Krankenhausmarkt ist eine solche Datenbasis essenziell, da sie die Grundlage von politischen Verhandlungsprozessen, insbesondere um zukünftige Investitionsmittel, darstellt. Verzerrte Zahlen zum KHG-Fördervolumen können und sollten nicht Grundlage solcher wichtigen Entscheidungen sein. Darüber hinaus sollte künftig klar abgrenzbar sein, welche Leistungen die Länder aus eigener Kraft erbringen und welche Leistungen durch Sonderförderprogramme (quer-) finanziert werden.

Literatur

Augurzky B, Krolop S, Mensen A, Pilny A, Schmidt CM, Wuckel C (2018) Krankenhaus Rating Report 2018: Personal – Krankenhäuser zwischen Wunsch und Wirklichkeit. medhochzwei, Heidelberg

DKG – Deutsche Krankenhausgesellschaft (Hrsg) (2007) Bestandsaufnahme zur Krankenhausplanung und Investitionsfinanzierung in den Bundesländern. Stand April 2007. Berlin

DKG – Deutsche Krankenhausgesellschaft (Hrsg) (2009) Bestandsaufnahme zur Krankenhausplanung und Investitionsfinanzierung in den Bundesländern. Stand Juli 2009. Berlin

DKG – Deutsche Krankenhausgesellschaft (Hrsg) (2018) Bestandsaufnahme zur Krankenhausplanung und Investitionsfinanzierung in den Bundesländern. Stand Juni 2018. Berlin

RWI (2017) Stand und Weiterentwicklung der Investitionsförderung im Krankenhausbereich. RWI Projektberichte

Statistisches Bundesamt (Hrsg) (2011) Grunddaten der Krankenhäuser 2010: Fachserie 12: Gesundheitswesen, Reihe 6.1.1. Wiesbaden

Statistisches Bundesamt (Hrsg) (2013a) Grunddaten der Krankenhäuser 2011: Fachserie 12: Gesundheitswesen, Reihe 6.1.1. Wiesbaden

Statistisches Bundesamt (Hrsg) (2013b) Grunddaten der Krankenhäuser 2012: Fachserie 12: Gesundheitswesen, Reihe 6.1.1. Wiesbaden

Statistisches Bundesamt (Hrsg) (2014) Grunddaten der Krankenhäuser 2013: Fachserie 12: Gesundheitswesen, Reihe 6.1.1. Wiesbaden

Statistisches Bundesamt (Hrsg) (2015) Grunddaten der Krankenhäuser 2014: Fachserie 12: Gesundheitswesen, Reihe 6.1.1. Wiesbaden

Statistisches Bundesamt (Hrsg) (2016) Grunddaten der Krankenhäuser 2015: Fachserie 12: Gesundheitswesen, Reihe 6.1.1. Wiesbaden

Statistisches Bundesamt (Hrsg) (2017) Grunddaten der Krankenhäuser 2016: Fachserie 12: Gesundheitswesen, Reihe 6.1.2. Wiesbaden

Statistisches Bundesamt (Hrsg) (2018a) Preise – Preise und Preisindizes für gewerbliche Produkte (Erzeugerpreise). Juni 2018: Fachserie 17, Reihe 2. Wiesbaden

Statistisches Bundesamt (Hrsg) (2018b) Volkswirtschaftliche Gesamtrechnungen. Inlandsproduktsberechnung. Lange Reihen ab 1970. 2017: Fachserie 18, Reihe 1.5. Wiesbaden

Krankenhauspolitische Chronik

Krankenhauspolitische Chronik

Dirk Bürger und Christian Wehner

J. Klauber et al. (Hrsg.), *Krankenhaus-Report 2019*
https://doi.org/10.1007/978-3-662-58225-1_15

Zusammenfassung

Der Deutsche Bundestag, dessen Abgeordnete im Ausschuss für Gesundheit, das Bundesgesundheitsministerium, die Landesgesundheitsminister und der Bundesrat setzen jährlich neben den gesundheits- auch die krankenhauspolitischen Rahmenbedingungen. Die Gesundheitsexperten der Parteien, diverse Verbände, die (Sozial-)Gerichtsbarkeit und Bundesbehörden sowie politiknahe und wissenschaftliche Institute prägen dabei die öffentliche Diskussion um diese Regelungen. Die Selbstverwaltungspartner auf Bundesebene nutzen die ihnen übertragenen vertraglichen Freiräume, um die medizinische und pflegerische Versorgung in den Krankenhäusern weiterzuentwickeln. Mit der „Krankenhauspolitischen Chronik" liegt eine Übersicht über alle wesentlichen Entscheidungen der Akteure der deutschen Gesundheits- und Krankenhauspolitik vor und informiert über die Aktivitäten in den vergangenen 12 Monaten.

The Deutscher Bundestag, its members of the Health Committee, the Federal Ministry of Health, the state health ministers and the Bundesrat set the health and hospital policy framework conditions every year. The parties' health experts, various associations, the (social) judiciary and federal authorities as well as policy-related and scientific institutes shape the public discussion about these regulations. The self-governing partners at the federal level use the contractual freedom conferred on them to further develop medical and nursing care in hospitals. The "Hospital Policy Chronicle" provides an overview of all major decisions taken by players in German health and hospital policy and provides information on activities over the past 12 months.

Die Wahl zum 19. Deutschen Bundestag am 24. September 2017 hat nicht nur ein größeres Parlament, sondern auch neue Herausforderungen für alle Verantwortlichen geschaffen. Zunächst freuen konnten sich die Mitglieder der „Freien Demokratischen Partei" (FDP), die mit 10,7 Prozent die Zeit ihrer außerparlamentarischen Opposition mehr als glückselig beenden konnten. Aber diese Freude verflog recht schnell, da die Option auf ein neues Regierungsbündnis mit CDU/CSU und Grünen platzte. Dass es im Deutschen Bundestag jemals eine Kraft geben würde, die den Raum rechts von der CDU/CSU besetzen könnte, war für viele nicht vorstellbar. Dass es dann sogar der „Alternative für Deutschland" (AfD) mit 12,6 Prozent der Wählerstimmen gelang, drittstärkste Kraft zu werden, sorgte für erheblichen Frust. Des Wählers Frust zu spüren bekamen sowohl CDU/CSU als auch SPD. Denn beide Volksparteien erzielten bei dieser Bundestagswahl die schlechtesten Ergebnisse und müssen zudem die ungewollte Große Koalition fortsetzen. Eine Fortsetzung ihrer Arbeit gelang zwei führenden Gesundheitspolitikern nicht mehr. Zum einen wurde die bisherige parlamentarische Staatssekretärin Annette Widmann-Mauz (CDU), die sogar kurzfristig als neue Gesundheitsministerin in den Medien gehandelt worden war, als Staatsministerin ins Bundeskanzleramt berufen, wo sie nun für Migration, Flüchtlinge und Integration zuständig ist. Zum anderen wurde Gesundheitsminister Hermann Gröhe (CDU) abgelöst. Er hat zwar noch den schwarz-roten Koalitionsvertrag mitentwickelt, aber umsetzen muss ihn nun Jens Spahn (CDU): ein klassischer Rollentausch. Denn zuvor musste Gröhe die Spahn'schen Ideen aus dem Koalitionsvertrag 2013 bis 2017 umsetzen, nun liegt es an Spahn, die Verhandlungsvorgaben von Gröhe mit Leben zu füllen. Hermann Gröhe wird stattdessen das Verhandlungsgeschick seines Nachfolgers aus der Perspektive des Stellvertretenden Fraktionsvorsitzenden der CDU/CSU für Arbeit und Soziales erleben.

Obwohl bereits die vergangene 18. Wahlperiode des Deutschen Bundestages mit 25 gesundheitspolitischen Gesetzen und diesbezüglichen 18 Rechtsverordnungen sehr arbeitsintensiv war, sind für diese Amtszeit nicht weniger gesundheitspolitische Initiativen zu erwarten. Denn der Koalitionsvertrag *„Ein neuer Aufbruch für Europa – Eine neue Dynamik für Deutschland – Ein neuer Zusammenhalt für unser Land"* schafft viel Raum für entsprechende dynamische gesetzgeberische Aktivitäten der politischen Verantwortungsträger. Als Schlagworte seien hier nur GKV-Finanzierung, E-Health und Gesundheitswirtschaft oder Sektorübergreifende Versorgung angeführt. Natürlich ist auch dem Krankenhausbereich wieder einmal ein eigener Abschnitt im Koalitionsvertrag gewidmet worden. Allen ist sicherlich auch der Pflege-Azubi Alexander Jorde in Erinnerung geblieben, der die Bundeskanzlerin in der „ARD-Wahlarena" durch seine Nachfragen zu den Auswirkungen des Fachkräftemangels in der Kranken- und Altenpflege in arge Bedrängnis gebracht hatte. Daher wurde auch ein umfangreiches Maßnahmenpaket „Pflege" im Koalitionsvertrag vereinbart.

Der Koalitionsvertrag verschafft Bundesgesundheitsminister Jens Spahn nicht nur einen umfangreichen Gestaltungsauftrag, er verfügt zudem auch über einen sehr großen Gestaltungswillen. Dass sich dieser nicht darauf beschränken lässt, einfach nur einen Koalitionsvertrag abzuarbeiten, wurde nicht nur bei Spahns erstem gesundheitspolitischem Gesetzentwurf, dem GKV-Versichertenentlastungsgesetz, deutlich. Mit der „zwangsweisen Beitragsabsenkung" bei den gesetzlichen Krankenkassen hat er ein Statement gesetzt. Darüber hinaus bewies Minister Spahn Tatkraft bei seiner zweiten gesundheitspolitischen Initiative, den „Eckpunkten zum Sofortprogramm Kranken- und Altenpflege". Denn statt wie im Koalitionsvertrag fixiert 8.000 zusätzliche Fachkräftestellen in Pflegeheimen durch die gesetzliche Krankenversicherung (GKV) finanzieren zu lassen, sollen es nun 13.000 Fachkräftestellen sein.

Mit den Eckpunkten wird aber auch die Pflege im Krankenhaus zu einer riesigen „Reform-Baustelle". Denn die Einführung einer Sonderfinanzierung für das Pflegepersonal im Krankenhaus losgelöst vom DRG-System erfordert eine komplexe Bereinigung der DRG-Fallpauschalen um die Pflegepersonalkosten. Die Finanzierung der Pflegepersonalkosten der Krankenhäuser wird auf eine neue, von den Fallpauschalen unabhängige, krankenhausindividuelle Vergütung der Pflegepersonalkosten ab dem Jahr 2020 umgestellt. Dieses Vorhaben birgt erhebliche Risiken und Nebenwirken sowohl für die Existenz des Gesamtvergütungssystems der DRGs als auch für das einzelne Krankenhaus. Das Pflegekostenvolumen von nicht weniger als 15 Milliarden Euro soll zukünftig nicht mehr über Pauschalen an die Krankenhäuser ausgezahlt und zur „freien Verfügung" gestellt werden, sondern „(…) *auf Grundlage der von den Krankenhäusern geplanten und nachgewiesenen Pflegepersonalausstattung und der entsprechenden Kosten (krankenhausindividuelle Kostenerstattung). Die zweckentsprechende Mittelverwendung ist nachzuweisen. Nicht zweckentsprechend verwendete Mittel sind zurückzuzahlen.*"

Die Rückkehr zu einer Erstattung der krankenhausindividuellen Kosten für die Pflege 15 Jahre nach Einführung eines leistungsorientierten DRG-Vergütungssystems stellt nicht weniger als einen Paradigmenwechsel dar. Die Zweckentfremdung von Mitteln zur Finanzierung der Pflege z. B. für Investitionen wäre so aber künftig nicht mehr möglich. Aber auch die Vorgabe der Zweckbindung der finanzierten Mittel für das Pflegepersonal wird für viele Krankenhäuser eher einschränkend wirken. Denn laut Auskunft des Bundesgesundheitsministeriums (BMG) auf eine Kleine Anfrage der Grünen-Bundestagsfraktion überschreitet das DRG-Erlösvolumen für den Pflegedienst sogar die von den Krankenhäusern angegebenen Pflegepersonalkosten um rund 160 Millionen Euro (Bundestags-Drs. 19/2321 vom 24.05.2018).

Dass die Bundesländer mit Blick auf die Diskussionen in der Vergangenheit bereit sind, ihre Investitionskostenfinanzierung entsprechend anzupassen, ist stark zu bezweifeln. Die Antwort des BMG auf eine Kleine Anfrage der Grünen-Bundestagsfraktion aus dem Mai 2018 (Bundestags-Drs. 19/2271 vom 23.05.2018) macht deutlich, dass der Fördermittelanteil der Bundesländer seit 1991 von rund 10 Prozent auf ca. 3,5 Prozent des Gesamtumsatzes im Jahr 2015 zurückgegangen ist: mit fatalen Auswirkungen auf die Investitionsfähigkeit der Krankenhäuser. Der bis 2020 verlängerte Krankenhausstrukturfonds wird zwar zusätzliche vier Milliarden Euro an Investitionsmitteln bereitstellen. Diese Aufstockung und Verlängerung wird aber sicherlich nicht ausreichen, um die damit verbundenen politischen Ziele wie z. B. „(…) *die Anpassung bestehender Versorgungskapazitäten an den tatsächlichen Versorgungsbedarf sowie die Verbesserung der Wirtschaftlichkeit und Qualität der Krankenhausversorgung*" nachhaltig zu gewährleisten. Stattdessen wurde der Strukturfonds nun sogar um neue Fördertatbestände erweitert wie „(…) *die telemedizinische Vernetzung von Krankenhäusern*" und darüber hinaus auch die „(…) *Investitionen in Ausbildungsstätten*", die ebenfalls einen Anteil aus dem Fördertopf für sich beanspruchen werden.

Es wird, falls diese Koalition wirklich über die gesamte Restlaufzeit von noch drei Jahren halten sollte, eine spannende gesundheitspolitische Zeit. Denn eins ist sicher: Auch zukünftig wird es allen Beteiligten nicht an Arbeit mangeln.

Krankenhauspolitische Chronik

Termin	Leitbegriff	Vorgang	Legende
30. Juni 2018	Selbstverwaltung	Keine Einigung zu Pflegepersonaluntergrenzen	GKV-Spitzenverband (GKV-SV) und Deutsche Krankenhausgesellschaft (DKG) können sich nicht auf Pflegepersonaluntergrenzen in sogenannten pflegesensitiven Bereichen einigen. Diese Vereinbarung hätte bis zum heutigen Tage erfolgen müssen, damit sie Anfang 2019 in Kraft treten kann. Offen ist, ob das Bundesministerium für Gesundheit (BMG) nun eine Ersatzvornahme anstrebt oder eine „Zwangsschlichtung" einleitet.
27. Juni 2018	Politik	Regierungsmehrheit steht – Ausbildungs- und Prüfungsverordnung für die Pflegeberufe beschlossen	Mit den Stimmen von Union und SPD hat der Ausschuss für Gesundheit (AfG) des Deutschen Bundestags die Ausbildungs- und Prüfungsverordnung für die Pflegeberufe (Bundestags-Drs. 19/2707) mit leichten Veränderungen beschlossen. Die Fraktionen von AfD, Die Linke und Bündnis 90/Die Grünen votierten dagegen, die FDP-Fraktion enthielt sich. Der Deutsche Bundestag stimmt am 28. Juni zu.
25. Juni 2018	Politik	Sorge über Verlust von Pflegefachwissen	In der öffentlichen Expertenanhörung des AfG zur Ausbildungs- und Prüfungsverordnung (Bundestags-Drs. 19/2707) warnen Sachverständige vor einem Verlust an Fachwissen in der Kinderkranken- und Altenpflege. So befürchtet z. B. der Deutsche Pflegerat, dass Altenpflegerinnen und Altenpfleger keine sogenannten Vorbehaltstätigkeiten ausüben und zukünftig gemeinsam mit einer Pflegefachkraft arbeiten müssen. Auch die Deutsche Gesellschaft für Kinder- und Jugendmedizin (DGKJ) moniert, dass eine selbstständige Pflege von Kindern mit einer generalistischen Ausbildung ohne Nachqualifikation nicht möglich sei.

Krankenhauspolitische Chronik			
Termin	**Leitbegriff**	**Vorgang**	**Legende**
25. Juni 2018	Politik	Niedersachsen will VW-Bußgelder in Kliniken investieren	Das Land Niedersachsen, so Ministerpräsident Stephan Weil (SPD), will das Milliarden-Bußgeld von Volkswagen (VW) vor allem für den Ausbau des schnellen Internets und für die Unikliniken in Hannover und Göttingen nutzen.
20./21. Juni 2018	Politik	Landesgesundheitsminister fordern bessere Patienteninformation bei Krankenhausentlassung	Im Rahmen der 91. Gesundheitsministerkonferenz (GMK) in Düsseldorf wurde u. a. auch beraten, wie die Patientenorientierung in der gesundheitlichen Versorgung verbessert werden kann. In diesem Zusammenhang befürwortet die GMK, dass Patienten nach jedem Krankenhausaufenthalt einen Patientenbrief erhalten. Denn bislang gibt es bei der Entlassung nur einen Arztbrief an den einweisenden Arzt.
19. Juni 2018	Wissenschaft	Immer mehr jüngere Patienten erhalten ein künstliches Kniegelenk	Laut einer Studie der Bertelsmann-Stiftung erhalten immer mehr und vor allem auch immer mehr jüngere Menschen ein künstliches Kniegelenk. Zwischen 2013 und 2016 nahm die Zahl solcher Operationen um gut 18 Prozent auf rund 169.000 Fälle zu. Bei den unter 60-Jährigen stiegen die Operationszahlen innerhalb dieses Zeitraumes sogar um 23 Prozent auf 33.000 Operationen an.
19. Juni 2018	Rechtsprechung	Vergütungsanspruch besteht auch bei fehlender vertragsärztlicher Einweisung	Das BSG hat entschieden – Az. B 1 KR 26/17 R –, dass einem Krankenhaus auch ohne vertragsärztliche Einweisung eines Versicherten eine Vergütung für die Behandlung zusteht. Der Vergütungsanspruch für Krankenhausbehandlung entstehe, so das BSG in seiner Begründung, unmittelbar mit der Inanspruchnahme der Leistung, wenn die Versorgung in einem zugelassenen Krankenhaus erfolge und erforderlich sowie wirtschaftlich sei.
19. Juni 2018	Politik	Gutachten zur Über- und Fehlversorgung in deutschen Krankenhäusern	Der Wissenschaftliche Beirat beim Bundesminister der Finanzen veröffentlicht das Gutachten „Über- und Fehlversorgung in deutschen Krankenhäusern" und schlägt Änderungen der Krankenhausfinanzierung vor. So sollen z. B. die Krankenkassen mehr Möglichkeiten bekommen, mit einzelnen Kliniken Versorgungsverträge zu schließen, um so Mindeststandards für die Versorgung und/oder niedrigere Preise durchzusetzen. Laut Gutachter gibt es zu viele kleine und schlecht ausgerüstete Krankenhäuser, die sich zudem nicht kosteneffizient betreiben lassen.
13. Juni 2018	Wissenschaft	Anteil an privaten „Versorgungs" Krankenhäusern steigt selbst im ländlichen Raum	Der Anteil von „Versorgungs-"Krankenhäusern in privater Trägerschaft ist zwischen 2006 und 2015 um 6,7 Prozentpunkte auf 405 angestiegen, so die die vom RWI herausgegebene Studie „Krankenhäuser in privater Trägerschaft". Auch die Anzahl ländlicher Krankenhäuser ist bei privaten Trägern gestiegen, während sie bei anderen Trägerschaften rückläufig ist. Im Jahr 2015 befanden sich demnach 38 Prozent der privaten Krankenhäuser im ländlichen Raum.

15

Krankenhauspolitische Chronik			
Termin	**Leitbegriff**	**Vorgang**	**Legende**
13. Juni 2018	Politik	Bundeskabinett beschließt Pflegeberufe-Ausbildungs- und Prüfungsverordnung	Nach vielfältigen politischen Abstimmungsrunden beschließt das Bundeskabinett die Pflegeberufe-Ausbildungs- und Prüfungsverordnung (PflAPrV) und hat diese dem Deutschen Bundestag vor der Zuleitung an den Bundesrat zur Beschlussfassung vorgelegt. Der Verordnungsentwurf regelt insbesondere das Weitere zu den Mindestanforderungen an die berufliche Pflegeausbildung einschließlich der Zwischenprüfung, die zu vermittelnden Kompetenzen und das Verfahren der staatlichen Prüfungen einschließlich erstmals bundesweit einheitlicher Rahmenvorgaben für die akademische Pflegeausbildung.
7. Juni 2018	Politik	Pflegebevollmächtigter setzt auf finanzielle Anreize für mehr Pflegepersonal	Der Pflegebevollmächtigte der Bundesregierung, Andreas Westerfellhaus, stellt sein 5-Punkte-Programm „Mehr PflegeKRAFT" für Pflegefachkräfte und Einrichtungsbetreiber vor. Er will u. a. durch steuerfreie Prämien von bis zu 5.000 Euro Anreize setzen, damit dringend gesuchte Fachkräfte reaktiviert werden können.
7. Juni 2018	Wissenschaft	Krankenhaus-Rating-Report 2018: „Personal – Krankenhäuser zwischen Wunsch und Wirklichkeit"	Die wirtschaftliche Lage deutscher Krankenhäuser war im Jahr 2016 – so die aktuellen Ergebnisse des Krankenhaus-Rating-Reports 2018 – wesentlich besser als in den Jahren zuvor. Nur noch sieben Prozent der Krankenhäuser liegen im „roten Bereich" mit erhöhter Insolvenzgefahr. Ein Problem bleibt aber bestehen: die unzureichenden Fördermittel der Bundesländer für Investitionen. Bei einem jährlichen Investitionsbedarf (ohne Universitätskliniken) von rund 5,8 Milliarden Euro stellen die Länder nur Fördergelder in Höhe von 2,8 Milliarden Euro zur Verfügung. Die jährliche Förderlücke beträgt somit 3 Milliarden Euro.
5. Juni 2018	Wissenschaft	Destatis: Mehr Männer in der Pflegeausbildung	Gegenüber 2006 ist die Zahl der Ausbildungsanfängerinnen und anfänger im Pflegebereich, laut Destatis, um 43 Prozent auf rund 63.200 angestiegen. Insbesondere immer mehr Männer entscheiden sich für eine Pflege-Ausbildung; ihr Anteil an den Auszubildenden nahm um 54 Prozent zu.
1. Juni 2018	Politik	Breites Bündnis schlägt wegen Personaluntergrenzen Alarm	Der Deutsche Pflegerat, ver.di, das Aktionsbündnis Patientensicherheit sowie viele weitere Verbände und Interessenvertretungen warnen in einer gemeinsamen Erklärung vor weiteren Verschlechterungen in der Pflege. Sie fürchten vor allem, dass sich DKG und GKV-SV auf zu geringe Vorgaben verständigen, die nicht zu mehr Patientensicherheit in den Krankenhäusern führen.
31. Mai 2018	Rechtsprechung	EuGH: Chefarzt-Kündigung durch katholische Klinik nicht rechtens	Die Kündigung eines Chefarztes wegen Wiederheirat durch ein katholisches Krankenhaus war nach Auffassung des EuGH-Generalanwalts nicht rechtens. Für Kollegen und Patienten sei die Erbringung der medizinischen Leistungen wesentlich und nicht die Frage, ob der Mediziner geschieden sei und erneut geheiratet habe. Somit stehe das EU-Verbot der Diskriminierung wegen Religion einer Kündigung entgegen (Az.: C-68/17).

Krankenhauspolitische Chronik			
Termin	**Leitbegriff**	**Vorgang**	**Legende**
24. Mai 2018	Politik	BMG sieht Nachweispflicht für Pflegestellen in den Krankenhäusern kritisch	Eine mögliche Nachweispflicht der Krankenhäuser für die zur Pflege eingesetzten Mittel wird skeptisch gesehen. In einem pauschalierenden Entgeltsystem liege es grundsätzlich in der betriebswirtschaftlichen Verantwortung der Krankenhäuser, die Betriebsmittel für eine effektive Versorgung der Patienten einzusetzen, heißt es in der Antwort (Bundestags-Drs. 19/2321) auf eine Kleine Anfrage der Fraktion Bündnis 90/Die Grünen.
23. Mai 2018	Politik	Mehr Stellen in der Pflege – vollständige Refinanzierung der Pflege-Personalkosten	Bundesgesundheitsminister Jens Spahn legt die „Eckpunkte zum Sofortprogramm Kranken- und Altenpflege" vor. Mit Wirkung zum 1. Januar 2019 soll ein umfangreiches Förderprogramm für Pflegestellen auch im Krankenhaus beginnen. Neben Personaluntergrenzen für alle bettenführenden Abteilungen sollen die Krankenkassen nicht nur jede zusätzliche „Pflegestelle am Bett" vollständig finanzieren, sondern auch die Tarifsteigerungen übernehmen, und dies rückwirkend für 2018. Über den auf 4 Mrd. Euro aufgestockten Strukturfonds sollen dann auch die Ausbildungsstätten und die Digitalisierung der Krankenhäuser zusätzlich zu den bestehenden Aufgaben bezahlt werden.
23. Mai 2018	Politik	Bundesländer haben ihre Investitionsfördermittel für Krankenhäuser seit 1991 um fast 50 Prozent reduziert	Was bisher immer nur vermutet wurde, bestätigt die Bundesregierung in einer Antwort (Bundestags-Drs. 19/2271) auf eine Kleine Anfrage der Fraktion Bündnis 90/Die Grünen. Die Bundesländer haben ihre Investitionsfördermittel für Krankenhäuser seit 1991 drastisch reduziert. Der Anteil der Fördermittel an den Gesamtkosten der Krankenhäuser sank von 9,7 Prozent im Jahr 1991 auf nur noch 3,3 Prozent im Jahr 2015.
8. bis 11. Mai 2018	Selbstverwaltung	Ärztetag fordert 6.250 zusätzliche Medizinstudienplätze	Die Delegierten des Ärztetages fordern die Landesregierungen dazu auf, die Zahl der Studienplätze von derzeit 10.750 Plätzen auf 17.000 jährlich zu erhöhen. Dies entspricht der Anzahl von Medizinstudienplätzen vor der Wiedervereinigung.
7. Mai 2018	Politik	BMG: Nur 2,3 Prozent der Bevölkerung werden künftig mehr als 30 Minuten bis zu einer Rettungsstelle eines Krankenhauses fahren müssen	Laut Antwort des BMG auf eine parlamentarische Anfrage von Dr. Manuela Rottmann (Bündnis 90/Die Grünen) zu den Auswirkungen des G-BA-Beschlusses „stationäre Notfallversorgung" (§ 136c Absatz 4 SGB V) wird darauf hingewiesen, dass nach der erfolgten Auswirkungsanalyse nur 2,3 Prozent der Bevölkerung mehr als 30 Minuten bis zu einer Rettungsstelle an einem Krankenhaus fahren werden müssen. Hieraus ergibt sich laut BMG zudem, dass in vielen der Bereiche, in denen Fahrzeiten von mehr als 30 Minuten ermittelt wurden, auch unter Status-quo-Bedingungen kein entsprechendes Krankenhaus vorhanden ist.

Krankenhauspolitische Chronik			
Termin	**Leitbegriff**	**Vorgang**	**Legende**
5. Mai 2018	Politik	Marburger Bund: Krankenhausversorgung braucht Steuerung – Länder in der Pflicht	Der 1. Vorsitzende des Marburger Bundes (MB) und CDU-MdB Rudolf Henke hat zum Auftakt der MB-Hauptversammlung in Erfurt an die Bundesregierung und die Bundesländer appelliert, die Krankenhausstrukturen zukunfts- und versorgungsorientiert weiterzuentwickeln. Zudem seien, um eine gute stationäre Versorgung sicherzustellen, deutlich erhöhte Investitionen in Krankenhäuser für Umstrukturierungen, neue Technologien und Digitalisierung notwendig.
4. Mai 2018	Wissenschaft	Intensivstationen sind die Abteilungen mit den meisten nosokomialen Infektionen	Nach einer europaweiten Auswertung des „European Centre for Disease Prevention and Control" (ECDC) in Europa kann bei 8,4 Prozent aller Patienten auf einer Intensivstation nach mehr als zwei Tagen Aufenthalt eine nosokomiale Infektionen nachgewiesen werden (Annual epidemiological report for 2016).
4. Mai 2018	Politik	Verbändeanhörung zum Referentenentwurf einer Ausbildungs- und Prüfungsverordnung für die Pflegeberufe	BMG und das Bundesministerium für Familie, Senioren, Frauen und Jugend (BMFSFJ) haben die Verbändeanhörung zum Referentenentwurf einer Ausbildungs- und Prüfungsverordnung für die Pflegeberufe (Pflegeberufe-Ausbildungs- und Prüfungsverordnung – PflAPrV) durchgeführt. Der Verordnungsentwurf regelt das Weitere zu den Mindestanforderungen an die berufliche Pflegeausbildung einschließlich der nach zwei Jahren zu absolvierenden Zwischenprüfung, die zu vermittelnden Kompetenzen und das Verfahren der staatlichen Prüfungen.
30. April 2018	Politik	Richtlinie zu MDK-Qualitätskontrollen in Krankenhäusern tritt unter Auflage in Kraft	Das BMG sieht keine Rechtsgrundlage für eine generelle Übermittlung des Kontrollberichts des MDKs an die gesetzlichen Krankenkassen eines Landes. Daher ist diese Regelungsvorgabe zu streichen.
25. April 2018	Rechtsprechung	Einigungsstelle darf keine Vorgaben zur personellen Mindestbesetzung beschließen	Der Betriebsrat eines Krankenhauses kann bei der Personalplanung des Arbeitgebers nicht erzwingbar mitbestimmen, so das Landesarbeitsgericht Schleswig-Holstein (Az.: 6 TaBV 21/17). Somit kann eine Einigungsstelle auch aus Gründen der Mitbestimmung beim Gesundheitsschutz gemäß § 87 Abs. 1 Nr. 7 BetrVG keine Vorgaben über die personelle Mindestbesetzung beschließen.
24. April 2018	Rechtsprechung	BSG schränkt Experimentierklausel für Krankenhausbehandlungen weitgehend ein	Das BSG entschied (Az.: B 1 KR 10/17 R (Erprobungsverfahren) und B 1 KR 10/17 R (Leiturteil)), dass die GKV eine stationäre Liposuktion, auch wenn diese „das Potenzial einer Behandlungsalternative" habe, in der Regel nicht vergüten muss. Das Qualitätsgebot sichere nicht nur die Wirtschaftlichkeit, sondern auch die Gleichbehandlung in der GKV und gewährleiste, „dass eine nicht ausreichend erprobte Methode nicht zu Lasten der Krankenkassen erbracht werden darf".
19. April 2018	Selbstverwaltung	Zukünftig auch Sicherstellungszuschläge für Geburtshilfe möglich	Die Geburtshilfe zählt im Sinne der Sicherstellungsregelungen zukünftig zu den basisversorgungsrelevanten Leistungen eines Krankenhauses. Zuschlagsfähig ist in diesem Fall dann zudem die Vorhaltung einer Fachabteilung Kinder- und Jugendmedizin. Dies hat der G-BA beschlossen und in einer Richtlinie festgesetzt.

Krankenhauspolitische Chronik

Termin	Leitbegriff	Vorgang	Legende
19. April 2018	Selbstverwaltung	Reformkonzept zur stationären Notfallversorgung beschlossen	Nach zweijährigen Beratungen beschließt der G-BA gegen das Votum der DKG die Reform der stationären Notfallversorgung. Statt wie bisher 1.748 werden zukünftig 1.120 Krankenhäuser die Notfallversorgung gemäß eines „Stufenplans" entweder als „Basis"- oder „Spitzen"-Versorger gewährleisten. Details über die „Zuschlagsvergütung" für diese Kliniken müssen GKV und DKG noch verhandeln. In Kraft treten soll diese Vorgabe zum 1. Januar 2019.
19. April 2018	Wissenschaft	RWI-Gutachten zur Notfallversorgung in Deutschland	Es reichen bundesweit 736 Notfallzentren aus, um die Bevölkerung im Notfall optimal zu versorgen. Das ergab ein Gutachten des RWI – Leibnitz-Instituts für Wirtschaftsforschung, das im Auftrag der KBV erstellt wurde.
18. April 2018	Politik	Anhörung zum Pflegepersonal in Altenheimen und Krankenhäusern	Mit dem Pflegepersonal in Altenheimen und Krankenhäusern befasst sich der AfG in einer öffentlichen Anhörung. Dazu liegen den Sachverständigen vier Anträge vor, zwei von der Linken und zwei von Bündnis 90/Die Grünen. An dieser Anhörung nimmt unter anderen auch Pflege-Azubi Alexander Jorde als Sachverständiger teil, der das Thema im Bundestagswahlkampf publik gemacht hatte.
17. April 2018	Politik	Bundesgesundheitsminister ermahnt die Selbstverwaltungspartner	Während des Frühlingsempfangs der DKG in Berlin fordert Bundesgesundheitsminister Jens Spahn DKG und GKV-Spitzenverband dazu auf, die Einführung von Personaluntergrenzen bis Juni fristgerecht umzusetzen. „Entscheiden Sie lieber selbst, bevor wir das im Ministerium entscheiden" schreibt er der gemeinsamen Selbstverwaltung ins Stammbuch.
17. April 2018	Selbstverwaltung	7,5 Prozent Lohnsteigerungen für Beschäftigte im Krankenhaus	Der Tarifabschluss für den öffentlichen Dienst führt zu finanziellen Verbesserungen für die Beschäftigten in den Krankenhäusern. Sie werden u. a. künftig den vollen Nachtzuschlag und in drei Stufen mehr Urlaub für die Arbeit in der Wechselschicht erhalten.
16. April 2018	Politik	SPD für Selbstkostendeckungsprinzip und gegen Zweckentfremdung	Die gesundheitspolitische Sprecherin der SPD-Bundestagsfraktion, Sabine Dittmar, ist gegen gesonderte Fallpauschalen für die Pflege, sogenannte Nursing Related Groups (NRG), und plädiert stattdessen für die Einführung eines Selbstkostenerstattungsprinzips zur gesonderten Finanzierung der Pflege im Krankenhaus. In diesem Zusammenhang warf sie den Krankenhäusern vor, jährlich drei Milliarden Euro aus den DRGs, die für Pflege vorgesehen seien, für andere Dinge wie Investitionen zu verwenden.
11. April 2018	Politik	Neuer Patientenbeauftragter der Bundesregierung	Der CDU-Bundestagsabgeordnete Dr. Ralf Brauksiepe aus Nordrhein-Westfalen (NRW) wird der neue Patientenbeauftragte der Bundesregierung. Damit ist das Bundeskabinett dem Vorschlag des Bundesministers für Gesundheit Jens Spahn (CDU) gefolgt.

Krankenhauspolitische Chronik			
Termin	**Leitbegriff**	**Vorgang**	**Legende**
4. April 2018	Qualität	Jeder dritte Behandlungsfehler in Kliniken	Im Jahr 2017 entfielen laut Behandlungsfehlerstatistik der BÄK von den 8.385 Begutachtungsanträgen 6.331 auf den Krankenhausbereich. Unfallchirurgie und Orthopädie sind dabei mit 2.108 Prüfungen am häufigsten betroffen.
3. April 2018	Selbstverwaltung	InEK veröffentlicht Katalog zur Bewertung des Pflegeaufwands	Das InEK hat ein Instrument zur Bewertung des Pflegeaufwands in Krankenhäusern entwickelt. Der sog. Pflegelast-Katalog weist für alle vollstationären Fallpauschalen des DRG-Katalogs für 2018 ein tagesbezogenes Relativgewicht für den Pflegeaufwand eines Patienten sowie fallbezogene Relativgewichte für relevante Zusatzentgelte aus. Dieser Katalog soll bei den anstehenden Verhandlungen über Personaluntergrenzen auf bettenführenden Stationen zur Ermittlung des Personalbedarfs in der Pflege beitragen.
28. März 2018	Selbstverwaltung	InEK veröffentlicht vierten Extremkostenbericht	In dem Bericht wird dargestellt, dass die Kostenunterdeckungen der sogenannten Kostenausreißer durch entsprechende Kostenüberdeckungen mehr als kompensiert werden. Nach wie vor werden allerdings dem Bericht zufolge atypische Krankheitsverläufe in Universitätskliniken und Maximalversorgern im Bereich der Regelleistungen nicht hinreichend vergütet.
28. März 2018	Selbstverwaltung	Katalog der Investitionsbewertungsrelationen für das Jahr 2018 veröffentlicht	GKV-SV, PKV-Verband und DKG haben sich auf den Katalog von Investitionsbewertungsrelationen für das Jahr 2018 geeinigt. Für den PSY-Entgeltbereich war die Berechnung von Investitionsbewertungsrelationen aufgrund einer nicht ausreichenden Datenbasis bislang nicht möglich. Die empirisch erhobenen Zahlen belegen – wie auch in den vergangenen Jahren –, dass der bestandserhaltende Investitionsbedarf der Krankenhäuser bundesweit bei sechs Milliarden Euro liegt. Die Nutzung des Instruments liegt in der Entscheidung des jeweiligen Bundeslandes. Bisher werden die Investitionsbewertungsrelationen in Berlin und Hessen angewendet.
21. März 2018	Politik	Neuer Pflegebevollmächtigter der Bundesregierung bestellt	Das Bundeskabinett hat Andreas Westerfellhaus auf Vorschlag von Bundesgesundheitsminister Jens Spahn zum neuen Bevollmächtigten der Bundesregierung für Pflege bestellt. Er wird seine Tätigkeit voraussichtlich Mitte April 2018 aufnehmen.
19. März 2018	Wissenschaft	AOK-Bundesverband und WIdO veröffentlichen Krankenhaus-Report 2018	Die Krankenhausstrukturen in Deutschland müssen zentralisiert werden – diese Botschaft untermauern das Wissenschaftliche Institut der AOK (WIdO) und der AOK-Bundesverband bei ihrer Pressekonferenz zur Vorstellung des Krankenhaus-Reports 2018. Im Blickpunkt der aktuellen Ausgabe mit dem Schwerpunkt „Bedarf und Bedarfsgerechtigkeit" steht die bedarfsgerechte Krankenhausplanung.
14. März 2018	Politik	Jens Spahn ist neuer Bundesminister für Gesundheit	Bundespräsident Frank-Walter Steinmeier hat den bisherigen Parlamentarischen Finanzstaatssekretär Jens Spahn (CDU) zum Bundesminister für Gesundheit ernannt. Im Anschluss wurde Spahn im Deutschen Bundestag vereidigt. Er folgt auf Hermann Gröhe (CDU), der das Ministeramt seit Dezember 2013 ausgeübt hat.

Krankenhauspolitische Chronik			
Termin	**Leitbegriff**	**Vorgang**	**Legende**
13. März 2018	Wissenschaft	Mehr Menschen wegen Depression in Kliniken behandelt	Die Zahl der Menschen in Deutschland, die wegen einer Depression in Krankenhäusern behandelt wurden, ist laut Destatis innerhalb von fünf Jahren um sieben Prozent gestiegen. Im Jahr 2016 wurden mehr als 263.000 Menschen vollstationär aufgenommen. Im Jahr 2011 waren es noch knapp 246.000 Patienten.
2. März 2018	Politik	BMG veröffentlicht vorläufige Finanzergebnisse der GKV 2017	Die Ausgaben für Krankenhausbehandlung haben sich um 2,6 Prozent erhöht. Insgesamt erhielten die Krankenhäuser damit von den gesetzlichen Krankenkassen 2017 rund 1,9 Milliarden Euro höhere Finanzmittel als im entsprechenden Vorjahreszeitraum.
22. Februar 2018	Selbstverwaltung	Mindestmengenregelung: Verzeichnis der Landesverbände der Krankenkassen und der Ersatzkassen zur Übermittlung der Prognose liegt vor	Die Mindestmengenregelung (Mm-R) sieht vor, dass der GKV-SV auf seiner Homepage ein verbindliches Verzeichnis der Kontaktadressen aller Landesverbände der Krankenkassen und der Ersatzkassen veröffentlicht, an welche – je Bundesland – die Prognosen der Krankenhäuser über die voraussichtliche Erfüllung der Mindestmengen zu übermitteln sind.
15. Februar 2018	Wissenschaft	Erstmals mehr als eine Milliarde Gesundheitsausgaben pro Tag	Die Gesundheitsausgaben in Deutschland haben laut Destatis im vergangenen Jahr erstmals die Marke von einer Milliarde Euro pro Tag überschritten. Für 2017 werden Ausgaben in Höhe von 374,2 Milliarden Euro prognostiziert. Das ist ein Anstieg um 4,9 Prozent im Vergleich zu 2016.
9. Februar 2018	Politik	Antwort der Bundesregierung auf Kleine Anfrage der FDP-Fraktion	Die Antwort der Bundesregierung (Drucksache 19/702) zur FDP-Anfrage (Drucksache 19/486) zur Situation der Krankenhäuser beinhaltet Aussagen zu Insolvenzen von Krankenhäusern sowie zur Investitionskosten-, Landesbasisfallwert- und Tarifentwicklung.
8. Februar 2018	Selbstverwaltung	Bundesvereinbarung zur Dokumentation der Leistungen der psychiatrischen Institutsambulanzen (PIA) geschlossen	GKV-SV, PKV und DKG haben einen bundeseinheitlichen Katalog für die Dokumentation der Leistungen der psychiatrischen Institutsambulanzen (PIA-Doku-Vereinbarung) vereinbart, die zum 01.07.2018 in Kraft tritt. Der neue bundeseinheitliche Dokumentationskatalog umfasst nun 67 statt wie bisher vier Kodes. Er differenziert nach Art und Umfang der Leistung und enthält ergänzende Informationen über die medizinischen Inhalte der erbrachten Leistungen und das Behandlungssetting.
7. Februar 2018	Politik	Finale Fassung des Koalitionsvertrags liegt vor	Nachdem die Koalitionsverhandlungen beendet wurden, liegt mit dem Titel „Ein neuer Aufbruch für Europa – Eine neue Dynamik für Deutschland – Ein neuer Zusammenhalt für unser Land: Koalitionsvertrag zwischen CDU, CSU und SPD" die finale Fassung des Koalitionsvertrags vor.
31. Januar 2018	Selbstverwaltung	Zwischenbericht zur Einführung von Pflegepersonaluntergrenzen	GKV-SV und DKG haben einen Zwischenbericht über den Stand der Umsetzung der gesetzlichen Aufgabe zur Identifikation pflegesensitiver Bereiche in der Krankenhausversorgung und der Festsetzung von Pflegepersonaluntergrenzen fristgerecht an das BMG übermittelt.
31. Januar 2018	Politik	Gesundheitsausschuss neu konstituiert	Der Gesundheitsausschuss des Bundestages hat sich mit seinen Mitgliedern neu konstituiert.

Krankenhauspolitische Chronik			
Termin	**Leitbegriff**	**Vorgang**	**Legende**
30. Januar 2018	Politik	Gesundheitspolitische Sprecher der Fraktionen im Deutschen Bundestag	Die Fraktionen im Deutschen Bundestag haben mit Ausnahme der AfD ihre gesundheitspolitischen Sprecher gewählt: - Union: Karin Maag (zuständiger Fraktionsvize: Georg Nüsslein) - SPD: Sabine Dittmar (zuständiger Fraktionsvize: Karl Lauterbach) - FDP: Christine Aschenberg-Dugnus (zuständiger Fraktionsvize: Michael Theurer) - Linke: Harald Weinberg (für Gesundheit zuständige Fraktionsvize: Sabine Zimmermann) - Grüne: Maria Klein-Schmeink (zuständige Arbeitskreisvorsitzende: Katja Dörner). Als Vorsitzender des Gesundheitsausschusses wurde der Pflegeexperte der CDU Erwin Rüddel gewählt.
26. Januar 2018	Politik	Koalitionsverhandlungen starten	Die Verhandlungen zur Großen Koalition aus Union und SPD sind gestartet. Die Verhandlungsgruppen und der Zeitplan liegen vor.
22. Januar 2018	Wissenschaft	Kliniken melden 2017 deutlich mehr Gewebespender	Deutsche Krankenhäuser vermitteln immer mehr Gewebespenden von Verstorbenen für die Transplantation etwa von Augenhornhäuten oder Herzklappen. Die Zahl der eingegangenen Spendermeldungen ist innerhalb der vergangenen drei Jahre von ungefähr 27.000 auf über 32.000 gestiegen. Das ist ein Anstieg von mehr als 20 Prozent, so die Deutsche Gesellschaft für Gewebetransplantationen.
18. Januar 2018	Selbstverwaltung	Strukturierter Dialog: Berichte und Weiterentwicklung	Der G-BA hat zum Thema Strukturierter Dialog zwei Beschlüsse getroffen: 1. Erstmals werden die jährlichen Berichte zum Strukturierten Dialog mit den Krankenhäusern durch den G-BA kommentiert. Diese Kommentierung wird veröffentlicht. 2. Das IQTIG wurde mit einer umfassenden Weiterentwicklung des Strukturierten Dialogs mit den Krankenhäusern beauftragt.
17. Januar 2018	Politik	Antrag der Fraktion Bündnis 90/Die Grünen für ein Sofortprogramm für mehr Pflegepersonal im Krankenhaus	Die Grünen-Fraktion fordert in einem Antrag (Drucksache 19/447) im Bereich Pflege im Krankenhaus, ein Sofortprogramm in Höhe von 1,3 Mrd. Euro im Jahr aufzulegen, aus dessen Mitteln zusätzliche Pflegekräfte zielgerichtet und verbunden mit einer Nachweispflicht gefördert werden sowie verbindliche Personalbemessungsinstrumente zu entwickeln, die sich am individuellen Pflegebedarf der Patientinnen und Patienten orientieren.

Krankenhauspolitische Chronik

Termin	Leitbegriff	Vorgang	Legende
16. Januar 2018	Wissenschaft	IAB-Studie zu Entgelten von Pflegekräften	Das Institut für Arbeitsmarkt und Berufsforschung der Bundesagentur für Arbeit (IAB) hat eine Studie zu den Entgelten von Pflegekräften erstellt. Danach sind seit dem Jahr 2012 die Entgelte im Pflegebereich im Großen und Ganzen entsprechend der allgemeinen Lohnentwicklung gestiegen. Bei Fachkräften in der Krankenpflege belief sich das Plus auf 8,9 Prozent. Fachkräfte in der Krankenpflege verdienen mit durchschnittlich 3.239 Euro geringfügig mehr als die Beschäftigten insgesamt mit 3.133 Euro. Dabei ist zu berücksichtigen, dass in der Krankenpflege häufig Zuschläge für spezielle Dienste wie Nachtschichten oder Arbeit auf der Intensivstation gezahlt werden. Dabei ist das Lohngefälle zwischen Kranken- und Altenpflege weitgehend konstant geblieben. Auch die regionalen Entgeltunterschiede sind nach wie vor erheblich.
15. Januar 2018	Selbstverwaltung	Neue Pauschalen für Organtransplantationen vereinbart	Die Deutsche Stiftung Organtransplantation (DSO) hat mit den Krankenkassen, der Bundesärztekammer und den Kliniken die Pauschalen für das Jahr 2018 vereinbart. Die Vertragspartner rechnen im laufenden Jahr mit 2.830 Transplantationen und 825 Flügen für den Organtransport. Erstmals wird im Budget auch das Transplantationsregister berücksichtigt.
12. Januar 2018	Politik	Einigung in Sondierungsgesprächen	Union und SPD haben sich in den Sondierungsgesprächen zur Vorbereitung einer Großen Koalition auf einen 28-seitigen Text geeinigt. Die drei Parteivorsitzenden Angela Merkel (CDU), Horst Seehofer (CSU) und Martin Schulz (SPD) haben ihren Parteien die Aufnahme von offiziellen Koalitionsverhandlungen empfohlen. Krankenhauspolitisch relevante Punkte sind nachhaltige Schritte zur Erreichung einer sektorenübergreifenden Versorgung insbesondere bei der Notfallversorgung, deutlich erhöhte Investitionen in Krankenhäuser für Umstrukturierungen, neue Technologien und Digitalisierung, sofort und spürbar verbesserte Arbeitsbedingungen und Bezahlung in der Alten- und Krankenpflege sowie die vollständige Refinanzierung von Tarifsteigerungen im Krankenhausbereich mit Nachweispflicht sowie Pflege-Personaluntergrenzen für alle bettenführenden Abteilungen in Krankenhäusern.
28. Dezember 2017	Rechtsprechung	BAG urteilt: Umkleidezeit ist Mehrarbeit	Nach einem Urteil des Bundesarbeitsgerichts (BAG) ist die für das An- und Ausziehen notwendige Umkleidezeit des Klinikpersonals als Mehrarbeit zu vergüten, soweit der jeweilige Tarifvertrag nichts Anderes vorsieht. In seiner ständigen Rechtsprechung geht das BAG davon aus, dass das An- und Ablegen „besonders auffälliger Dienstkleidung" vor Schichtbeginn zu vergütungspflichtiger Mehrarbeit führt.
21. Dezember 2017	Rechtsprechung	Beschäftigungszeiten in Privatkliniken gilt auch bei Unikliniken als ärztliche Tätigkeit	Laut BAG, Az. 6 AZR 863/16, sind bei der Einstellung von Ärzten an hessischen Universitätskliniken frühere ärztliche Tätigkeiten, auch bei Privatkliniken, uneingeschränkt als Berufserfahrungszeiten zu berücksichtigen.

Krankenhauspolitische Chronik

Termin	Leitbegriff	Vorgang	Legende
21. Dezember 2017	Selbstverwaltung	Qualitätskontrollen des MDK in Krankenhäusern	Der G-BA beschließt die Erstfassung der Richtlinie zu Grundsätzen der Qualitätskontrollen des MDK in Krankenhäusern (§ 275a SGB V). Die Richtlinie, die erst nach „Nichtbeanstandung" durch das BMG in Kraft treten wird, legt dabei auch die Voraussetzungen fest, aus denen sich Qualitätskontrollen ergeben können, und regelt generelle Fragen zu Beauftragung, Umfang, Art und Verfahren der Kontrollen sowie zum Umgang mit den Ergebnissen.
20. Dezember 2017	Selbstverwaltung	Eurotransplant-Budget für 2018 vereinbart	Die sogenannte Registrierungspauschale 2018, die für die Aufnahme eines Patienten auf die Warteliste von Eurotransplant bezahlt wird, beträgt 1.166,- Euro. Für das Jahr 2018 werden 5.000 Registrierungsfälle (2017: 5.400) aus Deutschland erwartet.
19. Dezember 2017	Rechtsprechung	Numerus clausus für Medizin ist teilweise verfassungswidrig – Bund und Länder müssen Auswahlkriterien neu regeln	Der Erste Senat am Bundesverfassungsgericht sieht die Studienplatzvergabe für Medizin als teilweise verfassungswidrig an. Zudem erkennt er im derzeitigen System einen Verstoß gegen den Gleichheitsgrundsatz (Az. 1 BvL 3/14, 1 BvL 4/14). Vor allem fordern die Verfassungsrichter ein bundesweit standardisiertes System von Eignungstests an Universitäten. Eine Neuregelung soll daher bis zum 31. Dezember 2019 verabschiedet werden.
15. Dezember 2017	Rechtsprechung	Nur anwesend sein reicht nicht, um „Chefarztbehandlung" vergütet zu bekommen	Das OLG Hamm hat entschieden (AZ. 26 U 74/17), dass der Wahlarzt die seine Disziplin prägende Kernleistung persönlich und eigenhändig erbringen muss, um eine Vergütung aus einer Wahlleistungsvereinbarung geltend machen zu können. Ist er zwar anwesend, führt die Behandlung aber nicht eigenständig aus, so entsteht kein Vergütungsanspruch.
6. Dezember 2017	Selbstverwaltung	Transplantationsregeln werden überwiegend von den Klinken beachtet	Die bei der Bundesärztekammer (BÄK) angesiedelte Prüfungskommission und Überwachungskommission zur Prüfung der Herz-, Lungen-, Leber-, Nieren- und Pankreastransplantationsprogramme haben im Jahresbericht 2016/2017 keine Auffälligkeiten ergeben. Auch die bereits abgeschlossenen Prüfungen bestätigen, dass der ganz überwiegende Teil der Zentren ordnungsgemäß und korrekt arbeitet. Auffälligkeiten stellten die Kommissionen lediglich in den Universitätskliniken Berlin, Göttingen und Essen fest.
6. Dezember 2017	Politik	BMG veröffentlicht Finanzergebnisse der GKV im 1. bis 3. Quartal 2017	Die Ausgaben für Krankenhausbehandlung stiegen um 2,4 Prozent. Insgesamt erhielten die Krankenhäuser damit von den gesetzlichen Krankenkassen in den Monaten Januar bis September rund 1,35 Milliarden Euro höhere Finanzmittel als im entsprechenden Vorjahreszeitraum. Hinzu kommen bereits vereinbarte Preissteigerungen (Landesbasisfallwerte), die in diese Daten teils noch nicht bzw. nicht für alle Monate einfließen konnten, sowie weitere Verbesserungen im Krankenhausbereich.

Krankenhauspolitische Chronik			
Termin	**Leitbegriff**	**Vorgang**	**Legende**
5. Dezember 2017	Qualität	Chirurgische Fachgesellschaften fordern höhere Mindestmengen	Die Deutsche Gesellschaft für Chirurgie (DGCH) und die Deutsche Gesellschaft für Allgemein- und Viszeralchirurgie (DGAV) fordern höhere Mindestmengen als der G-BA. Während der G-BA z. B. bei Bauchspeicheldrüsenkrebs zehn Eingriffe pro Jahr vorgibt, werden seitens der Chirurgen mindestens 25 Eingriffe gefordert. Zudem bezeichnen die beiden chirurgischen Verbände die gegenwärtige Regelung als „zahnlosen Tiger" und fordern deshalb, dass die Kassen finanziellen Druck auf die Kliniken ausüben können sollen, die über Ausnahmeregelungen versuchten, Mindestmengen zu unterschreiten.
5. Dezember 2017	Selbstverwaltung	Vereinbarung über die Definition „Krankenhausstandort"	DKG und GKV-SV verständigen sich über die Definition von Klinikstandorten und auf die Einrichtung eines bundesweiten Verzeichnisses. Die Definition wird für die Qualitätssicherung, die Abrechnung, die Krankenhausplanung und für die Krankenhausstatistik benötigt.
29. November 2017	Wissenschaft	Wenige Patienten – hohes Risiko	Laut Studie des Zentralinstituts für die kassenärztliche Versorgung (Zi) werden im Durchschnitt rund 1,7 Patienten pro Stunde in der Notaufnahme eines Krankenhauses behandelt. Des Weiteren liegt die relative Überlebenswahrscheinlichkeit in größeren Notaufnahmen, die eine durchschnittliche Auslastung von mehr als 2,3 Patienten pro Stunde haben, je nach Indikation um 30 bis 50 Prozent höher als in unterdurchschnittlichen Notfallambulanzen.
23. November 2017	Rechtsprechung	Bademeister haften wie Ärzte	Bei schweren Pflichtverstößen kehrt sich bei Bademeistern die Beweispflicht zu ihren Lasten um und sie haften wie Ärzte, hat der Bundesgerichtshof entschieden (Az.: III ZR 60/16). „Die Rechtslage ist in dieser Hinsicht mit der im Arzthaftungsrecht vergleichbar. Hier wie dort handelt es sich um Pflichten, die spezifisch auf den Schutz von Leben und Gesundheit gerichtet sind", erklärten die Karlsruher Richter. Danach hat ein zum Unfallzeitpunkt zwölfjähriges Mädchen noch Aussicht auf eine Entschädigung. Sie hatte sich in einem Naturbad unter Wasser im Seil einer Boje verfangen. Der Bademeister hatte bemerkt, dass die Boje nicht mehr wie üblich aus dem Wasser guckte, war aber nicht sofort ins Wasser gesprungen.
20. November 2017	Politik	Koalitionsverhandlungen „Jamaika" für gescheitert erklärt	Nach vier Wochen Sondierungsgesprächen und Verhandlungen scheitern die Koalitionsgespräche zwischen Union, FDP und Bündnis 90/Die Grünen.

Krankenhauspolitische Chronik			
Termin	**Leitbegriff**	**Vorgang**	**Legende**
17. November 2017	Selbstverwaltung	Mindestmengenregelungen für stationäre Leistungen grundlegend überarbeitet	Der G-BA hat eine Neufassung der Mindestmengenregelungen für planbare stationäre Leistungen, bei denen die Qualität des Behandlungsergebnisses von der Menge der erbrachten Leistungen abhängig ist, sowie ein neues Kapitel zu Mindestmengen in seiner Verfahrensordnung beschlossen. Grund für die Änderungen war vor allem, dass die Einführung von Mindestmengen bisher an den Nachweis einer Abhängigkeit der Behandlungsqualität von der erbrachten Leistungsmenge „in besonderem Maße" gebunden war. Die Unschärfe dieser Vorgabe hatte zu zahlreichen Gerichtsprozessen geführt und die Einführung von Mindestmengen faktisch lahmgelegt.
15. November 2017	Wissenschaft	Studie: Politische Einflussnahme führt in kommunalen Kliniken häufig zu einer schlechteren wirtschaftlichen Lage	Laut Studie der Wirtschaftsprüfungsgesellschaft BDO und des Deutschen Krankenhausinstituts ist die wirtschaftliche Lage vieler kommunaler Kliniken prekär. So habe fast ein Drittel der Häuser von 2014 bis 2016 kontinuierlich Verluste ausgewiesen. Dies sei „(…) auch auf die politische Durchdringung der Aufsichtsräte zurückzuführen… wonach in solchen Kliniken der Einfluss der Aufsichtsräte auf die unternehmerischen Entscheidung stärker ausfalle".
15. November 2017	Wissenschaft	DKI: Wirtschaftliche Situation verbessert – drei von vier Krankenhäusern 2016 mit positivem Abschluss	Nach Erkenntnis des „Krankenhaus-Barometers 2017" des Deutschen Krankenhausinstituts (DKI) erzielten 2016 rund 61 Prozent der Krankenhäuser einen Jahresüberschuss, 10 Prozent ein ausgeglichenes Ergebnis. Nur noch 28 Prozent mussten einen Verlust hinnehmen. Im Vergleich zum Vorjahr – wonach 58 Prozent der Kliniken Überschüsse aufwiesen, aber 33 Prozent Verluste verbuchen mussten – hat sich insgesamt die wirtschaftliche Lage der Krankenhäuser verbessert.
10. November 2017	Wissenschaft	Kosten für die stationäre Krankenhausversorgung steigen weiter	Im Vergleich zu 2015 sind die Aufwendungen für die stationäre Krankenhausversorgung 2016 laut Destatis um 4,3 Prozent auf 87,8 Milliarden Euro angestiegen. Umgerechnet auf die rund 19,5 Millionen Patienten, die 2016 vollstationär in Kliniken behandelt wurden, lagen die Ausgaben je Fall bei durchschnittlich 4.497 Euro – und damit 2,7 Prozent höher als im Jahr zuvor.
7. November 2017	Politik	Mehr Pflegepersonal in Kliniken gefordert	Die Linksfraktion fordert mit ihrem Antrag (19/30) die Einführung einer verbindlichen Personalbemessung in der Krankenhauspflege. Die von der großen Koalition zuletzt beschlossenen Personaluntergrenzen drohten zu scheitern, da die Beschäftigten und ihre Vertretungen nicht mitentscheiden dürften. Stattdessen verhandelten nur die Vertreter der Krankenhäuser mit denen der Krankenversicherungen.
27. Oktober 2017	Selbstverwaltung	KBV kritisiert mangelhafte Umsetzung der Abklärungspauschale in der Notfallversorgung	Nach Auffassung des stellvertretenden Vorstandsvorsitzenden der KBV, Dr. Stephan Hofmeister, wird die im April eingeführte Abklärungspauschale in der Notfallversorgung von den Krankenhäusern „nach wie vor nicht richtig verstanden." Dabei sei diese Pauschale „neues Geld für eine Leistung, die erbracht wird", erklärt er in einem Videointerview mit KV-on. Die Pauschale beträgt tagsüber 4,74 Euro und nachts 8,42 Euro.

Krankenhauspolitische Chronik			
Termin	**Leitbegriff**	**Vorgang**	**Legende**
26. Oktober 2017	Selbstverwaltung	DKG veröffentlicht ihre Forderungen an „Jamaika"	Die DKG fordert, dass in den bereits laufenden schwarz-gelb-grünen Sondierungsgesprächen bereits Vereinbarungen getroffen werden, um „nachhaltige Verbesserungen der finanziellen und strukturellen Rahmenbedingungen für die Krankenhäuser sicherzustellen".
23. Oktober 2017	Wissenschaft	Mehr als jeder dritte Patient wurde operiert	Laut Auskunft von Destatis wurde bei 38 Prozent (7,1 Millionen) der knapp 19,0 Millionen stationär in allgemeinen Krankenhäusern behandelten Patientinnen und Patienten eine Operation durchgeführt. Gegenüber dem Vorjahr hat sich der Anteil nicht verändert. Des Weiteren war gut die Hälfte der Behandelten, die sich 2016 während ihres Krankenhausaufenthaltes einem chirurgischen Eingriff unterziehen mussten, 60 Jahre und älter.
20. Oktober 2017	Selbstverwaltung	Mehr Geld für Pflege im Krankenhaus – Fallpauschalenkatalog 2018 vereinbart	Die Selbstverwaltungspartner verständigen sich auf den Fallpauschalenkatalog 2018, der die verbindliche Grundlage für die Abrechnungen zwischen Krankenversicherern und Kliniken für stationäre somatische Leistungen ist. Durch den neuen Katalog können die Krankenhäuser u. a. für Patienten mit den höchsten Pflegegraden künftig Zusatzentgelte abrechnen. Darüber hinaus haben die Selbstverwaltungspartner auch den PEPP-Entgeltkatalog 2018 beschlossen und damit auch den finanziellen Grundstein für die Behandlung von bestimmten psychiatrischen Patienten durch das multiprofessionelle Krankenhausteam im häuslichen Umfeld gelegt (home treatment oder Stationsäquivalente psychiatrische Behandlung).
18. Oktober 2017	Politik	Jamaika-Sondierungen starten	Die Sondierungsgespräche über eine Jamaika-Koalition starten zunächst mit Einzelgesprächen zwischen einerseits Union, FDP und Grünen sowie andererseits zwischen FDP und Grünen. Klar erkennbar ist, dass das Thema Gesundheit – trotz Bürgerversicherungsproblematik – nicht das großes Streitthema sein wird.
16. Oktober 2017	Selbstverwaltung	Bundesbasisfallwert 2018 liegt bei 3.467,30 Euro	Die Selbstverwaltungspartner auf Bundesebene verständigen sich auf den Bundesbasisfallwert für das Jahr 2018 i. H. v. 3.467,30 Euro. Die obere Grenze des Basisfallwertkorridors liegt damit bei 3.553,98 Euro (plus 2,5 Prozent), die untere bei 3.431,93 Euro (minus 1,02 Prozent).
4. Oktober 2017	Wissenschaft	Weniger Kaiserschnitte bei steigender Geburtszahl	Die Zahl der Krankenhausentbindungen in Deutschland hat sich laut Destatis im Jahr 2016 gegenüber dem Vorjahr um 6,3 Prozent auf 761.777 erhöht. Des Weiteren ist in den vergangenen fünf Jahren die Kaiserschnittrate von 32,2 Prozent auf 30,5 Prozent gesunken.
4. Oktober 2017	Rechtsprechung	Auswahlverfahren für Medizinstudium auf dem Prüfstand	Das Bundesverfassungsgericht stellt die Zulassungsbedingungen für das Medizinstudium mit einer Konzentration auf die Abiturnote auf den Prüfstand. Im Mittelpunkt der mündlichen Verhandlung steht die Frage, ob das derzeitige Verfahren mit dem Grundrecht auf freie Wahl des Berufs und des Ausbildungsplatzes sowie dem Gleichheitsgrundsatz vereinbar ist (Az. 1 BvL 3/14 und 4/14).

Krankenhauspolitische Chronik			
Termin	**Leitbegriff**	**Vorgang**	**Legende**
1. Oktober 2017	Gesetzgebung	Verpflichtendes Entlassmanagement	Krankenhäuser sind seit 1. Oktober 2017 verpflichtet, ihren Patienten ein standardisiertes Entlassmanagement anzubieten.
29. September 2017	Wissenschaft	Destatis: Orientierungswert 2018 beträgt 2,11 Prozent	Der Orientierungswert 2018 für Krankenhäuser beträgt 2,11 Prozent. Der Wert gibt die durchschnittliche jährliche prozentuale Veränderung der Krankenhauskosten wieder, die ausschließlich aus Preis- oder Verdienständerungen resultiert. Die Personalkosten sind um 2,73 Prozent und Sachkosten um 1,11 Prozent gestiegen.
22. September 2017	Selbstverwaltung	InEK erweitert Kalkulationsstichprobe	Das InEK hat 80 weitere Krankenhäuser ausgelost, die ihre Daten zur Kalkulation von Fallpauschalen zur Verfügung stellen sollen. Im Rahmen der zweiten Ziehung wurden je 20 Kliniken für den Bereich „DRG" und „PSY" zur Teilnahme an der Kostenerhebung bestimmt, weitere 40 Häuser wurden für Verbesserung der Investitionsbewertungsrelationen ausgewählt.
19. September 2017	Selbstverwaltung	Krankenkassen kündigen Zentrenvereinbarung	Der GKV-Spitzenverband (GKV-SV) hat gemeinsam mit dem Verband der Privaten Krankenversicherung (PKV) den Vertrag zur Finanzierung von Zentren inklusive seiner Anlage gekündigt. Der GKV-SV beschreibt den Schritt als „unvermeidbar", denn der Vertrag zur Zentrenfinanzierung basiere auf Festlegungen der Bundesschiedsstelle, die aus Kassensicht dem eigentlichen Gesetzesauftrag aus dem Krankenhausstrukturgesetz (KHSG) nicht gerecht würden.
19. September 2017	Selbstverwaltung	IQTIG legt Bericht zum Strukturierten Dialog 2016 vor: 714 Kliniken fielen auf	Laut Bericht haben 1.834 Krankenhäuser für das Erfassungsjahr 2015 ihre Daten für die externe Qualitätssicherung übermittelt. Bei 714 Kliniken wurde aufgrund von Auffälligkeiten in der Dokumentation ein Strukturierter Dialog geführt. In 372 Fällen lagen tatsächlich Dokumentationsfehler vor, 219 Datensätze waren unvollständig
8. September 2017	Politik	BMG veröffentlicht Finanzergebnisse der GKV im 1. Halbjahr 2017	Die Ausgaben für Krankenhausbehandlung stiegen im 1. Halbjahr 2017 absolut um 2,5 Prozent (je Versicherten um 1,3 Prozent). Insgesamt erhielten die Krankenhäuser damit von den gesetzlichen Krankenkassen in den Monaten Januar bis Juni rund 0,94 Milliarden Euro höhere Finanzmittel als im entsprechenden Vorjahreszeitraum.
7. September 2017	Politik	Fraktion der Grünen stellen Zehn-Punkte-Programm für eine bessere Notfallversorgung vor	Die AG Gesundheit der grünen Bundestagsfraktion hat ein Positionspapier zur Notfallversorgung vorgelegt. Ziel ist es, die Sektorengrenzen aufzubrechen und die Strukturen der Notfallversorgung so zu reformieren, dass sie die Bedürfnisse der Patienten und Patientinnen treffen.

Krankenhauspolitische Chronik			
Termin	**Leitbegriff**	**Vorgang**	**Legende**
7. September 2017	Wissenschaft	SVR-Gesundheit stellt Reform der Notfallversorgung vor	Der Sachverständigenrat zur Begutachtung der Entwicklung im Gesundheitswesen (SVR-Gesundheit) hat im Rahmen eines Werkstattgesprächs Analysen zum Status quo sowie Empfehlungen zur Zukunft der Notfallversorgung in Deutschland vorgestellt. Der Rat empfiehlt die Schaffung voll integrierter, regionaler Leitstellen, die über eine bundeseinheitliche Rufnummer erreichbar sind und je nach Patientenanliegen die individuell beste Versorgungsoption wählen. Das für viele Patienten unverständliche Nebeneinander verschiedener Rufnummern (vor allem 112 und 116117) soll damit zukünftig entfallen. Wichtig sind dem Rat die nahtlose Verzahnung der bislang drei getrennten Bereiche und die damit einhergehende Bildung von Zentren. Die neu geschaffenen sektorenübergreifenden integrierten Notfallzentren sollen an bestehenden Kliniken, aber als eigenständige organisatorisch-wirtschaftliche Einheit angesiedelt werden.
6. September 2017	Wissenschaft	AQUA-Institut legt ein von Zi beauftragtes Konzept zur Notfallversorgung vor	Das Zentralinstitut für die kassenärztliche Versorgung (Zi) hat das AQUA-Institut beauftragt, ein Konzept zur gezielten Steuerung von Notfallpatienten zu erstellen. Der Projektbericht „Instrumente und Methoden zur Ersteinschätzung von Notfallpatienten – Bestandsaufnahme und Konzeptentwicklung für die kassenärztliche Notfallversorgung" liegt nun vor. Zentrale Punkte sind eine standardisierte Ersteinschätzung, wenn Patienten in der Notaufnahme eines Krankenhauses erscheinen, mit anschließender Weiterleitung in die stationäre oder ambulante Versorgung, und idealerweise eine bereits im Vorfeld eines Rettungsstellenbesuchs erfolgte Kontaktaufnahme mit der bundesweit geltenden Nummer für den ärztlichen Bereitschaftsdienst unter 116117 durch den Patienten zur Einschätzung und gezielten Versorgungssteuerung.
1. September 2017	Selbstverwaltung	Einigung auf Tarifrate	Nach intensiven Verhandlungen haben sich die Vertragsparteien auf Bundesebene auf eine pauschale Vereinbarung einer Tariferhöhungsrate 2017 verständigt. Auf dieser Basis ergibt sich eine Erhöhungsrate von 0,48 Prozent und somit eine anteiligen Erhöhungsrate im DRG-Bereich von 0,16 Prozent.
31. August 2017	Selbstverwaltung	Landesbasisfallwerte: Klinikerlöse steigen um vier Prozent	Die Erlöse der somatischen Krankenhäuser aus den Fallpauschalen steigen 2017 auf 70,7 Milliarden Euro. Das sind rund drei Milliarden Euro oder 4,1 Prozent mehr als im Vorjahr. Diese Zahlen ergeben sich aus den diesjährigen Landesbasisfallwertverhandlungen auf Landesebene.
29. August 2017	Politik	BMG: Grundlohnrate 2018 liegt bei 2,97 Prozent	Das BMG gab bekannt, dass die Grundlohnrate für das Jahr 2018 2,97 Prozent beträgt. Der Wert beziffert die Veränderungsrate der beitragspflichtigen Einnahmen aller Mitglieder der gesetzlichen Krankenkassen für das Jahr 2018.

Krankenhauspolitische Chronik			
Termin	**Leitbegriff**	**Vorgang**	**Legende**
24. August 2017	Selbstverwaltung	Qualitätssicherungs-Richtlinie Früh- und Reifgeborene (QFR-RL): Beschluss zu den Vorgaben zur schichtbezogenen Dokumentation und Ausgestaltung des klärenden Dialogs treten in Kraft	Die Beschlüsse des G-BA zur Änderung der Qualitätssicherungs-Richtlinie Früh- und Reifgeborene (QFR-RL) im Hinblick auf die Ausgestaltung der Schritte und Maßnahmen, die greifen, wenn Perinatalzentren die Personalvorgaben für die Intensivpflege von Frühgeborenen nicht erfüllen, sind im Bundesanzeiger veröffentlicht. Damit ist die konkrete Ausgestaltung des Verfahrens verbindlich. Ergänzend sind nun auch die konkreten Angaben zu einer schichtgenauen Dokumentation in Form eines Musterformulars verpflichtend, die für den Nachweis des geforderten Personalschlüssels erforderlich sind.
24. August 2017	Selbstverwaltung	Frühchen-Stationen: Strukturabfrage zur Personalausstattung beschlossen	Geburtskliniken, die schwerpunktmäßig Frühchen und kranke Neugeborene versorgen, sollen künftig einmal im Jahr über ihre Personalausstattung berichten. Eine entsprechende Strukturabfrage hat jetzt der Gemeinsame Bundesausschuss (GBA) beschlossen. Das Gremium will auf diesem Weg in Erfahrung bringen, inwieweit die Frühchen-Versorgung den Vorgaben zur Qualitätssicherung entspricht.
18. August 2017	Selbstverwaltung	IGES-Befragung zur Notfallversorgung läuft länger	Krankenhäuser, die sich an der Umfrage des IGES Instituts zu Notfallstrukturen beteiligen, haben nun bis zum 31. August 2017 Zeit. Das hat der Gemeinsame Bundesausschuss (GBA) mitgeteilt, der die Befragung in Auftrag gegeben hat. Bei der Umfrage können die knapp 2.000 zugelassenen Krankenhäuser eine Selbsteinschätzung zum bisherigen G-BA-Konzept zu den gestuften Notfallstrukturen abgeben.
14. August 2017	Wissenschaft	Destatis: Mehr Patienten verursachen weniger Belegungstage	Rund 19,5 Millionen Patienten wurden 2016 vollstationär im Krankenhaus behandelt. Im Vergleich zum Jahr 2010 (18,0 Millionen) ist die Zahl der Behandelten um 8,3 Prozent gestiegen. Während die Zahl der Patienten stieg, sank ihre Aufenthaltsdauer. 2016 lag ein Kranker im Durchschnitt 7,3 Tage im Krankenhaus. 2010 waren es noch 7,9 Tage. Das gilt auch für Berechnungs- und Belegungstage: Ihre Anzahl verringerte sich auf 142 Millionen im Jahr 2016.
10. August 2017	Wissenschaft	Umfrage: Gute Zeugnisse für Geburtkliniken	83 Prozent der Mütter empfehlen die Geburtsklinik weiter, in der sie selbst entbunden haben. Das zeigt die Auswertung einer Umfrage von AOK, BARMER und der „Weissen Liste". Fast 90 Prozent lobten den Umgang mit den Neugeborenen. Nicht minder zufrieden sind die Mütter mit der Arbeit der Hebammen. Allerdings zeigt die Umfrage auch große Unterschiede zwischen einzelnen Kliniken.
10. August 2017	Wissenschaft	Pflege: Freie Stellen bleiben oft lange unbesetzt	Freie Stellen für examinierte Gesundheits- und Krankenpfleger bleiben ca. 140 Tage unbesetzt, im Vergleich zum Vorjahr 16 Tage länger. Das zeigt eine aktuelle Analyse der Bundesagentur für Arbeit. Die durchschnittliche Vakanzzeit liegt 39 Prozent über dem Durchschnitt aller Berufe.

Krankenhauspolitische Chronik

Termin	Leitbegriff	Vorgang	Legende
2. August 2017	Politik	Krankenhausstrukturfonds: Bundesversicherungsamt zieht erste Bilanz	66 Anträge für Mittel aus dem Strukturfonds sind zum 31. Juli 2017 beim Bundesversicherungsamt (BVA) eingegangen. Der Fördertopf des BVA umfasst 500 Millionen Euro. Mehr als die Hälfte der Projekte zielt auf die Konzentration stationärer Versorgungskapazitäten.
1. August 2017	Selbstverwaltung	Vereinbarung zur stationsäquivalenten psychiatrischen Behandlung geschlossen und in Kraft	GKV-SV, PKV und DKG haben die Vereinbarung zur stationsäquivalenten psychiatrischen Behandlung geschlossen. Darin sind die Anforderungen an die Dokumentation, die Qualität der Leistungserbringung und die Beauftragung Dritter definiert. Die Vereinbarung ist am 1. August in Kraft getreten.
1. August 2017	Selbstverwaltung	InEK berichtet über die Kalkulation der Investitionsbewertungsrelationen (IBR) 2017	Die IBR für das Jahr 2017 beruhen auf den Daten von 45 Krankenhäusern, die freiwillig Investitionskosten berechnet und dem InEK ihre Ergebnisse zur Verfügung gestellt haben.
25. Juli 2017	Wissenschaft	DKG-Gutachten zur „Personalsituation auf Intensivstationen"	Die DKG hat eine Analyse zur Personalsituation auf Intensivstationen vorgestellt und kommt zu dem Schluss, dass die Versorgung der Patienten objektiv gut sei. Laut Gutachten lag das Verhältnis von Intensivpatienten zu Pflegekräften 2015 im Durchschnitt bei 2,2 Fällen pro Schicht und Pflegekraft (VK). Die Empfehlung der Fachgesellschaft Deutsche Interdisziplinäre Vereinigung für Intensiv- und Notfallmedizin (DIVI) eines Pflegekraft-zu-Patienten-Verhältnisses von zwei Fällen pro Schicht und Pflegekraft wird im Mittel in etwa erreicht. Die repräsentative schriftliche Befragung zur Personalsituation in Intensivpflege und Intensivmedizin erfolgte von September bis November 2016 in 1.261 deutschen Krankenhäusern, von denen ein Viertel den zwölfseitigen Fragebogen mit rund 150 Punkten zurückgeschickt hatte.
21. Juli 2017	Selbstverwaltung	Hygieneförderung: Kliniken haben bis 2016 knapp 225 Millionen Euro abgerufen	Der GKV-SV hat am 30.06.2017 den Bericht über das Hygienesonderprogramm 2013 bis 2016 an das Bundesministerium für Gesundheit (BMG) übermittelt. Der Bericht belegt, dass die GKV den Krankenhäusern in diesem Zeitraum zusätzliche Finanzmittel in Höhe von ca. 224,6 Mio. Euro zur Verfügung gestellt hat. Bundesweit verzeichnete der GKV-SV 541 Vereinbarungen zu Hygienefachkräften und 1.282 zu hygienebeauftragten Ärzten.
19. Juli 2017	Politik	Mindestlöhne in der Pflege steigen ab Januar 2018	Eine entsprechende Verordnung von Bundesarbeitsministerin Andrea Nahles (SPD) zur Erhöhung der Mindestlöhne passierte am Mittwoch das Bundeskabinett. Der Mindestlohn in der Pflege liegt dann bei 10,55 Euro pro Stunde im Westen und 10,05 Euro im Osten Deutschlands. In zwei Schritten soll er bis Januar 2020 weiter steigen und dann 11,35 Euro pro Stunde im Westen und 10,85 Euro im Osten betragen. Bereits im April 2017 verständigte sich die Pflegekommission aus Arbeitgebern und Arbeitnehmern auf die Erhöhung. Der Pflegemindestlohn gilt für alle Betriebe, die ambulante, teilstationäre oder vollstationäre Pflegeleistungen oder ambulante Krankenpflegeleistungen erbringen.

Krankenhauspolitische Chronik			
Termin	**Leitbegriff**	**Vorgang**	**Legende**
17. Juli 2017	Politik	CSU-Programm zur Bundestagswahl „Bayernplan“	Die CSU hat ihr Wahlprogramm veröffentlicht. Krankenhauspolitisch relevant sind folgende Vorhaben: Krankenhäuser wohnortnah sichern, Investitionen bundesweit erhöhen, Preisentwicklung bei der Krankenhausvergütung berücksichtigen – vor allem durch vollen Ausgleich der Tarifsteigerung, Krankenhausstrukturfonds zur Verbesserung der IT-Sicherheit und Stärkung der sektorenübergreifenden Versorgung fortsetzen, Verbesserungen für Hebammen auch auf Belegärzte übertragen, verbesserten Haftungsschutz für Hauptabteilungen Gynäkologie und Geburtshilfe, Rahmenbedingungen für Pflegepersonal weiter verbessern und Attraktivität steigern.
11. Juli 2017	Wissenschaft	Roland Berger veröffentlicht „Krankenhausstudie 2017“	Obwohl knapp 90 Prozent der deutschen Kliniken eine Digitalstrategie entwickelt haben, ist die Umsetzung und der Aufbau der notwendigen IT-Kapazitäten mangelhaft, weil die nötigen finanziellen Mittel fehlen. Laut Studie hat sich die wirtschaftliche Lage im vergangenen Jahr erneut zugespitzt. Trotz steigender Umsätze konnten über 40 Prozent der Krankenhäuser keinen Überschuss erwirtschaften.
10. Juli 2017	Politik	BMBF plant bundesweite Medizindatenbank	Das Bundesministerium für Bildung und Forschung (BMBF) will eine deutschlandweite Medizindatenbank aufbauen. Ziel ist es, eine bessere Gesundheitsforschung und Patientenversorgung zu ermöglichen. Dafür sollen die wachsenden Datenschätze – von Röntgenbildern bis hin zu Erbgut-Analysen – in einer nationalen Infrastruktur verknüpft werden.
7. Juli 2017	Selbstverwaltung	Pflegestellen-Förderprogramm schuf 2016 mehr als 1.600 zusätzliche Pflegestellen	Der GKV-SV hat am 30.06.2017 den Bericht über die Umsetzung des Pflegestellen-Förderprogramms im Jahr 2016 an das Bundesministerium für Gesundheit (BMG) übermittelt. Der Bericht belegt, dass die GKV den Krankenhäusern in diesem Zeitraum zusätzliche Finanzmittel in Höhe von ca. 52,3 Mio. Euro zur Verfügung gestellt hat. Von Jahresabschlussprüfern bestätigte Angaben liegen noch nicht vor. Fast 600 Krankenhäuser erhielten durch das aktuelle Pflegestellen-Förderprogramm zusätzliche Mittel, um mehr Personal einzustellen. Insgesamt wurden 2016 mit den Krankenkassen etwa 1.410 neue Stellen vereinbart. Hinzu kommen etwa 227 Pflegepersonalstellen, die sich aus Hochrechnungen ergaben.
7. Juli 2017	Selbstverwaltung	Vereinbarung für klinische Sektionen: 750 Euro pro Obduktion	Die Vertragsparteien auf Bundesebene haben sich auf eine Obduktionsvereinbarung verständigt, die rückwirkend ab dem 01.01.2017 die Zuschlagsfinanzierung von Obduktionen in Krankenhäusern regelt. Klinische Sektionen werden mit einem Zuschlag von jeweils 750 Euro finanziert, sofern das Krankenhaus eine indikationsbezogene Obduktionsrate erfüllt. Die Kliniken müssen bestimmte Qualitätsstandards erfüllen. Für die Gewährung des Zuschlags gilt eine bestimmte indikationsspezifische Obduktionsrate. Diese liegt 2017 bei 7,5 Prozent, 2018 bei 10 Prozent und ab 2019 bei 12,5 Prozent.

Krankenhauspolitische Chronik

Termin	Leitbegriff	Vorgang	Legende
7. Juli 2017	Politik	Bundesrat stimmt Pflegeberufereformgesetz zu	Der Bundesrat hat dem Gesetz zur Reform der Pflegeausbildung zugestimmt, das der Bundestag am 22. Juni verabschiedet hatte. Von 2020 an wird die Ausbildung in den drei Berufsfeldern Krankenpflege, Kinderkrankenpflege und Altenpflege verzahnt. Dadurch erhalten die Auszubildenden die Möglichkeit, zwischen den Bereichen zu wechseln.
5. Juli 2017	Politik	Fischbach ist neue Patienten- und Pflegebeauftragte	Ingrid Fischbach ist die neue Beauftragte der Bundesregierung für die Belange der Patientinnen und Patienten sowie Bevollmächtigte für Pflege. Die CDU-Politikerin übernimmt das Amt von Karl-Josef Laumann. Laumann ist seit Anfang Juli neuer Sozial- und Gesundheitsminister in Nordrhein-Westfalen (NRW).
3. Juli 2017	Politik	Union: Regierungsprogramm 2017 bis 2021 beschlossen	CDU und CSU haben ihr Regierungsprogramm „Für ein Deutschland, in dem wir gut und gerne leben" beschlossen. Krankenhauspolitisch relevant sind insbesondere folgende Punkte: Berücksichtigung der Preisentwicklung bei der Krankenhausvergütung mit einem vollen Ausgleich der Tarifsteigerung, Verbesserung der Arbeitsbedingungen der Pflegekräfte, Sicherung einer gut erreichbaren Krankenhausversorgung in der Fläche und Stärkung der Zusammenarbeit mit spezialisierten Kliniken und Universitätskliniken.
1. Juli 2017	Selbstverwaltung	Neue Psych-Personalnachweis-Vereinbarung in Kraft	GKV-SV, PKV und DKG haben sich auf die Psych-Personalnachweis-Vereinbarung verständigt. Sie regelt die Nachweispflichten zur Umsetzung der Psych-PV für die Jahre 2016 bis 2019 und beinhaltet insbesondere Vorgaben zum Geltungsbereich der Nachweispflicht, zum Umfang des für den Nachweis relevanten Personals sowie zum Übermittlungsverfahren und zu den Übermittlungsfristen.

Krankenhaus-Report 2019

Die Krankenhauspolitische Chronik ab dem Jahr 2000 bis Juni 2017 finden Sie unter ▸ https://doi.org/10.1007/978-3-662-58225-1.

15

Daten und Analysen

Die Krankenhausbudgets 2016 und 2017 im Vergleich

Carina Mostert, Jörg Friedrich und Gregor Leclerque

J. Klauber et al. (Hrsg.), *Krankenhaus-Report 2019*
https://doi.org/10.1007/978-3-662-58225-1_16

Zusammenfassung

Der Beitrag untersucht die Veränderungen in den jährlich zu vereinbarenden Budgets der Jahre 2016 und 2017 auf Basis 1.230 somatischer Krankenhäuser. Deren Budgets sind ausgleichsbereinigt um 3,0 % gestiegen, was einem Mittelzuwachs von etwa 1,8 Mrd. Euro entspricht. Diese ermittelte Budgetsteigerungsrate im ersten Umsetzungsjahr des Krankenhausstrukturgesetzes ist die niedrigste seit 2011. Dabei liegt der ausgleichsbereinigte Preiseffekt von 2,2 % im Mittel der Vorjahre. Ursächlich für die niedrige Budgetveränderungsrate ist vielmehr eine vereinbarte Mengenentwicklung von nur 0,9 % nach einem Rekordwert im Vorjahr, die sich durch nahezu alle Leistungsbereiche zieht. Für eine Bewertung, inwieweit dies auch eine unmittelbare Folge der geänderten Budgetmechanismen für die Finanzierung von Mehrmengen ist oder gar eine Trendumkehr in der Mengenentwicklung in der stationären Versorgung eingeleitet hat, ist es noch zu früh. Fakt ist aber, dass die neuen, komplexen und streitbefangenen Detailregelungen zu deutlich späteren Verhandlungen und Umsetzungszeitpunkten geführt haben. Erstmals seit 2009 wurde weniger als die Hälfte des Gesamtbudgetvolumens innerhalb des Budgetjahrs auch umgesetzt mit den entsprechenden Konsequenzen für die Planungs- und Kalkulationssicherheit der Krankenhäuser und Kostenträger.

This article analyses the changes in the annually agreed budgets for 2016 and 2017 on the basis of 1 230 somatic hospitals. The budgets of these hospitals increased by 3.0 % after adjustment, which corresponds to an increase in funds of around 1.8 billion euros. This budget increase rate in the first year of implementation of the Hospital Structure Act is the lowest since 2011. The adjusted price effect of 2.2 %, however, is in line with the average of previous years; the reason for the low rate of budget change is rather an agreed volume development of only 0.9 % after a record value in the previous year, which affects almost all service areas. It is still too early to assess to what extent this is also a direct consequence of the changed budget mechanisms for the financing of additional volumes or whether it has even initiated a trend reversal in the volume development in inpatient care. Nevertheless, it is a fact that the new, complex and controversial regulations have led to much later negotiations and implementation dates. For the first time since 2009, less than half of the total budget volume was implemented within the budget year, with the corresponding consequences for the planning and calculation security of hospitals and payers.

16.1 Einführung

In diesem Beitrag werden die Veränderungen der jährlich zu vereinbarenden Budgets somatischer Krankenhäuser zwischen den Jahren 2016 und 2017 analysiert. Die Darstellung basiert auf den vorliegenden Unterlagen nach der amtlichen Aufstellungen der Entgelte und Budgetberechnung (AEB) aus 1.230 Kliniken. Es werden nur Einrichtungen betrachtet, zu denen für beide Jahre Budgetvereinbarungen vorliegen und die über den beobachteten Zeitraum hinweg als eigenständige Leistungserbringer am Markt präsent waren. Einrichtungen, die 2017 durch Schließungen aus dem Markt ausgeschieden oder durch Fusionen in anderen Häusern aufgegangen sind, bleiben unberücksichtigt. Die Grundgesamtheit repräsentiert 79,5 % der bundesweiten Leistungsmenge (DRG-Casemixsumme), wie sie im Rahmen der Vereinbarung der Landesbasisfallwerte (LBFW) 2017 festgelegt worden ist.

Der Beitrag beginnt in ▶ Abschn. 16.2 mit der Darstellung der allgemeinen Budgetentwicklung und der Preis- und Mengenfaktoren. In ▶ Abschn. 16.3 werden die Preis- und in ▶ Abschn. 16.4 die Leistungsentwicklungen im DRG-Bereich und für Zusatzentgelte vertiefend analysiert. Abschließend thematisiert ▶ Abschn. 16.5 die Wirkung der Budgetergebnisse im Zusammenhang mit den Umsetzungszeitpunkten.

16.2 Allgemeine Budgetentwicklung

Das vereinbarte Gesamtbudget, das die Beträge für DRGs, sonstige Entgelte nach § 6 Krankenhausentgeltgesetz (KHEntgG) sowie Zu- und Abschläge umfasst, steigt für die hier betrachteten Einrichtungen zwischen 2016 und 2017 um 3,0 % auf 59,6 Mrd. Euro an. Damit liegt die niedrigste Veränderungsrate seit 2011 vor. Maßgeblich für diesen vergleichsweise moderaten Budgetanstieg im Jahr 2017 ist das vereinbarte Mengenwachstum von 0,9 %, das in den Vorjahren und besonders im Jahr 2016 höher ausfiel. Die Preiskomponente i. H. v. 2,2 % liegt dagegen leicht über dem Durchschnittswert der Vorjahre von 2,1 % (◘ Tab. 16.1).

Von 2016 nach 2017 macht die Preisentwicklung über 70 % der Gesamtbudgetveränderung aus.

◘ **Tab. 16.1** Jährliche Budgetveränderung und der Einfluss von Menge und Preis

Jahr	Gesamtbudget	Menge	Preis
2009	7,0 %	3,6 %	3,2 %
2010	5,8 %	3,3 %	2,5 %
2011	2,9 %	2,9 %	0,0 %
2012	4,0 %	2,7 %	1,3 %
2013	4,5 %	1,6 %	2,9 %
2014	4,4 %	1,5 %	2,8 %
2015	3,6 %	1,9 %	1,8 %
2016	5,0 %	2,7 %	2,3 %
2017	3,0 %	0,9 %	2,2 %

Krankenhaus-Report 2019

Drei Viertel der Mengenentwicklung sind auf einen Fallzahlanstieg zurückzuführen, nur ein Viertel ist durch eine Veränderung der Leistungsstruktur bedingt (◘ Abb. 16.1).

Das DRG-Budget ist aufgrund des großen Anteils am Gesamtbudget (96,6 %) mit einem Anstieg um 1,6 Mrd. Euro beziehungsweise 2,9 % nach wie vor Haupttreiber der Entwicklung. Die Gesamtbeträge für Zusatzentgelte (+6,2 %) weisen deutlich stärkere, die Sonstigen Entgelte (+2,1 %) moderatere Veränderungsraten auf. Beim Gesamtbudget kaum ins Gewicht fällt die Entwicklung der Zu- und Abschläge, obwohl hier eine Veränderung von 86,2 % zu verzeichnen ist (◘ Tab. 16.2). Details zu den Veränderungen bei Zusatzentgelten und Zu- und Abschlägen finden sich in ▶ Abschn. 16.3 und ▶ Abschn. 16.4.

Wird das vereinbarte Budget überschritten, werden Rückzahlungen der Krankenhäuser fällig. Kommt es hingegen zu Budgetunterschreitungen, resultieren Nachzahlungen der Krankenkassen. Diese Ausgleiche werden mit den Budgets der Folgejahre verrechnet. Während die Nach- und Rückzahlungen im Jahr 2016 nahezu ausgeglichen waren, sind sie im Jahr 2017 mit 24,1 Mio. Euro leicht im Plus.

16.3 Vereinbarte Preisentwicklung

Das Vergütungsniveau stationärer Leistungen im somatischen Bereich wird wie oben beschrieben hauptsächlich von der Preisentwicklung für DRG-

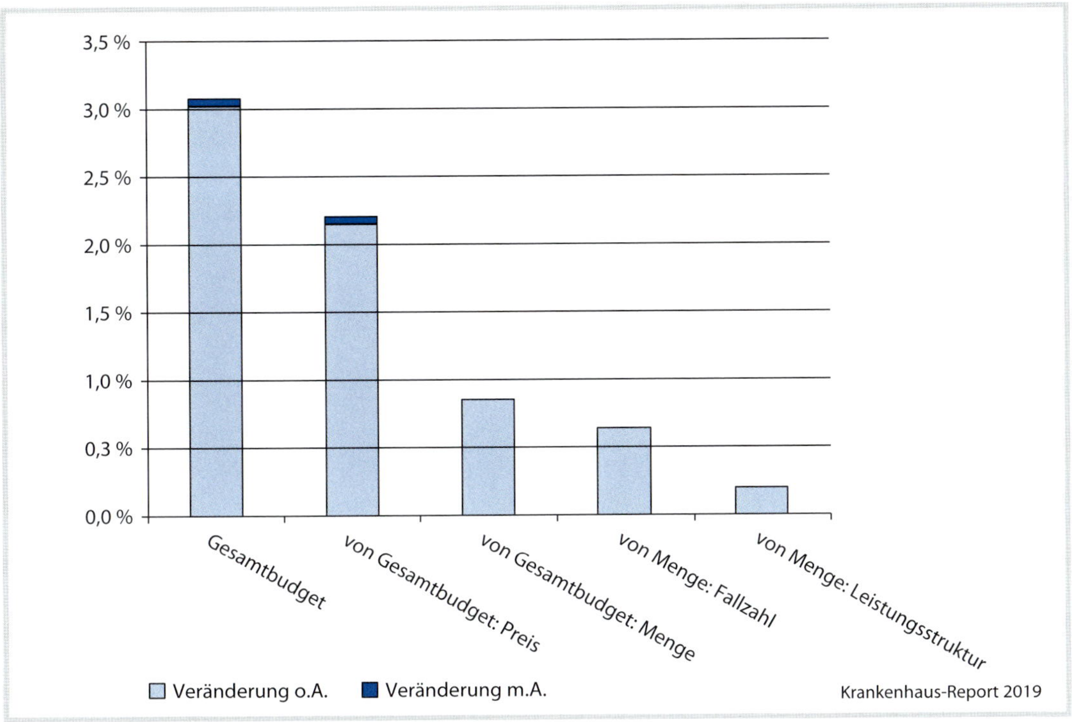

Abb. 16.1 Einflussfaktoren der vereinbarten Budgetentwicklung 2017 (n = 1.230 Krankenhäuser)

Tab. 16.2 Vereinbarte Budgets 2016 und 2017 (in Mio. Euro)

	2016	2017	Veränderung
DRG-Budget	55.971,0	57.577,9	2,9 %
Zusatzentgelte	2.051,8	2.179,5	6,2 %
Sonstige Entgelte	1.754,9	1.791,3	2,1 %
Zu- und Abschläge (ohne Ausbildung)	130,8	243,5	86,2 %
Gesamtbudget	57.856,7	59.612,6	3,0 %
Ausgleiche	-4,0	24,2	-706,2 %
Gesamtbudget mA	57.852,7	59.636,8	3,1 %

n = 1.230 Krankenhäuser

Krankenhaus-Report 2019

Leistungen bestimmt. Die sogenannten Sonstigen Entgelte nach § 6 KHEntgG, deren Preise hausindividuell zu vereinbaren sind, spielen für die Gesamtentwicklung auf Bundesebene eine nachgeordnete Rolle und werden daher im Weiteren nicht näher untersucht.

Die DRG-Preiskomponente setzt sich maßgeblich aus den Komponenten Basisfallwert, Zu- und Abschläge sowie periodenfremde Ausgleiche für Budgetabweichungen in Vorjahren zusammen. Der in den Budgetverhandlungen auf Krankenhausebene verwendete Basisfallwert für die hier untersuchten Einrichtungen betrug 2016 im Mittel 3.289 Euro und steigt im Folgejahr um 2,02 % auf 3.356 Euro an. Unter Berücksichtigung der Zu- und Abschläge resultiert eine Veränderung um 2,15 %. Unter Berücksichtigung der Ausgleichzahlungen für Vorperioden liegt die Preissteigerung leicht verändert bei 2,20 %. Im Folgenden werden die bedeutenden Einflussgrößen im Detail dargestellt sowie deren Einfluss auf die Gesamtentwicklung analysiert.

▪ Obergrenze für die Preisentwicklung der Landesbasisfallwerte (Grundlohnrate/ Orientierungswert/Veränderungswert)

Mit Einführung der LBFW im Jahr 2005 galt die Veränderungsrate nach § 71 SGB V Abs. 3 (Grundlohnrate) als Obergrenze für vereinbarte Preisveränderungen. Die Grundlohnrate spiegelt die Einnahmenentwicklung der gesetzlichen Krankenkassen wider. Seit 2013 soll sich die Obergrenze stärker an den Kosten der Krankenhäuser orientieren. Dazu berechnet das Statistische Bundesamt mit dem sogenannten Orientierungswert die Kostenentwicklung der Inputfaktoren für Krankenhausleistungen. Diese entspricht einer krankenhausspezifischen Inflationsrate. Die aktuell gültige Regelung für die Obergrenze der Preisentwicklung wurde mit dem Beitragsschuldengesetz 2014 eingeführt. Ob sich die Preise kosten- oder einnahmeorientiert entwickeln sollen, hängt seitdem davon ab, ob der Orientierungswert oder die Grundlohnrate höher ist. Der höhere Wert gilt als Obergrenze.

Der vom Statistischen Bundesamt veröffentlichte Orientierungswert für das Jahr 2017 liegt mit 1,54 % fast einen Prozentpunkt unterhalb der veröffentlichten Veränderungsrate nach § 71 SGB V Abs. 3 in Höhe von 2,5 %. Daher galt 2017 wiederholt die Grundlohnsumme als Obergrenze für die Veränderung der LBFW. Im gewichteten Mittel stiegen die LBFW mit Ausgleichen von 3.294 Euro im Jahr 2016 um 2,04 % auf 3.358 Euro im Jahr 2017. Somit blieb die vereinbarte Preisveränderung mit 0,44 Prozentpunkten deutlich unterhalb der geltenden Obergrenze.

▪ Tariferhöhungsrate 2017

Im Gesetz zur Beseitigung sozialer Überforderung bei Beitragsschulden in der Krankenversicherung wurde eine einmalige anteilige Refinanzierung der Tarifsteigerungen für das Jahr 2013 vorgesehen (Mostert et al. 2015). Mit dem Krankenhausstrukturgesetz (KHSG) wurde in Form der Tariferhöhungsrate eine dauerhafte Tarifrefinanzierung eingeführt. Ab 2016 vereinbaren die DKG, die PKV und der GKV-Spitzenverband jährlich die Differenz zwischen der Obergrenze und den Tariflohnsteigerungen und weisen diese als Erhöhungsrate aus. 2016 war dieser Wert nicht zu vereinbaren, da die Tariferhöhungen unterhalb des Veränderungswerts von 2,95 % lagen. Für 2017 vereinbarten die Vertragsparteien eine Tariferhöhungsrate von 0,48 %, was eine anteilige Erhöhungsrate im DRG-Bereich von 0,16 % nach sich zog. In ihrer gemeinsamen Empfehlung zur Umsetzung dieser Erhöhungsrate vom Ende September 2017 einigten sich Vertragsparteien darauf, diese Erhöhung erst in den LBFW des Jahres 2018 zu berücksichtigen. Somit hatte die Tariferhöhungsrate im laufenden Jahr 2017 keine budgeterhöhende Wirkung.

▪ Hygienesonderprogramm

Ebenfalls mit dem Beitragsschuldengesetz wurde die Förderung der Krankenhaushygiene im KHEntgG eingeführt. Ursprünglich sollten Krankenhäuser zusätzliche Mittel für die Neueinstellung und Weiterbildung von ärztlichem und pflegerischem Hygienepersonal für die Jahre 2013 bis 2016 erhalten. Mit dem Krankenhausstrukturgesetz von 2016 wurde das Programm um weitere drei Jahre bis 2019 verlängert.

Für das Jahr 2016 beträgt das vereinbarte Budgetvolumen in den hier untersuchten Krankenhäusern für das Hygienesonderprogramm 72,8 Mio. Euro und steigt 2017 um 5,1 % auf 76,5 Mio. Euro.

▪ Pflegestellenförderprogramm

Mit dem Krankenhausstrukturgesetz (KHSG) wurde das zweite Pflegestellenförderprogramm für die Budgetjahre 2016 bis 2018 aufgelegt. In diesem drei Jahren können die Verhandlungspartner jährlich bis zu 0,15 % des Krankenhausbudgets[1] zusätzlich für Neueinstellungen oder Aufstockung vorhandener Teilzeitstellen im Pflegedienst vereinbaren. Dabei haben die Krankenhäuser einen Eigenanteil von 10 % aufzubringen; diese Vorgabe deckt sich mit dem ersten Förderprogramm.[2]

1 Bezogen auf den Gesamtbetrag nach § 4 Abs. 3 S. 1 KHEntgG.

2 Das erste Pflegesonderprogramm lief in den Jahren 2009 bis 2011 und beinhaltete eine Förderung der Kosten von Neueinstellungen und Stellenaufstockungen in der Krankenhauspflege von bis zu 90 % durch die gesetzlichen Krankenkassen. Die Krankenhäuser hatten in diesen Jahren Anspruch auf eine Förderung in Höhe von 0,48 % ihres Budgets.

Im Vergleich zu den 52,9 Mio. Euro aus 2016 hat sich in den hier betrachteten Krankenhäusern das vereinbarte Volumen 2017 mit 132 Mio. Euro mehr als verdoppelt. Die Auswirkungen des Pflegestellenförderprogramms auf den Preis von DRG-Leistungen summieren sich 2017 auf 6,58 Euro, im Vorjahr betrug dieser Wert noch 3,11 Euro. Bezogen auf die gesetzlich festgelegte Obergrenze für die Finanzierung des Programms i. H. v. 0,15 % der Erlösbudgets p. a. beträgt der Umsetzungsgrad des Programms ca. 63 %.

G-BA-Mehrkostenzuschlag

Darüber hinaus wurden mit dem KHSG befristete Zuschläge für die Finanzierung von Mehrkosten aufgrund von Richtlinien des Gemeinsamen Bundesausschusses etabliert. Im April 2017 trat die entsprechende Vereinbarung zwischen den Vertragspartnern auf Bundesebene in Kraft.[3] In deren Anlage 1 wird auch die konkrete Zuschlagsfinanzierung der Qualitätssicherungs-Richtlinie Früh- und Reifgeborene (QFR-RL) geregelt. Sie legt die Geltungsdauer der befristeten Zuschläge vom 05.11.2015 bis zum 31.12.2021 fest, wobei die Zuschlagsfinanzierung für die Jahre 2015 und 2016 in den Budgets ab 2017 erfolgt. Für das Budgetjahr 2017 beträgt die vereinbarte Budgetsumme 79,8 Mio. Euro aus 116 der insgesamt 1.230 vorliegenden Vereinbarungen. Der Effekt auf den Preis von DRG-Leistungen im Jahr 2017 beträgt entsprechend 4,65 Euro.

Mehrleistungsabschlag

Hinsichtlich der Vergütung von vereinbarten Leistungsveränderungen bestehen seit Beginn der Konvergenzphase im Jahr 2005 unterschiedliche gesetzliche Auflagen, die in den Budgetverhandlungen zu berücksichtigen sind. Hintergrund ist, dass steigende Mengen in den meisten Leistungsbereichen c. p. zu sinkenden Durchschnittskosten führen, da sich lediglich die variablen Kosten verändern und die Fixkosten konstant bleiben.

Mit dem 2012 verabschiedeten Psychiatrie-Entgeltgesetz (PsychEntgG) wurde der Mehrleistungsabschlag ab 2013 mit einer Geltung für zwei Jahren auf 25 % festgelegt. Mit dem ersten Pflegestärkungsgesetz (PSG I) von 2014 wurde eine Verlängerung der Geltungsdauer auf drei Jahre geregelt.[4] Mit Inkrafttreten des Krankenhausstrukturgesetzes (KHSG) am 01. Januar 2016 wurden die Regelungen zur Steuerung und Budgetberücksichtigung von Leistungsveränderungen für das Folgejahr deutlich geändert: Ab dem Jahr 2017 entfällt der Mehrleistungsabschlag für neu vereinbarte Mehrmengen und mit dem Fixkostendegressionsabschlag (FDA) wird ein neues Instrumentarium eingeführt (s. u.).

Das vereinbarte Gesamtvolumen für den Mehrleistungsabschlag 2016 inkl. der weitergeltenden Beträge aus den Vorjahren beläuft sich auf 538,9 Mio. Euro. Dies entspricht einem vereinbarten Preiseffekt von -31,67 Euro. Im Jahr 2017 beträgt dieser Effekt aufgrund der weitergeltenden Beträge aus den Vorjahren in Höhe von 382,0 Mio. Euro noch -22,27 Euro (■ Abb. 16.2).

Wegfall der Berücksichtigung von Mengenveränderung im Landesbasisfallwert/ Fixkostendegressionsabschlag

Trotz seiner auf den ersten Blick großen Ähnlichkeiten zum im gleichen Jahr entfallenden Mehrleistungsabschlag ersetzt der mit dem KHSG ab 2017 eingeführte Fixkostendegressionsabschlag (FDA) zusätzlich die bisher auf Landesebene im LBFW wirksame Mengendegression. Für den FDA ist eine Laufzeit von drei Jahren vorgesehen. Somit tritt ein befristeter krankenhausindividueller Abschlag an die Stelle einer dauerhaften Wirkung im LBFW, um die Skaleneffekte aus der Erbringung von Mehrleistungen abzubilden. Ursprünglich sollten die Vertragspartner auf Landesebene die Höhe des Regelabschlags jährlich vereinbaren, für die Jahre 2017 und 2018 wurde der FDA-Regelsatz jedoch auf 35 % gesetzlich festgelegt. Dieser Satz gilt für alle Regelleistungen, die nicht unter einen Ausnahme-

3 „Vereinbarung gemäß § 9 Abs. 1a Nr. 1 KHEntgG zur Finanzierung von Mehrkosten aufgrund der Richtlinien des Gemeinsamen Bundesausschusses zur Qualitätssicherung (G-BA-Mehrkostenzuschlagsvereinbarung)".

4 Von den Regelungen ausgenommen sind Mehrleistungen aus DRGs mit einem Sachkostenanteil von mehr als 66,7 % oder solche, die aus krankenhausplanerischen Maßnahmen resultieren.

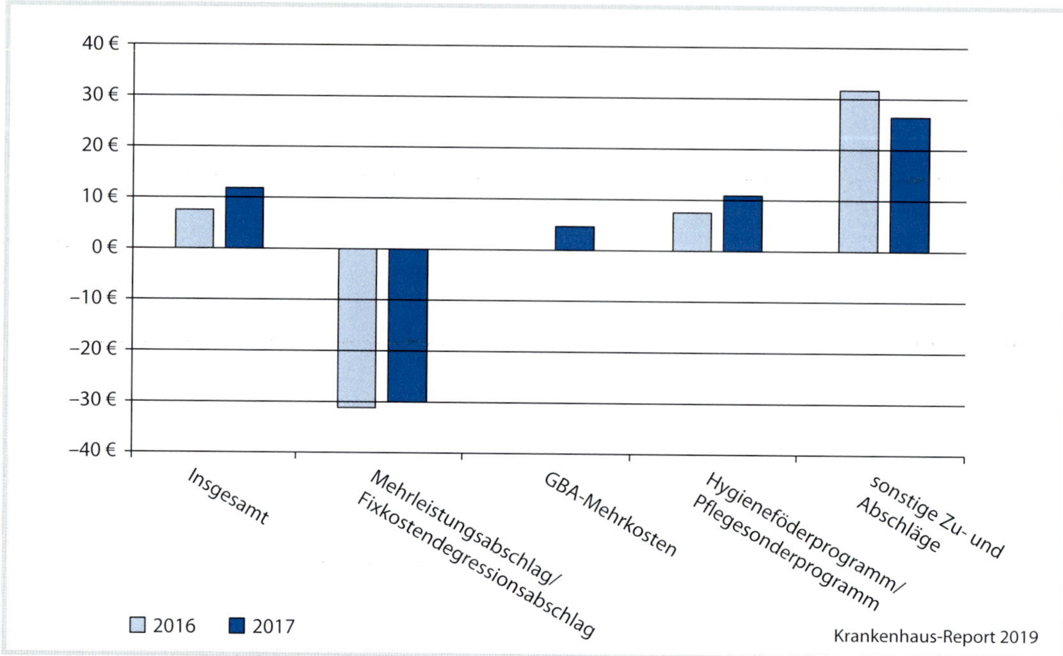

Abb. 16.2 Preiswirkung von Zu- und Abschlägen auf den Basisfallwert 2016/2017 (n = 1.230 Krankenhäuser)

tatbestand[5] oder eine Sonderreglung[6] fallen, die den Abschlag auf die Hälfte reduziert. Ein erhöhter Abschlag von bis zu 50 % kann für zusätzliche Leistungen mit höherer Fixkostendegression vereinbart werden oder wenn in hohem Maße wirtschaftlich begründete Mengensteigerungen vorliegen.

Die Wirkung aus dem Wegfall der Berücksichtigung von Mehrleistungen in den LBFW-Vereinbarungen 2017 kann nicht beziffert werden. Für das Budgetjahr 2017 beträgt die Summe der vereinbarten Fixkostendegressionsabschläge 139,1 Mio. Euro aus 309 der insgesamt 1.230 vorliegenden Vereinbarungen. Der Effekt auf den Preis von DRG-Leistungen im Jahr 2017 beträgt entsprechend -8,10 Euro.

Versorgungszuschlag/Pflegezuschlag

Seit 2013 erhalten somatische Krankenhäuser einen sogenannten Versorgungszuschlag. Dieser wurde mit dem Beitragsschuldengesetz eingeführt, um die sogenannte „doppelte Degression" zu neutralisieren. Der Begriff „Doppelte Degression" bezieht sich auf die Regelung, dass vereinbarte Mehrmengen sowohl in den LBFW (bis einschließlich 2016) als auch über den Mehrleistungsabschlag auf Hausebene preisdämpfend wirkten (s. o.). Der Versorgungszuschlag wurde aber nicht so konzipiert, dass er die Summe der Mehrleistungsabschläge ausschüttet, sondern als ein fixer prozentualer Aufschlag auf DRG-Fallpauschalen. Für das Jahre 2016 betrug der Zuschlag 0,8 %. Das erste Pflegestärkungsgesetz (PSG I) regelte den Übergang des Versorgungszuschlags in den Pflegezuschlag ab 2017, obwohl mit der Abschaffung der Mengenberücksichtigung in den LBFW ab 2017 die „doppelte Degression" nicht mehr vorlag. Das KHSG hat das

5 Komplett vom FDA ausgenommen sind Mehrleistungen aus den Bereichen Transplantationen, Polytraumata, Versorgung Schwerbrandverletzter, Versorgung Frühgeborener, Leistungen für zusätzliche Versorgungsaufträge sowie Leistungen von Zentren. Ferner ausgenommen sind Leistungen mit einem Sachkostenanteil von mehr als zwei Dritteln und DRGs, deren Bewertungsrelationen im Katalog abgesenkt wurden, weil Anhaltspunkte für wirtschaftlich begründete Fallzahlsteigerungen in der Vergangenheit vorliegen.

6 Der hälftige FDA kommt für DRGs aus dem Katalog der „nicht mengenanfälliger Leistungen" zur Anwendung. Gleiches gilt im Falle von Leistungsverlagerungen im Einzugsgebiet eines Krankenhauses.

jährliche Zuschlagsvolumen auf 500 Millionen konkretisiert. Die Fördersumme jedes einzelnen Hauses leitet sich aus dessen Anteil der Personalkosten für das Pflegepersonal an den Personalkosten für das Pflegepersonal aller allgemeinen Krankenhäuser im Bund ab.[7] Somit erfolgt die Ausschüttung nicht mehr pauschal über die Gesamterlöse im DRG-Bereich (Versorgungszuschlag), sondern über den konkreteren Aufwand für Pflegepersonal (Pflegezuschlag).

Für 2016 beläuft sich der Versorgungszuschlag für die hier untersuchten Krankenhäuser auf die kalkulatorische Summe von 447,8 Mio. Euro. Das vereinbarte Volumen des Pflegezuschlags im Jahr 2017 beläuft sich auf 400,1 Mio. Euro.[8] Der Preiseffekt in den Jahren 2016 und 2017 liegt bei +26,31 Euro beziehungsweise +23,32 Euro.

16.4 Vereinbarte Leistungsentwicklung

Die folgenden zwei Abschnitte widmen sich der vereinbarten Leistungsentwicklung in den Bereichen DRG und Zusatzentgelte. Die wesentlichen Determinanten werden mit der Methode der Komponentenzerlegung identifiziert und quantifiziert.

16.4.1 Leistungsveränderung im DRG-Bereich

Die Leistungsmenge im DRG-Bereich wird über den Casemix (CM) ausgedrückt. Er ergibt sich aus Multiplikation der Komponenten Fallzahl und durchschnittlicher Fallschwere (CMI). Für einen zutreffenden Vergleich der vereinbarten Leistungsvolumina zweier Jahre ist es erforderlich, die Veränderungen zwischen den jeweils gültigen DRG-Katalogen zu berücksichtigen. Die Effekte aus dem G-DRG-Katalogwechsel 2016/2017 werden im Folgenden dargelegt.

Auswirkungen aus der G-DRG-Katalogrevision 2016/2017 (Katalogeffekt)

Die seit 2006 für den G-DRG-Katalog verwendete Normierungsmethode soll sicherstellen, dass die Anwendung eines neuen Kataloges gegenüber der Vorgängerversion auf nationaler Ebene zum gleichen CM-Volumen führt. Die jährliche Kalkulation des G-DRG-Katalogs durch das Institut für das Entgeltsystem im Krankenhaus (InEK) führt aber außer zur Neubewertung der jeweiligen Krankenhausleistungen auch zu strukturellen Änderungen des Entgeltsystems. Die Auswirkungen dieser Revisionen werden im Weiteren Katalogeffekt genannt.

Auf tiefer gegliederten Ebenen wie den Major Diagnostic Categories (MDCs) und deren Partitionen, aber auch auf Krankenhaus- oder Landesebene sind zum Teil deutliche Katalogeffekte nicht unüblich. Aus ihnen resultiert eine entsprechende Änderung der Vergütungs- und damit Budgethöhe ohne reale Leistungsveränderung. Um diese Störgröße zu neutralisieren, werden für alle vergleichenden Darstellungen in den folgenden Kapiteln die vereinbarten DRG-Leistungen des Jahres 2016 in den Katalog des Jahres 2017 überführt.[9]

Mit Überleitung der Vereinbarungen des Jahres 2016 auf den G-DRG-Katalog 2017 sinkt der CM für die hier betrachteten Einrichtungen um knapp 1.635 Bewertungsrelationen (BR), was einem neutralen Katalogeffekt gleichkommt. Die individuellen Katalogeffekte der Krankenhäuser liegen zwischen -7,8 % und 82,3 %. Die 20 % der Häuser mit der negativsten katalogbedingten Veränderung verzeichnen einen CM-Rückgang von mehr als 0,6 %. Für 20 % der Krankenhäuser erfolgt eine Aufwertung des vereinbarten CM-Volumens um mindes-

7 Für das Jahr 2017 handelt es sich dabei konkret um 15.530.774 Euro, wie sie als Personalkosten im Pflegedienst für allgemeine Krankenhäuser (lfd. Nr. 19) für das Jahr 2014 in der Fachserie 12 Reihe 6.3 des Statistischen Bundesamts ausgewiesen sind. Der Anteil eines einzelnen Krankenhauses an diesem Betrag definiert den Anteil am Gesamtfördervolumen von 500 Mio. Euro.

8 Der Vergleich dieser beiden Werte steht vor dem Vorbehalt, dass die Beträge aus 2016 anders als 2017 nicht vereinbart, sondern aus den vereinbarten DRG-Budgets abgeleitet wurden.

9 Die Abbildung der Vereinbarungen des Jahres 2016 nach G-DRG-Katalog 2017 erfolgt mit dem Verfahren der „Vereinbarungsgewichteten Überleitung". Dieses Verfahren gewichtet die vereinbarten Mengen des Jahres 2016 je DRG mit einer hausspezifischen Überleitungstabelle auf Basis von § 301-Daten von AOK-Versicherten (Friedrich und Paschen 2005).

tens 0,9 % (Tab. 16.3). Somit fällt die Spreizung der Katalogeffekte auf Hausebene erneut stärker aus als im Vorjahr (Mostert et al. 2018).

Auf Ebene der 25 Major Diagnostic Categories (MDCs)[10] sind die Veränderungen der in den vorangegangenen Jahren mengendynamischen MDC 8 (Krankheiten und Störungen am Muskel-Skelett-System und Bindegewebe) am deutlichsten (Abb. 16.3). Sie verliert aufgrund der Katalogrevision 51.500 BR, was einem Effekt von -1,63 % entspricht. Die MDC 6 (Krankheiten und Störungen der Verdauungsorgane) wurde wie in den Jahren zuvor erneut aufgewertet. Für die hier untersuchten Einrichtungen summiert sich der Katalogeffekt in der MDC 6 auf zusätzliche 16.600 BR, was einem Effekt von +1,06 % gleichkommt.

Tab. 16.3 Verteilung der Katalogeffekte auf Einzelhausebene

	Katalogeffekt
1. Quintil	negativer als –0,64 %
2. Quintil	zwischen –0,64 % und –0,03 %
3. Quintil	zwischen –0,03 % und 0,32 %
4. Quintil	zwischen 0,32 % und 0,85 %
5. Quintil	positiver als 0,85 %
n = 1.230 Krankenhäuser	

Krankenhaus-Report 2019

Komponentenzerlegung der vereinbarten CM-Veränderung im DRG-Bereich

Nach Bereinigung des Katalogeffekts ergibt sich eine vereinbarte Leistungsentwicklung von 2016 nach 2017 von ca. 116.600 CM-Punkten (Abb. 16.4). Die Veränderungsrate liegt damit um 0,2 Prozentpunkte niedriger als ohne Berücksichtigung der Katalogveränderung. Zur detaillierten Analyse der Leistungsentwicklung im DRG-Bereich wird im Folgenden das Konzept der Komponentenzerlegung[11] angewendet. Sie quantifiziert den Einfluss von Fallzahl und Fallschwere (CMI) und zerlegt die CMI-Entwicklung in weitere Teilkomponenten.

Isoliert betrachtet führt der Fallzahlanstieg zu einem Zuwachs von 85.000 CM-Punkten und macht wie im Vorjahr ca. drei Viertel der Gesamtveränderung aus. Der restliche Teil des Anstiegs resultiert aus der durchschnittlichen Fallschwere (CMI).

Dass sich der Trend hin zu kürzeren Verweildauern fortsetzt, zeigt der absenkende Einfluss (–0,3 %) der BR-Komponente. Eine Tendenz zur Vereinbarung höher bewerteter Leistungen, der sich an der positiven Strukturkomponente ablesen lässt, ist ebenfalls schon seit vielen Jahren zu beobachten. Sie fällt im Vergleich zum Vorjahr zwar um –0,7 Prozentpunkte schwächer aus, liegt aber mit 0,5 % auf dem durchschnittlichen Niveau der Jahre 2013 bis 2015 (Mostert et al. 2018).

Verschiebungen innerhalb von Basis-DRGs (**Intra-ADRG-Komponente**) gehen mit einem Effekt von 0,1 % ein. Der größte Teil des Struktureffekts ist auf die **Inter-ADRG-Komponente** zurückzuführen (0,4 %). Im hierarchischen Aufbau des DRG-Systems können diese Verschiebungen zwischen verschiedenen Basis-DRGs

- innerhalb der gleichen MDC und Partition (**Intra-Partition**) (+0,3 %),
- innerhalb der gleichen MDC aber unterschiedlichen Partitionen (**Inter-Partition**) (+0,1 %) und
- zwischen unterschiedlichen MDCs (**Inter-MDC**) (-0,1 %)

stattfinden.

Tab. 16.4 zeigt die Komponenten der vereinbarten CM-Entwicklung je MDC und Abb. 16.5 die Bedeutung der einzelnen MDCs für die Gesamt-CM-Veränderung von 2016 nach 2017. Die kleinste und größte prozentuale Veränderungsrate liegen bei

10 Die deutsche Bezeichnung für MDC lautet Hauptdiagnosegruppe. Eine Aufstellung aller MDCs findet sich in Tab. 16.4.

11 Für die Anwendung der Komponentenzerlegung müssen zwei Bedingungen erfüllt sein: eine Produkthomogenität und eine ausgeprägte Produkthierarchie. Erstere wird dadurch gewährleistet, dass die Vereinbarungen beider Jahre über den DRG-Katalog 2017 abgebildet werden. Die zweite Bedingung ist durch die natürlichen Eigenschaften des DRG-Systems erfüllt, da es die Ebenen DRG, Basis-DRG, Partition und MDC vorsieht. Für Analysen im DRG-System hat das Konzept bereits mehrmals Anwendung gefunden, wie bspw. bei Friedrich und Günster 2006 und Fürstenberg et al. 2013. Für eine ausführliche Beschreibung weiterer theoretischer Grundlagen der Komponentenzerlegung siehe Reichelt 1988.

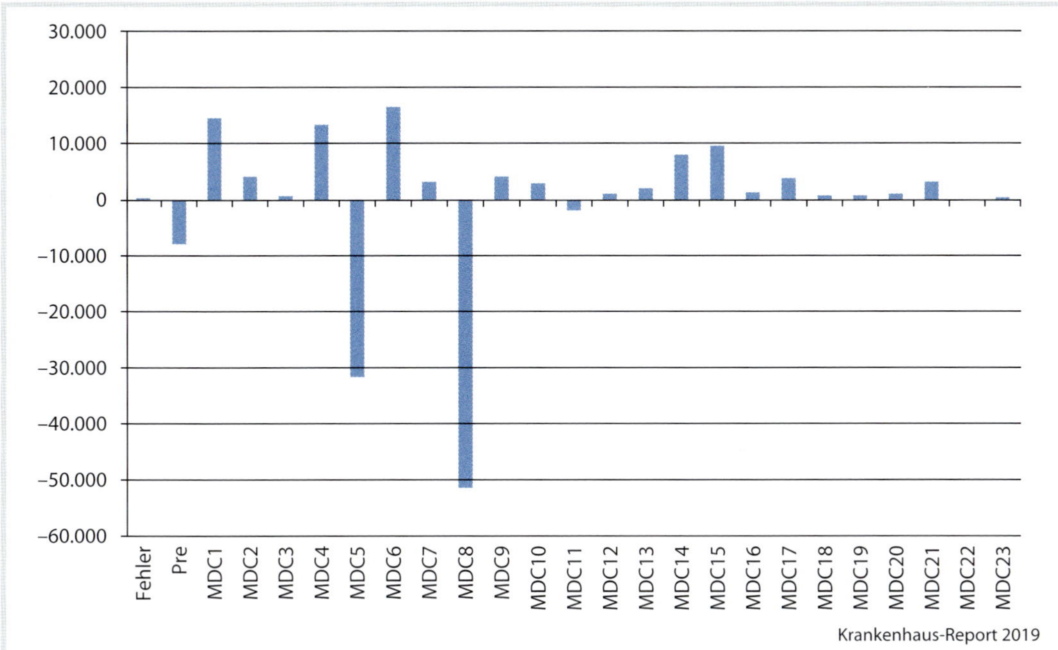

Abb. 16.3 Absolute CM-Änderung je MDC infolge der Katalogrevision 2017 zum Vorjahr (in BR) (n = 1.230 Krankenhäuser)

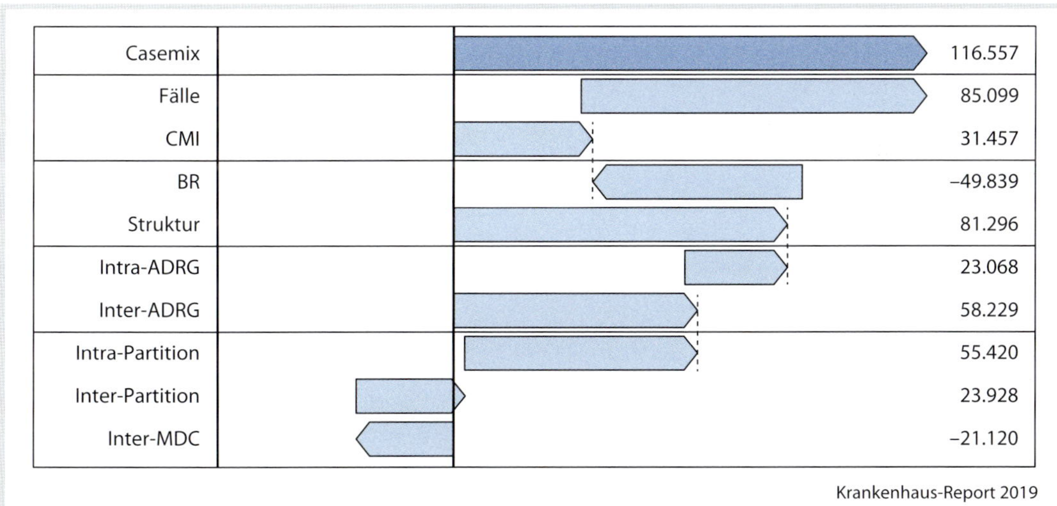

Abb. 16.4 Komponenten der vereinbarten CM-Entwicklung 2016/2017 (n = 1.230 Krankenhäuser)

MDCs mit kleineren CM-Volumen vor (MDC 16: –1,9 % (Blut, blutbildende Organe und Immunsystem und MDC 19: +8,4 % (Psychiatrische Krankheiten und Störungen). Von den MDCs, die mindestens 10 % des gesamten-CM-Volumens ausmachen, weist die MDC 15 (Neugeborene) den deutlichsten prozentualen CM-Anstieg auf. Gemessen an der absoluten Veränderung steht sie hinter den MDCs 8 (Muskel-Skelett-System) und 4 (Atmungsorgane) an dritter Stelle. Bei fünf MDCs ist

Tab. 16.4 Komponenten der vereinbarten CM-Entwicklung 2016/2017 je MDC

		Casemix	Fälle 2017	Veränderungswerte (Komponentenzerlegung)								
		2017	(in Tsd.)	Casemix	davon							
					Fälle	CMI	davon					
							BR-Index	Struktur-index	davon			
									Intra-ADRG	Inter-ADRG	davon	
											Intra-Partition	Inter-Partition
Prä-MDC		1.260.624	114	-0,9%	-0,5%	-0,3%	0,1%	-0,4%	0,1%	-0,5%	-0,5%	0,0%
MDC 1	Nervensystem	1.332.083	1.260	1,0%	1,0%	0,0%	-0,4%	0,4%	0,2%	0,2%	0,3%	-0,1%
MDC 2	Auge	182.021	294	0,9%	0,9%	0,1%	-0,1%	0,2%	0,0%	0,2%	0,4%	-0,2%
MDC 3	HNO-Bereich	502.534	680	-0,2%	-0,4%	0,2%	-0,1%	0,4%	0,2%	0,2%	0,5%	-0,3%
MDC 4	Atmungsorgane	1.082.659	1.197	1,7%	1,3%	0,5%	-0,3%	0,7%	0,2%	0,5%	0,0%	0,6%
MDC 5	Kreislaufsystem	2.966.449	2.418	0,3%	-0,6%	0,9%	-0,3%	1,2%	0,4%	0,8%	0,6%	0,1%
MDC 6	Verdauungsorgane	1.567.756	1.774	-0,1%	0,2%	-0,3%	-0,4%	0,1%	0,0%	0,1%	0,0%	0,0%
MDC 7	Hepatobiliäres System und Pankreas	550.488	474	0,5%	0,6%	0,0%	-0,4%	0,4%	0,0%	0,4%	0,4%	0,0%
MDC 8	Muskel-Skelett-System und Bindegewebe	3.142.728	2.292	0,9%	0,3%	0,6%	-0,4%	1,0%	0,1%	0,9%	0,8%	0,1%
MDC 9	Haut, Unterhaut und Mamma	560.825	702	0,2%	1,2%	-1,0%	-0,5%	-0,5%	0,1%	-0,7%	-0,3%	-0,4%
MDC 10	Endokrine, Ernährungs- und Stoffwechselkrankheiten	366.997	400	1,7%	1,4%	0,2%	-0,3%	0,5%	0,2%	0,3%	0,3%	0,0%
MDC 11	Harnorgane	679.995	995	0,1%	-0,2%	0,3%	-0,4%	0,7%	0,0%	0,6%	0,3%	0,4%
MDC 12	Männliche Geschlechtsorgane	205.172	198	1,9%	1,7%	0,3%	-0,4%	0,7%	-0,3%	1,0%	1,2%	-0,3%

MDC 13	Weibliche Geschlechtsorgane	331.238	323	-1,8%	-1,6%	-0,2%	-0,4%	0,1%	-0,1%	0,2%	0,4%	-0,2%
MDC 14	Schwangerschaft, Geburt und Wochenbett	517.139	845	1,9%	1,8%	0,1%	0,0%	0,1%	-0,3%	0,3%	0,2%	0,2%
MDC 15	Neugeborene	436.214	635	4,4%	3,6%	0,8%	-0,3%	1,1%	-0,1%	1,2%	0,1%	1,0%
MDC 16	Blut, blutbildende Organe und Immunsystem	101.089	119	-1,9%	-1,7%	-0,2%	-0,4%	0,2%	0,3%	-0,1%	-0,1%	0,0%
MDC 17	Hämatologische und solide Neubildungen	234.837	162	1,6%	1,6%	0,0%	-0,3%	0,3%	0,8%	-0,5%	-0,6%	0,1%
MDC 18	Infektiöse und parasitäre Krankheiten	269.114	219	4,1%	3,5%	0,5%	-0,4%	0,9%	0,4%	0,5%	0,5%	-0,1%
MDC 19	Psychiatrische Krankheiten und Störungen	53.310	74	8,4%	2,6%	5,6%	-0,1%	5,7%	-0,3%	6,0%	-1,1%	7,1%
MDC 20	Alkohol- und Drogengebrauch	48.520	136	2,2%	-0,1%	2,4%	-1,0%	3,4%	-0,3%	3,7%	0,0%	3,7%
MDC 21	Verletzungen, Vergiftungen u.a.	156.739	178	0,4%	-2,9%	3,3%	0,2%	3,1%	0,4%	2,7%	1,6%	1,1%
MDC 22	Verbrennungen	15.518	12	6,3%	5,6%	0,6%	-0,9%	1,5%	1,6%	-0,1%	-2,2%	2,1%
MDC 23	Faktoren, die den Gesundheitszustand beeinflussen	42.290	86	1,7%	0,9%	0,8%	0,7%	0,0%	-0,2%	0,2%	0,0%	0,2%
MDC 24	Sonstige DRG	80.705	35	6,8%	7,9%	-1,0%	-0,4%	-0,6%	-0,1%	-0,5%	-0,4%	-0,1%

n = 1.230 Krankenhäuser

Krankenhaus-Report 2019

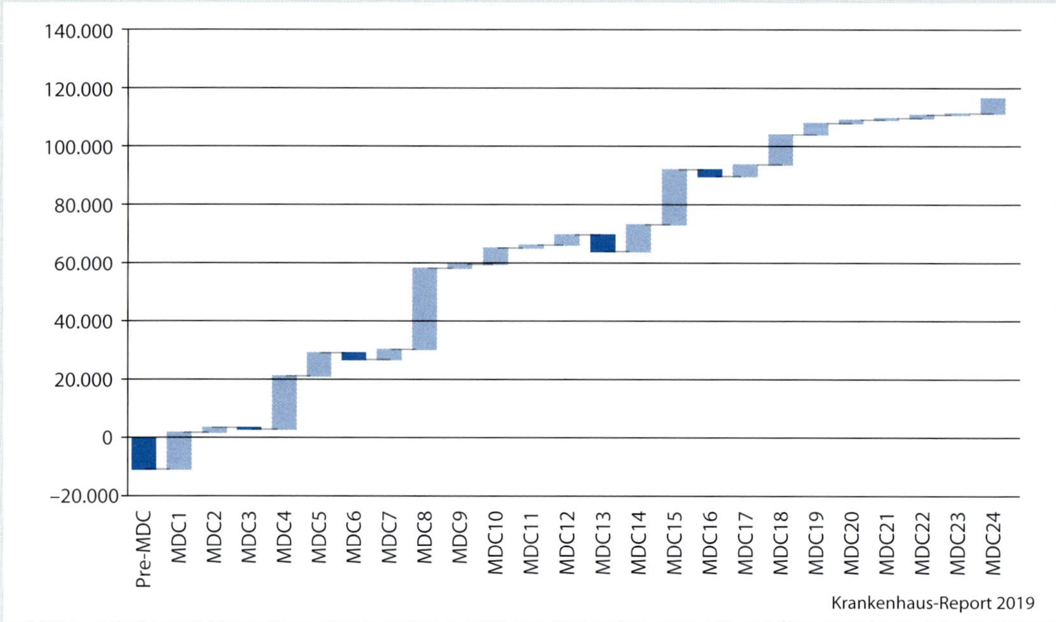

Abb. 16.5 Absolute Veränderung des vereinbarten CM je MDC 2016 gegenüber dem Vorjahr (n = 1.230 Krankenhäuser)

ein CM-Rückgang zu verzeichnen, wozu mit der Pre-MDC und der MDC 5 (Verdauungsorgane) auch zwei der fünf CM-stärksten MDCs gehören.

Insgesamt machen die fünf CM-stärksten MDCs im Jahr 2017 einen Anteil von 61,5 % des gesamten CM-Volumens aus. Bei Betrachtung ihrer jährlichen Mengenveränderungsraten ab 2013 spiegelt sich das überdurchschnittliche Wachstum im Jahr 2016 im Vergleich zu den Vorjahren wider, bevor 2017 nur noch ein vergleichsweise schwacher Zuwachs oder sogar Rückgang zu sehen ist (Abb. 16.6). Bei allen MDCs bis auf der MDC 6 (Verdauungsorgane) übersteigt die durchschnittliche Veränderung der letzten zwei Jahre allerdings immer noch den durchschnittlichen Wert von 2013 bis 2015.

16.4.2 Leistungsentwicklung im Zusatzentgelte-Bereich

Zwischen 2016 und 2017 ist das Volumen der vereinbarten Zusatzentgelte für die hier betrachteten Häuser um 6,2 % auf 2.179,5 Mio. Euro gestiegen. Ihr Anteil am Gesamtbudget beträgt 2017 in der Summe 3,7 %.

Für einen kleineren Teil der Zusatzentgelte werden die Preise individuell mit einzelnen Krankenhäusern vereinbart, weil noch keine ausreichende, beziehungsweise ausreichend homogene Datengrundlage zur Kalkulation bundeseinheitlicher Preise durch das InEK existiert. Für den überwiegenden Teil der Zusatzentgelte ist jedoch ein bundesweit einheitlicher Preis festgelegt. Die bundesweit einheitlich bepreisten Zusatzentgelte werden in der AEB im E2-Formular erfasst, die hausindividuell vergüteten im E3.2-Formular.

Die E3.2-Zusatzentgelte machen mit einem Anteil von 32,6 % den kleineren Teil der Zusatzentgelte aus.[12] Rechnerisch wächst ihr Budget mit 28,1 % sehr stark an. Dies ist jedoch durch den Umstand bedingt, dass sechs umsatzstarke Arzneimittel aus dem E2- in den E3.2-Bereich gewechselt sind. Hintergrund ist der Ablauf der entsprechenden Patente für die Originalpräparate (InEK 2016, S. 144f). Auf die bundesweit einheitlich vergüteten Zusatzentgelte entfällt ein Budgetvolumen von

12 Zu dieser Gruppe zählen auch Zusatzentgelte für Neue Untersuchungs- und Behandlungsmethoden (NUB) und hochspezialisierte Leistungen nach § 6 Abs. 2a KHEntgG.

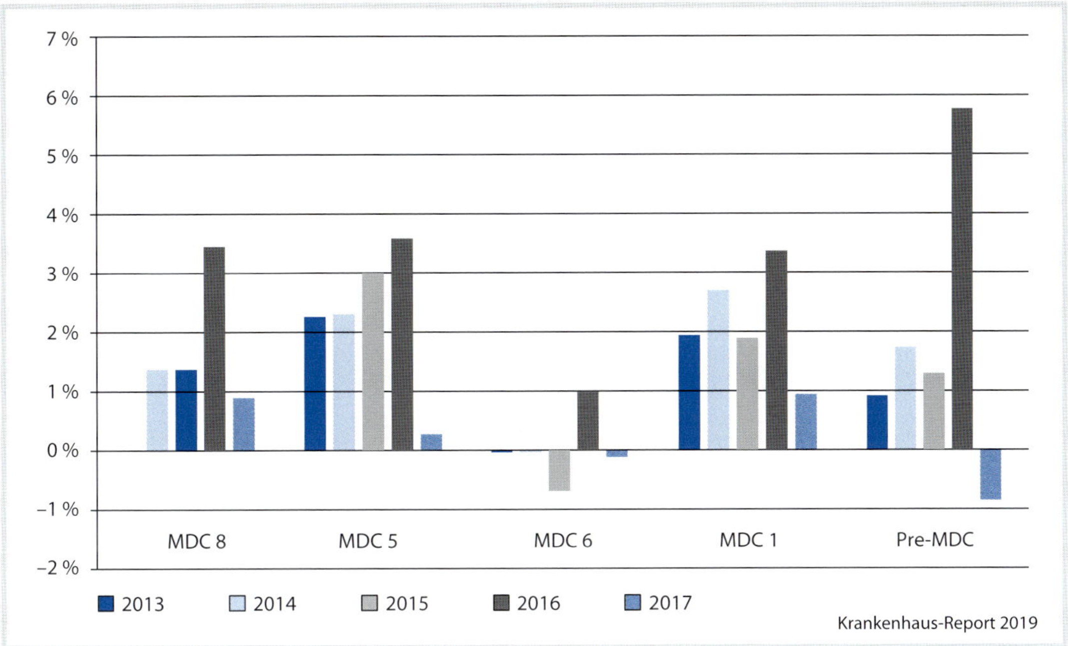

Abb. 16.6 Prozentuale Veränderung des vereinbarten CM 2013–2017 der CM-stärksten MDCs 2017 (n = 1.230 Krankenhäuser)

1.468,5 Mio. Euro im Jahr 2017. Aufgrund der aus dem E2 ins E3.2 wechselnden Zusatzentgelte sinkt das E2-Budgetvolumen um 2,0 %.

Wie bereits in den Vorjahren ist das ZE130 „Hochaufwendige Pflege von Erwachsenen" 2017 mit 306,3 Mio. Euro das umsatzstärkste E2-Zusatzentgelt (Tab. 16.5). Es weist darüber hinaus einen überdurchschnittlichen Anstieg von 15,3 % auf. An zweiter Stelle steht erneut das ZE148 „Gabe von Rituximab, intravenös". Insgesamt machen beide Entgelte fast ein Drittel des gesamten Budgets für E2-Zusatzentgelte aus.

Tab. 16.5 zerlegt die Budgetveränderung in Mengen-, Preis- und Struktureffekte wie zum Beispiel Verschiebungen zwischen Dosierungsklassen bei Medikamenten. So geht der starke Budgetanstieg beim ZE130 ausschließlich auf die Mengenkomponente zurück, während der Preis dämpfend wirkt. Eine Besonderheit stellt das ZE101 („Medikamente-freisetzende Koronarstents") dar. Bei diesem ist bereits seit Jahren ein deutlicher Budgetrückgang bei steigenden Mengen festzustellen (Mostert et al. 2018). Insgesamt hat sich die Reihenfolge der umsatzstärksten E2-Zusatzentgelte kaum verändert; Ausnahme ist der Wegfall der beiden umsatzstarken Medikamente Caspofungin (früher ZE109) und Pemetrexed (früher ZE53), die in das E3.2 gewechselt sind.

Eine andere Betrachtungsweise bietet die Unterteilung der E2-Zusatzentgelte nach Segmenten, die so nicht im Katalog zu finden sind. Es handelt sich hierbei um die Zusatzentgelte für Dialyseverfahren, um Medikamentengaben sowie um die sonstigen Zusatzentgelte. Das letzte Segment ist heterogen und umfasst auch besondere Behandlungsverfahren, wie zum Beispiel ZE130 und ZE131 für die hochaufwendige Pflege.

Das Segment Dialyse und die sonstigen Zusatzentgelte weisen in diesem Jahr einen höheren Zuwachs auf als in den Vorjahren (Mostert et al. 2018). In diesen Bereichen wächst das Budget um 6,1 % beziehungsweise 10,9 %. Bei den Medikamentengaben macht sich auch hier der Einfluss der aus dem E2 ausgegliederten Medikamente bemerkbar. Daher sinkt das Budget für dieses Segment um 14,4 % – insbesondere durch den hiermit verbundenen Mengenrückgang, aber auch infolge der durch Abgänge geprägten Strukturkomponente

Tab. 16.5 Komponenten der vereinbarten Budgetveränderung für die 15 umsatzstärksten Zusatzentgelte 2017

Zusatzentgelt		Segment[a)]	Anzahl (in Tsd.)	Budget 2017 (in Mio. Euro)	Budgetanteil 2016	Budget-veränderung zum Vorjahr	davon Mengen-komponente	Preis-kompo-nente	Struktur-komponente
Hochaufwendige Pflege von Erwachsenen	ZE130	S	251	306,3	21,6 %	15,3 %	20,1 %	-3,4 %	-0,5 %
Gabe von Rituximab, intravenös	ZE148	M	40	122,0	8,6 %	8,7 %	8,7 %	-0,5 %	0,5 %
Gabe von Human-Immunglobulin, polyvalent, parenteral	ZE93	M	30	85,9	6,1 %	7,1 %	6,4 %	-0,3 %	1,0 %
Hämodialyse, intermittierend	ZE01	D	358	80,8	5,7 %	3,2 %	3,1 %	0,1 %	0,0 %
Gabe von Apherese-Thrombozytenkonzentraten	ZE147	M	26	52,3	3,7 %	-7,3 %	-10,3 %	0,7 %	2,7 %
Gabe von Bevacizumab, parenteral	ZE74	M	17	47,7	3,4 %	5,0 %	2,7 %	-0,1 %	2,4 %
Medikamente-freisetzende Koronarstents	ZE101	S	266	47,6	3,4 %	-9,1 %	7,0 %	-16,3 %	1,5 %
Spezialisierte stationäre palliativmedizinische Komplexbehandlung	ZE145	S	25	46,3	3,3 %	18,7 %	13,5 %	5,0 %	-0,4 %
Hämodialyse, kontinuierlich, venovenös, pumpengetrieben (CVVHD)	ZE120	D	27	40,2	2,8 %	9,9 %	5,9 %	0,0 %	3,8 %
Palliativmedizinische Komplexbehandlung	ZE60	S	28	39,7	2,8 %	11,2 %	3,1 %	7,9 %	0,0 %
Plasmapherese	ZE36	S	5	29,2	2,1 %	4,8 %	7,5 %	0,0 %	-2,5 %
Gabe von Erythrozytenkonzentraten	ZE107	M	14	28,7	2,0 %	-1,2 %	-2,6 %	0,9 %	0,6 %
Extrakorporale Photopherese	ZE37	S	18	23,5	1,7 %	1,2 %	1,3 %	-0,1 %	0,0 %
Hämodiafiltration, kontinuierlich, arteriövenös	ZE121	D	14	22,1	1,6 %	13,7 %	7,0 %	0,5 %	5,7 %
Gabe von Thrombozytenkonzentraten	ZE146	M	11	20,7	1,5 %	6,5 %	8,6 %	1,0 %	-2,9 %
Alle E2-Zusatzentgelte			1435	1419,2	100,0 %	-2,0 %	4,2 %	-1,4 %	-4,6 %

a) „M" = Medikamentengabe; „D" = Dialyse; „S" = Sonstige
n = 1.230 Krankenhäuser

Krankenhaus-Report 2019

(Tab. 16.6). Dieser Struktureffekt bedingt auch den Rückgang des Gesamtbudgets für das E2 um 2,0 %, obwohl über alle E2-Zusatzentgelte betrachtet die Mengenkomponente positiv ist.

Abb. 16.7 stellt die maßgeblichen Einflussfaktoren für die vereinbarten Budgetveränderungen bundeseinheitlicher Zusatzentgelte insgesamt nach der Methode der Komponentenzerlegung dar.[13] Anders als bei der bisherigen Betrachtung wurden hierbei sowohl die Zu- als auch die Abgänge eliminiert. Der starke Einfluss der sechs aus dem E2 ausgegliederten Medikamentengaben fällt hier somit weg; es werden nur diejenigen Zusatzentgelte betrachtet, die in beiden Jahren im E2 enthalten waren. Unter diesem Blickwinkel zeigt sich, dass die Budgetentwicklung im E2-Zusatzentgeltebereich eindeutig von der Mengenentwicklung bestimmt wird. Die Preisentwicklung ist gegenläufig, wird jedoch von den strukturellen Veränderungen ziemlich genau kompensiert.

16.5 Umsetzung der Verhandlungsergebnisse

Der § 4 Absatz 2 Satz 1 KHEntgG sieht die Vorgabe einer leistungsorientierten Erlösbudgetermittlung vor, die sich nach den voraussichtlich zu erbringenden Leistungen richten soll. Bereits in den vergangenen Jahren war ein Trend hin zu späteren Umsetzungszeitpunkten zu beobachten, der für zunehmend unterjährige oder retrospektive Verhandlungen beziehungsweise Einigungen steht.[14] Diese Entwicklung zeigt sich auch im Vergleich der Jahre 2016 und 2017[15]: Für das Budgetjahr 2016 wurden rund 54 % des in Summe über alle LBFW vereinbarten CM-Volumens in den Einzelhausverhand-

13 Zu den methodischen Voraussetzungen der Anwendung der Komponentenzerlegung auf den Bereich der E2-Zusatzentgelte vergleiche Mostert et al. 2013.

14 Im Jahr 2011 lag die unterjährige Umsetzungsquote bei 72,5 %. Der Wert verringerte sich bis 2015 durchschnittlich um 3,7 %punkte p. a.

15 Für die Analyse der Umsetzungszeitpunkte wurde von der Stichprobe der 1.230 Krankenhäuser, zu denen für 2016 und 2017 eine Budgetvereinbarung vorliegt, abgewichen. Stattdessen wurden alle im jeweiligen Budgetjahr vorliegenden Verhandlungsergebnisse einbezogen.

Tab. 16.6 Komponenten der vereinbarten Budgetveränderung nach Segmenten 2017

Segment	Anzahl (in Tsd.)	Budget (in Mio. Euro)	Budget-anteil	Budget-veränderung zum Vorjahr	davon:			davon in der Warenkorbkomponente:		
					Mengen-komponente	Preis-komponente	Struktur-komponente	kontinuierlich	Abgänge	Zugänge
Sonstige	685	638,4	45,0 %	10,9 %	12,3 %	-2,6 %	1,4 %	1,3 %	0,0 %	0,0 %
Dialyse	485	178,6	12,6 %	6,1 %	3,1 %	0,4 %	2,6 %	2,6 %	0,0 %	0,0 %
Medikamentengabe	265	602,3	42,4 %	-14,4 %	-10,5 %	-0,9 %	-3,5 %	2,3 %	-4,6 %	-1,1 %
Alle E2-Zusatzentgelte	1.435	1.419,2	100,0 %	-2,0 %	4,2 %	-1,4 %	-4,6 %	1,1 %	-5,5 %	-0,1 %

n = 1.230 Krankenhäuser

Krankenhaus-Report 2019

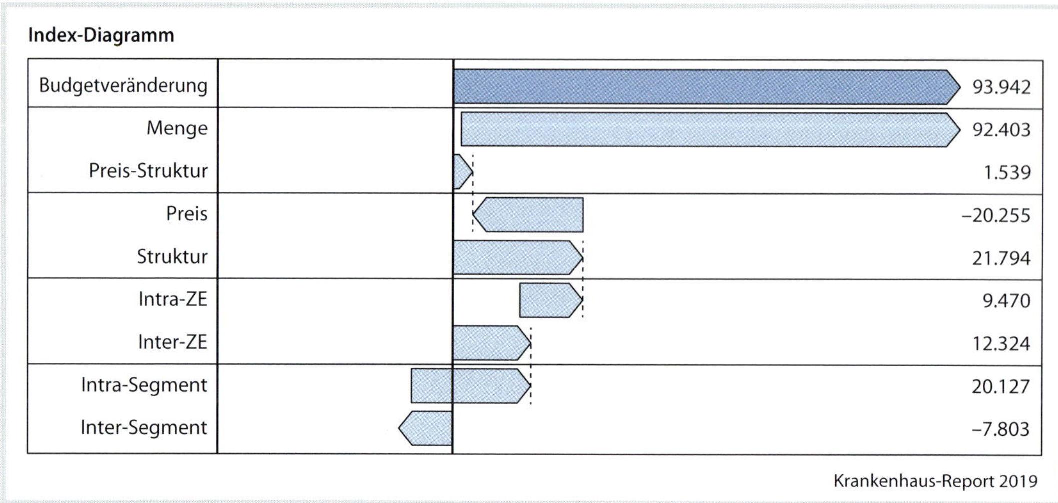

Abb. 16.7 Komponenten der vereinbarten Budgetveränderung für bundeseinheitliche Zusatzentgelte (in Tsd. Euro), 2017 im Vergleich zum Vorjahr (n = 1.230 Krankenhäuser)

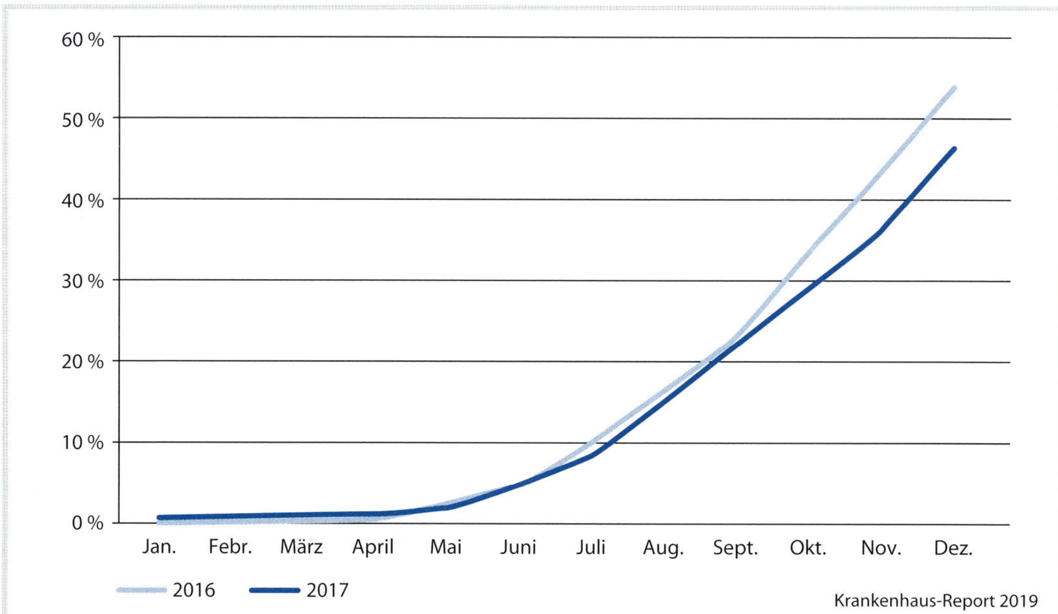

Abb. 16.8 Umsetzungszeitpunkte 2016 und 2017 nach kumulierten CM-Anteilen

lungen unterjährig umgesetzt (Abb. 16.8). 2017 wurden vor allem im letzten Quartal weniger Verhandlungsergebnisse genehmigt, sodass am Jahresende nur für 46 % des CM-Volumens im LBFW Planungssicherheit bestand. Als Hauptursache für die verzögerte Umsetzung im Vergleich zum Vorjahr kann der 2017 erstmals zu vereinbarende FDA gelten. Dieser neue Verhandlungstatbestand hat aufgrund seiner zahlreichen neuen, komplexen und vor allem auch streitbefangenen Regelungsdetails die Budgetverhandlungen von Krankenhäusern deutlich verzögert.

16.6 Zusammenfassung und Diskussion

Die geänderten Rahmenbedingungen zur Budgetfindung aus dem Krankenhausstrukturgesetz finden im Jahr 2017 bereits in weiten Teilen Anwendung. Insbesondere die geänderten Regelungen im Kontext der Vereinbarung von Mehrmengen, wie die Einführung des Fixkostendegressionsabschlags, haben die Verhandlungsrunde 2017 nachhaltig geprägt, obwohl die Summe der vereinbarten Mehrleistungen in diesem Jahr so gering ausfiel wie lange nicht mehr. Dies äußerte sich daher weniger in monetären Sondereffekten als in deutlich späteren Verhandlungen und Umsetzungszeitpunkten, da viele Detailregelungen nicht nur neu und komplex, sondern auch sehr streitbefangen waren. Erstmals wurde weniger als die Hälfte des Gesamtbudgetvolumens innerhalb des Budgetjahres auch umgesetzt, mit den entsprechenden Konsequenzen für die Planungs- und Kalkulationssicherheit der Krankenhäuser und Kostenträger. In der Summe liegt die vereinbarte Preissteigerung mit 2,2 % nahe dem Mittelwert der letzten Jahre. Dies gilt allerdings auch deswegen, weil die anteilige Tariferhöhungsrate im DRG-Bereich für 2017 in Höhe von 0,16 % erst im Jahr 2018 budgeterhöhend wirken wird.

Deutlich abweichend zu den Vorjahren wurde allerdings die Mengenentwicklung vereinbart. Im Vorjahr lag die vereinbarte Mengensteigerung mit einem Plus von 2,7 % so hoch wie seit Jahren nicht mehr. Im Jahr 2017 ist der Wert dagegen mit nur 0,9 % rekordverdächtig niedrig ausgefallen. Dieser Einbruch in den Mehrmengenvereinbarungen zieht sich durch alle relevanten Hauptdiagnosegruppen des G-DRG-Systems (MDCs). Ob es sich hierbei um die Konsequenz aus massiven Vorholeffekten im Jahr 2016 handelt oder sich hier erste Anzeichen einer Trendumkehr bei der Mengenentwicklung im Krankenhausbereich zeigen, kann mit aktuellem Datenstand noch nicht beantwortet werden. Auch wäre die Deutung, dass diese moderate Mengenentwicklung auf die im gleichen Jahr geänderten Budgetmechaniken zurückzuführen ist, noch verfrüht.

Im Ergebnis sind die Budgets der untersuchten1.230 Krankenhäuser ausgleichsbereinigt um 3,0 % gestiegen, was einem Mittelzuwachs von knapp über 1,8 Mrd. Euro entspricht. Die Budgetsteigerungsrate weist damit den niedrigsten Wert seit 2011 auf.

16.7 Anhang

Tab. 16.7 Zusatzentgelte 2016 und 2017

ZE-Nr.	Segment	Bezeichnung	2016	2017
ZE01	D	Hämodialyse, intermittierend	X	X
ZE02	D	Hämodiafiltration, intermittierend	X	X
ZE09	S	Vollimplantierbare Medikamentenpumpe mit programmierbarem Tagesprofil	X	X
ZE10	S	Künstlicher Blasenschließmuskel, Eingriffe bei artifiziellem Harnblasensphinkter	X	X
ZE11	S	Wirbelkörperersatz, Wirbelkörperersatz und komplexe Rekonstruktion der Wirbelsäule	X	X
ZE17	M	Gabe von Gemcitabin, parenteral	X	X
ZE19	M	Gabe von Irinotecan, parenteral	X	X
ZE30	M	Gabe von Prothrombin-komplex, parenteral	X	X
ZE36	S	Plasmapherese	X	X
ZE37	S	Extrakorporale Photopherese	X	X
ZE40	M	Gabe von Filgrastim, parenteral	X	X
ZE42	M	Gabe von Lenograstim, parenteral	X	X
ZE44	M	Gabe von Topotecan, parenteral	X	X

Tab. 16.7 (Fortsetzung)

ZE-Nr.	Segment	Bezeichnung	2016	2017
ZE47	M	Gabe von Antithrombin III, parenteral	X	X
ZE48	M	Gabe von Aldesleukin, parenteral	X	X
ZE49	M	Gabe von Bortezomib, parenteral	X	X
ZE50	M	Gabe von Cetuximab, parenteral	X	X
ZE51	M	Gabe von Human-Immunglobulin, spezifisch gegen Hepatitis-B-surface-Antigen, parenteral	X	X
ZE52	M	Gabe von Liposomalem Doxorubicin, parenteral	X	X
ZE53	M	Gabe von Pemetrexed, parenteral	X	
ZE56	S	Vollimplantierbare Medikamentenpumpe mit konstanter Flussrate	X	X
ZE58	S	Hydraulische Penisprothesen, andere Operationen am Penis	X	X
ZE60	S	Palliativmedizinische Komplexbehandlung	X	X
ZE61	S	LDL-Apherese	X	X
ZE62	D	Hämofiltration, intermittierend	X	X
ZE63	M	Gabe von Paclitaxel, parenteral	X	X
ZE64	M	Gabe von Human-Immunglobulin, spezifisch gegen Zytomegalie-Virus, parenteral	X	X
ZE66	M	Gabe von Adalimumab, parenteral	X	X
ZE67	M	Gabe von Human-Immunglobulin, spezifisch gegen Varicella-Zoster-Virus, parenteral	X	X
ZE68	M	Gabe von Infliximab, parenteral	X	X
ZE70	M	Gabe von C1-Esteraseinhibitor, parenteral	X	X
ZE71	M	Gabe von Pegfilgrastim, parenteral	X	X
ZE72	M	Gabe von Pegyliertem liposomalen Doxorubicin, parenteral	X	X
ZE74	M	Gabe von Bevacizumab, parenteral	X	X
ZE75	M	Gabe von Liposomalem Cytarabin, intrathekal	X	X
ZE76	M	Gabe von Etanercept, parenteral	X	
ZE78	M	Gabe von Temozolomid, oral	X	X
ZE79	M	Gabe von Busulfan, parenteral	X	X
ZE80	M	Gabe von Docetaxel, parenteral	X	X
ZE92	M	Gabe von Imatinib, oral	X	
ZE93	M	Gabe von Human-Immun-globulin, polyvalent, parenteral	X	X
ZE95	M	Gabe von Palifermin, parenteral	X	X
ZE96	M	Gabe von Carmustin-Implantaten, intrathekal	X	X
ZE97	M	Gabe von Natalizumab, parenteral	X	X
ZE98	M	Gabe von Palivizumab, parenteral	X	X
ZE100	S	Implantation eines endobronchialen Klappensystems, andere Operationen an Lunge und Bronchien	X	X
ZE101	S	Medikamente-freisetzende Koronarstents	X	X
ZE105	S	Selektive Embolisation mit Metallspiralen (Coils) an Kopf, Hals (intra- und extrakraniell) und spinalen Gefäßen oder mit großlumigem Gefäßverschlusskörper	X	X

Tab. 16.7 (Fortsetzung)

ZE-Nr.	Segment	Bezeichnung	2016	2017
ZE106	S	Selektive Embolisation mit Metallspiralen (Coils), andere Lokalisaion	X	X
ZE107	M	Gabe von Erythrozytenkonzentraten	X	X
ZE108	M	Gabe von patientenbezogenen Thrombozytenkonzentraten	X	X
ZE109	M	Gabe von Caspofungin, parenteral	X	
ZE110	M	Gabe von Liposomalem Amphotericin B, parenteral	X	X
ZE111	M	Gabe von Voriconazol, oral	X	
ZE112	M	Gabe von Voriconazol, parenteral	X	
ZE113	M	Gabe von Itraconazol, parenteral	X	X
ZE115	M	Gabe von Anidulafungin, parenteral	X	X
ZE116	M	Gabe von Panitumumab, parenteral	X	X
ZE117	M	Gabe von Trabectedin, parenteral	X	X
ZE119	D	Hämofiltration, kontinuierlich	X	X
ZE120	D	Hämodialyse, kontinuierlich, venovenös, pumpengetrieben (CVVHD)	X	X
ZE121	D	Hämodiafiltration, kontinuierlich	X	X
ZE122	D	Peritonealdialyse, intermittierend, maschinell unterstützt (IPD)	X	X
ZE123	D	Peritonealdialyse, kontinuierlich, nicht maschinell unterstützt (CAPD)	X	X
ZE124	M	Gabe von Azacytidin, parenteral	X	X
ZE125	S	Implantation oder Wechsel eines interspinösen Spreizers, andere Operationen an der Wirbelsäule	X	X
ZE126	S	Autogene/autologe matrixinduzierte Chondrozytentransplantation	X	X
ZE128	M	Gabe von Micafungin, parenteral	X	X
ZE130	S	Hochaufwendige Pflege von Erwachsenen	X	X
ZE131	S	Hochaufwendige Pflege von Kleinkindern oder von Kindern und Jugendlichen	X	X
ZE132	S	Implantation eines Wachstumsstents	X	X
ZE133	S	Perkutan transluminale Fremdkörperentfernung und Thrombektiomie an intrakraniellen Gefäßen unter Verwendung eines Mikrodrahtretriever-Systems	X	X
ZE134	S	Verschiedene Harnkontinenztherapien	X	X
ZE135	M	Gabe von Vinflunin, parenteral	X	X
ZE136	S	Medikamente-freisetzende Ballons an Koronargefäßen	X	X
ZE137	S	Medikamente-freisetzende Ballons an anderen Gefäßen	X	X
ZE138	S	Neurostimulatoren zur Rückenmarkstimulation oder zur Stimulation des peripheren Nervensystems, Einkanalsystem, mit Sondenimplantation	X	X
ZE139	S	Neurostimulatoren zur Rückenmarkstimulation oder zur Stimulation des peripheren Nervensystems, Einkanalsystem, ohne Sondenimplantation	X	X
ZE140	S	Neurostimulatoren zur Rückenmarkstimulation oder zur Stimulation des peripheren Nervensystems, Mehrkanalsystem, nicht wiederaufladbar, mit Sondenimplantation	X	X
ZE141	S	Neurostimulatoren zur Rückenmarkstimulation oder zur Stimulation des peripheren Nervensystems, Mehrkanalsystem, nicht wiederaufladbar, ohne Sondenimplantation	X	X
ZE142	M	Gabe von Clofarabin, parenteral	X	X

Tab. 16.7 (Fortsetzung)

ZE-Nr.	Segment	Bezeichnung	2016	2017
ZE143	M	Gabe von Plerixafor, parenteral	X	X
ZE144	M	Gabe von Romiplostim, parenteral	X	X
ZE145	S	Spezialisierte stationäre palliativmedizinische Komplexbehandlung	X	X
ZE146	M	Gabe von Thrombozytenkonzentraten	X	X
ZE147	M	Gabe von Apherese-Thrombozytenkonzentrat	X	X
ZE148	M	Gabe von Rituximab, intravenös	X	X
ZE149	M	Gabe von Trastuzumab, intravenös	X	X
ZE150	M	Gabe von Posaconazol, oral	X	X
ZE151	M	Gabe von Abatacept, intravenös	X	X
ZE152	S	Perkutan-transluminale Fremdkörperentfernung und Thrombektomie an intrakraniellen Gefäßen unter Verwendung eines Stentretriever-Systems	X	X
ZE153	S	Zügeloperation mit alloplastischem Material, adjustierbar	X	X
ZE154	M	Gabe von Eculizumab, parenteral	X	X
ZE155	M	Gabe von Ofatumumab, parenteral	X	X
ZE156	M	Gabe von Decitabine, parenteral	X	X
ZE157	M	Gabe von Tocilizumab, intravenös	X	X
ZE158	S	Vagusnervstimulationssysteme, mit Sondenimplantation	X	X
ZE159	S	Vagusnervstimulationssysteme, ohne Sondenimplantation	X	X
ZE160	M	Gabe von Lipegfilgrastim, parenteral		X
ZE161	S	Radiofrequenzablation Ösophagus		X

a) „M" = Medikamentengabe; „D" = Dialyse; „S" = Sonstige

Krankenhaus-Report 2019

Literatur

Friedrich J, Günster C (2006) Determinanten der CM-Entwicklung in Deutschland während der Einführung von DRGs (2002 bis 2004). In: Klauber J, Robra, B-P, Schellschmidt, H (Hrsg) Krankenhaus-Report 2005. Schattauer, Stuttgart, S 153–202

Friedrich J, Paschen K (2005) Schätzfehler bei der Überleitung von Leistungsdaten verringern – das WIdO-Verfahren der „vereinbarungsgewichteten Überleitung". f&w 5(22): 464-468

Fürstenberg T, Laschat M, Zick K, Klein S, Gierling P, Noting HP, Schmidt T (2013) G-DRG-Begleitforschung gemäß § 17b Abs. 8 KHG. Endbericht des dritten Forschungszyklus (2008-2010). https://www.g-drg.de/Datenbrowser_und_Begleitforschung/Begleitforschung_DRG/Endbericht_zum_dritten_Zyklus_der_G-DRG-Begleitforschung. Zugegriffen: 26. Oktober 2018

InEK (2016) Abschlussbericht. Weiterentwicklung des G-DRG-Systems für das Jahr 2017. https://www.g-drg.de/Aktuelles/Abschlussbericht_und_Reportbrowser_zur_Weiterentwicklung_des_G-DRG-Systems_2017/(language)/ger-DE. Zugegriffen: 26. Oktober 2018

Mostert C, Leclerque G, Friedrich J (2013) Eckdaten der Leistungsentwicklung im Krankenhausmarkt 2011. In: Klauber J, Geraedts M, Friedrich J, Wasem, J (Hrsg) Krankenhaus-Report 2013. Schattauer, Stuttgart, S 21–46

Mostert C, Leclerque G, Friedrich J (2015) Die Krankenhausbudgets 2012 und 2013 im Vergleich. In: Klauber J, Geraedts M, Friedrich J, Wasem, J (Hrsg) Krankenhaus-Report 2015. Schattauer, Stuttgart, S 303–324

Mostert C, Leclerque G, Friedrich J (2018) Die Krankenhausbudgets 2015 und 2016 im Vergleich. In: Klauber J, Geraedts M, Friedrich J, Wasem, J (Hrsg) Krankenhaus-Report 2018. Schattauer, Stuttgart, S 317–339

Reichelt H (1988) Eine Methode der statistischen Komponentenzerlegung. WIdO-Materialien 31. Wissenschaftliches Institut der AOK, Bonn

Statistische Krankenhausdaten: Grunddaten der Krankenhäuser 2017

Elektronisches Zusatzmaterial Die elektronische Version dieses Kapitels enthält Zusatzmaterial, das den Nutzern zur Verfügung steht unter https://doi.org/10.1007/978-3-662-58225-1.

Ute Bölt

J. Klauber et al. (Hrsg.), *Krankenhaus-Report 2019*
https://doi.org/10.1007/978-3-662-58225-1_17

Zusammenfassung

Dieser Beitrag fasst die Ergebnisse der Krankenhausstatistik zu den Grunddaten der Krankenhäuser für das Berichtsjahr 2017 zusammen. Er gibt einen Überblick über die sachlichen und personellen Ressourcen (z. B. Betten, Fachabteilungen, Personal) sowie die Inanspruchnahme von Krankenhausleistungen (Patientenbewegungen). Die Krankenhausstatistik ist eine seit 1991 bundeseinheitlich durchgeführte jährliche Vollerhebung. Auskunftspflichtig sind die Träger der Krankenhäuser. Die Diagnosedaten der Krankenhauspatienten werden wie die fallpauschalenbezogene Krankenhausstatistik (DRG-Statistik) jeweils in einem gesonderten Beitrag behandelt (▸ Kapitel 18 und 19).

The article summarises the results of the hospital statistics for the reporting year 2017. It provides an overview of the material and personnel resources in German hospitals, (e. g. beds, specialist departments, staff) and the utilisation of hospital services (patient movements). The survey has been carried out annually on a nationwide basis since 1991. Hospital owners are obliged to disclose information. The DRG statistics as well as the inpatient diagnosis statistics are described in separate articles (▸ chapter 18 and 19).

17.1 Vorbemerkung

Die Krankenhausstatistik des Statistischen Bundesamtes liefert vielfältige Informationen über das Volumen und die Struktur des Leistungsangebots sowie über die Inanspruchnahme von Krankenhausleistungen. Seit 1991 umfasst die jährlich durchgeführte Vollerhebung die Krankenhäuser im gesamten Bundesgebiet. Das Erhebungsprogramm gliedert sich in die Grunddaten der Krankenhäuser, den Kostennachweis der Krankenhäuser und die Diagnosen der Krankenhauspatienten.[1] Die fallpauschalenbezogene Krankenhausstatistik (DRG-Sta-

1 Eine ausführliche Darstellung der Ergebnisse der Krankenhausstatistik enthält die Fachserie 12 (Gesundheit) des Statistischen Bundesamtes. Die jährlich publizierten Reihen 6.1.1 (Grunddaten der Krankenhäuser) und 6.3 (Kostennachweis der Krankenhäuser) sind auf der Themenseite Gesundheit des Statistischen Bundesamtes unter Veröffentlichungen im Bereich Krankenhäuser (in der Regel kostenfrei) erhältlich. Die Reihen 6.2.1 (Diagnosen der Krankenhauspatienten) und 6.4 (Fallpauschalenbezogene Krankenhausstatistik – DRG-Statistik) wurden letztmals für das Berichtsjahr 2016 veröffentlicht. Aktuelle Ergebnisse zu den Diagnosedaten der Patienten und Patientinnen in Krankenhäusern (Code 23131) und zur Fallpauschalenbezogenen Krankenhausstatistik (Code 23141) stehen in der Datenbank GENESIS-Online – auch als lange Reihen – zur Verfügung. Weitere Informationen können unter gesundheit@destatis.de angefordert werden.

tistik – Diagnosis Related Groups Statistics) ergänzt seit 2005 die Krankenhausdiagnosestatistik insbesondere um Angaben zu Operationen und medizinischen Prozeduren bei stationären Patienten. Gegenstand der folgenden Betrachtung sind die Grunddaten der Krankenhäuser. Eine ausführliche Darstellung der Krankenhausdiagnosestatistik enthält ▶ Kapitel 18, Ergebnisse der DRG-Statistik werden in ▶ Kapitel 19 präsentiert.

Rechtsgrundlage ist die 1990 in Kraft getretene und im Jahr 2001 erstmals umfassend novellierte Krankenhausstatistik-Verordnung (KHStatV). Die Novellierung war erforderlich geworden, um die Krankenhausstatistik an die Entwicklungen im Bereich der stationären Gesundheitsversorgung anzupassen.[2] Weitere wesentliche Änderungen gibt es ab 2007 bei der Erhebung der Kosten der Ausbildungsstätten (Wegfall der Ausbildungsstätten-Umlage) und der neu hinzugekommenen gesonderten Erfassung von Aufwendungen für den Ausbildungsfonds[3] sowie ab 2009 bei der zusätzlichen Erhebung von Personal ohne direktes Beschäftigungsverhältnis beim Krankenhaus und die hierauf entfallenden Sachkosten.[4] Der vorliegende Beitrag schließt sich an das Kapitel 19 im Krankenhaus-Report 2018 an. Die Struktur des Kapitels orientiert sich am Angebot und der Inanspruchnahme von Krankenhausleistungen. An einen ersten Überblick über die Ergebnisse des Jahres 2017 anhand ausgewählter Kennzahlen der Krankenhäuser (▶ Abschn. 17.2) schließt sich eine detaillierte Betrachtung des Angebots von Krankenhausleistungen an (▶ Abschn. 17.3). Dabei wird auf die sachliche, personelle und fachlich-medizinische Ausstattung der Krankenhäuser eingegangen. Im Weiteren werden Ergebnisse zur Inanspruchnahme von Krankenhausleistungen nach unterschiedlichen Behandlungsformen präsentiert (▶ Abschn. 17.4).

2 Zu inhaltlichen und methodischen Änderungen aufgrund der ersten Novellierung der Krankenhausstatistik-Verordnung siehe Rolland S, Rosenow C (2005) Statistische Krankenhausdaten: Grund- und Kostendaten der Krankenhäuser 2002. In: Klauber J, Robra BP, Schellschmidt H (Hrsg) Krankenhaus-Report 2004. Schattauer, Stuttgart, S. 291–310.

3 Aufwendungen nach § 17a Krankenhausfinanzierungsgesetz (KHG) zur Finanzierung von Ausbildungsstätten und -vergütungen.

4 Art. 4b des Krankenhausfinanzierungsreformgesetzes vom 24. März 2009.

17.2 Kennzahlen der Krankenhäuser

Im Hinblick auf den Beitrag „Fallpauschalenbezogene Krankenhausstatistik: Diagnosen und Prozeduren der Krankenhauspatienten auf Basis der Daten nach § 21 Krankenhausentgeltgesetz" (▶ Kapitel 19[5]), der sich ausschließlich mit dem Behandlungsgeschehen in allgemeinen Krankenhäusern befasst, werden vorab die Besonderheiten allgemeiner Krankenhäuser im Vergleich zu sonstigen Krankenhäusern anhand ausgewählter Kennzahlen dargestellt. Alle weiteren Ausführungen in diesem Kapitel zu den „Statistische(n) Krankenhausdaten: Grunddaten der Krankenhäuser 2017" beziehen sich auf die Gesamtheit der Krankenhäuser in Deutschland.

17.2.1 Allgemeine und sonstige Krankenhäuser im Vergleich

Von 1.942 Krankenhäusern insgesamt sind 1.592 allgemeine und 285 sonstige Krankenhäuser (ohne 65 reine Tages- und Nachtkliniken mit ausschließlich teilstationärer Versorgung). Allgemeine Krankenhäuser sind Einrichtungen mit einem in der Regel breiten Behandlungsspektrum. Sie verfügen deshalb über ein entsprechendes Angebot verschiedener Fachabteilungen. Davon zu unterscheiden sind Krankenhäuser, deren Schwerpunkt im psychiatrischen Bereich liegen. Da neben einem Angebot an psychiatrischen Fachabteilungen in diesen Einrichtungen oft auch noch neurologische oder geriatrische Behandlungsschwerpunkte kombiniert werden, versteht man unter den sonstigen Krankenhäusern Einrichtungen mit ausschließlich psychiatrischen und psychotherapeutischen Betten, mit psychiatrischen, psychotherapeutischen und neurologischen Betten, mit psychiatrischen, psychotherapeutischen und geriatrischen Betten sowie mit

5 Krankenhäuser, die nach dem DRG-Vergütungssystem abrechnen und dem Anwendungsbereich des § 1 KHEntgG unterliegen (hier: allgemeine Krankenhäuser), bilden die Datenbasis für die DRG-Statistik. Die Anwendung eines pauschalierenden Entgeltsystems auch für psychiatrische und psychosomatische Einrichtungen (hier: sonstige Krankenhäuser ohne reine Tages- und Nachtkliniken) ist nach § 17d Abs. 1 KHG ab 1. Januar 2018 vorgesehen.

Tab. 17.1 Eckdaten verschiedener Krankenhaustypen: Allgemeine Krankenhäuser und Sonstige Krankenhäuser (OHNE reine Tages- und Nachtkliniken) im Vergleich

Gegenstand der Nachweisung				Krankenhäuser insgesamt	Allgemeine Krankenhäuser	Sonstige Krankenhäuser*)
Anzahl der Krankenhäuser				1.942	1.592	285
Krankenhäuser mit ... Betten						
unter 100				666	477	124
100–199				439	363	76
200–499				557	481	76
500 und mehr				280	271	9
Aufgestellte Betten				497.182	450.453	46.729
Bettenauslastung				77,8	76,2	92,6
Stationär beh. Patienten				19.442.810	18.824.723	618.087
Berechnungs-/Belegungstage				141.151.861	125.351.056	15.800.805
Durchschn. Verweildauer in Tagen				7,3	6,7	25,6
Vollkräfte im Jahresdurchschnitt				894.400	831.009	62.508
davon:	Ärztliches Personal			161.208	153.861	7.201
	Nichtärztliches Personal			733.193	677.148	55.307
	davon:	Pflegedienst		328.327	297.292	30.805
		dar.:	In der Psychiatrie tätig	46.275	18.187	27.869
		Med.-tech. Dienst		149.655	139.152	10.252
		Funktionsdienst		109.199	105.911	3.170
		Übriges Personal		146.012	134.794	11.081

*) Zu den Sonstigen Krankenhäusern rechnen (neben reinen Tages- und Nachtkliniken) Krankenhäuser mit
- ausschließlich psychiatrischen und psychotherapeutischen Betten
- psychiatrischen, psychotherapeutischen und neurologischen Betten
- psychiatrischen, psychotherapeutischen und geriatrischen Betten
- psychiatrischen, psychotherapeutischen, neurologischen und geriatrischen Betten

Quelle: Statistisches Bundesamt (Destatis) 2018, Grunddaten der Krankenhäuser

Krankenhaus-Report 2019

psychiatrischen, psychotherapeutischen, neurologischen und geriatrischen Betten (Tab. 17.1).

Der Anteil kleinerer Häuser mit weniger als 100 Betten liegt bei den sonstigen Krankenhäusern bei 43,5 % (30,0 % bei allgemeinen Krankenhäusern), lediglich 3,2 % der Häuser verfügen über 500 und mehr Betten (17,0 % bei allgemeinen Krankenhäusern). Von 19,4 Millionen stationär behandelten Patientinnen und Patienten wurden zwar nur 3,2 % in einem sonstigen Krankenhaus behandelt; allerdings entfielen auf diese Patientinnen und Patienten 11,2 % der insgesamt gut 141 Millionen Berechnungs- und Belegungstage des Jahres 2017. Daraus errechnet sich eine durchschnittliche Verweildauer von 25,6 Tagen, die sich aus dem besonderen Behandlungsspektrum dieser Einrichtungen ergibt. Überwiegend werden dort psychische Erkrankungen behandelt. Demgegenüber dauerte der Aufenthalt für die Patientinnen und Patienten in allgemeinen Krankenhäusern lediglich 6,7 Tage. Die lange Verweildauer wirkt sich positiv auf die Bettenauslastung in sonstigen Krankenhäusern aus. Sie liegt mit 92,6 % um 16,4 Prozentpunkte über der Bettenauslastung allgemeiner Krankenhäuser (76,2 %).

In sonstigen Krankenhäusern sind lediglich 11,5 % der beschäftigten Vollkräfte dem ärztlichen Personal zuzurechnen, in allgemeinen Krankenhäusern sind 18,5 % der Vollkräfte Ärzte. Mehr als die Hälfte der Vollkräfte im nichtärztlichen Dienst (55,7 %) gehört in den sonstigen Krankenhäusern zum Pflegedienst, in allgemeinen Krankenhäusern liegt der Anteil der Pflegevollkräfte an den nichtärztlichen Vollkräften bei 43,9 %.

Alle weiteren Ausführungen in diesem Kapitel zu den Statistischen Krankenhausdaten: Grunddaten der Krankenhäuser 2017 beziehen sich auf die Gesamtheit der Krankenhäuser in Deutschland.

17.2.2 Krankenhäuser insgesamt

Einen Überblick über zentrale Ergebnisse des Jahres 2017, auf die in den folgenden Abschnitten intensiver eingegangen wird, gibt ◘ Tab. 17.2. Die kompletten Ergebnisse für die Jahre 1991 bis 2017 finden sich als Zusatzmaterial auf SpringerLink unter https://doi.org/10.1007/978-3-662-58225-1 (Zusatztabellen 17.a und 17.b). Zu den grundlegenden Kennzahlen von Krankenhausleistungen gehören auf der Angebotsseite die Anzahl der Einrichtungen, Betten und Beschäftigten. Unter dem Gesichtspunkt der Inanspruchnahme stellen die Anzahl der vollstationären Krankenhausfälle und die durchschnittliche Verweildauer wesentliche Kennzahlen dar.

Um einen Eindruck von der kurz-, mittel- und langfristigen Entwicklung der einzelnen Indikatoren zu gewinnen, wird der Überblick um einen Vorjahres-, 5- und 10-Jahres-Vergleich erweitert. Ergänzend stellt ◘ Abb. 17.1 die zeitliche Entwicklung der wesentlichen Kennzahlen grafisch dar.

17.3 Die Ressourcen der Krankenhäuser

Das Angebot der Krankenhäuser setzt sich aus einer sachlichen, einer personellen und einer fachlich-medizinischen Komponente zusammen. Die sachliche Ausstattung wird neben der Einrichtungszahl vor allem durch die Anzahl der aufgestellten Betten sowie der medizinisch-technischen Großgeräte (▶ Abschn. 17.3.1) bestimmt. Das fachlich-medizinische Angebot der Krankenhäuser spiegelt sich in den Fachabteilungen wider (▶ Abschn. 17.3.2). Aussagen über die Verteilung der Ressourcen nach Disziplinen sind auf Basis der Bettenzahl nach Fachab-

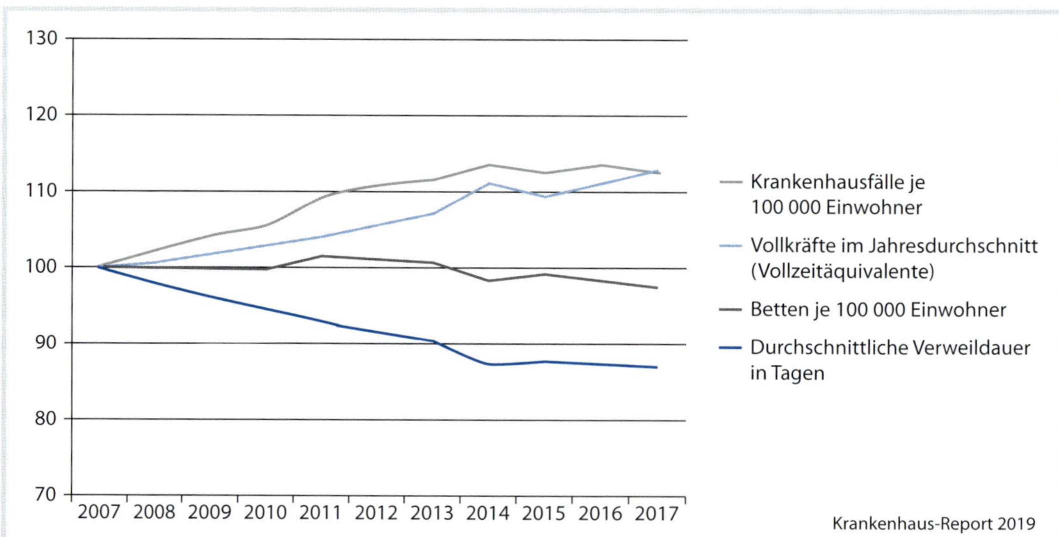

◘ **Abb. 17.1** Entwicklung zentraler Indikatoren der Krankenhäuser 2007 bis 2017 (Index 2007 = 100) (Quelle: Statistisches Bundesamt (Destatis) 2018, Grunddaten der Krankenhäuser)

Tab. 17.2 Zentrale Indikatoren der Krankenhäuser

Gegenstand der Nachweisung	Berichtsjahr				Veränderung 2017 gegenüber		
	2017	2016	2012	2007	2016	2012	2007
	Anzahl				in %		
Krankenhäuser	1.942	1.951	2.017	2.087	-0,5	-3,7	-6,9
Aufgestellte Betten							
- Anzahl	497.182	498.718	501.475	506.954	-0,3	-0,9	-1,9
- je 100.000 Einwohner*)	602	606	624	616	-0,7	-3,5	-2,4
Krankenhausfälle							
- Anzahl	19.442.810	19.532.779	18.620.442	17.178.573	-0,5	4,4	13,2
- je 100.000 Einwohner*)	23.522	23.720	23.152	20.883	-0,8	1,6	12,6
Berechnungs- und Belegungstage in 1.000	141.152	142.170	142.024	142.893	-0,7	-0,6	-1,2
Durchschnittliche Verweildauer in Tagen	7,3	7,3	7,6	8,3	-0,3	-4,8	-12,7
Durchschnittliche Bettenauslastung in Prozent	77,8	77,9	77,4	77,2	-0,1	0,5	0,7
Personal							
- Beschäftigte am 31.12. (Kopfzahl)	1.237.646	1.215.581	1.146.532	1.067.287	1,8	7,9	16,0
- Vollkräfte im Jahresdurchschnitt (Vollzeitäquivalente)	894.400	880.519	837.745	792.299	1,6	6,8	12,9
darunter: - Ärztlicher Dienst	161.208	158.148	142.874	126.000	1,9	12,8	27,9
- Nichtärztlicher Dienst	733.193	722.371	694.872	666.299	1,5	5,5	10,0
darunter: - Pflegedienst	328.327	325.119	313.478	298.325	1,0	4,7	10,1
- med.-techn. Dienst	149.655	146.296	137.722	123.774	2,3	8,7	20,9
- Funktionsdienst	109.199	106.621	97.761	86.216	2,4	11,7	26,7

*) (Endgültige) Ergebnisse auf Grundlage des Zensus 2011.

Quelle: Statistisches Bundesamt (Destatis) 2018, Grunddaten der Krankenhäuser

Krankenhaus-Report 2019

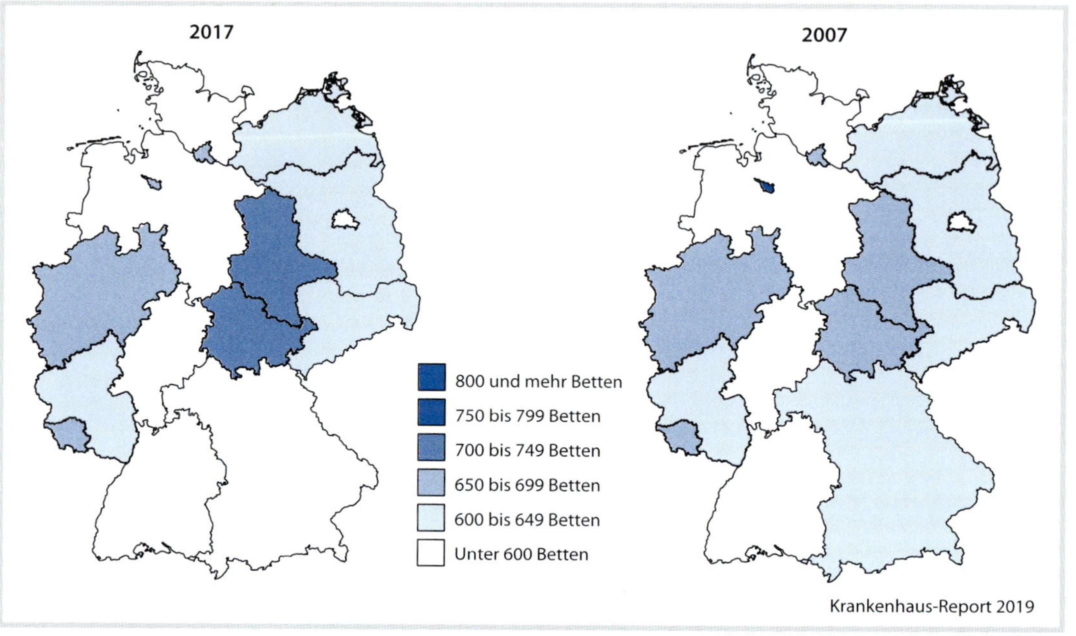

Abb. 17.2 Bettendichte im Ländervergleich 2007 und 2017 (Quelle: Statistisches Bundesamt (Destatis) 2018, Grunddaten der Krankenhäuser)

teilungen möglich. Besondere Bedeutung kommt im dienstleistungsorientierten Krankenhausbetrieb der personellen Ausstattung der Krankenhäuser mit ärztlichem und pflegerischem Personal zu. Darüber hinaus stellen Krankenhäuser wichtige Arbeitgeber im Gesundheitswesen dar und fungieren als Ausbildungsstätten für Gesundheitsberufe (► Abschn. 17.3.3).

17.3.1 Sachliche Ausstattung

Eine bedarfsgerechte Versorgung der Bevölkerung sicherzustellen ist das Ziel der Krankenhausplanung[6], die in zahlreichen Bundesländern auf der in den 1960er Jahren in den USA entwickelten Hill-Burton-Formel[7] basiert. Im Jahr 2017 standen in insgesamt 1.942 Krankenhäusern Deutschlands 497.182 Betten für die stationäre Gesundheitsversorgung der Bevölkerung zur Verfügung; das Versorgungsangebot blieb gegenüber dem Vorjahr nahezu unverändert (2016: 1.951 Krankenhäuser mit 498.718 Betten). Gegenüber 2007 ging die Zahl der Krankenhäuser infolge von Schließungen, aber auch durch die Fusion[8] mehrerer ehemals eigenständiger Einrichtungen zu einem Krankenhaus um 145 (6,9 %) zurück. Die Zahl der Krankenhausbetten sank von 506.954 im Jahr 2007 um 9.772 oder 1,9 %. Sinkende Bettenzahlen hatten zur Folge, dass sich auch die Bettendichte je 100.000

6 Krankenhausplanung der Länder gem. § 6 des Gesetzes zur wirtschaftlichen Sicherung der Krankenhäuser und zur Regelung der Krankenhauspflegesätze – Krankenhausfinanzierungsgesetz (KHG). Vgl. hierzu zum Beispiel: Dreiundvierzigste Fortschreibung des Krankenhausplans des Freistaates Bayern, Stand 1. Januar 2018, Quelle: Bayerisches Staatsministerium für Gesundheit und Pflege, Internet: www.stmgp.bayern.de/wp-content/uploads/2018/02/krankenhausplan-des-freistaates-bayern_barrierefrei.pdf

7 Für die Ermittlung des Bettenbedarfs sind nach der Hill-Burton-Formel neben der Einwohnerzahl (E) die Krankenhaushäufigkeit (KH), die Verweildauer (VD) und die Bettennutzung (BN) von Bedeutung
Bettenbedarf= (E x KH x VD x 100)/(1.000 x [Tage im Jahr] x BN)

8 Zusammenschlüsse zwischen Unternehmen unterliegen unter bestimmten Voraussetzungen der Fusionskontrolle durch das Bundeskartellamt, Internet: http://www.bundeskartellamt.de/DE/Fusionskontrolle.

Einwohner[9] verringerte. Bezogen auf die Bevölkerung Deutschlands standen 2017 durchschnittlich 602 Krankenhausbetten je 100.000 Einwohner zur Verfügung; das sind 14 Betten (2,4 %) weniger als zehn Jahre zuvor.

Die Krankenhausdichte lag bei 2,3 Krankenhäusern je 100.000 Einwohner (2007: 2,5 Krankenhäuser je 100.000 Einwohner).

Knapp ein Fünftel (17,7 %) aller Krankenhäuser Deutschlands hatte seinen Sitz in Nordrhein-Westfalen; außerdem verfügte das bevölkerungsreichste Bundesland über annähernd ein Viertel (23,8 %) aller Krankenhausbetten. Die meisten Betten je 100.000 Einwohner gab es jedoch in Bremen (738 Betten), gefolgt von Thüringen (732 Betten) und Sachsen-Anhalt (707 Betten) (▫ Tab. 17.3). ▫ Abb. 17.2 verdeutlicht die regionalen Unterschiede und die Veränderung der Bettendichte im Vergleich zu 2007. Den stärksten Rückgang verzeichnete Bremen mit einer um 9,9 % niedrigeren Bettendichte gegenüber 2007, gefolgt von Baden-Württemberg mit einem um 9,0 % geringeren Bettenangebot. Die deutlichste Zunahme der Bettendichte gab es hingegen in Thüringen mit einem Plus von 5,3 %, gefolgt von Mecklenburg-Vorpommern mit +4,6 %.

Die Mitversorgungsfunktion, die die Krankenhäuser Bremens für das angrenzende Niedersachsen haben, wird nicht nur durch die Bettendichte, sondern auch durch die weit über dem Bundesdurchschnitt (23.522 Fälle je 100.000 Einwohner) liegende Anzahl der Krankenhausfälle (30.877 je 100.000 Einwohner) deutlich. Aussagen über die Mitversorgungsfunktion einzelner Bundesländer können darüber hinaus anhand der Versorgungsquote[10] getroffen werden (▫ Tab. 17.4). Werte über 100 % besagen, dass die Krankenhäuser eines Bundeslandes mehr Patienten behandelten, als Patienten des jeweiligen Bundeslandes in vollstationärer Behandlung waren. Dies ist insbesondere bei den Stadtstaaten der Fall. So verfügten die Krankenhäuser Bremens 2017 mit 137,2 % über die höchste Versorgungsquote, gefolgt von Hamburg (136,5 %) und Berlin (110,7). Entsprechend niedrige Versorgungsquoten wiesen die Krankenhäuser der angrenzenden Flächenstaaten auf (Niedersachsen und Schleswig-Holstein: 93,2 % und 92,5 %, Brandenburg: 88,5 %).

Ergänzend zur Einzugsgebietsstatistik lässt sich der Anteil der Patienten ermitteln, die sich im eigenen Land behandeln ließen. Die Patienten aus Bayern und Nordrhein-Westfalen bevorzugten zu 96,4 % bzw. 96,3 % eine vollstationäre Krankenhausbehandlung im eigenen Land. Demgegenüber ließen sich nur 80,0 % der Brandenburger und 82,3 % der Schleswig-Holsteiner im jeweils eigenen Bundesland behandeln.

Die anhand der Anzahl der aufgestellten Betten bestimmte Krankenhausgröße ist ein weiteres Kriterium zur Beurteilung der Strukturen in der Krankenhauslandschaft. Im Jahr 2017 verfügte ein Krankenhaus über durchschnittlich 256 Betten; das sind dreizehn Betten mehr als die durchschnittliche Krankenhausgröße zehn Jahre zuvor (243 Betten).

Der allgemeine Rückgang der Zahl der Krankenhäuser trifft nicht alle Krankenhaustypen gleichermaßen. Die Anzahl sehr kleiner Krankenhäuser mit weniger als 50 Betten (einschließlich reiner Tages- und Nachtkliniken ohne aufgestellte Betten) stieg sogar von 407 im Jahr 2007 auf 430 im Jahr 2017. Das entspricht einer Zunahme des Anteils von 19,5 % im Jahr 2007 um 2,6 Prozentpunkte auf 22,1 % im Jahr 2017. Mit durchschnittlich 20 Betten verfügte ein Krankenhaus in der Größenklasse 1 bis 49 Betten über zwei Betten weniger als im Jahr 2007. Der Anteil sehr großer Krankenhäuser (800 und mehr Betten) lag 2017 bei 5,0 %; das sind 0,9 Prozentpunkte mehr als zehn Jahre zuvor (4,1 %); die Durchschnittsgröße dieser Krankenhäuser lag bei 1.217 Betten (2007: 1.199). Trotz des geringen Anteils dieses Krankenhaustyps an den Krankenhäusern insgesamt stand in den sehr großen Krankenhäusern knapp ein Viertel (23,7 %) aller Betten, in den sehr kleinen Krankenhäusern jedoch nur 1,5 %

9 Angaben je 100.000 Einwohner (Betten und Fälle) in den Krankenhausgrunddaten sind ab dem Berichtsjahr 2011 mit der Durchschnittsbevölkerung auf Grundlage des Zensus 2011 ermittelt; bis 2010 basieren die Angaben auf den Durchschnittsbevölkerungen früherer Zählungen.

10 Die Versorgungsquote in der Krankenhausstatistik wird auf Basis der durchschnittlichen Anzahl vollstationär belegter Betten pro Tag ermittelt. Weil für jeden vollstationären Patienten pro Tag, den er in der Einrichtung verbringt, ein Bett belegt wird, kann ein Tag mit einem belegten Bett gleichgesetzt werden. Die Summe der Berechnungs- und Belegungstage wird – jeweils für Wohn- und Behandlungsort – durch die Anzahl der Kalendertage im Berichtsjahr dividiert. Aus der Relation zwischen den belegten Betten nach Wohn- und Behandlungsort ergibt sich die Versorgungsquote.

Tab. 17.3 Zentrale Indikatoren der Krankenhäuser 2017 nach Ländern

Bundesland	Krankenhäuser		Aufgestellte Betten		Aufgestellte Betten		Bettenauslastung		Fallzahl		Durchschnittliche Verweildauer	
	insgesamt				je 100 000 Einwohner[*)]				je 100 000 Einwohner[*)]			
	2017	Veränderung zum Vorjahr	2017	Veränderung zum Vorjahr	Veränderung zum Vorjahr	Veränderung zum Vorjahr	2017	Veränderung zum Vorjahr	2017	Veränderung zum Vorjahr	2017	Veränderung zum Vorjahr
	Anzahl	in %	Anzahl	in %	Anzahl	in %	in %		Anzahl	in %	in Tagen	in %
Deutschland	**1.942**	**-0,5**	**497.182**	**-0,3**	**602**	**-0,7**	**77,8**	**-0,1**	**23.522**	**-0,8**	**7,3**	**-0,3**
Baden-Württemberg	265	-0,4	55.780	-0,3	508	-0,9	77,0	-0,7	19.658	-0,9	7,3	-0,7
Bayern	354	-0,8	76.265	0,2	588	-0,4	77,2	-0,7	23.049	-0,8	7,2	-0,3
Berlin	83	2,5	20.390	1,3	567	0,0	84,5	-0,3	24.013	-0,1	7,3	-0,2
Brandenburg	57	1,8	15.362	0,5	615	0,1	79,7	-0,8	22.696	-1,2	7,9	0,5
Bremen	14	–	5.016	-3,2	738	-3,9	79,0	-0,5	30.877	-1,9	6,9	-2,6
Hamburg	58	7,4	12.536	-0,1	689	-1,3	82,8	-1,2	27.740	-1,7	7,5	-0,8
Hessen	159	-1,9	36.432	0,7	585	0,2	76,9	-0,5	22.177	-1,1	7,4	0,9
Mecklenburg-Vorpommern	39	–	10.286	0,0	639	0,0	76,6	-0,6	25.841	0,0	6,9	-0,6
Niedersachsen	180	-3,7	42.009	0,2	528	-0,1	79,5	-0,9	21.470	-0,8	7,1	-0,1
Nordrhein-Westfalen	344	-1,1	118.506	-1,0	662	-1,1	76,9	0,0	25.796	-0,6	7,2	-0,5
Rheinland-Pfalz	87	1,2	24.897	-1,4	612	-1,6	74,7	0,3	23.388	-1,8	7,1	0,5
Saarland	23	–	6.495	0,1	652	0,1	85,4	-1,5	28.650	-1,6	7,1	0,3
Sachsen	77	-1,3	25.870	-0,1	634	-0,1	78,5	-1,1	24.528	-0,6	7,4	-0,6
Sachsen-Anhalt	48	–	15.756	-0,9	707	-0,4	74,2	-0,2	27.127	0,2	7,1	-0,7
Schleswig-Holstein	111	2,8	15.812	-1,5	548	-2,0	79,2	2,5	20.894	-0,9	7,6	1,3
Thüringen	43	-2,3	15.770	-0,6	732	-0,2	76,7	-1,3	26.947	-0,9	7,6	-0,6

[*)] (Endgültige) Ergebnisse auf Grundlage des Zensus 2011. Abweichungen zwischen der Summe der Einzelwerte und der ausgewiesenen Summen sowie der Bundesländer und des Bundesergebnisses ergeben sich aus Rundungsdifferenzen.

Quelle: Statistisches Bundesamt (Destatis) 2018, Grunddaten der Krankenhäuser

Krankenhaus-Report 2019

Tab. 17.4 Versorgungsquote der Krankenhäuser nach Ländern 2017

Bundesland	Wohnort des Patienten	Behandlungsort des Patienten	Absolute Differenz	Versorgungsquote	Anteil im eigenen Land behandelter Patienten
	Anzahl belegter Betten pro Tag[1)]			in %	
Deutschland	**396.317**	**398.152**	x	x	x
Baden-Württemberg	43.309	44.326	1.017	102,3	94,1
Bayern	58.516	60.805	2.290	103,9	96,4
Berlin	16.249	17.986	1.737	110,7	93,6
Brandenburg	14.280	12.638	-1.642	88,5	80,0
Bremen	3.028	4.155	1.127	137,2	87,5
Hamburg	8.032	10.968	2.936	136,5	90,3
Hessen	29.146	28.838	-307	98,9	89,3
Mecklenburg-Vorpommern	8.253	8.151	-102	98,8	92,6
Niedersachsen	37.029	34.503	-2.526	93,2	86,0
Nordrhein-Westfalen	93.450	93.206	-243	99,7	96,3
Rheinland-Pfalz	20.236	19.242	-995	95,1	84,3
Saarland	5.552	5.716	164	103,0	91,1
Sachsen	20.124	20.393	269	101,3	95,3
Sachsen-Anhalt	12.636	11.927	-710	94,4	88,9
Schleswig-Holstein	13.920	12.874	-1.046	92,5	82,3
Thüringen	12.560	12.426	-134	98,9	90,2

[1)] Durchschnittliche vollstationäre Bettenbelegung pro Tag.
Berechnung: Anzahl der Berechnungs-/Belegungstage dividiert durch Anzahl der Kalendertage im Berichtsjahr.
X = Kombination nicht sinnvoll bzw. nicht möglich.

Quelle: Statistisches Bundesamt (Destatis) 2018, Grunddaten der Krankenhäuser und Diagnosedaten der Krankenhäuser

Krankenhaus-Report 2019

aller Betten. Tab. 17.5 gibt einen Überblick über ausgewählte Kennzahlen nach Krankenhausgröße und Art des Trägers und zeigt die Veränderungen im Vergleich zum Vorjahr auf.

Die durchschnittliche Bettenauslastung[11] bezogen auf alle Krankenhäuser lag 2017 bei 77,8 % (2016: 77,9 %). Die geringste Bettenauslastung (61,5 %) hatten Krankenhäuser mit 1 bis 49 Betten aufzuweisen, die höchste (80,5 %) Einrichtungen mit 800 und mehr Betten. Allerdings differiert die Bettenauslastung nach Fachabteilungen erheblich (▶ Abschn. 17.3.2).

Nicht nur bei der Größenstruktur, auch hinsichtlich der Krankenhausträger vollzog sich ein Strukturwandel: Während sich die Anzahl der Krankenhäuser insgesamt von 2007 bis 2017 um 145 (6,9 %) Einrichtungen verringerte, stieg die Anzahl privater Kliniken um 100 (+16,1 %) auf 720 Einrichtungen. Der allgemeine Rückgang der Zahl der Einrichtungen traf folglich die freigemeinnützigen (16,2 %) und in noch stärkerem Maße die öffentlichen Krankenhäuser (17,3 %). Abb. 17.3 zeigt die Auswirkungen dieser Entwicklungen auf die anteilige Verteilung

11 Die durchschnittliche Bettenauslastung pro Tag ergibt sich als Quotient aus der Summe der Berechnungs- bzw. Belegungstage im Zähler und der Summe der aufgestellten Betten multipliziert mit der Anzahl der Kalendertage im Berichtsjahr im Nenner.

Tab. 17.5 Ausgewählte Kennzahlen der Krankenhäuser nach Größenklassen und Art des Trägers 2017

Bettengrößen-klasse/Art des Trägers	Krankenhäuser insgesamt		Aufgestellte Betten		Aufgestellte Betten je 100.000 Einwohner*)		Bettenauslastung		Fallzahl		Fallzahl je 100 000 Einwohner*)		Durchschnittliche Verweildauer	
	2017	Veränderung zum Vorjahr	2017	Veränderung zum Vorjahr	2017	Veränderung zum Vorjahr	2017	Veränderung zum Vorjahr	2017	Veränderung zum Vorjahr	2017	Veränderung zum Vorjahr	2017	Veränderung zum Vorjahr
	Anzahl	in %	Anzahl	in %	Anzahl	in %	Anzahl	in %	Anzahl	in %	Anzahl	in %	in Tagen	in %
Krankenhäuser insgesamt	**1.942**	**-0,5**	**497.182**	**-0,3**	**602**	**-0,7**	**77,8**	**-0,1**	**19.442.810**	**-0,5**	**23.522**	**-0,8**	**7,3**	**-0,3**
KH mit 0 Betten[1)]	65	4,8	–	–	–	–	–	–	–	–	–	–	–	–
KH mit 1 bis 49 Betten	365	-0,5	7.374	-3,5	9	-3,9	61,5	-1,4	219.615	-2,8	266	-3,2	7,5	-2,4
KH mit 50 bis 99 Betten	236	-2,1	17.063	-3,1	21	-3,5	74,8	1,3	479.324	-6,5	580	-6,9	9,7	4,7
KH mit 100 bis 149 Betten	252	0,4	30.894	0,3	37	-0,1	77,5	0,0	1.082.783	3,1	1.310	2,7	8,1	-3,0
KH mit 150 bis 199 Betten	187	6,3	32.452	6,3	39	5,9	75,5	0,4	1.206.780	5,4	1.460	5,0	7,4	1,0
KH mit 200 bis 299 Betten	243	-6,5	60.141	-6,0	73	-6,3	76,4	0,6	2.351.908	-5,8	2.845	-6,2	7,1	0,2
KH mit 300 bis 399 Betten	185	1,1	63.209	1,5	77	1,1	78,5	-0,6	2.495.029	1,9	3.019	1,5	7,3	-1,2
KH mit 400 bis 499 Betten	129	-6,5	57.165	-6,7	69	-7,1	77,2	-0,5	2.249.054	-8,5	2.721	-8,8	7,2	1,1
KH mit 500 bis 599 Betten	105	5,0	57.148	4,4	69	4,0	78,6	0,0	2.379.543	4,6	2.879	4,2	6,9	-0,5

KH mit 600 bis 799 Betten	78	2,6	53.729	2,3	65	1,9	77,1	-0,4	2.159.372	1,3	2.612	0,9	7,0	0,3
KH mit 800 und mehr Betten	97	0,0	118.007	0,6	143	0,2	80,5	-0,5	4.819.405	0,6	5.831	0,3	7,2	-0,8
Öffentliche Krankenhäuser.	**560**	**-1,8**	**238.748**	**0,0**	**289**	**-0,4**	**79,7**	**-0,2**	**9.505.208**	**-0,3**	**11.500**	**-0,7**	**7,3**	**-0,2**
in privatrechtlicher Form	335	-3,2	136.097	-0,6	165	-1,0	77,8	-0,4	5.653.753	-0,8	6.840	-1,2	6,8	-0,5
in öffentlich-rechtlicher Form	225	0,4	102.651	0,8	124	0,4	82,4	0,0	3.851.455	0,4	4.660	0,0	8,0	0,1
- rechtlich unselbstständig	84	-6,7	28.714	-6,6	35	-6,9	83,3	0,8	994.604	-9,0	1.203	-9,4	8,8	3,2
- rechtlich selbstständig	141	5,2	73.937	4,0	90	3,6	82,0	-0,3	2.856.852	4,1	3.456	3,7	7,7	-0,7
Freigemeinnützige Krankenhäuser	**662**	**-1,8**	**165.245**	**-1,0**	**200**	**-1,3**	**76,4**	**-0,3**	**6.595.307**	**-1,1**	**7.979**	**-1,4**	**7,0**	**-0,4**
Private Krankenhäuser	**720**	**1,8**	**93.189**	**0,1**	**113**	**-0,2**	**75,2**	**0,3**	**3.342.295**	**0,3**	**4.044**	**0,0**	**7,7**	**-0,2**

*) (Endgültige) Ergebnisse auf Grundlage des Zensus 2011.
1) Reine Tages- und Nachtkliniken.

Quelle: Statistisches Bundesamt (Destatis) 2018, Grunddaten der Krankenhäuser

Krankenhaus-Report 2019

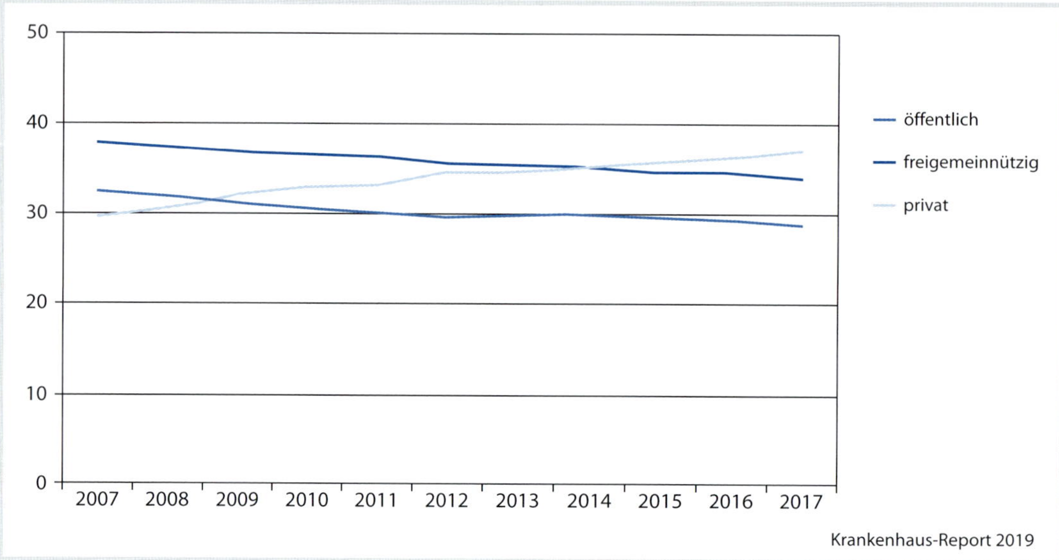

Abb. 17.3 Krankenhäuser nach der Trägerschaft 2007 bis 2017 (Quelle: Statistisches Bundesamt (Destatis) 2018, Grunddaten der Krankenhäuser)

der Krankenhäuser nach Trägern (siehe auch Zusatztabelle 17.c auf SpringerLink unter https://doi.org/10.1007/978-3-662-58225-1).

Die meisten Krankenhäuser (720 oder 37,1 %) befanden sich 2017 in privater Trägerschaft, gefolgt von den freigemeinnützigen[12] Krankenhäusern (662 oder 34,1 %) und den öffentlichen Krankenhäusern (560 oder 28,8 %). Gemessen an der Zahl der verfügbaren Betten dominieren allerdings die öffentlichen Krankenhäuser nach wie vor die Krankenhauslandschaft. Annähernd jedes zweite Bett steht in einem öffentlichen Krankenhaus (238.748 oder 48 %). In freigemeinnütziger Trägerschaft befindet sich jedes dritte Krankenhausbett (165.245 oder 33,2 %) und nur jedes sechste Bett (93.189 oder 18,7 %) steht in einem privaten Krankenhaus. Abb. 17.4 veranschaulicht die prozentuale Verteilung der Krankenhäuser und der Krankenhausbetten nach Träger- und Rechtsformen im Jahr 2017.

Zwischen Träger und Größenstruktur besteht offenbar ein enger Zusammenhang: Während sich z. B. sehr große Einrichtungen, zu denen in erster Linie die Universitätskliniken gehören, in öffentlicher Trägerschaft befinden, werden kleine Häuser eher von privaten Trägern betrieben. 2017 verfügte eine Privatklinik über durchschnittlich 129 Betten. Freigemeinnützige Krankenhäuser waren mit 250 Betten annähernd doppelt, öffentliche mit durchschnittlich 426 Betten sogar mehr als dreimal so groß. Allerdings zeigen die Entwicklungen der jüngsten Vergangenheit, dass private Betreiber in den Bereich der Universitätskliniken vorstoßen.[13] Im Einzelfall sind die rechtlichen Rahmenbedingungen für eine mögliche künftige Privatisierung geschaffen worden[14] bzw. es werden die

12 Träger der kirchlichen und freien Wohlfahrtspflege, Kirchengemeinden, Stiftungen oder Vereine.

13 Zusammenlegung der Universitätskliniken Gießen und Marburg, Umwandlung in eine GmbH mit Wirkung vom 2. Januar 2006 und Übernahme von 95 % der Geschäftsanteile durch die Rhön-Klinikum AG (Hessische Staatskanzlei: Initiativen/Verwaltungsreform/Privatisierung).

14 Landesgesetz über die Errichtung der Universitätsmedizin der Johannes Gutenberg-Universität Mainz (Universitätsmedizingesetz – UMG) vom 10. September 2008 (GVBl. 2008, S. 205), zuletzt geändert durch Artikel 2 des Gesetzes vom 18. August 2015 (GVBl. 2015, S. 196). Das am 1. Januar 2009 in Kraft getretene Gesetz enthält die Option, die rechtsfähige Körperschaft des öffentlichen Rechts in eine Gesellschaft mit beschränkter Haftung (Universitätsmedizin GmbH) umzuwandeln – ggf. auch mit Beteiligung privaten Kapitals an dieser GmbH. Einzelheiten zum Formwechsel regelt § 25.

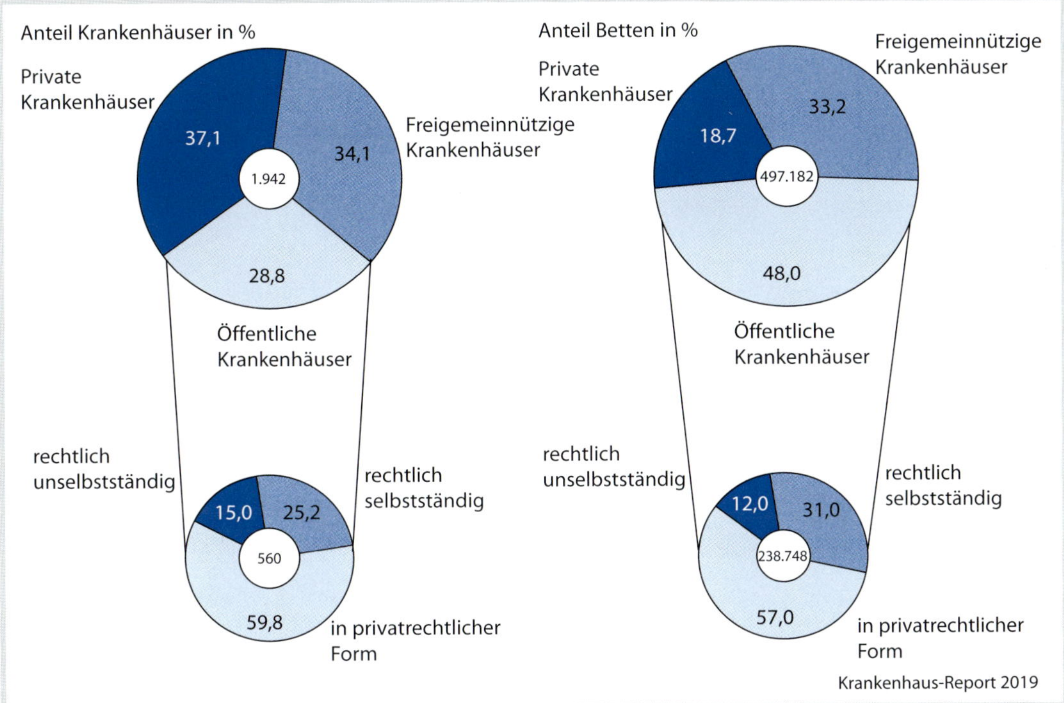

Abb. 17.4 Trägerstruktur und Rechtsform bei öffentlichen Krankenhäusern 2017 (Quelle: Statistisches Bundesamt (Destatis) 2018, Grunddaten der Krankenhäuser)

rechtlichen Möglichkeiten einer Privatisierung geprüft.[15]

Vor dem Hintergrund veränderter wirtschaftlicher Rahmenbedingungen und der Notwendigkeit zu sparsamer Haushaltsführung haben gestiegene Anforderungen an Wirtschaftlichkeit und Wettbewerbsfähigkeit öffentlicher Einrichtungen dazu geführt, dass immer mehr öffentliche Träger auf diese Veränderungen durch eine rechtliche Verselbstständigung ihrer Einrichtungen reagieren. Seit 2002 wird die Rechtsform öffentlicher Krankenhäuser erfasst; dadurch ist es möglich, den Fortschritt der Überführung öffentlicher Krankenhäuser in eine privatrechtliche Rechtsform statistisch abzubilden und anhand der Ergebnisse tendenzielle Aussagen über die Entwicklungen in diesem Bereich zu machen.

Mit 335 von insgesamt 560 öffentlichen Krankenhäusern wurden im Jahr 2017 knapp zwei Drittel (59,8 %) in privatrechtlicher Rechtsform geführt, z. B. als Gesellschaft mit beschränkter Haftung (GmbH); 2007 waren es 56,1 %. Die Zahl der in öffentlich-rechtlicher Form betriebenen öffentlichen Einrichtungen sank auf verbleibende 225 Einrichtungen (40,2 %). Das entspricht einem Rückgang um 3,7 Prozentpunkte gegenüber 2007. Der Anteil der rechtlich selbstständigen Krankenhäuser, die 2017 als Zweckverband, Anstalt oder Stiftung betrieben wurden, lag bei 25,2 %, der der rechtlich unselbstständigen Einrichtungen (z. B. Regie oder Eigenbetriebe) bei 15 %.

Zur sachlichen Ausstattung der Krankenhäuser gehören auch medizinisch-technische Großgeräte und Sondereinrichtungen, wie z. B. Dialysegeräte, Computer- und Kernspin-Tomographen sowie Ko-

15 www.schleswig-holstein.de, Staatskanzlei Schleswig-Holstein: Start > Schwerpunkte > Haushaltskonsolidierung > Die Vorschläge im Detail > Universitätsklinikum Schleswig-Holstein (UKSH). „… Im Bereich von Forschung und Wissenschaft soll nach privaten Investoren für das UKSH gesucht werden. Vor dem Hintergrund der Vereinbarung zwischen dem UKSH, dem Land und den Gewerkschaften werden die rechtlichen Möglichkeiten geprüft und eine materielle Privatisierung des UKSH vorbereitet. …"

Tab. 17.6 Medizinisch-technische Großgeräte und Sondereinrichtungen 2017

Medizinisch-technisches Großgerät / Sondereinrichtung	2017 Anzahl	Veränderung zum Vorjahr in %
Insgesamt	**12.260**	**0,9**
Computer-Tomographen	1.551	0,9
Dialysegeräte	5787	1,0
Digitale Subtraktrions-Angiographie-Geräte	884	-1,4
Gamma-Kameras	518	-3,2
Herz-Lungen-Maschinen	502	0,4
Kernspin-Tomographen	1.011	2,4
Koronarangiographische Arbeitsplätze	1.135	4,6
Linearbeschleuniger/Kreisbeschleuniger	400	-0,7
Positronen-Emissions-Computer-Tomographen (PET)	126	0,8
Stoßwellenlithotripter	324	-1,2
Tele-Kobalt-Therapiegeräte	22	4,8

Quelle: Statistisches Bundesamt (Destatis) 2018, Grunddaten der Krankenhäuser

Krankenhaus-Report 2019

ronarangiographische Arbeitsplätze. Insgesamt wurden am 31.12.2017 in den deutschen Krankenhäusern 12.260 medizinisch-technische Großgeräte gezählt. Im Vergleich zum Vorjahr stieg der Bestand um 110 Geräte (0,9 %). Die höchste Zuwachsrate (+4,8 %) ist bei den Tele-Kobalt-Therapiegeräten zu verzeichnen, gefolgt von den Koronarangiographischen Arbeitsplätzen (+4,6 %). Zurückgegangen ist die Zahl der Gammakameras (3,2 %).

Tab. 17.6 gibt einen Überblick über Art und Anzahl der in der Krankenhausstatistik erfassten Geräte und Sondereinrichtungen.

17.3.2 Angebot nach Fachabteilungen

Fachabteilungen sind organisatorisch abgrenzbare, von Ärztinnen und Ärzten ständig verantwortlich geleitete Abteilungen mit für den jeweiligen Fachbereich typischen Behandlungseinrichtungen. Die Fachabteilungsgliederung orientiert sich an den Gebiets- und Schwerpunktbezeichnungen der Ärzte. Ausgewählte Kennzahlen nach Fachabteilungen für das Jahr 2017 in Tab. 17.7 vermitteln nicht nur einen Eindruck vom fachlich-medizinischen Versorgungsangebot, sondern zugleich auch vom Behandlungsspektrum der Krankenhäuser.

Allein in den Fachabteilungen Innere Medizin (150 202) und Chirurgie (99 742) waren mehr als die Hälfte aller Krankenhausbetten (50,3 %) aufgestellt. Hier wurden rund 12 Millionen (61,6 %) aller 19,4 Millionen vollstationären Behandlungsfälle versorgt. Die durchschnittliche Verweildauer in einer allgemeinen Fachabteilung variierte zwischen 2,9 Tagen in der Augenheilkunde und 15,3 Tagen in der Geriatrie. Ausgehend von einer durchschnittlichen Verweildauer von 7,3 Tagen über alle Fachabteilungen dauerte eine Behandlung in der Psychotherapeutischen Medizin/Psychosomatik mit 42,9 Tagen annähernd sechsmal so lange. Sehr unterschiedlich fällt auch der Nutzungsgrad der Betten nach Fachabteilungen aus. Innerhalb der allgemeinen Fachabteilungen reichte er von 45,6 % in der Nuklearmedizin bis zu 89,3 % in der Geriatrie. In allen psychiatrischen Fachabteilungen (Kinder-/Jugendpsychiatrie und -psychotherapie, Psychiatrie und Psychotherapie sowie Psychotherapeutische Medizin/Psychosomatik) waren die Betten demgegenüber zu 90 % und mehr ausgelastet.

In der Fachabteilung Geriatrie ist das Versorgungsangebot im Vergleich zum Vorjahr am stärksten ausgeweitet worden. Die Anzahl der Fachabteilungen stieg um 12 (+3,4 %), die Zahl der verfügbaren Betten um 795 (+4,6 %). Die Zahl der in diesem

Tab. 17.7 Ausgewählte Kennzahlen nach Fachabteilungen 2017

Fachabteilungsbezeichnung	Fachabteilungen insgesamt	Aufgestellte Betten	Nutzungsgrad der Betten	Fallzahl	Durchschnittliche Verweildauer
	Anzahl		in %	Anzahl	in Tagen
Fachabteilungen insgesamt					
– ***Allgemeine Fachabteilungen***					
Augenheilkunde	286	4.416	63,5	356.483	2,9
Chirurgie	1.108	99.742	72,1	4.369.706	6,0
Frauenheilkunde und Geburtshilfe	801	29.055	61,0	1.730.737	3,7
Hals-Nasen-Ohrenheilkunde	635	9.418	59,5	571.660	3,6
Haut- und Geschlechtskrankheiten	114	4.663	78,0	231.717	5,7
Herzchirurgie	74	5.171	80,3	138.940	10,9
Innere Medizin	1.153	150.202	80,2	7.606.379	5,8
Geriatrie	360	18.121	89,3	385.120	15,3
Kinderchirurgie	90	1.740	63,3	126.648	3,2
Kinderheilkunde	354	18.591	66,4	993.722	4,5
Mund-Kiefer-Gesichtschirurgie	179	2.091	65,0	114.009	4,4
Neurochirurgie	184	6.988	80,2	253.252	8,1
Neurologie	451	26.326	84,6	1.065.758	7,6
Nuklearmedizin	100	799	45,6	40.426	3,3
Orthopädie	409	22.204	68,5	812.668	6,8
Plastische Chirurgie	139	1.969	65,4	84.977	5,5
Strahlentherapie	156	2.791	67,5	75.913	9,1
Urologie	509	14.348	72,0	836.978	4,5
Sonstige Fachbereiche/ Allgemeinbetten	206	4.603	71,6	251.030	4,8
– ***Psychiatrische Fachabteilungen***					
Kinder-/Jugendpsychiatrie und -psychotherapie	147	6.311	91,7	61.400	34,4
Psychiatrie und Psychotherapie	407	56.223	94,4	813.738	23,8
Psychotherapeutische Medizin/Psychosomatik	262	11.410	90,3	87.634	42,9

Quelle: Statistisches Bundesamt (Destatis) 2018, Grunddaten der Krankenhäuser

Krankenhaus-Report 2019

Fachbereich behandelten Patientinnen und Patienten nahm gegenüber 2016 um 15.682 (+4,2 %) zu. Zuwächse gab es auch im Bereich Neurologie. Vier weitere Fachabteilungen (+0,9 %) mit 629 zusätzlichen Betten (+2,4 %) standen 2017 für die Versorgung der Patientinnen und Patienten zur Verfügung, deren Zahl gegenüber 2016 um 4.781 (+0,5 %) stieg. Diesen Entwicklungen steht der Abbau von Überkapazitäten z. B. in den Bereichen Chirurgie und Innere Medizin gegenüber. Trotz einer Verringerung der Zahl der Fachabteilungen Chirurgie um 16 und der verfügbaren Betten um 982 sank die Bettenauslastung um 0,5 Prozentpunkte auf 72,1 %, weil zugleich 22.732 Patienten weniger behandelt wurden als im Jahr zuvor. In der Inneren Medizin wurde das Versorgungsangebot ebenfalls um 16 Fachabteilungen mit insgesamt 102 Betten verringert. Da jedoch gleichzeitig die Fallzahlen um 40.852 sanken, war in diesem Bereich die Bettenauslastung im Vergleich zum Vorjahr (80,5 %) um 0,3 Prozentpunkte niedriger. In der Frauenheilkunde und Geburtshilfe wurden 18 Fachabteilungen und 1.073 Betten weniger gezählt als noch im Jahr 2016. Trotz einer um 35.833 geringeren Fallzahl blieb die Bettenauslastung mit 61,0 % annähernd auf Vorjahresniveau (60,8 %). Noch niedrigere Bettenauslastungen gab es nur in der Hals-Nasen-Ohrenheilkunde (59,5 %) und der Nuklearmedizin mit 45,6 %.

Abb. 17.2 zeigte bereits deutliche Unterschiede in der Bettendichte nach Bundesländern. Eine genauere Analyse der Unterschiede ermöglicht eine zusätzliche Betrachtung der Bettendichte nach Fachabteilungen. In vierzehn von einundzwanzig ausgewiesenen Fachabteilungen (ohne „Sonstige Fachbereiche/Allgemeinbetten") lag die Bettendichte in Bremen über dem Bundesdurchschnitt, in fünf dieser Fachabteilungen, darunter in der Psychiatrie und Psychotherapie, verfügte Bremen im Vergleich zu den übrigen Bundesländern über die meisten Betten je 100.000 Einwohner (Tab. 17.8).

Im Bereich der psychiatrischen Fachabteilungen insgesamt hatte Schleswig-Holstein 2017 die höchste Bettendichte. Während im Bundesdurchschnitt 90 Betten je 100.000 Einwohner in einer psychiatrischen Fachabteilung zur Verfügung standen, waren es in Schleswig-Holstein 105 Betten je 100.000 Einwohner. Demgegenüber gab es in Berlin lediglich 73 Betten je 100.000 Einwohner in einer psychiatrischen Fachabteilung. Im Fachbereich Plastische Chirurgie gibt es nicht in allen Bundesländern ein stationäres Versorgungsangebot.

17.3.3 Personal der Krankenhäuser

Am 31.12.2017 wurden gut 1,24 Millionen Beschäftigte in den Krankenhäusern gezählt, 22.065 Personen bzw. 1,8 % mehr als am 31.12.2016. 186.021 Beschäftigte waren als hauptamtliche Ärzte und Ärztinnen tätig; gut eine Million Beschäftigte (darunter 84.186 Schüler/-innen und Auszubildende) waren dem nichtärztlichen Dienst zuzurechnen. Im Vergleich zum Vorjahr stieg die Zahl der hauptamtlichen Ärzte und Ärztinnen um 5.649 (+3,1 %) Beschäftigte, die Zahl der im nichtärztlichen Dienst tätigen Krankenhausmitarbeiter und -mitarbeiterinnen nahm um 16.416 (+1,6 %) Beschäftigte zu. 25,1 % des ärztlichen und 48,3 % des nichtärztlichen Personals sind teilzeit- oder geringfügig beschäftigt. Um den Auswirkungen unterschiedlicher Beschäftigungsmodelle (Vollzeit, Teilzeit oder geringfügige Beschäftigung sowie kurzfristige Beschäftigung) angemessen Rechnung zu tragen, wird zusätzlich zur Zahl der Beschäftigten am Erhebungsstichtag 31. Dezember des Jahres die Anzahl der Vollkräfte im Jahresdurchschnitt[16] (Vollzeitäquivalente) erhoben. Die Gesamtzahl der Vollkräfte erhöhte sich gegenüber 2016 um 13.881 bzw. 1,6 % auf 894.400 Vollkräfte, von denen 161.208 (18 %) im ärztlichen Dienst und 733.193 (82 %) im nichtärztlichen Dienst arbeiteten; 328.327 nichtärztliche Vollkräfte wurden allein im Pflegedienst gezählt.

Die Krankenhausstatistik liefert zudem Informationen über das Geschlecht und den Beschäftigungsumfang der Beschäftigten. 46,3 % der hauptamtlichen Ärzte waren im Jahr 2017 Frauen (Tab. 17.9). Damit entspricht der Frauenanteil annähernd dem Vorjahresniveau (46,5 %); gegenüber 2007 stieg der Anteil um 6,0 Prozentpunkte. Mit steigender Hierarchiestufe nimmt der Frauenanteil an den Krankenhausärzten deutlich ab. Während zu Beginn der ärztlichen Laufbahn gut die Hälfte aller Assistenzarztstellen (55,9 %) von Frauen besetzt wurde, war es bei den Oberärzten noch knapp ein Drittel (31,5 %) der Stellen. Der Frauenanteil an den leitenden Ärzten lag bei nur noch 12,5 %.

Deutlich verändert hat sich in den vergangenen zehn Jahren auch der Beschäftigungsumfang. 2007 war jede vierte hauptamtliche Ärztin (25,7 %) teilzeit- oder geringfügig beschäftigt; 2017 war es bereits jede Dritte (36,5 %). Bei ihren männlichen Kollegen verdreifachte sich im gleichen Zeitraum

16 Zur Ermittlung der Vollkräfte im Jahresdurchschnitt werden die unterschiedlichen Beschäftigungsmodelle auf die volle jährliche tarifliche Arbeitszeit umgerechnet. Überstunden und Bereitschaftsdienste werden nicht in die Berechnung einbezogen.

■ **Tab. 17.8** Bettendichte nach Ländern und Fachabteilungen 2017

Fachabteilungsbezeichnung	Deutschland	Baden-Württemberg	Bayern	Berlin	Brandenburg	Bremen	Hamburg	Hessen	Mecklenburg-Vorpommern	Niedersachsen	Nordrhein-Westfalen	Rheinland-Pfalz	Saarland	Sachsen	Sachsen-Anhalt	Schleswig-Holstein	Thüringen
	Aufgestellte Betten je 100.000 Einwohner																
Fachabteilungen insgesamt	**602**	**508**	**588**	**567**	**615**	**738**	**689**	**585**	**639**	**528**	**662**	**612**	**653**	**634**	**707**	**548**	**732**
– ***Allgemeine Fachabteilungen***	***512***	***421***	***492***	***495***	***524***	***641***	***591***	***493***	***550***	***441***	***575***	***533***	***574***	***546***	***608***	***443***	***633***
Augenheilkunde	5	5	5	7	3	10	10	4	7	4	6	5	11	6	6	6	6
Chirurgie	121	102	125	109	103	117	143	116	100	108	140	136	98	123	130	97	133
Frauenheilkunde und Geburtshilfe	35	33	34	30	30	52	32	35	35	29	42	40	30	36	38	24	37
Hals-Nasen-Ohrenheilkunde	11	10	10	10	10	22	14	11	14	10	13	13	12	11	16	6	14
Haut- und Geschlechtskrankheiten	6	4	7	6	4	11	6	5	5	5	6	2	5	7	8	5	12
Herzchirurgie	6	6	6	4	6	8	13	5	7	7	6	6	6	8	7	5	7
Innere Medizin	182	151	172	173	178	196	156	168	205	162	210	193	201	200	219	155	232
Geriatrie	22	5	16	47	48	43	62	32	5	10	27	12	23	10	23	41	31
Kinderchirurgie	2	2	3	3	0	4	4	2	5	1	2	1	3	3	3	1	3
Kinderheilkunde	23	20	21	20	22	30	27	19	28	19	25	20	25	27	32	15	29
Mund-Kiefer-Gesichtschirurgie	3	2	2	3	2	6	3	2	5	3	3	2	3	3	2	2	4
Neurochirurgie	9	6	8	10	7	13	12	8	13	10	8	7	13	8	10	8	10
Neurologie	32	28	30	28	53	29	38	36	50	30	28	26	51	37	34	36	44
Nuklearmedizin	1	1	1	1	2	1	1	1	1	1	1	1	1	1	1	1	2
Orthopädie	27	25	29	18	36	53	12	23	42	21	27	29	52	27	30	22	40
Plastische Chirurgie	2	2	2	5	2	2	2	2	0	2	3	3	2	1	3	2	-

Tab. 17.8 (Fortsetzung)

	Fachabteilungsbezeichnung	Deutschland	Baden-Württemberg	Bayern	Berlin	Brandenburg	Bremen	Hamburg	Hessen	Mecklenburg-Vorpommern	Niedersachsen	Nordrhein-Westfalen	Rheinland-Pfalz	Saarland	Sachsen	Sachsen-Anhalt	Schleswig-Holstein	Thüringen
		Aufgestellte Betten je 100.000 Einwohner																
	Strahlentherapie	3	4	3	3	4	4	3	2	6	3	4	3	3	5	4	2	6
	Urologie	17	14	17	15	15	14	20	16	17	15	21	20	21	20	21	11	24
	Sonstige Fachbereiche/ Allgemeinbetten	6	2	3	3	2	28	34	8	7	0	2	15	17	15	20	6	1
–	***Psychiatrische Fachabteilungen***	***90***	***87***	***96***	***73***	***90***	***97***	***98***	***92***	***89***	***88***	***87***	***79***	***79***	***88***	***99***	***105***	***99***
	Kinder-/Jugendpsychiatrie und -psychotherapie	8	6	5	5	10	7	10	9	11	9	7	7	6	10	15	9	14
	Psychiatrie und Psychotherapie	68	65	55	62	72	85	79	66	72	66	77	63	61	72	74	69	82
	Psychotherapeutische Medizin/Psychosomatik	14	16	35	5	9	4	9	17	5	13	3	9	12	5	10	26	2

- = nicht vorhanden
0 = Wert kleiner 0,5 aber größer Null

Quelle: Statistisches Bundesamt (Destatis) 2018, Grunddaten der Krankenhäuser

Krankenhaus-Report 2019

Tab. 17.9 Frauen- und Teilzeitanteil 2007 bis 2017

Jahr	Hauptamtliche Ärzte[1]						Nichtärztliches Personal[2]					
	Ins-gesamt	darunter Frauen	Frauen-anteil	Teilzeit-anteil	Teilzeit-beschäftigte insgesamt	darunter Frauen	Insge-samt	darunter Frauen	Frauen-anteil	Teilzeit-anteil	Teilzeitbe-schäftigte insgesamt	darunter Frauen
	Anzahl		in %		Anzahl				in %		Anzahl	
2007	136.267	54.963	40,3	13,6	18.596	14.118	858.151	687.236	80,1	43,3	371.767	345.554
2008	139.294	58.035	41,7	14,8	20.678	15.481	865.027	693.884	80,2	44,0	380.687	352.995
2009	143.967	61.411	42,7	16,3	23.407	17.328	877.878	703.295	80,1	44,4	389.459	360.404
2010	148.696	65.030	43,7	17,1	25.361	18.937	888.314	712.899	80,3	44,8	397.822	367.596
2011	154.248	68.545	44,4	18,0	27.758	20.376	896.288	726.576	81,1	45,6	408.280	376.087
2012	159.764	72.068	45,1	19,2	30.667	22.230	907.522	736.368	81,1	45,9	416.369	383.593
2013	164.720	75.278	45,7	20,2	33.279	23.900	919.650	744.974	81,0	46,3	425.938	391.752
2014	169.528	78.205	46,1	21,3	36.122	25.709	928.355	752.952	81,1	46,7	433.691	398.715
2015	174.391	80.612	46,2	22,3	38.922	27.232	937.099	760.712	81,2	47,2	442.682	406.310
2016	180.372	83.790	46,5	23,7	42.696	29.371	952.659	772.945	81,1	47,8	455.008	416.813
2017	186.021	86.130	46,3	25,1	46.626	31.463	967.439	783.791	81,0	48,3	467.177	426.577

[1] Ohne Zahnärzte.
[2] Ohne Auszubildende und Personal der Ausbildungsstätten.

Quelle: Statistisches Bundesamt (Destatis) 2018, Grunddaten der Krankenhäuser

Krankenhaus-Report 2019

annähernd der Anteil der teilzeit- oder geringfügig Beschäftigten von 5,5 % auf 15,2 %. Insgesamt gab es 46.626 (25,1 %) hauptamtliche Ärzte und Ärztinnen, die 2017 in einem Teilzeitarbeitsverhältnis standen oder geringfügig beschäftigt waren.

Mit 967.439 Beschäftigten (ohne Schüler/Schülerinnen und Auszubildende) war die Zahl der im nichtärztlichen Dienst tätigen Krankenhausmitarbeiter gut fünfmal so hoch wie die der Beschäftigten im ärztlichen Dienst. Die mit Abstand meisten nichtärztlichen Beschäftigten (437.648) waren im Pflegedienst tätig (45,2 %). An zweiter Stelle folgten der medizinisch-technische Dienst (z. B. Laboratoriums- und Radiologieassistentinnen und -assistenten, Krankengymnastinnen und -gymnasten) mit 20,5 % und der Funktionsdienst (z. B. Personal im Operationsdienst, in der Ambulanz und in Polikliniken) mit 14,5 %.

Der Frauenanteil beim nichtärztlichen Personal lag mit 81,0 % deutlich über dem Anteil weiblicher Beschäftigter beim ärztlichen Personal (46,3 %). Während Frauen vorwiegend im Pflegedienst beschäftigt waren (85,0 %), dominierten beim Personal des technischen Dienstes und des Krankentransportdienstes Männer mit 91,2 % und 78,1 %. Der Anteil teilzeit- und geringfügig Beschäftigter ist im nichtärztlichen Bereich im Vergleich zu den hauptamtlichen Ärzten und Ärztinnen annähernd zweimal so hoch: 48,3 % im Jahr 2017. Zehn Jahre zuvor waren es gerade mal 43,3 %.

Zusammenfassend gibt ◘ Abb. 17.5 einen Überblick über die Personalstruktur der Krankenhäuser auf der Grundlage der für 2017 ermittelten 894.400 Vollkräfte nach Beschäftigtengruppen.

Die Personalstruktur variierte je nach Krankenhausträger. Bei den Krankenhäusern privater Träger gehörten 18,7 % aller Vollkräfte dem ärztlichen Personal an, bei den freigemeinnützigen Krankenhäusern waren dies lediglich 17,7 %. Der Anteil der im Pflegedienst tätigen Vollkräfte ist am höchsten bei den freigemeinnützigen und den privaten Krankenhäusern mit jeweils 39,4 % und am niedrigsten bei den öffentlichen Krankenhäusern mit 34,5 % (siehe auch Zusatztabelle 17.d auf SpringerLink unter https://doi.org/10.1007/978-3-662-58225-1).

Seit 2009 wird zusätzlich zu den Vollkräften mit direktem Beschäftigungsverhältnis beim Krankenhaus die Zahl der Vollkräfte ohne direktes Beschäftigungsverhältnis beim Krankenhaus erhoben. Im Jahr 2017 handelte es sich hierbei um 23.038 Vollkräfte, davon 2.704 im ärztlichen Dienst und 20.334 im nichtärztlichen Dienst Beschäftigte, die z. B. im Personal-Leasing-Verfahren eingesetzt wurden. Entscheidend ist, dass die Leistung vom Krankenhaus erbracht wird[17] und dazu das Personal etwa

17 Personal einer Fremdfirma, die z. B. die Reinigung übernommen hat, wird nicht erfasst; hier gehört die („outgesourcte") Reinigung nicht mehr zu den Leistungen des Krankenhauses.

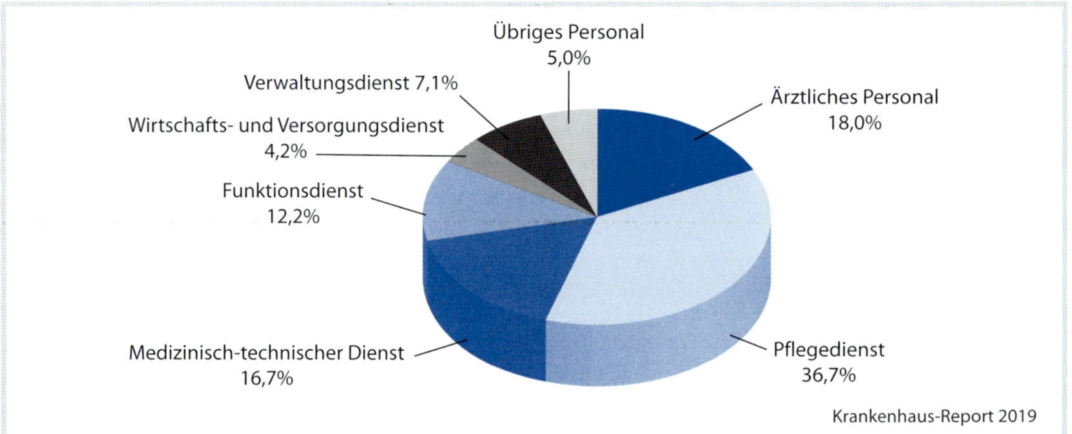

◘ **Abb. 17.5** Personalstruktur der Krankenhäuser 2017 (Vollkräfte) (Quelle: Statistisches Bundesamt (Destatis) 2018, Grunddaten der Krankenhäuser)

durch Zeitarbeitnehmer und -arbeitnehmerinnen verstärkt wird. Beim ärztlichen Personal ohne direktes Beschäftigungsverhältnis kann es sich um Honorarkräfte oder um Ärzte und Ärztinnen handeln, die über (konzerninterne) Personalgesellschaften im Krankenhaus eingesetzt werden. Beim nichtärztlichen Personal ohne direktes Beschäftigungsverhältnis spielen sowohl konzerninterne Personalgesellschaften als auch Zeitarbeit eine Rolle.

17.4 Die Inanspruchnahme von Krankenhausleistungen

Das vielfältige Spektrum der Behandlungsformen im Krankenhaus geht weit über die klassische vollstationäre, d. h. ganztägige Behandlung hinaus und umfasst auch teil-, vor- und nachstationär sowie ambulant erbrachte Leistungen. Diese ineinandergreifenden Behandlungsformen werden in der Krankenhausstatistik in unterschiedlicher Tiefe abgebildet, wobei der herkömmlichen vollstationären Behandlung das Hauptinteresse gilt.

17.4.1 Vollstationäre Behandlungen

19,4 Millionen vollstationär behandelte Patienten[18] wurden im Berichtsjahr 2017 gezählt. Erstmals seit dem Jahr 2005 (16,5 Millionen Fälle) war im Vergleich zum Vorjahr (2016: 19,5 Millionen Fälle) ein Rückgang um rund 90.000 vollstationär behandelte Patienten oder 0,5 % zu verzeichnen.

Die Summe der 2017 erbrachten vollstationären Berechnungs- und Belegungstage[19] sank gegenüber 2016 um gut 1 Million oder 0,7 %. Ein Krankenhausaufenthalt dauerte im Jahr 2017 wie im Vorjahr durchschnittlich 7,3 Tage[20]. Gegenüber 2007 (8,3 Tage) ist die Dauer des Krankenhausaufenthaltes um einen Tag zurückgegangen.

17.4.2 Teil-, vor- und nachstationäre Behandlungen

Um der zunehmenden Bedeutung von nicht rein vollstationären Behandlungsformen in Krankenhäusern gerecht zu werden, werden seit 2002 neben den vollstationären Behandlungen auch einzelne Merkmale im Bereich der teil-, vor- und nachstationären Behandlungen in der Krankenhausstatistik detaillierter erfasst.[21]

Unter einer teilstationären Behandlung versteht man eine Krankenhausleistung, die eine regelmäßige Verweildauer im Krankenhaus von weniger als 24 Stunden erfordert. Sie wird vorwiegend in einer von insgesamt 65 reinen Tages oder Nachtkliniken angeboten. Die Patientinnen und Patienten verbringen dabei nur den entsprechenden Tagesabschnitt mit der ärztlichen Behandlung, die restliche Zeit aber außerhalb des Krankenhauses. 2017 wurden in den Krankenhäusern gut 790.900 teilstationäre Behandlungen[22] durchgeführt, 2,2 % mehr als im Jahr zuvor. Knapp die Hälfte (43,0 %) aller teilstationä-

18 Die Fallzahl in den Grunddaten der Krankenhäuser ermittelt sich aus der Summe der vollstationären Aufnahmen (Patientenzugang) und der Summe der Entlassungen aus vollstationärer Behandlung einschließlich der Sterbefälle (Patientenabgang) im Berichtsjahr, dividiert durch 2.

19 Berechnungstage sind die Tage, für die tagesgleiche Pflegesätze (Basispflegesatz, Abteilungspflegesatz oder teilstationäre Pflegesätze) in Rechnung gestellt (berechnet) werden. Unter einem Belegungstag wird ein Tag verstanden, an dem ein aufgestelltes Bett von einem Patienten bzw. einer Patientin vollstationär belegt wurde. Innerhalb des pauschalierten Entgeltsystems ist der Belegungstag das Äquivalent zum Begriff des Berechnungstags innerhalb der Bundespflegesatzverordnung.

20 Die durchschnittliche Verweildauer ergibt sich als Quotient aus der Summe der Berechnungs- bzw. Belegungstage und der Fallzahl.

21 Vor Inkrafttreten der Ersten Novellierung der KHStatV wurde lediglich die Anzahl der aus teilstationärer Behandlung entlassenen Patientinnen und Patienten erhoben.

22 Die Fallzählung (Anzahl der Behandlungen) hängt von der Art der Abrechnung teilstationärer Leistungen ab: Sind für teilstationäre Leistungen, die über Entgelte nach § 6 Abs. 1 KHEntgG (Krankenhausentgeltgesetz) abgerechnet werden, fallbezogene Entgelte vereinbart worden, zählt jede abgerechnete Patientin/jeder abgerechnete Patient als ein Fall; sind dagegen tagesbezogene Entgelte vereinbart worden, werden Patientinnen und Patienten, die wegen derselben Erkrankung mehrfach teilstationär behandelt wurden, je Quartal als ein Fall gezählt. Die Quartalszählung ist auch anzuwenden bei teilstationären Leistungen nach § 13 Abs. 1 BPflV (Bundespflegesatzverordnung), die mit einem gesonderten Pflegesatz abgerechnet werden.

ren Behandlungen fand in der Inneren Medizin statt. Innerhalb dieses Fachbereichs entfielen allein 42,2 % aller Behandlungen auf das Teilgebiet Nephrologie (z. B. Dialyse), weitere 15,6 % auf das Teilgebiet Hämatologie und internistische Onkologie (z. B. Chemotherapie).

Vorstationäre Behandlungen werden im Vorfeld einer anstehenden vollstationären Behandlung erbracht, z. B. für Voruntersuchungen. In diesem Bereich wurden knapp 4,7 Millionen Behandlungsfälle im Jahr 2017 gezählt, rund 14.400 bzw. 0,3 % mehr als 2016. Im Vergleich zu 2005 ist die Zahl der vorstationären Behandlungen mit einem Plus von 138,4 % mit Abstand am deutlichsten gestiegen. Jede dritte Behandlung dieser Art (34,4 %) wurde 2017 in der Fachabteilung Chirurgie durchgeführt, gefolgt von der Inneren Medizin mit 22,1 % aller vorstationären Behandlungen.

Nachstationäre Behandlungen finden im Anschluss an einen vollstationären Krankenhausaufenthalt statt. Ihre Zahl lag im Jahr 2017 bei rund 1,1 Millionen Behandlungen. Das waren im Vergleich zum Vorjahr 0,4 % weniger. Die meisten nachstationären Behandlungen erfolgten in der Chirurgie (37,1 %), weitere 13,4 % in der Inneren Medizin.

Zusammengenommen erweiterten die genannten Behandlungsformen das Leistungsvolumen der Krankenhäuser im Jahr 2017 um rund 6,5 Millionen Behandlungsfälle.

17.4.3 Ambulante Operationen

Seit 2002 wird in der Krankenhausstatistik darüber hinaus auch die Anzahl der ambulanten Operatio-

Tab. 17.10 Behandlungsformen in Krankenhäusern

Jahr	Behandlungsfälle[1]				Ambulante Operationen
	vollstationär	teilstationär	vorstationär	nachstationär	
	Anzahl				
2005	16.539.398	527.213	1.965.027	654.277	1.371.708
2006	16.832.883	623.657	2.266.670	703.488	1.513.716
2007	17.178.573	675.082	2.714.169	781.197	1.638.911
2008	17.519.579	702.649	2.991.986	820.371	1.758.305
2009	17.817.180	667.093	3.298.544	875.259	1.813.727
2010	18.032.903	673.080	3.510.861	905.602	1.854.125
2011	18.344.156	686.364	3.820.969	958.163	1.865.319
2012	18.620.442	734.263	4.092.333	988.307	1.867.934
2013	18.787.168	724.685	4.336.205	993.593	1.897.483
2014	19.148.626	743.561	4.581.160	1.031.277	1.953.727
2015	19.239.574	764.745	4.656.886	1.057.015	1.978.783
2016	19.532.779	773.807	4.670.177	1.075.006	1.962.051
2017	19.442.810	790.947	4.684.575	1.070.750	1.970.516
Vergleichsjahr	**Veränderung in %**				
2016	-0,5	2,2	0,3	-0,4	0,4
2005	17,6	50,0	138,4	63,7	43,7

[1] Vor Inkrafttreten der 1. Novellierung der KHStatV wurde lediglich die Anzahl der aus teilstationärer Behandlung entlassenen Patientinnen und Patienten erhoben.

Quelle: Statistisches Bundesamt (Destatis) 2018, Grunddaten der Krankenhäuser

nen im Krankenhaus erfasst. Nach § 115b Fünftes Buch Sozialgesetzbuch (SGB V) sind Krankenhäuser zur Durchführung ambulanter Operationen zugelassen, und zwar in dem Umfang, der in einem vom Spitzenverband Bund der Krankenkassen, der Deutschen Krankenhausgesellschaft oder den Bundesverbänden der Krankenhausträger gemeinsam und der Kassenärztlichen Bundesvereinigung vereinbarten Katalog ambulant durchführbarer Operationen und sonstiger stationsersetzender Eingriffe festgelegt ist.

Knapp zwei Drittel aller Krankenhäuser (60,5 %) führten im Jahr 2017 knapp 2 Millionen ambulante Operationen durch. Im Vergleich zu 2005 ist die Zahl der ambulanten Operationen auf das Eineinhalbfache gestiegen. Dabei entwickelte sich dieser Leistungsbereich mit anfänglichen jährlichen Steigerungsraten von bis zu 60 % äußerst dynamisch. Seit 2007 blieben die jährlichen Steigerungsraten unter 10 %; im Vergleich zu 2016 stieg die Zahl ambulanter Operationen nur noch um 0,4 %. Das Potential der Krankenhäuser auf dem Gebiet ambulanter Gesundheitsversorgung scheint ausgeschöpft (◘ Tab. 17.10).

Statistische Krankenhausdaten: Diagnosedaten der Krankenhauspatienten 2017

Elektronisches Zusatzmaterial Die elektronische Version dieses Kapitels enthält Zusatzmaterial, das den Lesern zur Verfügung steht unter https://doi.org/10.1007/978-3-662-58225-1.

Torsten Schelhase

J. Klauber et al. (Hrsg.), *Krankenhaus-Report 2019*
https://doi.org/10.1007/978-3-662-58225-1_18

Zusammenfassung

Die Diagnosen der Krankenhauspatienten bilden das gesamte vollstationäre Geschehen in den deutschen Krankenhäusern ab. Dieser Beitrag beschreibt die Ergebnisse der Diagnosedaten der Krankenhauspatienten für das Jahr 2017. Diese amtliche Statistik wird seit 1993 jährlich als Vollerhebung durchgeführt, alle Krankenhäuser in Deutschland sind auskunftspflichtig. Erfasst werden alle Patienten, die im Berichtsjahr aus der vollstationären Behandlung eines Krankenhauses entlassen werden. Im Jahr 2017 waren dies knapp 20 Millionen Patienten, damit ist die Fallzahl im Vorjahresvergleich gesunken. Die Ergebnisse der Diagnosen werden nach wichtigen Indikatoren wie Hauptdiagnosen, Alter, Geschlecht und Verweildauer dargestellt. Aufgrund geschlechts- und altersspezifischer Morbiditätshäufigkeiten werden die Ergebnisse teilweise standardisiert und so um den demografischen Effekt bereinigt. Dadurch sind bevölkerungsunabhängige Aussagen möglich.

The hospital diagnosis statistics reflect all inpatient cases in Germany. This article describes the diagnostic impatient data for the year 2017. These official statistics have been carried out annually since 1993. All hospitals in Germany are obliged to provide information. The data cover all inpatients discharged from hospital in the year under review. In 2017, this applied to just under 20 million patients. Compared to the previous year, the number of cases has decreased. The diagnosis data are presented according to key indicators such as main diagnosis, age, gender and length of stay. Due to gender- and age-specific morbidity frequencies, some of the data are standardised and thus adjusted for demographic effects. This allows to make statements independent of the actual structure of the population.

18.1 Vorbemerkung

In diesem Beitrag werden die Ergebnisse der Krankenhausdiagnosestatistik des Berichtsjahrs 2017 vorgestellt. Die Diagnosestatistik ist ein Baustein der vierteiligen Krankenhausstatistik des Statistischen Bundesamtes. Über diese Statistik hinaus werden auch die Grunddaten der Krankenhäuser (Betten, Personal, Ausstattung, etc.), die Kosten (Personal-, Sachkosten, etc.) sowie die fallpauschalenbezogene Krankenhausstatistik (DRG-Statistik) erfasst. Zusätzlich werden seit 2003 auch die Diagnosedaten von Vorsorge- oder Rehabilitationseinrichtungen mit mehr als 100 Betten erhoben.

Im Rahmen der Diagnosestatistik werden alle im Laufe des Berichtsjahrs aus dem Krankenhaus entlassenen vollstationären Patienten[1] sowie die im Krankenhaus Verstorbenen erfasst. Bei mehrfach im Berichtsjahr vollstationär behandelten Patienten wird jeder Krankenhausaufenthalt als ein Fall nachgewiesen (Fallzahlenstatistik). Nicht nachgewiesen werden die vor- und nachstationären, teilstationären und ambulanten Behandlungsfälle. Die Angaben zur Diagnosestatistik entnehmen die Krankenhäuser der vorhandenen Patientendokumentation.

Um bevölkerungsunabhängige Vergleiche anstellen zu können, werden die Ergebnisse der Diagnosestatistik teilweise alters- und geschlechtsstandardisiert. Mit Hilfe der Standardisierung werden die Ergebnisse um den demografischen Effekt bereinigt. Dies erlaubt bevölkerungsunabhängige intertemporale und interregionale Vergleiche zwischen strukturell verschiedenen Gesamtheiten. Dadurch können Veränderungen beim Auftreten bestimmter Krankheiten aus rein epidemiologischer Sicht beurteilt werden, ohne dass die Ergebnisse durch sich verändernde Bevölkerungsstrukturen verzerrt werden. Genauer: Mit dieser Methode kann gezeigt werden, ob sich das Risiko jedes Einzelnen, an einer bestimmten Krankheit zu erkranken, erhöht hat oder nicht. Beispiel: Wenn im Vergleich zu 1995 heute mehr Menschen in Deutschland über 80 Jahre alt sind, treten in dieser Altersklasse entsprechend mehr Krankheitsfälle auf.[2] Trotz der höheren Zahlen bedeutet dies nicht, dass sich das Risiko des Einzelnen, daran zu erkranken, erhöht hat.

18.2 Kennzahlen der Krankenhauspatienten

Für das Berichtsjahr 2017 wurden knapp 20 Millionen vollstationäre Krankenhausfälle in der Krankenhausdiagnosestatistik erfasst. Es handelt sich hierbei um alle Krankenhausfälle inklusive Sterbe- und Stundenfälle einschließlich gesunder Neugeborener. Der Vergleich mit dem Vorjahr zeigt, dass die Zahl der vollstationären Krankenhausfälle abgenommen hat (-0,6 %)

Nach einer Steigerung um gut 305.428 Fälle zwischen 2015 und 2016 liegt der Rückgang nun um 110.954 Fälle unter dem Vorjahresniveau. Diese Entwicklung betrifft sowohl männliche als auch weibliche Patienten.

Bezogen auf die Fälle je 100.000 Einwohner bedeutet dies einen Rückgang um 220 Fälle auf 24.019 Fälle je 100.000 Einwohner, wobei es im Vergleich zum Vorjahr bei den Männern einen Rückgang um 0,7 % und bei den Frauen um einen Rückgang um 1,1 % gab.

Ob es sich bei diesen Daten um Effekte der demografischen Entwicklung handelt, zeigen die standardisierten Raten[3]. Zwischen 2012 und 2017 ist die standardisierte Zahl der Behandlungsfälle insgesamt um 263 Fälle (-1,1 %) zurückgegangen. Die standardisierte Rate der männlichen Patienten sank in diesem Zeitraum um 1,9 % an, bei den Frauen ist sie um 0,5 % gesunken.

Zu beachten ist hierbei, dass ein direkter Vergleich zwischen Männern und Frauen nur bedingt möglich ist, da Frauen von Natur aus wegen Schwangerschaft und Geburt häufiger im Krankenhaus behandelt werden.

Ein weiterer wichtiger Indikator für Aspekte wie mögliche Einsparpotenziale und Effizienz in Krankenhäusern ist die Verweildauer. Sie wird gleichermaßen als Ansatzpunkt für die Qualität der stationären Versorgung genutzt. Insbesondere die Notwendigkeit, die Kosten zu reduzieren, hat in den Vorjahren dazu geführt, dass die Patienten immer kürzer in den Krankenhäusern verweilen. Waren es im Jahr 2000 noch fast 10 Tage (9,7 Tage), ist diese Zahl kontinuierlich auf 7,6 Tage im Jahr 2012 bis auf zuletzt durchschnittlich 7,3 Tage im Jahr 2017 gesunken. Langfristig stellt dieser Wert den geringsten Wert seit Erstellung der Statistik dar. Es bleibt abzuwarten, ob sich dieser Wert in Zukunft noch verändern wird.

1 Die Begriffe „Behandlungsfälle" und „Patienten" werden im Folgenden anstelle der korrekten Bezeichnung „aus der vollstationären Behandlung eines Krankenhauses entlassene Patientinnen und Patienten (einschl. Sterbe- und Stundenfälle)" verwendet.

2 Vgl. zum Standardisierungsverfahren in der Diagnosestatistik: Rolland S, Rosenow C. Diagnosedaten der Krankenhauspatientinnen und -patienten 2000 (2004). In: Klauber J, Robra BP, Schellschmidt H (Hrsg) Krankenhaus-Report 2003. Schattauer, Stuttgart, S 365 ff.

3 Standardisiert mit der Standardbevölkerung „Zensus 2011", ohne Patienten mit Wohnsitz im Ausland, unbekanntem Geschlecht und unbekanntem Alter.

Darüber hinaus ist es sinnvoll, ein weiteres Indiz für mögliche Einsparpotenziale heranzuziehen. Die Entwicklung der Anzahl der Kurzlieger (1 bis 3 Tage im Krankenhaus) ist eng mit der Entwicklung der Verweildauer verknüpft, da sie einen konträren Verlauf aufweist. Das bedeutet, dass die Anzahl der Kurzlieger automatisch steigt, wenn die Verweildauer sinkt. Diese Entwicklung ist innerhalb der letzten Jahre deutlich zu sehen. Im Gegensatz zur Veränderung der durchschnittlichen Verweildauer hat sich die Zahl der Kurzlieger aber auch im Vergleich der Jahre 2016 und 2017 verändert, sie ist nämlich um 1,0 % auf über 8,6 Millionen gestiegen (◘ Tab. 18.1).

Über die Jahre hinweg betrachtet zeigt sich somit folgendes Bild: Die Anzahl der Behandlungsfälle ist seit langem wieder gesunken, die Verweildauer konnte im zweiten Jahr hintereinander auf einem sehr niedrigen Niveau gehalten werden, parallel dazu ist die Zahl der Kurzlieger angestiegen. Es ist zu vermuten, dass diese Entwicklungen direkte Auswirkungen auf den ambulanten Sektor haben, beispielsweise in Form einer Verschiebung dorthin. In welchem Maße dies geschieht, kann an dieser Stelle nicht geklärt werden (◘ Abb. 18.1).

18.3 Strukturdaten der Krankenhauspatienten

Sowohl in den Grunddaten und der DRG-Statistik als auch in der Diagnosestatistik wird die Anzahl der entlassenen Patienten ermittelt. Alle Statistiken werden unabhängig voneinander erhoben. Im direkten Vergleich der Diagnosestatistik mit den Grunddaten hat sich gezeigt, dass es eine unwesentliche Untererfassung in der Diagnosestatistik gibt (2017: 99,8 %).

18.3.1 Alters- und Geschlechtsstruktur der Patienten

Im Jahr 2017 waren von den knapp 20 Millionen Behandlungsfällen 9,5 Millionen männlichen und 10,4 Millionen weiblichen Geschlechts. Die Männer haben demnach einen Anteil von 47,7 % und die Frauen von 52,3 %. Bezogen auf die standardisierte Bevölkerung der jeweiligen Geschlechtsgruppe wurden durchschnittlich 22.227 Männer und 24.110 Frauen je 100.000 Einwohner stationär

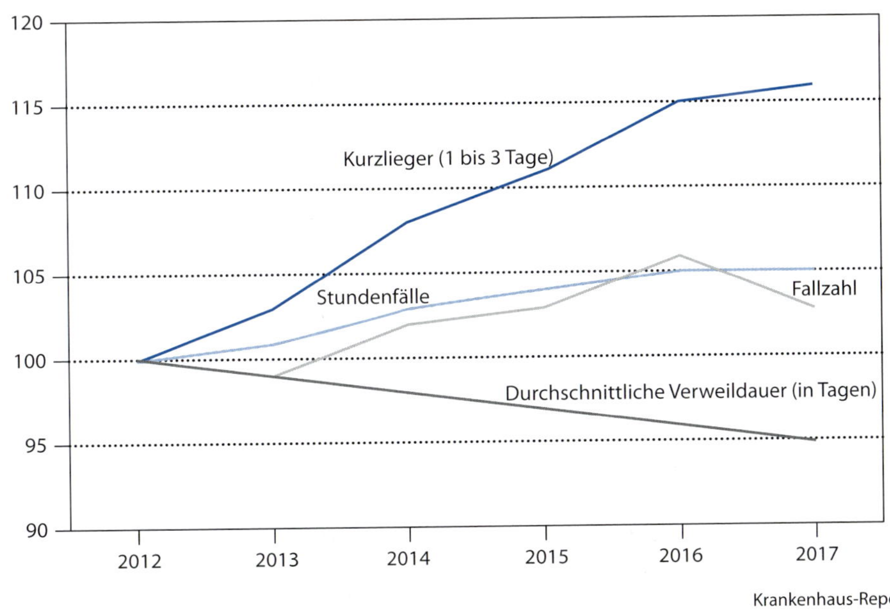

◘ **Abb. 18.1** Kennzahlen im Zeitvergleich 2012–2017 – Veränderung zu 2012 (Index 2012 = 100) (Quelle: Statistisches Bundesamt (Destatis) 2018, Diagnosedaten der Krankenhäuser)

Tab. 18.1 Kennzahlen der Patienten im Überblick

Gegenstand der Nachweisung	Berichtsjahr				
	2017	2016	2015	2014	2013
	Anzahl				
Behandlungsfälle insgesamt [1]	**19.952.735**	**20.063.689**	**19.758.261**	**19.632.764**	**19.249.313**
- Männer	9.523.654	9.556.083	9.403.478	9.298.558	9.120.687
- Frauen	10.428.932	10.507.577	10.354.778	10.334.188	10.128.610
Behandlungsfälle ohne Personen mit ausländischem/unbekanntem Wohnort, unbekanntem Geschlecht und unbekanntem Alter	**19.853.007**	**19.960.086**	**19.654.138**	**19.531.642**	**19.152.535**
- Männer	9.465.902	9.496.906	9.344.534	9.241.697	9.066.164
- Frauen	10.387.105	10.463.180	10.309.604	10.289.945	10.086.371
Behandlungsfälle je 100.000 Einwohner [3]	**24.019**	**24.239**	**24.060**	**24.118**	**23.749**
- Männer	23.218	23.388	23.260	23.281	22.970
- Frauen	24.798	25.066	24.835	24.923	24.495
Behandlungsfälle je 100.000 Einwohner (standardisiert) [2][3]	**23.201**	**23.544**	**23.470**	**23.653**	**23.450**
- Männer	22.227	22.562	22.544	22.692	22.582
- Frauen	24.110	24.470	24.336	24.548	24.262
Durchschnittsalter der Patienten (in Jahren)	**55,1**	**54,7**	**54,8**	**54,6**	**54,6**
- Männer	55,0	54,6	54,6	54,3	54,2
- Frauen	55,1	54,8	55,0	54,8	54,9
Altersspezifische Rate je 100.000 Einwohner [3]					
- unter 15 Jahre	16.488	16.859	16.605	16.726	16.436
- 15 bis unter 45 Jahre	14.373	14.774	14.541	14.665	14.286
- 45 bis unter 65 Jahre	20.398	20.613	20.488	20.675	20.519
- 65 bis unter 85 Jahre	46.181	46.366	46.389	46.405	46.078
- 85 Jahre und mehr	74.856	74.335	74.485	73.819	73.503
Durchschnittliche Verweildauer (in Tagen)	**7,3**	**7,3**	**7,4**	**7,4**	**7,6**
Stundenfälle innerhalb eines Tages	**565.395**	**583.186**	**565.982**	**559.693**	**546.052**
Kurzlieger (1 bis 3 Tage)	**8.636.473**	**8.547.401**	**8.242.851**	**8.022.387**	**7.649.540**
Sterbefälle	**427.917**	**419.359**	**427.201**	**403.787**	**417.290**
Erfassungsgrad (in %)	**99,8**	**99,9**	**99,9**	**99,8**	**99,8**

[1] Behandlungsfälle einschließlich der Patienten mit unbekanntem Geschlecht. Ab 2004 einschl. gesunde Neugeborene.
[2] Standardisiert mit der Standardbevölkerung „Deutschland 2011".
[3] Ab dem Berichtsjahr 2000 ohne Patientinnen/Patienten mit ausländischem Wohnort, unbekanntem Wohnort, unbekanntem Alter und unbekanntem Geschlecht. Ab 2011 mit der Durchschnittsbevölkerung auf Grundlage des Zensus 2011 berechnet, bis 2010 mit der Durchschnittsbevölkerung auf Basis früherer Zählungen. Abweichungen zwischen der Summe der Einzelwerte und der ausgewiesenen Summen sowie der Bundesländer und des Bundesergebnisses ergeben sich aus Rundungsdifferenzen.
Quelle: Statistisches Bundesamt (Destatis) 2018, Diagnosedaten der Krankenhäuser

2012	2011	2000	Veränderung 2017 zu 2016	2015	2014	2013	2012	2000
			in %					
19.082.321	**18.797.989**	**17.187.527**	**-0,6**	**1,0**	**1,6**	**3,7**	**4,6**	**16,1**
9.029.838	8.885.990	7.755.158	-0,3	1,3	2,4	4,4	5,5	22,8
10.052.395	9.911.945	9.432.186	-0,7	0,7	0,9	3,0	3,7	10,6
18.991.497	**18.714.863**	**17.109.619**	**-0,5**	**1,0**	**1,6**	**3,7**	**4,5**	**16,0**
8.978.837	8.839.431	7.713.931	-0,3	1,3	2,4	4,4	5,4	22,7
10.012.660	9.875.432	9.395.688	-0,7	0,8	0,9	3,0	3,7	10,6
23.614	**23.313**	**20.818**	**-0,9**	**-0,2**	**-0,4**	**1,1**	**1,7**	**15,4**
22.844	22.563	19.229	-0,7	-0,2	-0,3	1,1	1,6	20,7
24.350	24.029	22.333	-1,1	-0,1	-0,5	1,2	1,8	11,0
23.464	**23.313**	**22.392**	**-1,5**	**-1,1**	**-1,9**	**-1,1**	**-1,1**	**3,6**
22.647	22.563	21.571	-1,5	-1,4	-2,1	-1,6	-1,9	3,0
24.233	24.029	.23.399	-1,5	-0,9	-1,8	-0,6	-0,5	3,0
54,4	**54,1**	**51,3**	**0,7**	**0,6**	**0,9**	**1,0**	**1,4**	**7,4**
53,9	53,5	50,3	0,7	0,7	1,2	1,5	2,0	9,4
54,8	54,6	52,2	0,5	0,2	0,5	0,4	0,6	5,6
16.296	16.169	11.749	-2,2	-0,7	-1,4	0,3	1,2	40,3
14.201	14.005	14.147	-2,7	-1,2	-2,0	0,6	1,2	1,6
20.555	20.544	21.880	-1,0	-0,4	-1,3	-0,6	-0,8	-6,8
46.100	45.530	42.782	-0,4	-0,4	-0,5	0,2	0,2	7,9
72.386	70.903	59.981	0,7	0,5	1,4	1,8	3,4	24,8
7,6	**7,7**	**9,7**	**-0,3**	**-1,4**	**-2,2**	**-3,6**	**-4,5**	**-24,8**
549.046	**540.722**	**777.404**	**-3,1**	**-0,1**	**1,0**	**3,5**	**3,0**	**-27,3**
7.429.866	**7.149.083**	**4.710.656**	**1,0**	**4,8**	**7,7**	**12,9**	**16,2**	**83,3**
404.842	**401.865**	**399.413**	**2,0**	**0,2**	**6,0**	**2,5**	**5,7**	**7,1**
99,9	**99,9**	**99,6**	**-0,1**	**-0,1**	**-0,1**	**-0,1**	**-0,1**	**0,2**

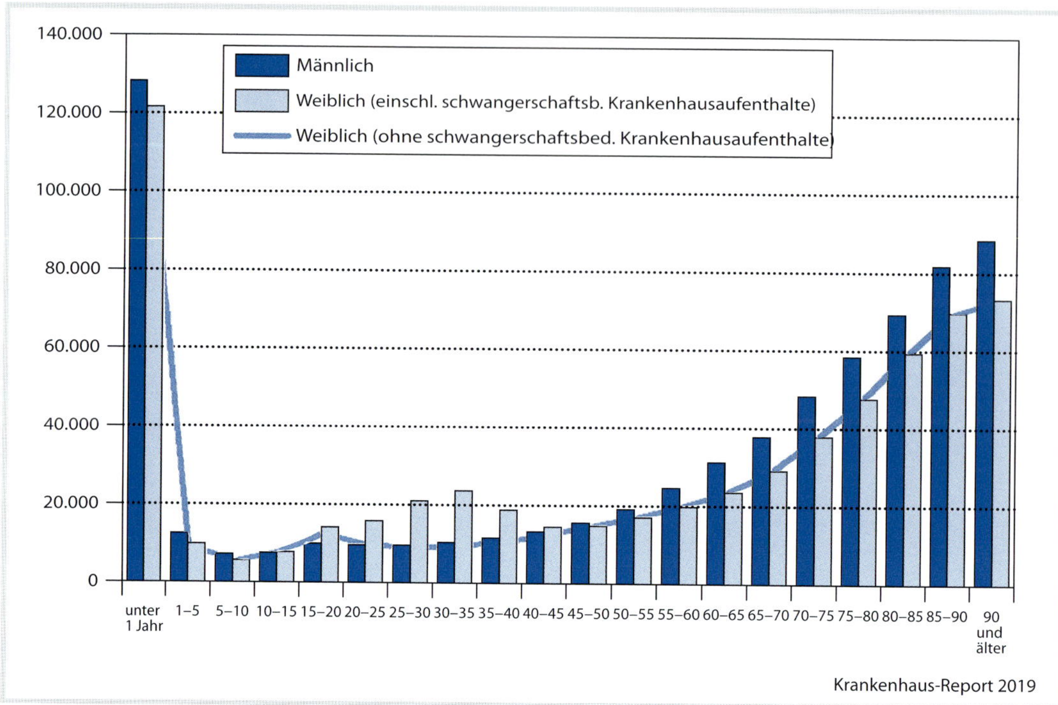

Abb. 18.2 Alters- und Geschlechtsstruktur der Patienten 2017 (Quelle: Statistisches Bundesamt (Destatis) 2018, Diagnosedaten der Krankenhäuser)

in den Krankenhäusern behandelt. Zusammengenommen wurden 23.201 Personen je 100.000 Einwohner im Krankenhaus als Behandlungsfall gezählt. Dies sind 343 Fälle je 100.000 Einwohner bzw. 1,5 % weniger als noch im Vorjahr.

Das Durchschnittsalter der Patienten hat sich weiter erhöht. Im Jahr 2017 lag es bei 55,1 Jahren, wobei die Frauen mit durchschnittlich 55,1 Jahren um 0,1 Jahre älter waren als die Männer. Der Grund hierfür ist der höhere Anteil der Frauen in den hohen Altersgruppen. Es liegt in der Natur der Sache, dass die Behandlungshäufigkeit mit dem Alter steigt. So wurden bspw. in der Gruppe der 15- bis 45-Jährigen 14.373 Personen je 100.000 Einwohner im Krankenhaus behandelt, während es in der letzten ausgewiesenen Altersgruppe der über 85-Jährigen 74.856 Personen waren, also mehr als fünfmal so viel.

Die Entwicklung der altersspezifischen Rate je 100.000 Einwohner ist seit dem Jahre 2012 bei den unter 15-Jährigen um 1,2 % angestiegen, in der Altersgruppe der 15- bis unter 45-Jährigen ebenfalls 1,2 %. In der Altersgruppe der 45- bis 65-Jährigen ist die Zahl von 2012 auf 2017 um 0,8 % gesunken.

Bei einer genaueren Betrachtung der Alters- und Geschlechtsstruktur der Patienten im Jahr 2017 zeigt sich, dass in fast allen Altersgruppen mehr Männer je 100.000 Einwohner als Frauen stationär im Krankenhaus behandelt wurden (Abb. 18.2). Bei den 15- bis 45-Jährigen zeigt sich zwar zunächst, dass mehr Frauen als Männer behandelt wurden. Dies ist jedoch auf Fälle zurückzuführen, die in Zusammenhang mit Schwangerschaft, Geburt und Wochenbett (ICD-Positionen O00 bis O99) stehen. Rechnet man diese Fälle heraus, wurden nur in den Altersgruppen der 10- bis 15-Jährigen (7.860 Mädchen zu 7.560 Jungen), der 15- bis 20-Jährigen (12.814 Frauen zu 10.065 Männern) und der 20- bis 25-Jährigen (10.196 Frauen zu 9.848 Männern) mehr Frauen als Männer im Krankenhaus behandelt.

Vergleicht man den Anteil der Absolutzahlen der Behandlungsfälle je Altersklasse, so zeigt sich ebenfalls, dass die männlichen Patienten in der Regel in der Überzahl waren: Zwar machen sie insgesamt nur 47,7 % der Patienten aus, in den Altersgruppen der unter 15-Jährigen und 45- bis 75-Jährigen liegen die Zahlen hingegen bei 53,7 % und 53,9 %. Lediglich in den Altersgruppen der 15- bis 45-Jährigen (verursacht durch schwangerschaftsbedingte Behandlungen) und der 75-jährigen und älteren Patienten (verursacht durch den höheren Anteil der Frauen in den hohen Altersklassen) liegen die Zahlen der Männer unter denen der Frauen.

18.3.2 Verweildauer der Patienten

Seit dem Berichtsjahr 2003 wird die Fallzahl im Krankenhaus-Report erstmals inklusive der Stundenfälle veröffentlicht. Jeder Stundenfall wird als ein Fall mit einem Berechnungs-/Belegungstag in die Statistik aufgenommen. Dies hat zur Folge, dass die Verweildauer per se sinkt.

2017 lag die Verweildauer der Krankenhauspatienten inklusive der oben beschriebenen Stundenfälle bei durchschnittlich 7,3 Tagen und hat sich gegenüber dem Vorjahr ganz leicht um 0,3 % verringert. Insgesamt ist die Verweildauer seit dem Jahr 2012 um 4,5 % gesunken.

Bezogen auf das Geschlecht gibt es kaum Unterschiede. Der niedrigere Wert bei den Frauen im Alter zwischen 20 und 45 Jahren ist wiederum auf schwangerschaftsbedingte Behandlungen zurückzuführen. Mit zunehmendem Alter (ab 45 Jahren) liegen Frauen länger als Männer in den Krankenhäusern. Am größten sind die Unterschiede bei den Altersgruppen 80 bis 85 Jahre und 85 bis 90 Jahre; hier lagen Frauen 0,5 Tage länger im Krankenhaus als Männer.

Insgesamt kann man festhalten, dass ungeachtet des Geschlechts die durchschnittliche Verweildauer in den Krankenhäusern bis zur Altersgruppe der 85- bis unter 90-Jährigen mit dem Alter kontinuierlich zunimmt und nur bei den Hochbetagten leicht abnimmt.

Im Jahr 2017 verbrachten insgesamt 8,6 Millionen Patienten zwischen einem und drei Tagen im Krankenhaus. Diese so genannten Kurzlieger hatten damit einen Anteil von 43,3 % an allen Behandlungsfällen. Im Jahr davor waren es noch 42,6 %; damit hat sich die Zahl der Kurzlieger um 0,7 Prozentpunkte erhöht. Vergleicht man die letzten Berichtsjahre miteinander, wird deutlich, dass immer mehr Patienten innerhalb von einem bis drei Tagen entlassen werden: Waren es im Jahr 2012 nur 7,4 Millionen Fälle, ist diese Zahl bis zum Jahr 2017 um 16,2 % gestiegen. Die Zahlen zeigen, dass es nach wie vor Ziel der Behandlungen ist, die Patienten früher als in den Vorjahren zu entlassen. Auf der einen Seite wird damit die Effektivität erhöht. Auf der anderen Seite aber steigt dadurch auch die Belastung des Personals, da es heute vermutlich keine oder kaum Patienten in Krankenhäusern gibt, die ohne oder nur mit wenig Betreuung (Pflege und ärztliche Versorgung) auskommen.

Patienten, die zwar vollstationär aufgenommen werden, bei denen sich jedoch innerhalb des ersten Tages herausstellt, dass ein stationärer Aufenthalt nicht notwendig ist bzw. die innerhalb des ersten Tages versterben, werden in der Krankenhausstatistik als Stundenfälle bezeichnet. 2017 gab es insgesamt 565.395 Stundenfälle, dies sind 17.791 Fälle weniger als noch im Jahr zuvor. Verglichen mit dem Jahr 2012 ist die Zahl der Stundenfälle um 3,0 % gestiegen (◘ Tab. 18.2).

Insgesamt 427.917 Personen sind 2017 in den Krankenhäusern verstorben. Gemessen an der Anzahl der Verstorbenen in Deutschland insgesamt (932.272) beträgt der Anteil 45,9 %. Hierbei ist zu beachten, dass dieser Wert nur eine Annäherung darstellt, da beide Erhebungen, die Sterbefälle ausweisen (Krankenhausdiagnose- und Todesursachenstatistik), unterschiedliche Grundgesamtheiten haben. Die Todesursachenstatistik erfasst alle im Berichtsjahr Verstorbenen mit Wohnsitz in Deutschland und damit auch Staatenlose und Ausländer, die ihren Wohnsitz in Deutschland haben (so genanntes Inländerprinzip). Demgegenüber erfasst die Krankenhausdiagnosestatistik alle Patienten, die im Berichtsjahr in einem deutschen Krankenhaus verstarben, das heißt auch Patienten mit ausländischem Wohnort und ausländische Patienten (Inlandsprinzip).

18.3.3 Regionale Verteilung der Patienten

Beim Vergleich der Krankenhausfälle nach dem Wohnort der Patienten wird die standardisierte Rate herangezogen, um einen direkten Vergleich der Zahlen zu ermöglichen. Dies geschieht, indem

Tab. 18.2 Verweildauer der Patienten 2017

Verweildauer in Tagen	Patienten			Berechnungs- und Belegungstage		
	Anzahl	Anteil	kumuliert	Anzahl	Anteil	kumuliert
		in %			in %	
Insgesamt	**19.952.735**	**100,0**	–	**145.325.331**	**100,0**	–
Stundenfall	565.395	2,8	2,8	565.395	0,4	0,4
1	2.861.997	14,3	17,2	2.861.997	2,0	2,4
2	3.173.235	15,9	33,1	6.346.470	4,4	6,7
3	2.601.241	13,0	46,1	7.803.723	5,4	12,1
4	1.914.830	9,6	55,7	7.659.320	5,3	17,4
5	1.354.269	6,8	62,5	6.771.345	4,7	22,0
6	1.068.491	5,4	67,9	6.410.946	4,4	26,4
7	975.487	4,9	72,7	6.828.409	4,7	31,1
8–9	1.403.435	7,0	79,8	11.839.223	8,1	39,3
10–12	1.171.744	5,9	85,7	12.723.955	8,8	48,0
13–14	553.617	2,8	88,4	7.476.742	5,1	53,2
15–21	1.096.149	5,5	93,9	19.242.251	13,2	66,4
22–28	474.093	2,4	96,3	11.676.150	8,0	74,5
29–35	242.057	1,2	97,5	7.674.391	5,3	79,7
36–42	153.851	0,8	98,3	6.006.282	4,1	83,9
43–70	239.490	1,2	99,5	12.822.920	8,8	92,7
71–182	98.905	0,5	100,0	9.510.309	6,5	99,2
183–365	4.197	0,0	100,0	986.903	0,7	99,9
366 u. länger	252	0,0	100,0	118.600	0,1	100,0

Quelle: Statistisches Bundesamt (Destatis) 2018, Diagnosedaten der Krankenhäuser

Krankenhaus-Report 2019

die Fallzahl in eine Rate je 100.000 Einwohner umgerechnet wird. Anschließend wird die Fallzahl alters- und geschlechtsstandardisiert. Eine solche Standardisierung ist notwendig, da sich die Bevölkerung der Bundesländer im Hinblick auf ihre Alters- und Geschlechtsstruktur voneinander unterscheidet. Hierzu wird eine einheitliche Bevölkerungsstruktur in Anlehnung an die Ergebnisse des Zensus 2011 unterstellt, wodurch ein Vergleich der standardisierten Raten der Bundesländer ermöglicht wird. Die standardisierte Fallzahl sagt aus, wie viele Personen wegen einer bestimmten Krankheit vollstationär behandelt werden müssten, wenn die Altersstruktur der gewählten Standardbevölkerung von 2011 vorläge (Abb. 18.3 und Tab. 18.3).

Im Vergleich zu 2012 verringerten sich die Zahl der Berechnungs- und Belegungstage sowie die Verweildauer weiter. Die standardisierte Fallzahl je 100.000 Einwohner sank in Deutschland nach Wohnort von 2012 zu 2017 um 1,1 %. Bei den Ländern sind die Veränderungsraten entsprechend. Insgesamt ist die Spannbreite der Veränderungsraten unterschiedlich groß.

Die größten Rückgänge bei der standardisierten Fallzahl sind in Sachsen (4,9 %), Bremen (4,6 %) und Hamburg (4,1 %) zu beobachten.

Noch stärkere Veränderungen ergeben sich, wenn man die Berechnungs- und Belegungstage betrachtet. Die Rückgänge betragen 8,3 % in Sachsen, 7,8 % in Hamburg und 7,5 % in Baden-Würt-

Tab. 18.3 Patienten nach Wohnort 2012 und 2017

Wohnort des Patienten	Patienten[1)]	Berechnungs- und Belegungstage[1)]	Durchschnittliche Verweildauer
	Veränderung 2017/2012 in %		
Deutschland	**-1,1**	**-5,8**	**-4,5**
Baden-Württemberg	-1,9	-7,5	-5,7
Bayern	-1,9	-5,8	-3,8
Berlin	0,7	-2,8	-3,1
Brandenburg	-1,2	-4,6	-2,4
Bremen	-4,6	-4,1	-0,2
Hamburg	-4,1	-7,8	-4,0
Hessen	-1,2	-5,6	-4,2
Mecklenburg-Vorpommern	-2,5	-6,6	-3,7
Niedersachsen	-0,3	-5,6	-5,3
Nordrhein-Westfalen	0,9	-5,0	-5,6
Rheinland-Pfalz	-0,1	-4,8	-4,5
Saarland	1,4	-5,9	-7,1
Sachsen	-4,9	-8,3	-3,4
Sachsen-Anhalt	-2,4	-6,7	-4,2
Schleswig-Holstein	-1,9	-4,3	-1,9
Thüringen	-1,7	-5,5	-3,4

[1)] Ohne Patienten mit ausländischem oder unbekanntem Wohnort, unbekanntem Geschlecht und unbekanntem Alter
Standardisiert anhand der Standardbevölkerung „Deutschland 2011"
Mit der Durchschnittsbevölkerung auf Grundlage des Zensus 2011 berechnet.

Quelle: Statistisches Bundesamt (Destatis) 2018, Diagnosedaten der Krankenhäuser

Krankenhaus-Report 2019

temberg. Alle anderen Länder weisen ebenfalls Rückgänge auf. Dies hat auch Auswirkungen auf die durchschnittliche Verweildauer in den einzelnen Ländern. Wie zuvor schon gezeigt ist sie insgesamt in Deutschland in den letzten Jahren gesunken. Die Veränderungsraten der Verweildauer der Patienten nach dem Wohnortprinzip zwischen den Bundesländern variieren hierbei zwischen 7,1 % im Saarland und 0,2 % in Bremen.

Bezogen auf die Standardbevölkerung von 2011 hat das Saarland mit 25.709 Fällen je 100.000 Einwohner die meisten Behandlungsfälle aufzuweisen, gefolgt von Sachsen-Anhalt mit 25.597 und Thüringen mit 25.464 Fällen. Diese drei Länder liegen somit deutlich über dem standardisierten Wert für Deutschland (23.201 Fälle je 100.000 Einwohner). Die hinteren drei Plätze werden hierbei von Baden-Württemberg (19.777 Fälle), Bremen (21.015 Fälle) und Hamburg (21.106 Fälle) belegt.

Der Vergleich der Berichtsjahre 2016 zu 2017 zeigt unterschiedliche Veränderungsraten der standardisierten Rate der Krankenhausfälle zwischen den einzelnen Bundesländern. Am höchsten lag diese Zahl in Hamburg (-3,4 %), Sachsen (-2,6) und im Saarland (-2,3 %).

18.4 Struktur der Hauptdiagnosen der Krankenhauspatienten

In der Krankenhausstatistik wird die Hauptdiagnose nach der Internationalen Klassifikation der Krankheiten kodiert. Im Berichtsjahr 2017 galt die 10. Revision (ICD-10). Die Hauptdiagnose wird ge-

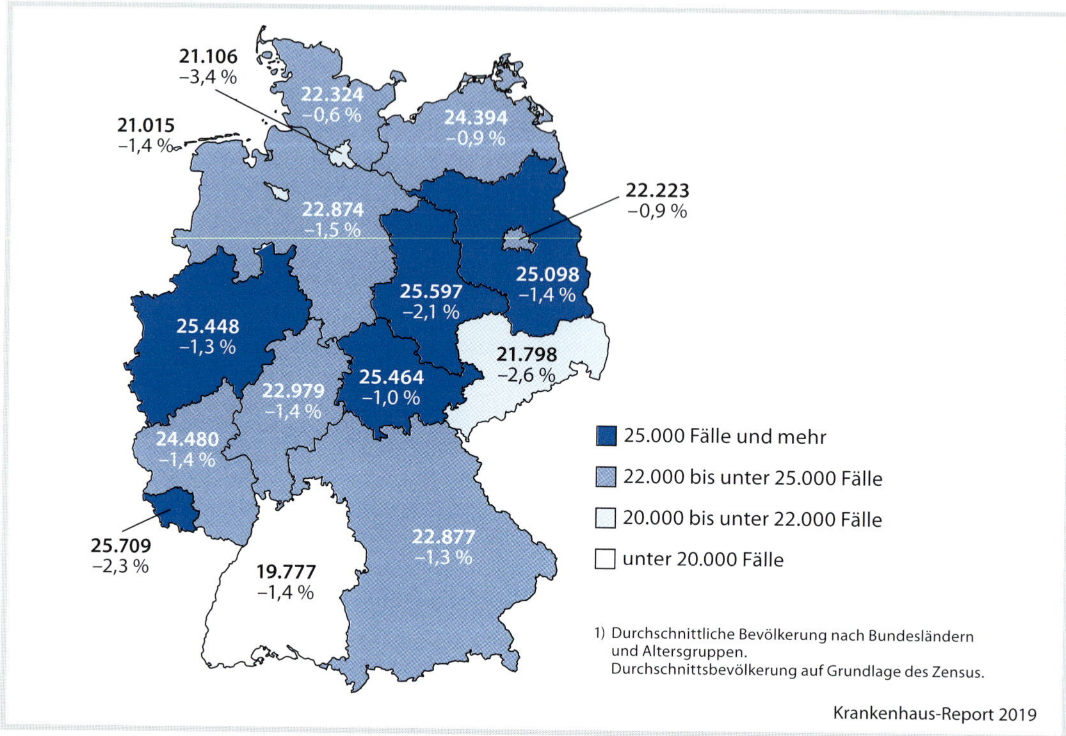

Abb. 18.3 Patienten (einschl. Stundenfälle) je 100.000 Einwohner nach Bundesländern (Wohnort) 2017 – standardisierte Rate und Vorjahresveränderung (Quelle: Statistisches Bundesamt (Destatis) 2018, Diagnosedaten der Krankenhäuser)

mäß den Deutschen Kodierrichtlinien angegeben und ist als diejenige Diagnose definiert, die nach Analyse hauptsächlich für die Veranlassung des stationären Aufenthalts des Patienten verantwortlich ist. Der Terminus „nach Analyse" bezeichnet die Evaluation der Befunde am Ende des stationären Aufenthalts, um festzustellen, welche Krankheit hauptsächlich für die Veranlassung des stationären Krankenhausaufenthalts verantwortlich war. Daher ist diese genaue Definition wichtig, da die nach Analyse festgestellte Hauptdiagnose nicht mit der Aufnahme oder Einweisungsdiagnose übereinstimmen muss (Tab. 18.4).

18.4.1 Diagnosen der Patienten

Die in ▶ Abschnitt 18.3.1 erläuterte Entwicklung der Behandlungsfälle durchzieht nicht jedes Diagnosekapitel. Die Zahlen zwischen den Kapiteln variieren zum Teil erheblich.

Doch zunächst ist es hilfreich, eine Art Rangliste der Kapitel der ICD nach Behandlungsfällen zu erstellen. Wie in den vorherigen Berichtsjahren auch waren die Krankheiten des Kreislaufsystems (I00 bis I99) die bedeutendsten Krankheiten in Deutschland. Knapp 2,9 Millionen Fälle sind diesem Kapitel zuzuordnen, was einem Anteil von rund 14,6 % an allen Kapiteln entspricht. Im Vergleich zu 2012 hat sich die Zahl dieser Behandlungsfälle um 62,0 % erhöht.

An zweiter Stelle liegen die Verletzungen und Vergiftungen und bestimmte andere Folgen äußerer Ursachen (S00 bis T98). Sie stellen nach den Krankheiten des Kreislaufsystems mit knapp 2,0 Millionen Fällen (10,0 % an allen Behandlungsfällen) die wichtigste Diagnosegruppe dar. Im Vergleich zu 2012 ist ihre Zahl um 4,3 % gestiegen. An dritter Stelle folgen die Krankheiten des Kapitels K00 bis K93 (Krankheiten des Verdauungssystems) mit knapp 2,0 Millionen Fällen und einem Anteil von 9,8 % an allen Diagnosen (Tab. 18.5).

Tab. 18.4 Patienten nach Diagnosekapiteln 2017

ICD-Pos.	Diagnosekapitel	Patientinnen und Patienten		
		Insgesamt[1]	Männlich	Weiblich
		je 100.000 Einwohner[2]		
	Insgesamt	**24.019**	**23.218**	**24.798**
A00–B99	Infektiöse und parasitäre Krankheiten	762	767	757
C00–D48	Neubildungen	2.239	2.319	2.161
D50–D90	Krankheiten des Blutes und der blutbildenden Organe sowie bestimmte Störungen mit Beteiligung des Immunsystems	157	139	174
E00–E90	Endokrine, Ernährungs- und Stoffwechselkrankheiten	634	562	705
F00–F99	Psychische und Verhaltensstörungen	1.452	1.582	1.327
G00–G99	Krankheiten des Nervensystems	942	997	889
H00–H59	Krankheiten des Auges und der Augenanhangsgebilde	412	389	435
H60–H95	Krankheiten des Ohres und des Warzenfortsatzes	190	180	200
I00–I99	Krankheiten des Kreislaufsystems	3.517	3.865	3.178
J00–J99	Krankheiten des Atmungssystems	1.569	1.745	1.398
K00–K93	Krankheiten des Verdauungssystems	2.351	2.467	2.238
L00–L99	Krankheiten der Haut und der Unterhaut	365	401	330
M00–M99	Krankheiten des Muskel-Skelett-Systems und des Bindegewebes	2.118	1.876	2.354
N00–N99	Krankheiten des Urogenitalsystems	1.278	1.230	1.325
O00–O99	Schwangerschaft, Geburt und Wochenbett	1.277		2.519
P00–P96	Bestimmte Zustände, die ihren Ursprung in der Perinatalperiode haben	251	278	224
Q00–Q99	Angeborene Fehlbildungen, Deformitäten und Chromosomenanomalien	125	142	108
R00–R99	Symptome und abnorme klinische und Laborbefunde, die anderenorts nicht klassifiziert sind	1.147	1.094	1.199
S00–T98	Verletzungen, Vergiftungen und bestimmte andere Folgen äußerer Ursachen	2.392	2.333	2.449
Z00–Z99	Faktoren, die den Gesundheitszustand beeinflussen und zur Inanspruchnahme des Gesundheitswesens führen	837	848	825

[1] Altersspezifische Rate. Ohne Patienten mit Wohnsitz im Ausland, unbekanntem Geschlecht und unbekanntem Alter
[2] Berechnet mit der Durchschnittsbevölkerung auf Grundlage des Zensus 2011

Quelle: Statistisches Bundesamt (Destatis) 2018, Diagnosedaten der Krankenhäuser

Krankenhaus-Report 2019

Weitere hier beobachtbare Veränderungen stellen die Raten anderer Kapitel dar: Den höchsten Zuwachs findet man im Kapitel Bestimmte Zustände, die ihren Ursprung in der Perinatalperiode haben (P00 bis P96); er beträgt 16,6 % (2012: 178.125 Fälle und 2017: 207.724 Fälle). An diesen Wert kommt keine Steigerungsrate der anderen ICD-Kapitel heran. Die Faktoren, die den Gesundheitszustand beeinflussen und zur Inanspruchnahme des Gesundheitswesens führen (Z00 bis Z99) haben sich innerhalb dieser Zeit um 14,5 % erhöht und auch das Kapitel Schwangerschaft, Geburt und Wochenbett (O00 bis O99) stieg um 13,5 % im Vergleich zum Jahr 2012 an. Wichtiges Indiz für die Qualität der Krankenhausdiagnosestatistik ist die Anzahl und der Anteil derjenigen Fälle, die keine Diagnoseangabe beinhalten. Im ersten Jahr der Erhebung (1994) wurden noch 95.860 Behandlungsfälle ohne Diagnoseangaben gezählt, was einem Anteil von 0,6 % entspricht. Mit einem Anteil

Tab. 18.5 Hauptdiagnose nach Diagnosekapiteln 2017, 2016 und 2012

ICD-Pos.	Diagnosekapitel	2017	2016	2012
	Insgesamt	**19.952.735**	**20.063.689**	**19.082.321**
A00–B99	Infektiöse und parasitäre Krankheiten	633.305	639.363	566.633
C00–D48	Neubildungen	1.864.327	1.858.627	1.842.469
D50–D90	Krankheiten des Blutes u. der blutbildenden Organe sowie bestimmte Störungen mit Beteiligung des Immunsystems	129.987	133.429	131.465
E00–E90	Endokrine, Ernährungs- und Stoffwechselkrankheiten	526.039	524.046	497.895
F00–F99	Psychische und Verhaltensstörungen	1.206.757	1.222.241	1.219.754
G00–G99	Krankheiten des Nervensystems	782.674	792.807	748.328
H00–H59	Krankheiten des Auges und der Augenanhangsgebilde	342.372	342.096	335.965
H60–H95	Krankheiten des Ohres und des Warzenfortsatzes	158.145	161.268	153.966
I00–I99	Krankheiten des Kreislaufsystems	2.919.013	2.938.950	2.860.496
J00–J99	Krankheiten des Atmungssystems	1.301.542	1.270.692	1.170.559
K00–K93	Krankheiten des Verdauungssystems	1.951.443	1.968.771	1.855.222
L00–L99	Krankheiten der Haut und der Unterhaut	303.272	302.518	277.517
M00–M99	Krankheiten des Muskel-Skelett-Systems und des Bindegewebes	1.759.396	1.801.047	1.768.145
N00–N99	Krankheiten des Urogenitalsystems	1.061.617	1.062.116	1.022.114
O00–O99	Schwangerschaft, Geburt und Wochenbett	1.057.989	1.073.429	932.047
P00–P96	Bestimmte Zustände, die ihren Ursprung in der Perinatalperiode haben	207.724	208.399	178.125
Q00–Q99	Angeborene Fehlbildungen, Deformitäten u. Chromosomenanomalien	105.402	107.768	104.534
R00–R99	Symptome und abnorme klinische und Laborbefunde, a.n.k.	953.095	976.709	899.288
S00–T98	Verletzungen, Vergiftungen u. best. andere Folgen äußerer Ursachen	1.992.777	1.980.204	1.910.967
Z00–Z99	Faktoren, die den Gesundheitszustand beeinflussen und zur Inanspruchnahme des Gesundheitswesens führen	693.751	696.912	606.004
Z38	darunter: gesunde Neugeborene	553.976	555.396	474.246

a.n.k. = andernorts nicht klassifiziert

Quelle: Statistisches Bundesamt (Destatis) 2018, Diagnosedaten der Krankenhäuser

Krankenhaus-Report 2019

von 0,01 % im Jahr 2017 liegt dieser Wert aktuell auf einem kaum messbaren Niveau. Vor allem die Entwicklung der letzten Jahre zeigt deutlich, dass die Datenqualität der Krankenhausdiagnosestatistik erheblich verbessert werden konnte und nun auf ein Niveau gestiegen ist, bei dem man von vollständiger Erfassung aller Fälle und deren Zuordnung zu einer Diagnose sprechen kann. Dies beweist auch, dass die Dokumentation in den Krankenhäusern vor allem auch im Hinblick auf abrechnungsrelevante Anforderungen optimiert wurde.

Um den demografischen Effekt bereinigt (standardisierte Rate) haben sich bezogen auf 100.000 Einwohner in den Jahren 2012 und 2017 die Fälle von Schwangerschaft, Geburt und Wochenbett (O00 bis O99) um 9,7 % erhöht. Die Krankheiten der Haut und der Unterhaut (L00 bis L99) haben in dieser Zeit um 5,1 % zugenommen. Rückgänge sind bei den Krankheiten des Blutes und der blutbildenden Organe sowie bestimmte Störungen mit Beteiligung des Immunsystems (D50 bis D90) festzustellen (-7,5 %) (Tab. 18.6).

Tab. 18.6 Veränderungsraten der Patienten je 100.000 Einwohner 2012 zu 2017 – standardisiert mit der Standardbevölkerung Deutschland 2011[1)]

Diagnoseklasse/Behandlungsanlass		Veränderung 2012/2017 in %
A00-B99	Infektiöse und parasitäre Krankheiten	4,7
C00-D48	Neubildungen	-3,4
D50-D90	Krankheiten des Blutes u. der blutbildenden Organe sowie bestimmte Störungen mit Beteiligung des Immunsystems	-7,5
E00-E90	Endokrine, Ernährungs- und Stoffwechselkrankheiten	-0,8
F00-F99	Psychische und Verhaltensstörungen	-3,3
G00-G99	Krankheiten des Nervensystems	0,1
H00-H59	Krankheiten des Auges und der Augenanhangsgebilde	-3,5
H60-H95	Krankheiten des Ohres und des Warzenfortsatzes	-1,0
I00-I99	Krankheiten des Kreislaufsystems	-4,7
J00-J99	Krankheiten des Atmungssystems	4,2
K00-K93	Krankheiten des Verdauungssystems	0,6
L00-L99	Krankheiten der Haut und der Unterhaut	5,1
M00-M99	Krankheiten des Muskel-Skelett-Systems und des Bindegewebes	-4,5
N00-N99	Krankheiten des Urogenitalsystems	-0,6
O00-O99*)	Schwangerschaft, Geburt und Wochenbett	9,7
P00-P96	Bestimmte Zustände, die ihren Ursprung in der Perinatalperiode haben	-1,2
Q00-Q99	Angeborene Fehlbildungen, Deformitäten u. Chromosomenanomalien	-6,4
R00-R99	Symptome und abnorme klinische und Laborbefunde, a.n.k.	1,1
S00-T98	Verletzungen, Vergiftungen u. best. andere Folgen äußerer Ursachen	-1,8
Z00-Z99	Faktoren, die den Gesundheitszustand beeinflussen und zur Inanspruchnahme des Gesundheitswesens führen	-0,9

*) Standardisiert anhand der weiblichen Bevölkerung.
1) Ohne Patienten mit ausländischem oder unbekanntem Wohnort, unbekanntem Geschlecht und unbekanntem Alter.

Quelle: Statistisches Bundesamt (Destatis) 2018, Diagnosedaten der Krankenhäuser

Krankenhaus-Report 2019

18.4.2 Diagnosen nach Alter und Geschlecht

Die häufigste Einzeldiagnose bei stationären Behandlungsfällen insgesamt war im Jahre 2017 die Diagnose Lebendgeborene nach dem Geburtsort (Z38), sie wurde insgesamt 553.976 Mal gezählt.

Mit 464.724 Behandlungsfällen war die Herzinsuffizienz (I50) der zweithäufigste Anlass für eine stationäre Versorgung im Krankenhaus. Dies sind 9.044 Fälle mehr als noch im Jahr zuvor (455.680 Behandlungsfälle).

Bei den weiblichen Patienten war die Position Lebendgeborene nach dem Geburtsort (Z38) die häufigste Diagnose, auf sie entfallen 275.370 Fälle. An zweiter Stelle folgt die Herzinsuffizienz (I50), die in über 234.849 Fällen der Grund für einen stationären Aufenthalt war. Bei dieser Diagnose lag das Durchschnittsalter der Patientinnen bei 81 Jahren. Vorhofflattern und Vorhofflimmern (I48) war in 148.948 Fällen der dritthäufigste Behandlungsgrund, das Durchschnittsalter betrug 74 Jahre. Die Essentielle (primäre) Hypertonie (I10) folgte mit rund 145.907 Fällen. Die Patientinnen, die daran erkrankten, waren durchschnittlich 72 Jahre alt (Tab. 18.7).

Bei den männlichen Patienten liegen ebenfalls die Lebendgeborenen nach dem Geburtsort mit

Tab. 18.7 Die zehn häufigsten Hauptdiagnosen der männlichen und weiblichen Patienten (einschl. Sterbe- und Stundenfälle) 2017

Rang	ICD-Pos.	Hauptdiagnose	Patienten	Durchschnittliche Verweildauer	Durchschnittliches Alter
			Anzahl	in Tagen	in Jahren
Männer					
		Insgesamt	**9.523.654**	**7,3**	**55**
1	Z38	Lebendgeborene nach dem Geburtsort	278.602	3,0	0
2	I50	Herzinsuffizienz	229.874	10,2	76
3	F10	Psychische und Verhaltensstörungen durch Alkohol	228.928	8,6	45
4	I48	Vorhofflattern und Vorhofflimmern	164.511	4,2	67
5	I20	Angina pectoris	153.133	4,1	67
6	K40	Hernia inguinalis	150.460	2,3	58
7	S06	Intrakranielle Verletzung	149.606	4,3	41
8	I21	Akuter Myokardinfarkt	145.559	7,7	67
9	I25	Chronische ischämische Herzkrankheit	140.889	4,8	68
10	J44	Sonstige chronische obstruktive Lungenkrankheit	137.023	8,5	70
Frauen					
		Insgesamt	**10.507.577**	**7,3**	**55**
1	Z38	Lebendgeborene nach dem Geburtsort	275.370	3,0	0
2	I50	Herzinsuffizienz	234.849	10,1	81
3	I48	Vorhofflattern und Vorhofflimmern	148.948	5,0	74
4	I10	Essentielle (primäre) Hypertonie	145.907	4,3	72
5	K80	Cholelithiasis	145.167	5,5	58
6	S06	Intrakranielle Verletzung	134.806	3,6	50
7	O80	Spontangeburt eines Einlings	131.458	2,9	30
8	C50	Bösartige Neubildung der Brustdrüse (Mamma)	129.692	5,8	62
9	S72	Fraktur des Femurs	127.826	15,1	81
10	M54	Rückenschmerzen	127.591	6,8	63

Quelle: Statistisches Bundesamt (Destatis) 2018, Diagnosedaten der Krankenhäuser

Krankenhaus-Report 2019

278.602 Fällen an erster Stelle, gefolgt von der Herzinsuffizienz (I50) mit 229.874 Fällen. Die Psychischen und Verhaltensstörungen durch Alkohol (F10) waren der dritthäufigste Anlass für Männer, sich einer stationären Behandlung zu unterziehen. Hier wurden rund 228.928 Fälle behandelt.

Über alle Diagnosen hinweg lag das Durchschnittsalter der Frauen bei 55,1 und das der Männer bei 55,0 Jahren (Tab. 18.7).

Beim Vergleich der Anzahl der Behandlungsfälle nach den Diagnosekapiteln der ICD zeigt sich, dass beide Geschlechter unterschiedlich von Krankheiten betroffen sind und nur bei wenigen Kapiteln eine annähernde Übereinstimmung entsprechend der Verteilung der Frauen und Männer in der Bevölkerung festzustellen ist. Grundsätzlich zeigt der Aufbau der Bevölkerung, dass von den knapp 82,7 Millionen Einwohnern ca. 50,7 % Frauen und ca. 49,3 % Männer sind.

Die größten Übereinstimmungen anhand der absoluten Zahl der Behandlungsfälle ergeben sich demnach in den Kapiteln Faktoren, die den Gesundheitszustand beeinflussen und zur Inanspruchnahme des Gesundheitswesens führen (Z00 bis

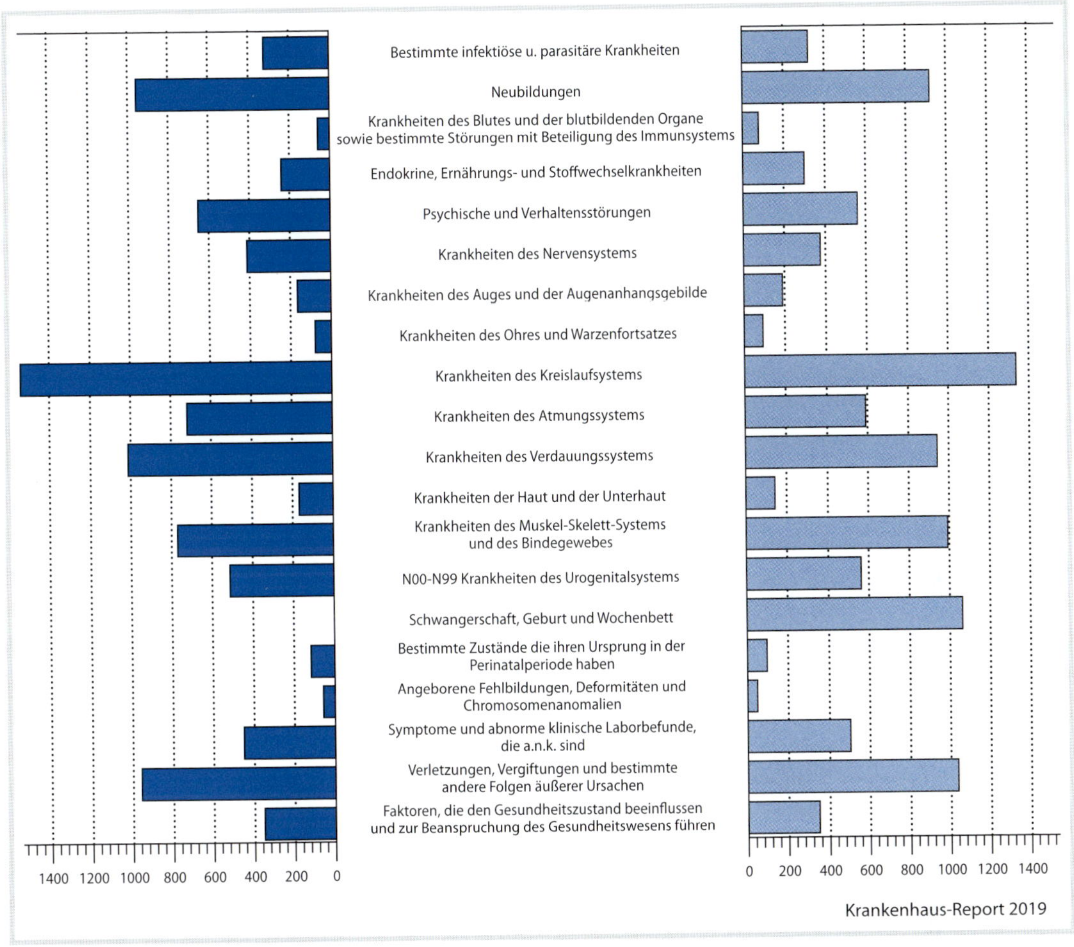

Abb. 18.4 Patienten nach Diagnosekapiteln 2017 – Anzahl in 1.000 (Quelle: Statistisches Bundesamt (Destatis) 2018, Diagnosedaten der Krankenhäuser)

Z99) und Infektiöse und parasitäre Krankheiten (A00 bis B99). Dagegen sind bei den Angeborenen Fehlbildungen, Deformitäten und Chromosomenanomalien (Q00 bis Q99) und bei den Krankheiten des Atmungssystems (J00-J99) Männer überdurchschnittlich häufig vertreten. Hier liegt der Anteil mit 55,9 % bzw. 54,9 % deutlich über dem eigentlichen Bevölkerungsanteil. Ausgenommen das Kapitel Schwangerschaft, Geburt und Wochenbett dominieren Frauen in den Diagnosekapiteln E00 bis E99 (Endokrine, Ernährungs- und Stoffwechselkrankheiten) und den Krankheiten des Muskel-Skelett-Systems und des Bindegewebes (M00 bis M99). Hier liegt ihr Anteil mit 56,3 % insgesamt 5,6 Prozentpunkte über dem eigentlichen Anteil der Frauen in der Bevölkerung. Aber auch die Krankheiten des Blutes und der blutbildenden Organe sowie bestimmte Störungen mit Beteiligung des Immunsystems (D50 bis D90) sowie Krankheiten des Auges und der Augenanhangsgebilde (H00 bis H59) betreffen mit einem Anteil von 56,2 % bzw. 53,4 % eher Frauen als Männer (Abb. 18.4).

Zum Abschluss werden die Hauptdiagnosen nach Altersgruppen und Geschlecht betrachtet. Dabei wird nach folgenden Altersgruppen differenziert: unter 15-Jährige, 15- bis 45-Jährige, 45- bis 65-Jährige und über 65-Jährige.

Sowohl bei den Mädchen als auch bei den Jungen im Alter unter 15 Jahren wurde 2017 als häu-

Tab. 18.8 Die fünf häufigsten Hauptdiagnosen der männlichen und weiblichen Patienten (einschl. Sterbe- und Stundenfälle) 2017 nach ausgewählten Altersgruppen

Rang	ICD-Pos.	Hauptdiagnose	Anzahl	ICD-Pos.	Hauptdiagnose	Anzahl
	männlich			weiblich		
			unter 15 Jahre			
		Insgesamt	**988.623**		**Insgesamt**	**853.641**
1	Z38	Lebendgeborene nach Geburtsort	278.602	Z38	Lebendgeborene nach Geburtsort	275.370
2	S06	Intrakranielle Verletzung	40.830	S06	Intrakranielle Verletzung	32.289
3	P07	Störungen im Zusammenhang mit kurzer Schwangerschaftsdauer und niedrigem Geburtsgewicht, andernorts nicht klassifiziert	30.600	P07	Störungen im Zusammenhang mit kurzer Schwangerschaftsdauer und niedrigem Geburtsgewicht, andernorts nicht klassifiziert	29.075
4	J20	Akute Bronchitis	26.865	A09	Sonstige Gastroenteritis und Kolitis infektiösen und nicht näher bezeichneten Ursprungs	19.549
5	J35	Chronische Krankheiten der Gaumenmandeln und der Rachenmandel	25.931	J35	Chronische Krankheiten der Gaumenmandeln und der Rachenmandel	19.076
			15 bis unter 45 Jahre			
		Insgesamt	**1.631.111**		**Insgesamt**	**2.602.807**
1	F10	Psychische und Verhaltensstörungen durch Alkohol	97.054	O80	Spontangeburt eines Einlings	131.284
2	S06	Intrakranielle Verletzung	39.384	O42	Vorzeitiger Blasensprung	92.858
3	F20	Schizophrenie	33.861	O70	Dammriss unter der Geburt	91.638
4	J34	Sonstige Krankheiten der Nase und der Nasennebenhöhlen	31.393	O68	Komplikationen bei Wehen und Entbindung durch fetalen Distress [fetal distress] [fetaler Gefahrenzustand]	75.463
5	S83	Luxation, Verstauchung und Zerrung des Kniegelenkes und von Bändern des Kniegelenkes	27.278	O34	Betreuung der Mutter bei festgestellter oder vermuteter Anomalie der Beckenorgane	72.206
			45 bis unter 65 Jahre			
		Insgesamt	**2.747.043**		**Insgesamt**	**2.328.235**
1	F10	Psychische und Verhaltensstörungen durch Alkohol	114.342	C50	Bösartige Neubildung der Brustdrüse [Mamma]	58.979
2	I20	Angina pectoris	59.182	K80	Cholelithiasis	50.353
3	K40	Hernia inguinalis	57.078	M54	Rückenschmerzen	42.495
4	I48	Vorhofflattern und Vorhofflimmern	55.912	F33	Rezidivierende depressive Störung	41.239
5	I21	Akuter Myokardinfarkt	55.483	F10	Psychische und Verhaltensstörungen durch Alkohol	39.781

Tab. 18.8 (Fortsetzung)

Rang	ICD-Pos.	Hauptdiagnose	Anzahl	ICD-Pos.	Hauptdiagnose	Anzahl
	männlich			weiblich		
			65 bis und älter			
		Insgesamt	**4.156.870**		**Insgesamt**	**4.644.246**
1	I50	Herzinsuffizienz	195.013	I50	Herzinsuffizienz	219.842
2	I48	Vorhofflattern und Vorhofflimmern	101.497	I48	Vorhofflattern und Vorhofflimmern	123.339
3	J44	Sonstige chronische obstruktive Lungenkrankheit	97.845	S72	Fraktur des Femurs	116.980
4	I63	Hirninfarkt	95.812	I10	Essentielle (primäre) Hypertonie	105.748
5	J18	Pneumonie, Erreger nicht näher bezeichnet	92.316	I63	Hirninfarkt	104.470

Quelle: Statistisches Bundesamt (Destatis) 2018, Diagnosedaten der Krankenhäuser

Krankenhaus-Report 2019

figste Diagnose die Geburt gezählt (275.370 Fälle bei Mädchen und 278.602 bei Jungen). Mit weitem Abstand rangieren die Intrakraniellen Verletzungen (32.289 Fälle bei Mädchen und 40.830 bei Jungen), die Störungen im Zusammenhang mit kurzer Schwangerschaftsdauer und niedrigem Geburtsgewicht (29.075 Mädchen und 30.600 Jungen) und die Chronischen Krankheiten der Gaumen- und Rachenmandeln (19.076 Fälle bei Mädchen und 25.931 bei Jungen) dahinter.

In der Altersgruppe der 15- bis 45-Jährigen unterscheidet sich das Bild. Bei den Frauen dominieren deutlich die Diagnosen mit Bezug auf das gebärfähige Alter: Mit 131.284 Fällen steht hier die Spontangeburt eines Einlings an erster Stelle. Dahinter liegt der Vorzeitige Blasensprung (92.858 Fälle) und der Dammriss unter der Geburt (91.638 Fälle). Bei den Männern dieser Altersgruppe hingegen sind Krankenhausaufenthalte hauptsächlich durch Psychische und Verhaltensstörungen durch Alkohol (97.054 Fälle), Intrakranielle Verletzungen (39.384 Fälle) sowie Schizophrenie (33.861 Fälle) bedingt.

Die Psychischen und Verhaltensstörungen durch Alkohol (114.342 Fälle) sind es auch, die Männer im Alter zwischen 45 und 65 Jahren hauptsächlich ins Krankenhaus bringen. Die Angina pectoris liegt an zweiter Stelle (59.182 Fälle), gefolgt von der Hernia inguinalis (Leistenbruch) mit 57.078 Fällen. Bei den Frauen sind die Bösartigen Neubildungen der Brustdrüse in 58.979 Fällen verantwortlich für eine stationäre Behandlung. Die Cholelithiasis (50.353 Fälle) und Rückenschmerzen (42.495 Fälle) liegen dahinter.

In der letzten hier erwähnten Altersgruppe (65 und älter) ist es die Herzinsuffizienz, die sowohl bei den Frauen (219.842 Fälle) als auch bei den Männern (195.013 Fälle) die am meisten verbreitete Hauptdiagnose darstellt. An zweiter Stelle liegt die Diagnose Vorhofflattern und Vorhofflimmern mit 123.339 Fällen bei den Frauen, gefolgt von der Fraktur des Femurs (Oberschenkelknochen) mit 116.980 Fällen. Bei den Männern liegen das Vorhofflattern und Vorhofflimmern (101.497) auf dem zweiten Platz und die Sonstige chronische obstruktive Lungenkrankheit mit 97.845 Fällen an dritter Stelle.

Bei den genannten Altersgruppen gibt es bis auf wenige Ausnahmen keine großen Ausreißer bei den Diagnosen. Bei den Frauen sorgen einzig die durch Schwangerschaft, Geburt und Wochenbett ausgelösten Fälle für hohe Zahlen in der Altersgruppe der 15- bis 45-Jährigen (Tab. 18.8).

18.4.3 Verweildauer bei ausgewählten Diagnosen

Der Trend der letzten Jahre hält weiter an – die Verweildauer der stationär in den Krankenhäusern Behandelten ist weiterhin auf einem sehr nied-

Tab. 18.9 Verweildauer der Patienten nach Diagnosekapiteln 2017, 2016 und 2012 (einschl. Sterbe- und Stundenfälle)

ICD-Pos.	Diagnosekapitel	Durchschnittliche Verweildauer			Veränderungsrate	
		2017	2016	2012	2017 zu 2016	2017 zu 2012
		in Tagen				
	Insgesamt	**7,3**	**7,3**	**7,6**	**-0,3**	**-4,5**
A00–B99	Infektiöse und parasitäre Krankheiten	7,4	7,4	7,5	-0,1	-0,8
C00–D48	Neubildungen	7,6	7,6	8,1	-0,8	-6,1
D50–D90	Krankheiten des Blutes und der blutbildenden Organe sowie bestimmte Störungen mit Beteiligung des Immunsystems	6,3	6,5	6,9	-1,8	-8,6
E00–E90	Endokrine, Ernährungs- und Stoffwechselkrankheiten	7,5	7,6	8,0	-1,0	-6,3
F00–F99	Psychische und Verhaltensstörungen	21,8	21,3	20,1	2,4	8,5
G00–G99	Krankheiten des Nervensystems	6,8	6,7	6,9	0,4	-1,4
H00–H59	Krankheiten des Auges und der Augenanhangsgebilde	3,0	3,1	3,3	-1,5	-8,1
H60–H95	Krankheiten des Ohres und des Warzenfortsatzes	3,8	3,9	4,4	-2,3	-14,0
I00–I99	Krankheiten des Kreislaufsystems	7,6	7,7	8,0	-0,7	-4,6
J00–J99	Krankheiten des Atmungssystems	6,9	6,8	7,1	1,0	-3,3
K00–K93	Krankheiten des Verdauungssystems	5,6	5,7	6,3	-1,9	-10,7
L00–L99	Krankheiten der Haut und der Unterhaut	6,6	6,7	7,4	-1,5	-11,3
M00–M99	Krankheiten des Muskel-Skelett-Systems und des Bindegewebes	7,3	7,4	7,8	-1,5	-6,0
N00–N99	Krankheiten des Urogenitalsystems	5,2	5,3	5,6	-1,8	-6,5
O00–O99	Schwangerschaft, Geburt und Wochenbett	3,7	3,8	4,2	-1,4	-10,8
P00–P96	Bestimmte Zustände, die ihren Ursprung in der Perinatalperiode haben	8,6	8,7	9,3	-0,8	-7,8
Q00–Q99	Angeborene Fehlbildungen, Deformitäten und Chromosomenanomalien	5,6	5,5	5,8	1,1	-3,7
R00–R99	Symptome und abnorme klinische und Laborbefunde, die anderenorts nicht klassifiziert sind	3,9	3,9	4,1	0,2	-4,3
S00–T98	Verletzungen, Vergiftungen und bestimmte andere Folgen äußerer Ursachen	7,0	7,1	7,3	-1,1	-4,5
Z00–Z99	Faktoren, die den Gesundheitszustand beeinflussen und zur Inanspruchnahme des Gesundheitswesens führen	2,9	3,0	3,4	-2,7	-13,0

Quelle: Statistisches Bundesamt (Destatis) 2018, Diagnosedaten der Krankenhäuser

Krankenhaus-Report 2019

rigen Niveau (◘ Tab. 18.9). Insgesamt betrug sie im Jahr 2017 wie auch schon 2016 im Schnitt 7,3 Tage. Verglichen mit dem Jahr 2012 beträgt der Rückgang 0,3 Tage (4,5 %).

Die Verteilung der durchschnittlichen Verweildauer über die Kapitel hinweg ist unterschiedlich. Die längste Verweildauer weisen nach wie vor die Psychischen und Verhaltensstörungen auf (F00 bis F99), hier betrug sie 21,8 Tage. An zweiter Stelle folgen mit großem Abstand die Diagnosen aus dem Bereich Bestimmte Zustände, die ihren Ursprung in der Perinatalperiode haben (P00 bis P96), mit 8,6 Tagen durchschnittlicher Verweildauer. Am kürzesten mussten Patienten im Krankenhaus liegen, die wegen Faktoren, die den Gesundheitszustand beeinflussen und zur Inanspruchnahme des Gesundheitswesens führen (Z00 bis Z99) oder wegen Krankheiten des Auges und der Augenanhangsgebilde (H00 bis H59) behandelt wurden. Sie konnten im Schnitt schon nach drei Tagen (2,9 bzw. 3,0) nach Hause gehen. Mit 3,7 Tagen liegen die Behandlungsfälle aufgrund von Schwangerschaft, Geburt und Wochenbett (O00 bis O99) an dritter Stelle, gefolgt von der Diagnose Krankheiten des Ohres und des Warzenfortsatzes (H60 bis H95) mit 3,8 Tagen.

Bei der Untersuchung der Veränderungsraten bieten sich zwei Vergleiche an, zum einen der Vergleich zum Vorjahr (2017 zu 2016), zum anderen der längerfristige Vergleich zum Jahr 2012. Bezogen auf den Vergleich mit dem Vorjahr ergibt sich folgendes Bild: Grundsätzlich sind die Veränderungsraten moderat ausgefallen. Die größte Veränderung betrifft das Kapitel Faktoren, die den Gesundheitszustand beeinflussen und zur Inanspruchnahme des Gesundheitswesens führen (Z00 bis Z99). Die Verweildauer ist hier um 2,7 % auf 2,9 Tage gegenüber dem Vorjahr zurückgegangen.

Bei einem Vergleich über die letzten Jahre (2017 zu 2012) ergibt sich folgendes Bild: Bei nahezu allen Diagnosekapiteln der ICD zeigt sich, dass die durchschnittliche Verweildauer im Vergleich zu 2012 gesunken ist. Den größten Rückgang verzeichnen hier die Krankheiten des Ohres und des Warzenfortsatzes (H60 bis H96): Hier konnte die Verweildauer um 14,0 % gesenkt werden. Der Rückgang bei den Faktoren, die den Gesundheitszustand beeinflussen und zur Inanspruchnahme des Gesundheitswesens führen, betrug 13,0 %.

Die Infektiösen und parasitären Krankheiten (A00 bis B99) verzeichnen mit -0,8 % den geringsten Rückgang, gefolgt von den Krankheiten des Nervensystems (G00 bis G99), mit -1,4 %. Die Psychischen und Verhaltensstörungen (F00 bis F99) sind dagegen um 8,5 % gestiegen.

Insgesamt wurden 72,7 % der Patienten (14,5 Millionen Fälle) innerhalb von sieben Tagen wieder aus dem Krankenhaus entlassen. Gegenüber dem Vorjahr erhöhte sich dieser Anteil um 0,4 Prozentpunkte. Diese Patientengruppe verursachte 31,1 % aller Berechnungs- und Belegungstage. Innerhalb von 14 Tagen wurden insgesamt 88,4 % der Patienten aus der vollstationären Behandlung entlassen. Mit 53,2 % fiel somit über die Hälfte aller Berechnungs- und Belegungstage innerhalb dieser Verweildauer an. Die Anzahl der Langlieger (mit einer Verweildauer von über einem Jahr) lag 2017 bei 252 Fällen (2016: 255 Fälle) und ist damit leicht gesunken (vgl. ◘ Tab. 18.2).

18.4.4 Regionale Verteilung der Diagnosen

Im Folgenden werden die in den Krankenhäusern vollstationär behandelten Patienten nach Hauptdiagnose auf Länderebene analysiert. Die Auswertung der Daten nach dem Wohnort und nicht nach dem Behandlungsort der Patienten gibt Aufschluss über die Anzahl der Einwohner eines Bundeslandes, die wegen bestimmter Erkrankungen vollstationär behandelt wurden. Sie ist damit wichtig für epidemiologische Aussagen. Der Wohnort der Patienten lässt jedoch keine Rückschlüsse auf den Behandlungsort zu, denn es ist gängige Praxis, dass sich Patienten auch in anderen Bundesländern einer vollstationären Krankenhausbehandlung unterziehen.

Um den demografischen Effekt auszuschließen, werden auch hier die standardisierten Daten herangezogen. Demnach ließen sich die meisten Patienten je 100.000 Einwohner in Saarland behandeln (25.709 Fälle je 100.000 Einwohner), auf den Plätzen zwei und drei folgen Sachsen-Anhalt mit 25.597 Fällen und Thüringen mit 25.464 Fällen (vgl. ◘ Tab. 18.10). Bezogen auf diese Quote weist Baden-Württemberg mit 19.777 Fällen je 100.000 Ein-

Tab. 18.10 Patienten nach Krankheitsklassen und Wohnort je 100.000 Einwohner 2017 – standardisierte Rate

ICD-Pos.	Diagnosekapitel	Deutschland	Baden-Württemberg	Bayern	Berlin	Brandenburg	Bremen	Hamburg	Hessen	Mecklenburg-Vorpommern	Niedersachsen	Nordrhein-Westfalen	Rheinland-Pfalz	Saarland	Sachsen	Sachsen-Anhalt	Schleswig-Holstein	Thüringen
		je 100.000 Einwohner [1)2)]																
	Insgesamt (standard. Rate)	**23.201**	**19.777**	**22.877**	**22.223**	**25.098**	**21.015**	**21.106**	**22.919**	**24.394**	**22.874**	**25.448**	**24.480**	**25.709**	**21.798**	**25.597**	**22.324**	**25.464**
A00–B99	Infektiöse und parasitäre Krankheiten	730	594	796	611	776	603	622	694	844	704	780	819	807	714	861	639	863
C00–D48	Neubildungen	2.181	1.894	2.101	2.477	2.522	2.120	1.914	2.115	2.252	1.963	2.423	2.239	2.348	2.094	2.273	1.992	2.468
D50–D90	Krankheiten des Blutes und der blutbildenden Organe sowie bestimmte Störungen mit Beteiligung des Immunsystems	149	130	128	156	175	133	133	142	158	144	169	150	157	149	184	134	178
E00–E90	Endokrine, Ernährungs- und Stoffwechselkrankheiten	605	504	600	560	688	529	516	641	779	581	640	570	621	639	721	541	707
F00–F99	Psychische und Verhaltensstörungen	1.460	1.249	1.382	1.410	1.625	1.729	1.419	1.385	1.591	1.470	1.588	1.522	1.756	1.403	1.571	1.570	1.581
G00–G99	Krankheiten des Nervensystems	921	714	824	846	967	670	868	904	1139	890	1.095	1.050	1.056	.872	988	895	1.072
H00–H59	Krankheiten des Auges und der Augenanhangsgebilde	397	336	321	526	446	288	558	385	439	364	418	395	548	381	449	514	484
H60–H95	Krankheiten des Ohres und des Warzenfortsatzes	188	164	168	179	217	165	179	194	219	198	196	197	252	165	272	177	206
I00–I99	Krankheiten des Kreislaufsystems	3.335	2.795	3.251	3.382	3.676	2.644	3.045	3.253	3.606	3.317	3.652	3.463	3.838	2.899	3.874	3.338	3.709
J00–J99	Krankheiten des Atmungssystems	1.503	1.269	1.419	1.398	1.582	1.488	1.491	1.525	1.605	1.534	1.708	1.514	1.558	1.304	1.813	1.420	1.582

K00–K93	Krankheiten des Verdauungssystems	2.297	1.914	2.192	2.205	2.384	1.986	2.027	2.314	2.410	2.304	2.594	2.505	2.616	2.119	2.528	2.065	2.549
L00–L99	Krankheiten der Haut und der Unterhaut	359	267	335	359	423	404	337	366	407	365	404	359	311	356	480	326	448
M00–M99	Krankheiten des Muskel-Skelett-Systems und des Bindegewebes	2.077	1.706	2.249	1.756	2.144	1.809	1.757	1.970	1.833	2.028	2.362	2.258	2.174	1.807	2.172	2.056	2.144
N00–N99	Krankheiten des Urogenitalsystems	1.250	1.083	1.207	1.203	1.360	1.084	1.087	1.244	1.218	1.228	1.411	1.279	1.375	1.209	1.324	1.147	1.326
O00–O99	Schwangerschaft, Geburt und Wochenbett	2.480	2.337	2.372	2.149	2.735	2.502	2.243	2.567	2.653	2.574	2.601	2.588	2.442	2.583	2.796	2.409	2.819
P00–P96	Bestimmte Zustände, die ihren Ursprung in der Perinatalperiode haben	219	227	215	200	257	187	244	196	206	218	214	226	247	257	184	229	224
Q00–Q99	Angeborene Fehlbildungen, Deformitäten und Chromosomenanomalien	120	114	114	117	145	100	98	117	126	120	127	127	124	120	122	113	130
R00–R99	Symptome und abnorme klinische und Laborbefunde, die anderenorts nicht klassifiziert sind	1.118	875	1.137	737	1.088	793	798	1.213	1.173	1.181	1.241	1.392	1.563	1.003	1.316	1.073	1.130
S00–T98	Verletzungen, Vergiftungen und bestimmte andere Folgen äußerer Ursachen	2.301	2.080	2.494	2.226	2.495	2.257	2.128	2.175	2.285	2.230	2.340	2.407	2.363	2.328	2.400	2.247	2.526
Z00–Z99	Faktoren, die den Gesundheitszustand beeinflussen und zur Inanspruchnahme des Gesundheitswesens führen	744	695	754	775	781	779	725	769	805	748	771	701	755	720	719	623	770

[1] Ohne Patienten mit ausländischem oder unbekanntem Wohnort, unbekanntem Geschlecht und unbekanntem Alter. Standardisiert anhand der Standardbevölkerung „Deutschland 2011".
[2] Das Kapitel O00-O99 wurde anhand der weiblichen Bevölkerung standardisiert.

Quelle: Statistisches Bundesamt (Destatis) 2018, Diagnosedaten der Krankenhäuser

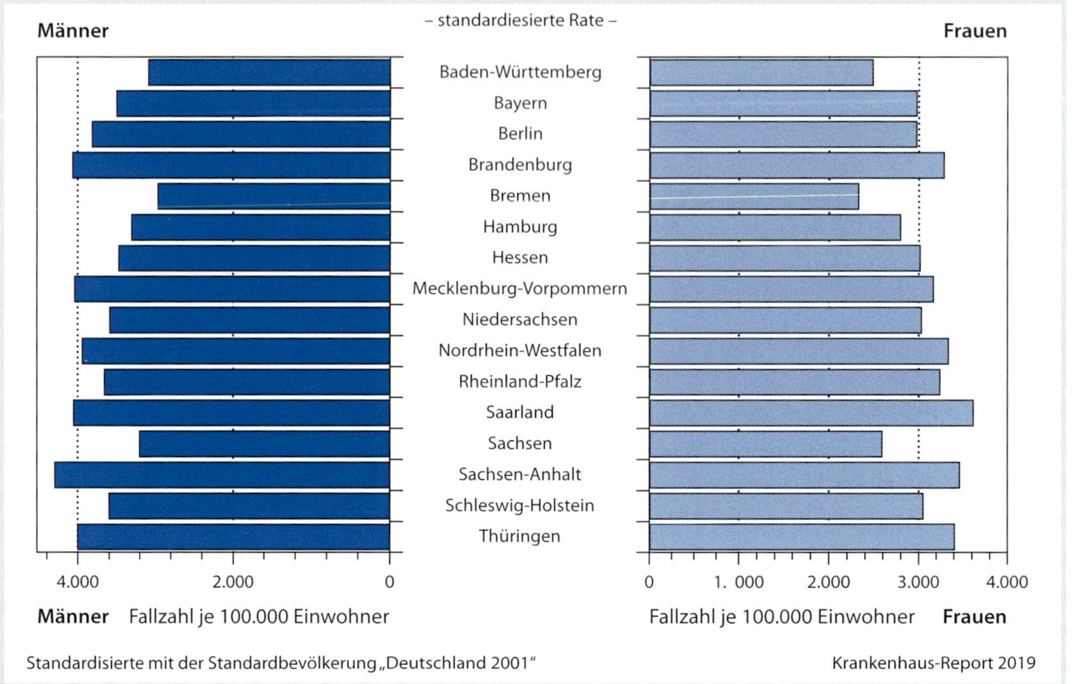

Abb. 18.5 Patienten (einschl. Sterbe- und Stundenfälle) mit Krankheiten des Kreislaufsystems nach Bundesländern (Wohnort) 2017 (Quelle: Statistisches Bundesamt (Destatis) 2018, Diagnosedaten der Krankenhäuser)

wohner den niedrigsten Wert auf und lag somit um 14,8 % unter dem Bundesdurchschnitt (23.201 Fälle je 100.000 Einwohner).

Eine entsprechende Tabelle mit der rohen Rate ist als elektronisches Zusatzmaterial unter https://doi.org/10.1007/978-3-662-58225-1 (Zusatztabelle 18.a) bereitgestellt.

Auch bei den standardisierten Raten bezogen auf die einzelnen Diagnosekapitel ergeben sich Unterschiede auf regionaler Ebene. Demnach wiesen die Sachsen-Anhaltiner mit 3.874 Fällen je 100.000 Einwohner die meisten stationär versorgten Krankheiten des Kreislaufsystems (I00 bis I99) auf und lagen damit um 16,1 % über dem Bundesdurchschnitt (3.335 Fälle). An zweiter Stelle liegt das Saarland mit 3.838 Patienten je 100.000 Einwohner (◘ Abb. 18.5).

Der standardisierte Bundesdurchschnitt bei den Neubildungen (C00 bis D48) betrug 2.181 Fälle je 100.000 Einwohner. Baden-Württemberg (1.894 Fälle) und Hamburg (1.914 Fälle) lagen um 13,1 % und 12,3 % unter dem Bundesdurchschnitt und wiesen damit im Bundesvergleich die geringste Quote an vollstationären Behandlungsfällen auf. Über dem Bundesdurchschnitt liegen insbesondere Brandenburg mit 2.522 Fällen und Berlin mit 2.477 Fällen je 100.000 Einwohner.

Wegen Krankheiten des Verdauungssystems mussten sich im Jahr 2017 im Saarland 2.616 Patienten je 100.000 Einwohner behandeln lassen. Nordrhein-Westfalen liegt mit 2.594 Patienten auf dem zweiten Platz. Der Bundesdurchschnitt von 2.297 Fällen wird insbesondere von den Ländern Baden-Württemberg (1.914 Fälle) und Bremen (1.986 Fälle) unterboten.

Die letzte hier erwähnte Diagnosegruppe sind die Psychischen und Verhaltensstörungen (F00 bis F99). Insgesamt zehn Länder liegen hier über dem Bundesdurchschnitt von 1.460 Patienten. Mit 1.756 Fällen je 100.000 Einwohner liegt das Saarland an der Spitze und damit um 20,3 % über dem Bundesdurchschnitt. Auch Bremen (1.729 Fälle) und Brandenburg (1.625 Fälle) liegen weit über dem Bundesdurchschnitt. Demgegenüber liegen Baden-

Württemberg und Bayern mit 14,4 % und 5,3 % unter dem standardisierten Durchschnitt für Deutschland.

18.5 Entwicklung ausgewählter Diagnosen 20102 bis 2017

Die Anteile der Diagnosen der Patienten haben sich im Zeitverlauf unterschiedlich entwickelt. Die Zahl bestimmter Diagnosen ist angestiegen, andere Diagnosen verzeichneten dagegen einen Fallrückgang. Für einen Vergleich der Diagnosen der Patienten werden die Veränderungen der Diagnosen auf dreistelliger Ebene in den Jahren 2012 bis 2017 dargestellt. Es werden alle Diagnosen in die Analyse einbezogen, die im Jahr 2017 mindestens 10.000 Fälle aufwiesen. Dargestellt werden die zehn Diagnosen mit den größten prozentualen Veränderungsraten vom Jahr 2017 gegenüber 2012. Bei Interesse an allen Positionen auf drei oder vierstelliger Ebene finden Sie im Internetangebot des Statistischen Bundesamtes auf der Themenseite Gesundheit (www.destatis.de) entsprechende Informationen. Diese können auch als Sonderauswertung beim Statistischen Bundesamt angefordert werden (gesundheit@destatis.de).

In ◘ Tab. 18.11 werden die zehn Diagnosen mit den größten Veränderungsraten dargestellt. Auffällig dabei ist, dass sich darunter im Gegensatz zu den Vorjahren weitaus weniger Diagnosen befinden, die den Zusatz „Sonstige" haben.

Die Hauptdiagnose J10 (Grippe durch saisonale nachgewiesene Influenzaviren) verzeichnete im Vergleich der Jahre 2012 und 2017 die größten Zuwächse: Ihre Zahl ist um 829,4 % angestiegen. Den zweiten Platz belegt die Diagnose O80 (Spontangeburt eines Einlings). Sie ist in diesem Zeitraum um 189,1 % angestiegen, gefolgt von der Position J22 (Akute Infektion der unteren Atemwege, nicht näher bezeichnet) mit einem Zuwachs von 91,6 %.

Diese Parallelität der Entwicklung legt den Schluss nahe, dass es nicht zu einer Verbesserung oder Verschlechterung der Situation bei einzelnen Diagnosen gekommen ist, sondern lediglich zu einer Verlagerung und genaueren Dokumentation. Dies zeigt sich auch in den Ergebnissen der DRG-Statistik, die im ► Kap. 19 aufgezeigt werden. Inwieweit ökonomische Anreize zu einer anderen Kodierung beitragen, kann an dieser Stelle nicht gesagt werden.

18.6 Ausblick

Die Ergebnisse der Krankenhausstatistik bilden die statistische Basis für viele gesundheitspolitische Entscheidungen des Bundes und der Länder und dienen den an der Krankenhausfinanzierung beteiligten Institutionen als Planungsgrundlage. Die Erhebung liefert wichtige Informationen über das Volumen und die Struktur der Leistungsnachfrage und der Morbiditätsentwicklung in der stationären Versorgung. Darüber hinaus wird auf dieser Datengrundlage eine Einzugsgebietsstatistik erstellt, die u.a. Aufschluss über die Patientenwanderung gibt. Durch die Alters- und Geschlechtsstandardisierung der Ergebnisse dient die Diagnosestatistik auch der epidemiologischen Forschung. So konnte in diesem Beitrag dargestellt werden, dass sich die Inanspruchnahme stationärer Leistungen im Hinblick auf die zugrunde liegenden Erkrankungen im Laufe der Jahre leicht verändert und dass es neben den geschlechtsspezifischen auch regionale Unterschiede gibt.

Die Krankenhausstatistik ist zurzeit in einem Umbruch. In der nun vorliegenden Form existiert sie seit 2002, die DRG-Daten vervollständigen das Spektrum der Krankenhausstatistik seit dem Jahr 2005. Durch die sich verändernden Strukturen (beispielsweise Fusionen einzelner oder vieler Einrichtungen) entspricht sie nicht mehr den aktuellen Anforderungen, die an sie gestellt werden. So werden die Daten momentan noch in Anlehnung an die Wirtschaftseinheiten erfragt, ohne auf die regionale Verteilung der dahinterstehenden einzelnen Standorte einzugehen. Seit längerem ist es Ziel der Datennutzer und -produzenten, dies zu ändern und die Daten detaillierter und damit aussagekräftiger zu erheben und analysieren zu können. In seiner 959. Sitzung am 7. Juli 2017 hat der Bundesrat beschlossen, einer Verordnung zur Änderung der Krankenhausstatistik-Verordnung zuzustimmen. Diese beinhaltet sowohl die Erhebung vieler relevanter Merkmale auf der Ebene der Standorte als auch die detailliertere Erfassung des Personals in stationären

Tab. 18.11 Die zehn Hauptdiagnosen mit den größten relativen Zuwächsen und Rückgängen 2017/2012*)

Rang	ICD-Pos.		2017	2016	2015	2014	2013	2012	Veränderung in Prozent				
Die 10 größten relativen Zuwächse 2017/2012													
							Anzahl	17/16	16/15	15/14	14/13	17/12	
1	J10	Grippe durch saisonale nachgewiesene Influenzaviren	17.733	10.422	9.505	1.396	6.860	1.908	70,1	9,6	580,9	-79,7	829,4
2	O80	Spontangeburt eines Einlings	131.458	127.686	111.996	91.860	43.030	45.475	3,0	14,0	21,9	113,5	189,1
3	J22	Akute Infektion der unteren Atemwege, nicht näher bezeichnet	32.198	27.134	30.110	21.145	23.873	16.807	18,7	-9,9	42,4	-11,4	91,6
4	F12	Psychische und Verhaltensstörungen durch Cannabinoide	18.710	17.495	17.148	15.153	11.708	10.142	6,9	2,0	13,2	29,4	84,5
5	E66	Adipositas	21.859	19.148	17.317	15.695	14.569	12.838	14,2	10,6	10,3	7,7	70,3
6	R26	Störungen des Ganges und der Mobilität	37.178	33.534	31.109	29.251	25.194	22.592	10,9	7,8	6,4	16,1	64,6
7	G61	Polyneuritis	14.499	13.451	12.554	10.963	9.791	8.952	7,8	7,1	14,5	12,0	62,0
8	J21	Akute Bronchiolitis	11.971	11.415	9.824	8.520	9.172	7.434	4,9	16,2	15,3	-7,1	61,0
9	A40	Streptokokkensepsis	13.507	12.834	11.426	10.127	9.688	8.624	5,2	12,3	12,8	4,5	56,6
10	A49	Bakterielle Infektion nicht näher bezeichneter Lokalisation	17.806	17.952	16.108	14.298	12.560	11.426	-0,8	11,4	12,7	13,8	55,8
Die 10 größten relativen Rückgänge 2017/2012													
Rang	**ICD-Pos.**		**2017**	**2016**	**2015**	**2014**	**2013**	**2012**			**Veränderung in Prozent**		
							Anzahl	**17/16**	**16/15**	**15/14**	**14/13**	**17/12**	
1	O63	Protrahierte Geburt	11.219	13.991	19.991	26.667	27.103	26.900	-19,8	-30,0	-25,0	-1,6	-58,3
2	J35	Chronische Krankheiten der Gaumenmandeln und der Rachenmandel	79.168	87.167	98.506	106.872	108.082	116.346	-9,2	-11,5	-7,8	-1,1	-32,0
3	N99	Krankheiten des Urogenitalsystems nach medizinischen Maßnahmen, anderenorts nicht klassifiziert	10.552	11.111	11.459	12.208	13.086	14.579	-5,0	-3,0	-6,1	-6,7	-27,6
4	K52	Sonstige nichtinfektiöse Gastroenteritis und Kolitis	52.038	62.737	64.959	70.359	69.571	71.362	-17,1	-3,4	-7,7	1,1	-27,1
5	M23	Binnenschädigung des Kniegelenkes [internal derangement]	79.109	86.965	90.264	97.990	100.478	108.252	-9,0	-3,7	-7,9	-2,5	-26,9
6	F19	Psychische und Verhaltensstörungen durch multiplen Substanzgebrauch und Konsum anderer psychotroper Substanzen	31.827	33.810	35.731	35.798	43.826	43.063	-5,9	-5,4	-0,2	-18,3	-26,1
7	Z08	Nachuntersuchung nach Behandlung wegen bösartiger Neubildung	10.406	11.680	12.467	12.746	13.639	13.910	-10,9	-6,3	-2,2	-6,5	-25,2
8	A08	Virusbedingte und sonstige näher bezeichnete Darminfektionen	47.413	47.750	53.775	50.310	58.156	62.105	-0,7	-11,2	6,9	-13,5	-23,7
9	I80	Thrombose, Phlebitis und Thrombophlebitis	33.129	35.308	37.388	39.525	41.825	43.164	-6,2	-5,6	-5,4	-5,5	-23,2
10	E04	Sonstige nichttoxische Struma	50.142	53.233	53.951	56.752	58.384	64.534	-5,8	-1,3	-4,9	-2,8	-22,3

*) nur Diagnosen mit mindestens 10 000 Fällen im Jahr 2017

Quelle: Statistisches Bundesamt (Destatis) 2018, Diagnosedaten der Krankenhäuser

Einrichtungen nach Alter einerseits sowie die Erfassung ambulanter Leistungen im Krankenhaus andererseits. Die Ergebnisse werden erstmals im Jahr 2019 für das Berichtsjahr 2018 veröffentlicht werden. Daraus sind belastbare Aussagen insbesondere zu der regionalen Verteilung des Angebots an stationären Leistungen wie auch die damit verbundene Nachfrage zu erwarten.

Fallpauschalenbezogene Krankenhausstatistik: Diagnosen und Prozeduren der Krankenhauspatienten auf Basis der Daten nach § 21 Krankenhausentgeltgesetz

Elektronisches Zusatzmaterial Die elektronische Version dieses Kapitels enthält Zusatzmaterial, das den Lesern zur Verfügung steht unter https://doi.org/10.1007/978-3-662-58225-1.

Jutta Spindler

J. Klauber et al. (Hrsg.), *Krankenhaus-Report 2019*
https://doi.org/10.1007/978-3-662-58225-1_19

Zusammenfassung

Mit den DRG-Daten nach § 21 Krankenhausentgeltgesetz (KHEntgG) steht den Nutzerinnen und Nutzern im Rahmen des Angebots des Statistischen Bundesamtes seit dem Jahr 2005 neben den Grund- und Kostendaten und den Diagnosedaten der Krankenhäuser eine weitere wichtige Datenquelle zur Verfügung. Gegenstand dieses Beitrags sind zentrale Ergebnisse zur stationären Versorgung des Jahres 2017, die das Informationsspektrum der herkömmlichen amtlichen Krankenhausstatistik ergänzen und erweitern. Im Vordergrund stehen die Art und Häufigkeit durchgeführter Operationen und medizinischer Prozeduren sowie die Darstellung wichtiger Hauptdiagnosen, ergänzt um ihre jeweiligen Nebendiagnosen auch unter fachabteilungsspezifischen Gesichtspunkten der vollstationär behandelten Krankenhauspatientinnen und -patienten. Ausgewählte Ergebnisse zum erbrachten Leistungsspektrum der Krankenhäuser, insbesondere zur Art und zum Umfang der abgerechneten Fallpauschalen (DRGs), den Hauptdiagnosegruppen (MDCs) sowie zum Casemix (CM) und Casemix-Index (CMI) werden in diesem Beitrag ebenfalls dargestellt.

In addition to basic and cost data and hospital diagnosis data, the DRG data in accordance with § 21 of the Hospital Remuneration Act (KHEntgG) have been an important data source for users of the German Federal Statistical Office's services since 2005. The article provides key findings on inpatient care in Germany in 2017, thus supplementing and extending the information spectrum of conventional official hospital statistics. The focus is on the type and frequency of surgical and medical procedures performed as well as important main diagnoses of inpatients supplemented by their respective secondary diagnoses, which are also considered under department-specific aspects. Additionally, the author presents selected data on the range of services provided by hospitals, in particular on the type and scope of DRGs, MDCs, Case Mix (CM) and Case Mix Index (CMI).

19.1 Vorbemerkung

Im Rahmen der Novellierung der Krankenhausfinanzierung im Jahr 2000 führte der Gesetzgeber zur Vergütung der Leistungen von Krankenhäusern das auf Fallpauschalen basierende DRG-Entgeltsystem (DRG für Diagnosis Related Groups) ein. Seit dem 1. Januar 2004 ist die Anwendung dieses Abrechnungssystems für allgemeine Krankenhäuser, die dem Anwendungsbereich des § 1 Krankenhausentgeltgesetz (KHEntgG) unterliegen, verpflichtend. Ausnahmen galten bislang weitestgehend nur für psychiatrische und psychosomatische Krankenhäuser oder einzelne Spezialkliniken mit seltenen bzw. wenig standardisierbaren Indikationsbereichen und Verfahren.[1]

In diesem Kontext wurde auch die Übermittlungsverpflichtung der Krankenhäuser für DRG-Daten einschließlich aller Leistungen, die nach Fallpauschalen abgerechnet werden, festgeschrieben. Zur Optimierung und Weiterentwicklung der bisherigen amtlichen Krankenhausstatistik wird über das Institut für das Entgeltsystem im Krankenhaus (InEK) ein ausgewähltes und gesetzlich genau definiertes Merkmalsspektrum dieser umfangreichen Struktur- und Leistungsdaten an das Statistische Bundesamt übermittelt. Auf dieser Basis stehen Informationen über die *Fallpauschalenbezogene Krankenhausstatistik (DRG-Statistik)* zur Verfügung.[2]

Einen deutlichen Informationszugewinn stellt insbesondere die Prozeduren-, Diagnose- und Leistungsstatistik dar. Danach können differenzierte Angaben für alle vollstationären Behandlungsfälle eines Kalenderjahres zur Verfügung gestellt werden, zum Beispiel zu Operationen und medizinischen Prozeduren oder eine Erweiterung der Hauptdiagnosen um ihre jeweiligen Nebendiagnosen auch unter fachabteilungsspezifischen Gesichtspunkten. Je nach Berichtsjahr kann darüber hinaus auch auf Ergebnisse beispielsweise zur Art und zum Umfang der abgerechneten Fallpauschalen (DRGs), zu Hauptdiagnosegruppen (MDCs) sowie zum Casemix (CM) und Casemix-Index (CMI) zurückgegriffen werden.

Im Folgenden werden zentrale Ergebnisse zur stationären Versorgung des Berichtsjahres 2017 dargestellt, die das Informationsspektrum der herkömmlichen amtlichen Krankenhausstatistik (vgl. hierzu die ► Kap. 17 und ► Kap. 18 in diesem Band) ergänzen und erweitern.

19.2 Erläuterungen zur Datenbasis

Grundlage für die folgenden Auswertungen bilden die Daten nach § 21 KHEntgG. Zur Datenlieferung sind alle Krankenhäuser verpflichtet, die nach dem DRG-Vergütungssystem abrechnen und dem Anwendungsbereich des § 1 KHEntgG unterliegen. Einbezogen sind darin auch Krankenhäuser der Bundeswehr, sofern sie Zivilpatienten behandeln und Kliniken der Berufsgenossenschaften, soweit die Behandlungskosten nicht von der Unfall-, sondern der Krankenversicherung vergütet werden. Von der Lieferverpflichtung ausgenommen sind Krankenhäuser im Straf- oder Maßregelvollzug und Polizeikrankenhäuser. Darüber hinaus bleiben Leistungen von psychiatrischen und psychosomatischen Einrichtungen nach § 17d Abs. 1 KHG unberücksichtigt.

Die folgenden Auswertungen für das Jahr 2017 beruhen auf den Struktur- und Leistungsdaten von 1.477 Krankenhäusern und umfassen 18,9 Millionen vollstationär behandelte Fälle. Detaillierte Informationen, ob und inwieweit Datenlieferungen einzelner Krankenhäuser möglicherweise nicht fristgerecht oder nur unvollständig an die DRG-

1 Nach § 17d des Krankenhausfinanzierungsgesetzes (KHG) in der Fassung der Bekanntmachung vom 10. April 1991 (BGBl. I S. 886), das zuletzt durch Artikel 6 des Gesetzes vom 17. Juli 2017 (BGBl. I S. 2581) geändert worden ist, ist die Einführung eines pauschalierenden Entgeltsystems auf der Grundlage von tagesbezogenen Entgelten für psychiatrische und psychosomatische Einrichtungen festgelegt. Seit dem 1. Januar 2018 kommt das Vergütungssystem verbindlich für alle Einrichtungen zur Anwendung.

2 Ergebnisse der *Fallpauschalenbezogenen Krankenhausstatistik* finden sich auf den Internetseiten des Statistischen Bundesamtes unter www.destatis.de im Bereich Zahlen & Fakten > Gesellschaft & Staat > Gesundheit > Krankenhäuser. Ausgewählte Daten können auch über die Datenbank der Gesundheitsberichterstattung des Bundes unter www.gbe-bund.de abgerufen werden. Die Erstellung von Sonderauswertungen ist auf Anfrage an gesundheit@destatis.de (je nach Umfang und Aufwand u. U. kostenpflichtig) ebenfalls möglich.

Datenstelle übermittelt wurden und damit eine Untererfassung sowohl der Krankenhäuser als auch der Patientinnen und Patienten vorliegt, stehen für das Jahr 2017 nicht zur Verfügung. Aufgrund der Art der Daten als Abrechnungsdaten der Krankenhäuser ist aber davon auszugehen, dass die nach dem DRG-Vergütungssystem abrechnenden Krankenhäuser nahezu vollständig erfasst und nur geringe Ausfälle zu verzeichnen sind.

Im Vergleich zu den Grund- und Diagnosedaten der Krankenhäuser (vgl. ▶ Kap. 18 und ▶ Kap. 19) sind in der *Fallpauschalenbezogenen Krankenhausstatistik* (z. B. bei der Fallzahl und durchschnittlichen Verweildauer der vollstationär behandelten Patientinnen und Patienten) bei verschiedenen Merkmalen zum Teil deutliche Abweichungen festzustellen. Diese Abweichungen sind vor allem darauf zurückzuführen, dass bei der *Fallpauschalenbezogenen Krankenhausstatistik* keine Daten von Einrichtungen und Patienten einbezogen sind, die nach der Bundespflegesatzverordnung (BPflV) abgerechnet werden und außerhalb des Geltungsbereichs des DRG-Entgeltsystems liegen. Dies sind vor allem Einrichtungen der Psychiatrie, Psychosomatik und Psychotherapeutischen Medizin.[3] Daher sind diese Statistiken nur bedingt miteinander vergleichbar und vielmehr als gegenseitige Ergänzung zu betrachten.

19.3 Eckdaten der vollstationär behandelten Krankenhauspatientinnen und -patienten

Nach der *Fallpauschalenbezogenen Krankenhausstatistik* wurden im Jahr 2017 18,9 Millionen Patientinnen und Patienten[4] aus einer vollstationären Krankenhausbehandlung entlassen. Erstmals seit Einführung der Statistik im Jahr 2005 ist im Vergleich zum Vorjahr die Zahl der Behandlungsfälle zurückgegangen. Insgesamt waren dies mit 60.428 Fällen 0,3 % weniger als im Jahr zuvor. Altersstandardisiert[5] ging die Fallzahl im Vergleich zum Vorjahr um 0,2 % zurück. Im Durchschnitt dauerte ein Krankenhausaufenthalt 6,1 Tage und nahm im Vergleich zum Vorjahr weiter um 0,1 Tage ab. 53 % der Behandlungsfälle entfielen auf weibliche und 47 % auf männliche Patienten. Durchschnittlich waren die behandelten Frauen und Männer 56 Jahre alt. Je 100.000 Einwohner wurden 22.757 Patientinnen und Patienten stationär in den Krankenhäusern behandelt. Im Vergleich zu anderen Altersgruppen waren die Behandlungszahlen je 100.000 Einwohner erwartungsgemäß bei den unter 1-Jährigen (125.805) und dem Personenkreis im höheren und sehr hohen Alter wie auch in den Vorjahren besonders hoch. Bei den über 75-Jährigen wurden beispielsweise 60.019 Patientinnen und Patienten je 100.000 Einwohner behandelt.

Wohnortbezogen[6] gab es die meisten Behandlungsfälle je 100.000 Einwohner in Sachsen-Anhalt (27.062 Fälle), in Thüringen (26.622 Fälle) und im Saarland (26.219 Fälle). Im Gegensatz dazu war die geringste Anzahl an Behandlungsfällen je 100.000 Einwohner in Baden-Württemberg (18.889 Fälle), Hamburg (19.555 Fälle) und Bremen (20.030 Fälle) zu verzeichnen (◘ Tab. 19.1).

Auf Grundlage der siedlungsstrukturellen Regionstypen des Bundesamtes für Bauwesen und Raumordnung (BBR) ist hierzu ergänzend eine Unterscheidung nach städtischen Regionen, Regionen mit Verstädterungsansätzen und ländlichen Regionen sowohl zwischen als auch innerhalb der Bundesländer möglich.[7] Unter anderem bedingt

3 Die Einführung eines pauschalierenden Entgeltsystems für Einrichtungen dieser Art wurde ab 2013 schrittweise festgelegt (siehe hierzu ▶ Fußnote 1 in diesem Beitrag).

4 Im Berichtsjahr aus der vollstationären Krankenhausbehandlung entlassene Patientinnen und Patienten einschließlich Sterbe- und Stundenfälle. Diese werden im Folgenden Fälle bzw. Patientinnen und Patienten genannt.

5 Standardisiert ohne Patientinnen und Patienten mit Wohnsitz im Ausland, unbekanntem Geschlecht und unbekanntem Alter. Berechnet mit der durchschnittlichen Bevölkerung 2017 auf Grundlage des Zensus 2011.

6 Abgebildet ist hier die absolute Zahl der Behandlungsfälle nach ihrem Wohnort im Verhältnis zur tatsächlichen Bevölkerung je 100.000 Einwohner des jeweiligen Bundeslandes.

7 Für die siedlungsstrukturellen Regionstypen gelten folgende Abgrenzungskriterien:
Städtische Regionen umfassen Regionen, in denen mindestens 50 % der Bevölkerung in Groß- und Mittelstädten lebt und in der sich eine Großstadt mit rund 500.000 Einwohnern und mehr befindet sowie Regionen mit einer Einwohnerdichte ohne Berücksichtigung der Großstädte von mindestens 300 Einwohner/km²;

Fortsetzung von Fußnote 7 ▶ nächste Seite.

Tab. 19.1 Patientinnen und Patienten nach Behandlungs- und Wohnort sowie Behandlungsfälle je 100.000 Einwohner 2017

	Behandlungsort der Patienten	Wohnort der Patienten	Fälle* je 100 000
	Anzahl	Anzahl	Einwohner
Baden-Württemberg	2.126.978	2.075.423	18.889
Bayern	2.917.641	2.860.081	22.062
Berlin	836.550	736.448	20.490
Brandenburg	544.035	639.659	25.593
Bremen	203.401	136.180	20.030
Hamburg	483.909	355.994	19.555
Hessen	1.333.974	1.370.118	21.999
Mecklenburg-Vorpommern	400.394	399.407	24.794
Niedersachsen	1.675.871	1.786.975	22.466
Nordrhein-Westfalen	4.492.811	4.459.660	24.913
Rheinland-Pfalz	927.883	977.637	24.021
Saarland	276.289	260.993	26.219
Sachsen	969.074	948.375	23.236
Sachsen-Anhalt	573.412	603.401	27.062
Schleswig-Holstein	571.577	627.043	21.728
Thüringen	567.423	573.615	26.622

* auf Basis des Wohnorts. Berechnet mit der durchschnittlichen Bevölkerung 2017 auf Grundlage des Zensus 2011.
Quelle: Statistisches Bundesamt (Destatis) 2018, Fallpauschalenbezogene Krankenhausstatistik

Krankenhaus-Report 2019

durch die Altersstruktur der Bevölkerung liegt insgesamt die Zahl der stationär versorgten Patientinnen und Patienten je 100.000 Einwohner in ländlichen Regionen (24.536 Fälle) deutlich höher als in städtischen Regionen (22.330 Fälle) und in Regionen mit Verstädterungsansätzen (22.762 Fälle). Regional betrachtet wurden in ländlichen Regionen vor allem in den neuen Bundesländern, insbesondere in Thüringen (28.607 Fälle), Sachsen-Anhalt (27.614 Fälle) und Sachsen (25.734 Fälle), die meisten Patientinnen und Patienten je 100.000 Einwohner stationär behandelt. In Regionen mit Verstädterungsansätzen lagen Hessen (26.897 Fälle), wiederum Sachsen-Anhalt (26.046 Fälle) sowie Sachsen (25.932 Fälle) an der Spitze. Die vordersten Plätze in städtischen Regionen nahmen das Saarland (26.550 Fälle), Nordrhein-Westfalen (25.015 Fälle) und Rheinland-Pfalz (22.809 Fälle) ein (Abb. 19.1).

Unter Einbezug der Dauer des Krankenhausaufenthalts der Behandelten gab es 532.564 sogenannte Stundenfälle. Dies sind vollstationär aufgenommene Patientinnen und Patienten, bei denen sich innerhalb des ersten Tages herausstellt, dass ein

Fortsetzung Fußnote 7
Regionen mit Verstädterungsansätzen sind Regionen, in denen mindestens 33 % der Bevölkerung in Groß- und Mittelstädten lebt mit einer Einwohnerdichte zwischen 150 und 300 Einwohner/km² sowie Regionen, in denen sich mindestens eine Großstadt befindet und die eine Einwohnerdichte ohne Berücksichtigung der Großstädte von mindestens 100 Einwohner/km² aufweisen;
Ländliche Regionen schließen Regionen ein, in denen weniger als 33 % der Bevölkerung in Groß- und Mittelstädten lebt mit einer Einwohnerdichte unter 150 Einwohner/km² sowie Regionen, in denen sich zwar eine Großstadt befindet, aber die eine Einwohnerdichte ohne Berücksichtigung der Großstädte unter 100 Einwohner/km² beträgt.
(Siehe www.bbsr.bund.de > Raumbeobachtung > Raumabgrenzungen > Siedlungsstrukturelle Regionstypen)

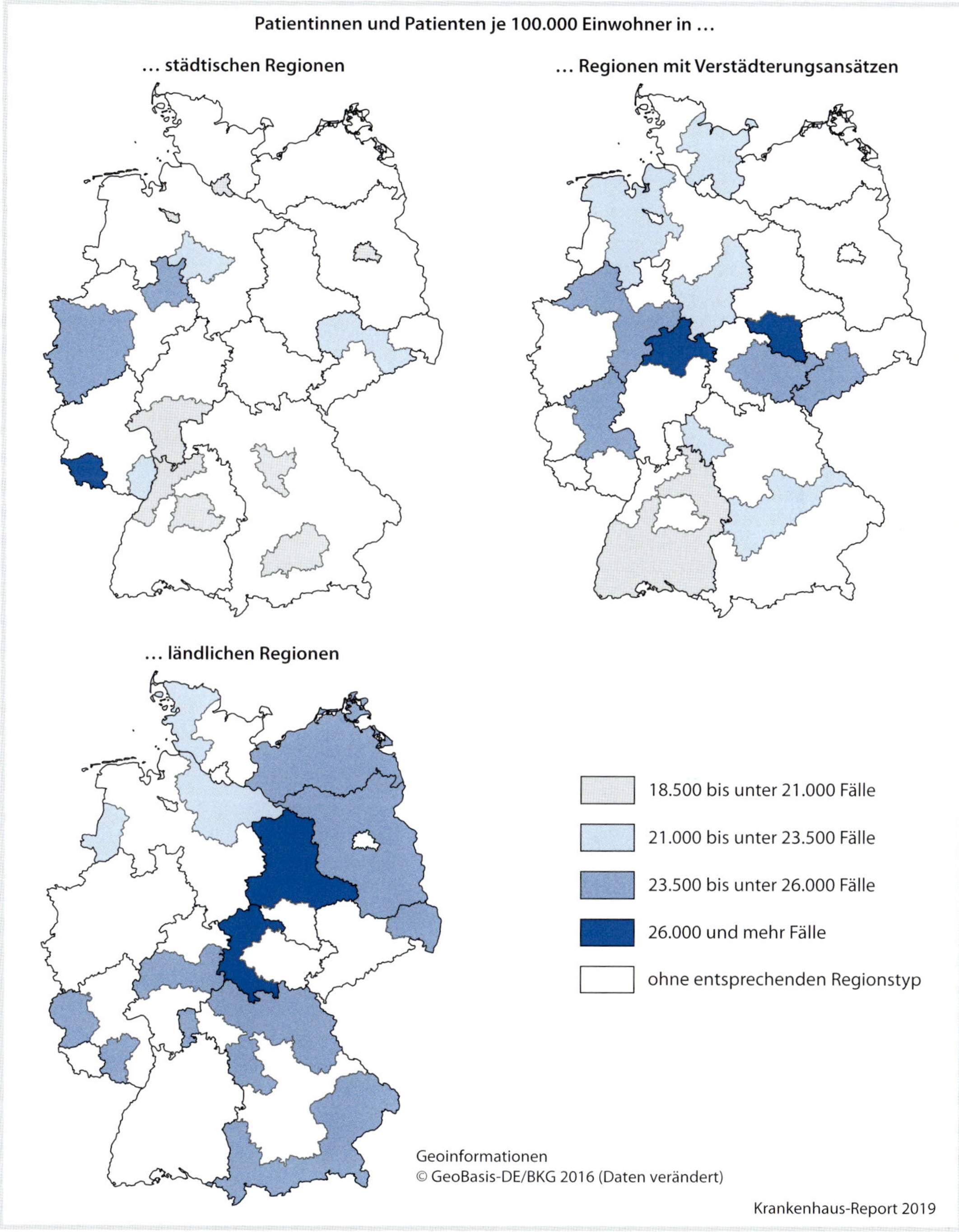

Abb. 19.1 Patientinnen und Patienten je 100.000 Einwohner 2016 nach Bundesland und Siedlungsstruktur (Regionstyp) (Dargestellt sind Ergebnisse für das Berichtsjahr 2016, da die Bevölkerungszahlen nach siedlungsstrukturellen Regionstypen für 2017 noch nicht vorliegen) (Quelle: Statistisches Bundesamt (Destatis) 2018, Fallpauschalenbezogene Krankenhausstatistik)

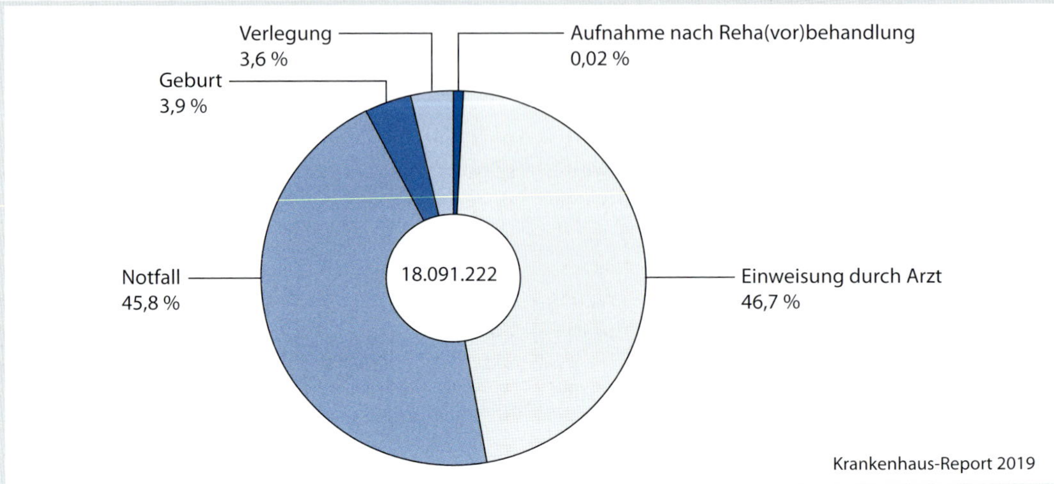

Abb. 19.2 Krankenhausfälle nach Aufnahmeanlass 2017 (Quelle: Statistisches Bundesamt (Destatis) 2018, Fallpauschalenbezogene Krankenhausstatistik)

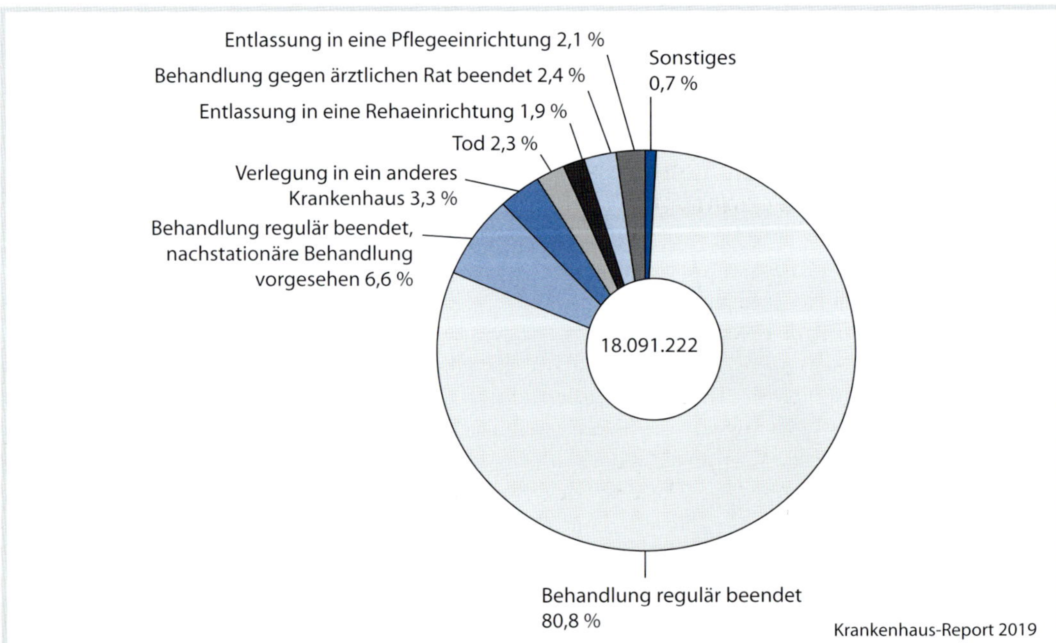

Abb. 19.3 Krankenhausfälle nach Entlassungsgrund 2017 (Quelle: Statistisches Bundesamt (Destatis) 2018, Fallpauschalenbezogene Krankenhausstatistik)

stationärer Aufenthalt nicht erforderlich ist, oder Patientinnen und Patienten, die innerhalb des ersten Tages versterben. Im Jahr 2017 betrug ihr Anteil an allen Behandlungsfällen 2,8 %. Die Zahl der sogenannten Kurzlieger, d. h. Patientinnen und Patienten, die mindestens eine Nacht und höchstens drei Nächte im Krankenhaus verbringen, lag bei knapp 8,5 Millionen. Diese Patientengruppe entsprach einem Anteil von 44,9 % der Behandlungsfälle. Gegenüber dem Vorjahr war bei Kurzliegern ein Anstieg um 1,3 % und bei Stundenfällen ein Rückgang um 3,1 % zu verzeichnen.

Im Hinblick auf den Aufnahmeanlass wurden im Jahr 2017 46,7 % der Fälle aufgrund einer ärztlichen Einweisung in die vollstationäre Krankenhausbehandlung aufgenommen. Bei 45,8 % wurde die Krankenhausaufnahme als Notfall eingeordnet (◘ Abb. 19.2).

Der häufigste Entlassungsgrund bei den Patientinnen und Patienten war die reguläre Beendigung der Behandlung. In 87,4 % aller Fälle wurde die vollstationäre Krankenhausbehandlung durch eine reguläre Entlassung abgeschlossen. Eine reguläre Beendigung des Krankenhausaufenthalts lag auch vor, wenn eine nachstationäre Behandlung vorgesehen war (6,6 %). Entgegen ärztlichem Rat wurde die Behandlung in 2,4 % der Fälle abgebrochen. Die Unterbringung in einer Pflegeeinrichtung erfolgte in 2,1 % und die Entlassung in eine Rehabilitationseinrichtung mit einer entsprechenden Weiterbehandlung in 1,9 % der Fälle (◘ Abb. 19.3).

19.4 Ausgewählte Hauptdiagnosen mit den wichtigsten Nebendiagnosen der Behandelten

Mit der *Fallpauschalenbezogenen Krankenhausstatistik* stehen umfangreiche Informationen sowohl zu den Haupt- als auch zu den Nebendiagnosen zur Verfügung. Als Hauptdiagnose wird gemäß den Deutschen Kodierrichtlinien[8] die Diagnose angegeben, die nach Analyse als diejenige festgestellt wurde, die hauptsächlich für die Veranlassung des stationären Krankenhausaufenthalts der Patientin/des Patienten verantwortlich ist. Der Begriff „nach Analyse" bezieht sich auf die Evaluation der Befunde am Ende des stationären Aufenthalts. Die dabei festgestellte Hauptdiagnose muss daher nicht mit der Aufnahme- oder Einweisungsdiagnose übereinstimmen. Die Hauptdiagnose ist entsprechend der 10. Revision der Internationalen Statistischen Klassifikation der Krankheiten und verwandter Gesundheitsprobleme ICD-10 GM[9] zu kodieren.

Als relevante Nebendiagnose (Komorbidität und Komplikation) gelten Krankheiten oder Beschwerden, die entweder gleichzeitig mit der Hauptdiagnose bestehen oder sich während des Krankenhausaufenthalts entwickeln. Voraussetzung hierfür ist eine diagnostische Maßnahme (Verfahren und/oder Prozedur), eine therapeutische Maßnahme oder ein erhöhter Pflege- und/oder Überwachungsaufwand. Nebendiagnosen sind ebenfalls gemäß der ICD-10 GM zu kodieren.

In Bezug auf die Hauptdiagnosekapitel wurden die Patientinnen und Patienten im Jahr 2017 mit Abstand am häufigsten aufgrund von Krankheiten des Kreislaufsystems (2,9 Millionen Fälle) stationär behandelt. Weitere Behandlungsanlässe waren vor allem Verletzungen und Vergiftungen (2,0 Millionen Fälle) sowie Krankheiten des Verdauungssystems (1,9 Millionen Fälle). Bei Frauen spielten über Krankheiten des Kreislaufsystems sowie Verletzungen und Vergiftungen hinaus schwangerschaftsbedingte Behandlungen und damit verbundene Krankheiten eine große Rolle. Bei Männern dominierten neben den Krankheiten des Kreislaufsystems weiterhin Erkrankungen des Verdauungssystems und Neubildungen.

Lässt man die Versorgung gesunder Neugeborener (Z38) unberücksichtigt, war mit 464.813 Fällen die Herzinsuffizienz (I50) die am häufigsten gestellte Hauptdiagnose. Die wichtigsten zu diesem Krankheitsbild gestellten Nebendiagnosen waren in erster Linie die chronische ischämische Herzkrankheit (I25) sowie Vorhofflimmern und Vorhofflattern (I48). Durchgeführte Operationen bezogen sich bei den Behandelten mit dieser Hauptdiagnose vor allem auf die Implantation eines Herzschrittmachers und Defibrillators (5-377), die Entfernung,

8 Die Deutschen Kodierrichtlinien (DKR) werden jährlich von den Selbstverwaltungspartnern (Deutsche Krankenhausgesellschaft, Spitzenverband Bund der Krankenkassen und Verband der privaten Krankenversicherung) und dem InEK unter Beteiligung von Bundesärztekammer und Deutschem Pflegerat angepasst. Sie können auf der Homepage des InEK unter www.g-drg.de heruntergeladen werden.

9 Die Abkürzung ICD steht für „International Statistical Classification of Diseases and Related Health Problems". Die Ziffer 10 bezeichnet deren 10. Revision. Diese Klassifikation wird von der Weltgesundheitsorganisation (WHO) herausgegeben und weltweit eingesetzt. Die deutschsprachige Ausgabe (GM = German Modification) wird vom Deutschen Institut für Medizinische Dokumentation und Information (DIMDI) erstellt. Maßgeblich ist die jeweils im Berichtsjahr gültige Version der ICD.

Tab. 19.2 Hauptdiagnose Herzinsuffizienz (I50) mit ihren häufigsten Nebendiagnosen und Operationen 2017

	Pos.-Nr. ICD-10/Hauptdiagnose Herzinsuffizienz		Anzahl	
	I50		464.813	
Rang	*Pos.-Nr. ICD-10/Nebendiagnose*		*Anzahl*	*in %*
Insgesamt			**5.749.466**	**100,0**
1	I25	Chronische ischämische Herzkrankheit	277.809	4,8
2	I48	Vorhofflimmern und Vorhofflattern	270.184	4,7
3	I50	Herzinsuffizienz[2)]	238.025	4,1
4	Z92	Medizinische Behandlung in der Eigenanamnese	237.201	4,1
5	I10	Essenzielle (primäre) Hypertonie	223.269	3,9
Rang	*Operationen nach Kapitel 5[1)]*		*Anzahl*	*in %*
Insgesamt[3)]		**Insgesamt (einschl. der Pos. 5-93 bis 5-99)**	**51.903**	**100,0**
1	5-377	5-377 Implantation eines Herzschrittmachers, Defibrillators und Ereignis-Rekorders	10.867	20,9
2	5-378	5-378 Entfernung, Wechsel und Korrektur eines Herzschrittmachers und Defibrillators	3.371	6,5
3	5-399	Andere Operationen an Blutgefäßen	2.815	5,4
4	5-469	Andere Operationen am Darm	2.689	5,2
5	5-452	Lokale Exzision und Destruktion von erkranktem Gewebe des Dickdarmes	2.659	5,1

1) Ohne Duplikate

2) 4. oder 5. Stelle der Nebendiagnose weicht von der 4. oder 5. Stelle der Hauptdiagnose ab.

3) Operationen insgesamt beinhaltet auch die Pos. 5–93 bis 5–99 (Zusatzinformationen zu Operationen), die aber hier nicht separat ausgewiesen wurden.

Quelle: Statistisches Bundesamt (Destatis) 2018, Fallpauschalenbezogene Krankenhausstatistik

Krankenhaus-Report 2019

den Wechsel und die Korrektur eines Herzschrittmachers und Defibrillators (5-378) sowie andere Operationen an Blutgefäßen (5-399) (Tab. 19.2).

Eine Übersicht über die weiteren wichtigen Hauptdiagnosen in Verbindung mit den entsprechenden Nebendiagnosen sind als elektronisches Zusatzmaterial unter https://doi.org/10.1007/978-3-662-58225-1 (Tabelle 19.a) bereitgestellt.

Im Jahr 2017 wurden durchschnittlich 6,1 Nebendiagnosen je Patientin/Patient gestellt. Die durchschnittliche Zahl der Nebendiagnosen, die bei einem Krankenhausfall zusätzlich zur Hauptdiagnose gestellt werden, steigt mit dem Alter der Patientinnen und Patienten deutlich an. Dies spiegelt die mit dem Alter zunehmende Wahrscheinlichkeit sowohl von Mehrfacherkrankungen, der sogenannten Multimorbidität, als auch von Komplikationen bei der Behandlung wider. Alte Menschen leiden danach sehr viel häufiger als junge Patienten an mehreren komplexen Erkrankungen gleichzeitig (Abb. 19.4).

Im Durchschnitt werden bei Frauen nur in den Altersgruppen der 15- bis unter 45-Jährigen – vorwiegend verursacht durch schwangerschaftsbedingte Behandlungen – mehr Nebendiagnosen als bei den Männern gestellt. Unterschiede zeigen sich auch, wenn nach dem Wohnort der Behandelten unterschieden wird. Danach weisen Patientinnen und Patienten aus Mecklenburg-Vorpommern (7,0 Nebendiagnosen) sowie Sachsen-Anhalt und Brandenburg (jeweils 6,9 Nebendiagnosen) im Schnitt etwas höhere Werte als Patientinnen und Patienten aus Hessen (5,3 Nebendiagnosen), Bayern

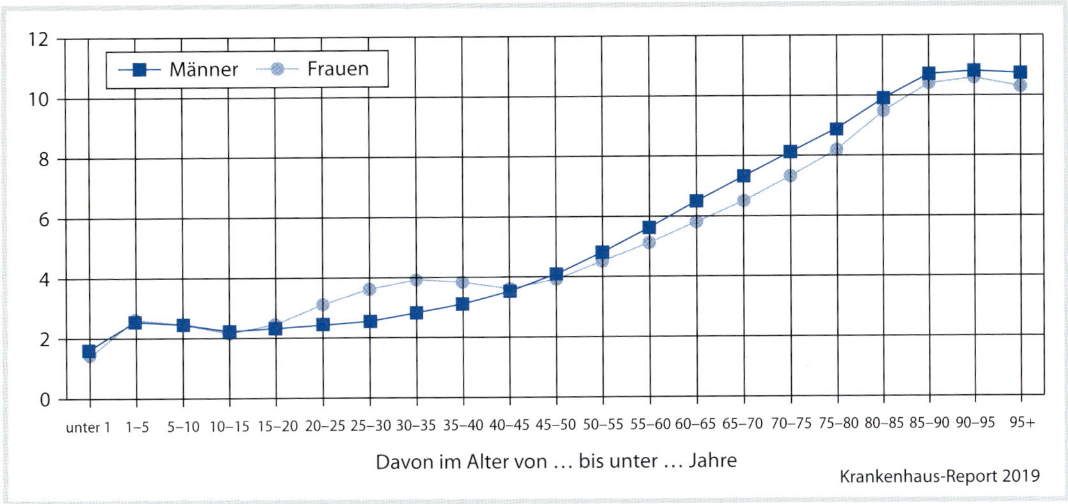

Abb. 19.4 Durchschnittliche Anzahl der Nebendiagnosen pro Krankenhausfall nach Alter und Geschlecht 2017 (Quelle: Statistisches Bundesamt (Destatis) 2018, Fallpauschalenbezogene Krankenhausstatistik)

(5,8 Nebendiagnosen) und Hamburg (6,0 Nebendiagnosen) auf.

Werden die gestellten Nebendiagnosen nach ihrer Rangfolge unabhängig von der Hauptdiagnose für sich betrachtet, stand bei den Patientinnen und Patienten mit großem Abstand an erster Stelle die essenzielle primäre Hypertonie (I10), gefolgt von der medizinischen Behandlung in der Eigenanamnese (Z92) und der chronischen ischämischen Herzkrankheit (I25). Bei den Frauen waren über die essenzielle primäre Hypertonie und medizinische Behandlung in der Eigenanamnese hinaus Probleme mit Bezug auf Pflegebedürftigkeit (Z74) weitere wichtige Begleiterkrankungen. Die chronische ischämische Herzkrankheit spielte bei ihnen aber eine wesentlich geringere Rolle als bei Männern (Rang 11 zu Rang 3 der häufigsten Begleiterkrankungen). Insgesamt bilden die in Tab. 19.3 aufgeführten fünfundzwanzig häufigsten Nebendiagnosen bereits rund 40 % des Spektrums aller Begleiterkrankungen ab.

Eine ausführliche Darstellung der häufigsten Nebendiagnosen sowohl insgesamt als auch differenziert nach männlichen und weiblichen Behandelten ist sind als elektronisches Zusatzmaterial unter https://doi.org/10.1007/978-3-662-58225-1 (Tabellen 20.b bis 20.d) bereitgestellt.

19.5 Operationen und medizinische Prozeduren

Einen deutlichen Informationszugewinn der *Fallpauschalenbezogene Krankenhausstatistik* im Vergleich zur herkömmlichen Krankenhausdiagnosestatistik stellen Informationen über die Art und Häufigkeit von Operationen und medizinischen Prozeduren dar, die bei den Patientinnen und Patienten während ihres vollstationären Krankenhausaufenthalts durchgeführt wurden.

Operationen und medizinische Prozeduren im stationären Bereich sowie ambulante Operationen, die im Rahmen der vertragsärztlichen Versorgung durchgeführt werden, werden anhand des amtlichen Operationen- und Prozedurenschlüssels (OPS) kodiert.[10] Nach den Deutschen Kodierrichtlinien sind alle signifikanten operativen Eingriffe und medizinischen Prozeduren, die vom Zeitpunkt der Aufnahme bis zum Zeitpunkt der Entlassung

10 Die Klassifikation wird seit 1993 vom Deutschen Institut für medizinische Dokumentation und Information (DIMDI) nach den §§ 295 und 301 SGB V im Auftrag des Bundesministeriums für Gesundheit herausgegeben und bereitgestellt. Der OPS ist überwiegend numerisch-hierarchisch strukturiert und weist eine topographisch-anatomische Gliederung auf. Die Hierarchieklassen umfassen Kapitel, Bereichsüberschriften, 3-Steller, 4-Steller, 5-Steller und 6-Steller.

Tab. 19.3 Die häufigsten Nebendiagnosen 2017

Rang	Pos.-Nr. ICD-10	Nebendiagnose	Anzahl	in %
		Insgesamt	**115.354.906**	**100,0**
1	I10	I10 Essenzielle (primäre) Hypertonie	6.814.273	5,9
2	Z92	Z92 Medizinische Behandlung in der Eigenanamnese	4.039.262	3,5
3	I25	I25 Chronische ischämische Herzkrankheit	2.968.388	2,6
4	E11	E11 Diabetes mellitus, Typ 2	2.730.909	2,4
5	E78	E78 Störungen des Lipoproteinstoffwechsels und sonstige Lipidämien	2.520.579	2,2
6	E87	Z74 Probleme mit Bezug auf Pflegebedürftigkeit	2.458.830	2,1
7	Z74	E87 Sonstige Störungen des Wasser- und Elektrolythaushaltes sowie des Säure-Basen-Gleichgewichts	2.416.854	2,1
8	Z95	Z95 Vorhandensein von kardialen oder vaskulären Implantaten oder Transplantaten	2.312.465	2,0
9	I48	I48 Vorhofflimmern und Vorhofflattern	2.184.284	1,9
10	N18	N18 Chronische Nierenkrankheit	1.996.418	1,7
11	I50	I50 Herzinsuffizienz	1.973.604	1,7
12	E03	U50 Motorische Funktionseinschränkung	1.630.134	1,4
13	E66	E03 Sonstige Hypothyreose	1.613.994	1,4
14	B96	E66 Adipositas	1.216.596	1,1
15	Z03	B96 Sonstige näher bezeichn. Bakterien als Ursache von Krankheiten, die in and. Kapiteln klassifiziert sind	1.214.827	1,1
16	N39	J96 Respiratorische Insuffizienz, anderenorts nicht klassifiziert	1.213.438	1,1
17	J96	Z03 Ärztliche Beobachtung und Beurteilung von Verdachtsfällen	1.186.695	1,0
18	O09	N39 Sonstige Krankheiten des Harnsystems	1.180.128	1,0
19	U50	O09 Schwangerschaftsdauer	1.045.639	0,9
20	B95	B95 Streptokokken und Staphylokokken als Ursache von Krankheiten, die in and. Kapiteln klassifiziert sind	1.024.826	0,9
21	E86	E86 Volumenmangel	942.642	0,8
22	J44	J44 Sonstige chronische obstruktive Lungenkrankheit	900.654	0,8
23	Z96	Z96 Vorhandensein von anderen funktionellen Implantaten	882.423	0,8
24	I11	Z86 Bestimmte andere Krankheiten in der Eigenanamnese	839.452	0,7
25	Z86	R26 Störungen des Ganges und der Mobilität	816.149	0,7

Quelle: Statistisches Bundesamt (Destatis) 2018, Fallpauschalenbezogene Krankenhausstatistik

Krankenhaus-Report 2019

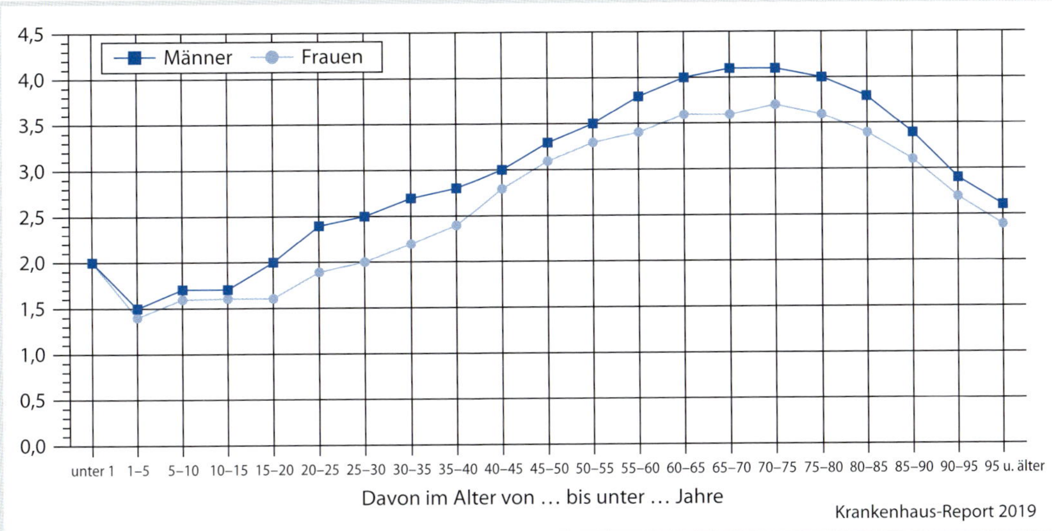

Abb. 19.5 Durchschnittliche Anzahl der Operationen und Prozeduren pro Krankenhausfall nach Alter und Geschlecht (Quelle: Statistisches Bundesamt (Destatis) 2018, Fallpauschalenbezogene Krankenhausstatistik)

bei den Behandelten vorgenommen werden und im amtlichen OPS abbildbar sind, von den Krankenhäusern zu kodieren.[11] Dies schließt neben operativen Eingriffen auch diagnostische, therapeutische und pflegerische Prozeduren sowie die Verabreichung von speziellen Medikamenten ein.

Im Berichtsjahr 2017 wurden bei den vollstationär versorgten Patientinnen und Patienten insgesamt 60,0 Millionen operative Maßnahmen und medizinische Prozeduren durchgeführt. Im Vergleich zum Vorjahr entspricht dies einem Zuwachs um 2,4 %. Auf einen Krankenhausfall entfielen damit im Durchschnitt 3,2 Maßnahmen dieser Art. Nach Bundesländern aufgeschlüsselt lag die durchschnittliche Zahl der Operationen und Prozeduren bei Patientinnen und Patienten, die in Krankenhäusern in Hamburg und Berlin (jeweils 3,5 Maßnahmen) behandelt wurden, etwas höher als in Rheinland-Pfalz (2,9 Maßnahmen) sowie Hessen, Niedersachsen und Sachsen-Anhalt (jeweils 3,0 Maßnahmen).

Ohne Berücksichtigung der unter 1-Jährigen steigt die durchschnittliche Anzahl der während eines Krankenhausaufenthalts durchgeführten operativen Eingriffe und Prozeduren pro Fall mit dem Alter bis zur Altersgruppe der bis unter 75-jährigen Frauen und Männern fast kontinuierlich an. Mit durchschnittlich 3,7 Maßnahmen dieser Art pro Patientin bzw. 4,1 Maßnahmen pro Patient war sie im Jahr 2017 bei den Behandelten dieser Altersgruppe gut doppelt so hoch wie bei Jugendlichen und jungen Erwachsenen.

Im hohen und sehr hohen Alter geht die durchschnittliche Anzahl der operativen Eingriffe und Prozeduren pro Krankenhauspatient bei beiden Geschlechtern zurück. Die durchschnittliche Zahl der Operationen und Prozeduren war 2017 bei den über 95-Jährigen auf einem annähernd vergleichbaren Niveau wie bei Behandelten im frühen und mittleren Erwachsenenalter. Auch lag außer bei den unter 1-Jährigen die durchschnittliche Anzahl der Operationen und Prozeduren pro Krankenhausfall in allen Altersgruppen bei Männern über der entsprechenden Anzahl bei Frauen (Abb. 19.5).

11 Die Definition einer signifikanten Prozedur ist, dass sie entweder chirurgischer Natur ist, ein Eingriffs- oder Anästhesierisiko birgt, Spezialeinrichtungen, Geräte oder eine spezielle Ausbildung erfordert. Für die differenzierte Abbildung komplexer chirurgischer Eingriffe und Teilmaßnahmen ist in verschiedenen Bereichen eine Kodierung von Operationen mit mehreren Kodes vorgesehen. Darüber hinaus wird die Versorgung von intraoperativen Komplikationen gesondert verschlüsselt. Dementsprechend sind ggf. Mehrfachkodierungen je behandelten Krankenhausfall nachgewiesen.

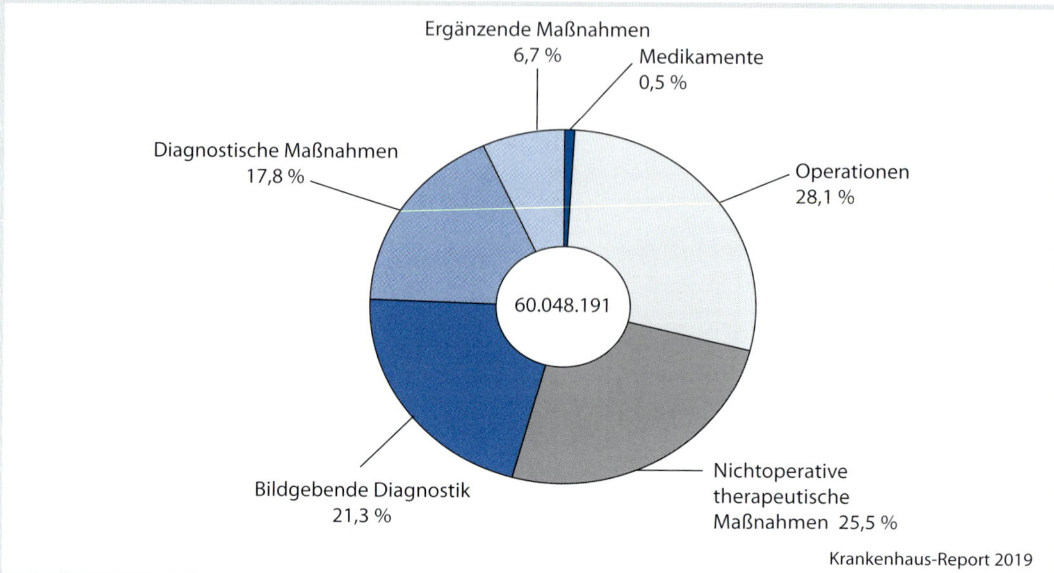

Abb. 19.6 Operationen und Prozeduren nach OPS-Kapiteln 2017 (Quelle: Statistisches Bundesamt (Destatis) 2018, Fallpauschalenbezogene Krankenhausstatistik)

Auf Kapitelebene gliedert sich der OPS in sechs Bereiche: *Diagnostische Maßnahmen* (z. B. Biopsie, Endoskopie), *Bildgebende Diagnostik* (z. B. Computertomographie, Magnetresonanztomographie), *Operationen* (z. B. an den Bewegungsorganen), *Medikamente* (z. B. Verabreichung zur Krebsimmuntherapie, bei schweren Pilzinfektionen), *Nichtoperative therapeutische Maßnahmen* (z. B. Maßnahmen für den Blutkreislauf, Patientenmonitoring) und *Ergänzende Maßnahmen* (z. B. geburtsbegleitende Maßnahmen, psychotherapeutische Therapie).

Nach dieser Gliederung entfielen 25,5 % aller Prozeduren auf nichtoperative therapeutische Maßnahmen (15,3 Millionen), 21,3 % auf die bildgebende Diagnostik (12,8 Millionen), 17,8 % auf diagnostische Maßnahmen (10,7 Millionen), 6,7 % auf ergänzende Maßnahmen (4,0 Millionen) und 0,5 % auf die Verabreichung spezieller Medikamente (328.948). Am häufigsten wurden mit einem Anteil von 28,1 % jedoch Operationen (16,9 Millionen) bei den Patientinnen und Patienten veranlasst. Den größten Anstieg gegenüber dem Vorjahr gab es bei den ergänzenden Maßnahmen mit einem Zuwachs von 16 % (Abb. 19.6).

Inwieweit sich Unterschiede bei den Operationen und medizinischen Prozeduren bei Frauen und Männern und bei verschiedenen Altersgruppen zeigen, verdeutlicht Tab. 19.4.

Trotz der steigenden Zahl an Behandlungsfällen ist in den vergangenen Jahren der Anteil operierter Patientinnen und Patienten unter den stationär Behandelten mit Raten zwischen 40,2 % im Jahr 2005 und 40,6 % im Jahr 2007 relativ stabil geblieben. Mit leicht rückläufiger Tendenz wird seit 2008 die 40-%-Marke regelmäßig unterschritten und liegt aktuell im Jahr 2017 bei 37,7 %.

Werden die Operationen differenziert für sich betrachtet, dann waren die Spitzenreiter unter allen chirurgischen Maßnahmen auf Ebene der sogenannten Bereichsüberschriften jeweils mit großem Abstand die Operationen an den Bewegungsorganen (4,7 Millionen), gefolgt von Operationen am Verdauungstrakt (2,5 Millionen) sowie an Haut und Unterhaut (1,4 Millionen) (Tab. 19.5).

Rund die Hälfte der operativen Eingriffe wurde in den drei Fachabteilungen[12] Allgemeine Chirurgie (28,6 %), Frauenheilkunde und Geburtshilfe (10,7 %) und Orthopädie (9,8 %) erbracht (Abb. 19.7).

12 Maßgeblich für eine eindeutige Zuordnung der Operationen zu den Fachabteilungen ist hier die Fachabteilung mit der längsten Verweildauer.

Tab. 19.4 Operationen und Prozeduren nach OPS-Kapitel, Alter und Geschlecht 2017

Operation/Prozedur[1] nach OPS-Kapitel	Insgesamt[2]	davon im Alter von … bis unter Jahren				
		0–20	20–40	40–60	60–85	85 und älter
Frauen	**Anzahl**					
Insgesamt	29.426.978	1.873.879	3.879.721	5.942.750	14.544.345	3.186.271
Diagnostische Maßnahmen	5.021.779	477.194	453.419	1.056.324	2.602.072	432.770
Bildgebende Diagnostik	6.145.997	141.153	470.896	1.245.663	3.464.141	824.143
Operationen	8.786.537	345.348	1.811.141	2.283.748	3.828.857	517.440
Medikamente	141.882	13.354	10.795	35.360	78.117	4.256
Nichtoperative Therapeutische Maßnahmen	6.838.881	477.684	542.642	1.180.136	3.771.344	867.069
Ergänzende Maßnahmen	2.468.725	418.545	589.511	140.542	788.563	531.562
Unbekannte Operation/Maßnahmen	23.177	601	1.317	977	11.251	9.031
Männer						
Insgesamt	30.617.462	2.168.209	2.360.496	7.162.282	17.021.138	1.905.257
Diagnostische Maßnahmen	5.682.311	497.495	395.850	1.305.544	3.181.487	301.935
Bildgebende Diagnostik	6.648.301	159.760	516.013	1.586.450	3.923.557	462.482
Operationen	8.079.185	482.255	991.970	2.247.742	4.021.583	335.630
Medikamente	187.032	16.189	11.652	47.985	106.772	4.434
Nichtoperative Therapeutische Maßnahmen	8.475.287	583.022	419.227	1.843.550	5.065.897	563.555
Ergänzende Maßnahmen	1.528.957	428.754	25.552	129.732	711.528	233.391
Unbekannte Operation/Maßnahmen	16.389	734	232	1.279	10.314	3.830

[1] Ohne Duplikate
[2]) Einschl. der Fälle mit unbekanntem Alter

Quelle: Statistisches Bundesamt (Destatis) 2018, Fallpauschalenbezogene Krankenhausstatistik

Krankenhaus-Report 2019

Nach Vierstellern des OPS aufgeschlüsselt erfolgten bei Frauen am häufigsten die Rekonstruktion weiblicher Geschlechtsorgane nach Ruptur/Dammriss (350.108 Eingriffe), sonstige Kaiserschnittentbindungen (256.661 Eingriffe) und sonstige Operationen am Darm (216.035 Eingriffe). Bei Männern lagen an erster Stelle sonstige Darmoperationen (188.263 Eingriffe), gefolgt von dem Verschluss eines Leistenbruchs (155.549 Eingriffe) und das operative Freilegen eines Zugangs zur Lendenwirbelsäule, zum Kreuzbein oder Steißbein (154.170 Eingriffe). Tab. 19.6 weist die 30 häufigsten chirurgischen Maßnahmen nach Vierstellern aus, die etwas mehr als ein Drittel aller durchgeführten Operationen umfassen.

Tab. 19.7 gibt einen Überblick über die 30 häufigsten Operationen auf Ebene der Dreisteller, die im Jahr 2017 erbracht wurden. Diese decken knapp 70 % aller operativen Maßnahmen ab. Nach dieser Gliederung waren die Spitzenreiter bei den chirurgischen Eingriffen der Frauen Operationen an sonstigen Knochen (495.658 Eingriffe), Operationen an der Wirbelsäule (435.884 Eingriffe) und andere geburtshilfliche Operationen (389.951 Eingriffe). Bei Männern wurden der Rangfolge nach am häufigsten arthroskopische Gelenkoperationen (441.181

Tab. 19.5 Operationen 2017 nach Bereichsüberschriften

OPS-Schlüssel	Operation [1]	Insgesamt	Männer	Frauen	Insgesamt	Männer	Frauen
		Anzahl			Veränderung zum Vorjahr in Prozent		
5	**Operationen**	**16.866.846**	**8.079.185**	**8.786.537**	**0,7**	**1,2**	**0,2**
5-01–5-05	Operationen am Nervensystem	800.656	406.386	394.215	2,0	2,6	1,3
5-06–5-07	Operationen an endokrinen Drüsen	159.904	45.932	113.968	-4,6	-4,4	-4,7
5-08–5-16	Operationen an den Augen	618.855	313.408	305.363	1,7	2,2	1,1
5-18–5-20	Operationen an den Ohren	164.783	95.116	69.660	0,8	1,5	-0,1
5-21–5-22	Operationen an Nase und Nasennebenhöhlen	455.399	274.916	180.454	1,7	2,3	0,7
5-23–5-28	Operationen an Mundhöhle und Gesicht	303.422	168.811	134.581	-3,3	-2,6	-4,1
5-29–5-31	Operationen an Pharynx, Larynx und Trachea	113.376	73.948	39.422	-2,2	-3,1	-0,6
5-32–5-34	Operationen an Lunge und Bronchus	182.404	115.169	67.212	-0,2	-1,2	1,4
5-35–5-37	Operationen am Herzen	423.122	277.418	145.683	-1,4	-1,5	-1,1
5-38–5-39	Operationen an den Blutgefäßen	772.327	440.510	331.749	-1,4	-1,1	-1,8
5-40–5-41	Operationen am hämatopoetischen und Lymphgefäßsystem	192.425	64.045	128.365	0,7	2,4	-0,2
5-42–5-54	Operationen am Verdauungstrakt	2.537.792	1.349.182	1.188.425	0,7	0,7	0,7
5-55–5-59	Operationen an den Harnorganen	588.410	388.778	199.570	-0,1	-0,5	0,5
5-60–5-64	Operationen an den männlichen Geschlechtsorganen	222.228	220.685	1.529	1,1	1,1	2,0
5-65–5-71	Operationen an den weiblichen Geschlechtsorganen	636.551	1.247	635.291	-0,5	-0,2	-0,5
5-72–5-75	Geburtshilfliche Operationen	933.368	– [2]	933.364	0,5	– [2]	0,4
5-76–5-77	Operationen an Kiefer- und Gesichtsschädelknochen	82.180	48.155	34.023	-0,5	-0,5	-0,4
5-78–5-86	Operationen an den Bewegungsorganen	4.701.877	2.205.120	2.496.435	1,0	1,8	0,4
5-87–5-88	Operationen an der Mamma	162.598	5.301	157.289	-0,9	-1,8	-0,9
5-89–5-92	Operationen an Haut und Unterhaut	1.368.105	773.499	594.534	0,4	0,7	-0,1
5-93–5-99	Zusatzinformationen zu Operationen	1.447.064	811.559	635.405	2,9	4,1	1,5

[1] Ohne Duplikate

[2] Aussage nicht sinnvoll

Quelle: Statistisches Bundesamt (Destatis) 2018, Fallpauschalenbezogene Krankenhausstatistik

Krankenhaus-Report 2019

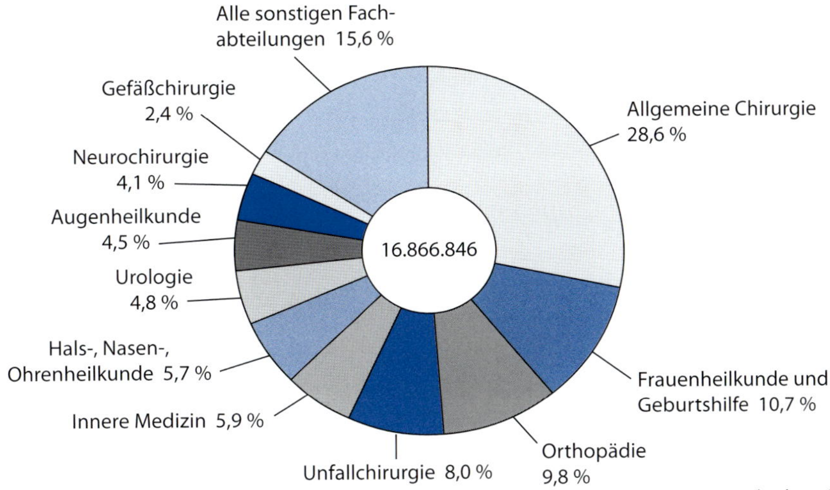

Abb. 19.7 Operationen nach Fachabteilungen 2017 (Quelle: Statistisches Bundesamt (Destatis) 2018, Fallpauschalenbezogene Krankenhausstatistik)

Tab. 19.6 Die häufigsten Operationen[1)] 2017 nach Vierstellern

Rang	OPS-Schlüssel/Operation		Anzahl	Prozent
	5	**Operationen insgesamt[2)]**	**16.866.846**	**100,0**
1	5-469	Andere Operationen am Darm	404.321	2,4
2	5-758	Rekonstruktion weiblicher Geschlechtsorgane nach Ruptur, post partum [Dammriss]	350.110	2,1
3	5-032	Zugang zur Lendenwirbelsäule, zum Os sacrum und zum Os coccygis	310.909	1,8
4	5-513	Endoskopische Operationen an den Gallengängen	275.684	1,6
5	5-749	Andere Sectio caesarea	256.662	1,5
6	5-820	Implantation einer Endoprothese am Hüftgelenk	238.072	1,4
7	5-896	Chirurgische Wundtoilette [Wunddebridement] mit Entfernung von erkranktem Gewebe an Haut und Unterhaut	231.068	1,4
8	5-794	Offene Reposition einer Mehrfragment-Fraktur im Gelenkbereich eines langen Röhrenknochens	224.623	1,3
9	5-812	Arthroskopische Operation am Gelenkknorpel und an den Menisken	216.627	1,3
10	5-511	Cholezystektomie	200.555	1,2
11	5-839	Andere Operationen an der Wirbelsäule	199.089	1,2
12	5-916	Temporäre Weichteildeckung	191.953	1,1
13	5-822	Implantation einer Endoprothese am Kniegelenk	191.272	1,1
14	5-811	Arthroskopische Operation an der Synovialis	183.787	1,1
15	5-452	Lokale Exzision und Destruktion von erkranktem Gewebe des Dickdarmes	179.864	1,1
16	5-800	Offen chirurgische Operation eines Gelenkes	177.588	1,1

Tab. 19.6 (Fortsetzung)

Rang	OPS-Schlüssel/Operation		Anzahl	Prozent
17	5-787	Entfernung von Osteosynthesematerial	176.257	1,0
18	5-530	Verschluss einer Hernia inguinalis	175.357	1,0
19	5-900	Einfache Wiederherstellung der Oberflächenkontinuität an Haut und Unterhaut	173.758	1,0
20	5-814	Arthroskopische Refixation und Plastik am Kapselbandapparat des Schultergelenkes	170.715	1,0
21	5-215	Operationen an der unteren Nasenmuschel [Concha nasalis]	165.325	1,0
22	5-790	Geschlossene Reposition einer Fraktur oder Epiphysenlösung mit Osteosynthese	163.950	1,0
23	5-895	Radikale und ausgedehnte Exzision von erkranktem Gewebe an Haut und Unterhaut	158.448	0,9
24	5-831	Exzision von erkranktem Bandscheibengewebe	153.930	0,9
25	5-788	Operationen an Metatarsale und Phalangen des Fußes	152.578	0,9
26	5-399	Andere Operationen an Blutgefäßen	147.353	0,9
27	5-892	Andere Inzision an Haut und Unterhaut	146.910	0,9
28	5-83b	Osteosynthese (dynamische Stabilisierung) an der Wirbelsäule	143.500	0,9
29	5-786	Osteosyntheseverfahren	138.843	0,8
30	5-810	Arthroskopische Gelenkoperation	136.999	0,8

[1] Ohne Duplikate

[2] Operationen insgesamt beinhaltet auch die Pos. 5-93 bis 5-99 (Zusatzinformationen zu Operationen), die aber hier nicht separat ausgewiesen wurden.

Quelle: Statistisches Bundesamt (Destatis) 2018, Fallpauschalenbezogene Krankenhausstatistik

Krankenhaus-Report 2019

Eingriffe), Operationen an der Wirbelsäule (391.151) sowie Operationen an Haut und Unterhaut (489.704 Eingriffe) durchgeführt. Eine differenzierte Übersicht zu den häufigsten Operationen der männlichen und weiblichen Behandelten kann als elektronisches Zusatzmaterial unter https://doi.org/10.1007/978-3-662-58225-1 (Tabellen 19.e bis 19.g) abgerufen werden.

Auf Ebene der Viersteller gab es unter den chirurgischen Maßnahmen den deutlichsten Anstieg im Vergleich zum Vorjahr bei der endovaskulären Implantation von Stent-Prothesen (77,0 %). Danach folgten die Beseitigung von Verwachsungen an den Eierstöcken und dem Eileiter mit mikrochirurgischer Versorgung (35,4 %) sowie das Einschneiden der Vulva (31,4 %). Der stärkste Rückgang war bei sonstigem Entfernen oder Zerstören von erkranktem Gewebe des Gebärmutterhalses (13,5 %) zu verzeichnen. Ebenfalls rückläufig waren die operative Mandelentfernung mit Entfernung von Wucherungen der Rachenmandeln (12,8 %) sowie die Fixation der Netzhaut durch eindellende Operationen (11,2 %). Nach Dreistellern aufgeschlüsselt zeigte sich im Vergleich zum Vorjahr der stärkste Zuwachs bei Operationen an den äußeren primären Geschlechtsorganen (8,4 %) sowie an Haut und Unterhaut bei Verbrennungen und Verätzungen (8,2 %). Danach folgten Operationen an Iris, Ziliarkörper, vorderer Augenkammer und Lederhaut sowie an der Bindehaut (jeweils 8,1 %). Zu den chirurgischen Maßnahmen mit dem höchsten Rückgang gehörten sonstige Operationen an der Gebärmutter und den Parametrien (5,5 %) sowie am Gebärmutterhals (5,4 %). Rückläufig waren ebenfalls Operationen im Bereich des Nasen- und Mundrachens (5,4 %). Die entsprechenden Tabellen sind als elektronisches

Tab. 19.7 Die häufigsten Operationen[1)] 2017 nach Dreistellern

Rang	OPS-Schlüssel/Operation		Anzahl	Prozent
	5	**Operationen insgesamt[2)]**	**16.866.846**	**100,0**
1	5-78	Operationen an anderen Knochen	837.742	5,0
2	5-83	Operationen an der Wirbelsäule	827.103	4,9
3	5-81	Arthroskopische Gelenkoperationen	784.205	4,7
4	5-89	Operationen an Haut und Unterhaut	688.639	4,1
5	5-79	Reposition von Fraktur und Luxation	656.656	3,9
6	5-82	Endoprothetischer Gelenk- und Knochenersatz	606.178	3,6
7	5-51	Operationen an Gallenblase und Gallenwegen	498.623	3,0
8	5-46	Andere Operationen an Dünn- und Dickdarm	493.859	2,9
9	5-03	Operationen an Rückenmark, Rückenmarkhäuten und Spinalkanal	477.383	2,8
10	5-38	Inzision, Exzision und Verschluss von Blutgefäßen	464.688	2,8
11	5-75	Andere geburtshilfliche Operationen	389.953	2,3
12	5-90	Operative Wiederherstellung und Rekonstruktion von Haut und Unterhaut	372.672	2,2
13	5-80	Offen chirurgische Gelenkoperationen	361.978	2,2
14	5-21	Operationen an der Nase	335.020	2,0
15	5-45	Inzision, Exzision, Resektion und Anastomose an Dünn- und Dickdarm	334.885	2,0
16	5-85	Operationen an Muskeln, Sehnen, Faszien und Schleimbeuteln	328.386	2,0
17	5-74	Sectio caesarea und Entwicklung des Kindes	325.365	1,9
18	5-53	Verschluss abdominaler Hernien	314.763	1,9
19	5-39	Andere Operationen an Blutgefäßen	307.639	1,8
20	5-57	Operationen an der Harnblase	260.108	1,5
21	5-91	Andere Operationen an Haut und Unterhaut	254.352	1,5
22	5-37	Rhythmuschirurgie und andere Operationen an Herz und Perikard	240.554	1,4
23	5-15	Operationen an Retina, Choroidea und Corpus vitreum	234.116	1,4
24	5-54	Andere Operationen in der Bauchregion	201.049	1,2
25	5-40	Operationen am Lymphgewebe	177.051	1,1
26	5-49	Operationen am Anus	169.674	1,0
27	5-86	Replantation, Exartikulation und Amputation von Extremitäten und andere Operationen an den Bewegungsorganen	164.427	1,0
28	5-65	Operationen am Ovar	163.366	1,0
29	5-73	Andere Operationen zur Geburtseinleitung und unter der Geburt	161.921	1,0
30	5-68	Inzision, Exzision und Exstirpation des Uterus	158.741	0,9

[1)] Ohne Duplikate

[2)] Operationen insgesamt beinhaltet auch die Pos. 5-93 bis 5-99 (Zusatzinformationen zu Operationen), die aber hier nicht separat ausgewiesen wurden

Quelle: Statistisches Bundesamt (Destatis) 2018, Fallpauschalenbezogene Krankenhausstatistik

Krankenhaus-Report 2019

Zusatzmaterial unter https://doi.org/10.1007/978-3-662-58225-1 (Tabellen 19.h bis 19.l) bereitgestellt.

Zur Vermeidung nicht notwendiger vollstationärer Krankenhausbehandlungen und zur Sicherstellung einer wirtschaftlichen und patientengerechten Versorgung sind weiterhin ambulante Operationen und sonstige stationsersetzende Eingriffe in Krankenhäusern nach § 115b Fünftes Buch Sozialgesetzbuch (SGB V) möglich. Leistungen dieser Art werden jedoch nicht auf der Grundlage des DRG-Entgeltsystems, sondern über das Vergütungssystem der vertragsärztlichen Versorgung nach Maßgabe des Einheitlichen Bewertungsmaßstabs (EBM) bzw. der Euro-Gebührenordnung abgerechnet. Erfasst und entsprechend nachgewiesen werden diese Leistungen deshalb über die Grunddaten der Krankenhäuser (vgl. ► Kap. 17 in diesem Band) und nicht in der Fallpauschalenbezogenen Krankenhausstatistik.

19.6 Behandlungsspektrum bei den Patientinnen und Patienten in den Fachabteilungen

Im Rahmen der *Fallpauschalenbezogenen Krankenhausstatistik* sind differenzierte Analysen zum Aufenthalt der Patientinnen und Patienten in den Fachabteilungen nicht nur nach der längsten Verweildauer, sondern auch nach den einzelnen durchlaufenen Fachabteilungen auf Basis ihrer individuellen Verlegungsketten möglich.[13]

Danach wurden 89,7 % der Behandelten ausschließlich in einer Fachabteilung versorgt. Behandlungen in zwei verschiedenen Fachabteilungen erfolgten noch in 8,7 % der Fälle. Die häufigsten Verlegungen gab es dabei zwischen den Fachabteilungen Innere Medizin und Allgemeine Chirurgie, Allgemeine Chirurgie und Intensivmedizin sowie Innere Medizin und Intensivmedizin. Behandlungen in mehr als zwei verschiedenen Fachabteilungen waren mit 1,6 % nur noch sehr selten (◘ Tab. 19.8).

Der größte Teil der Patientinnen und Patienten wurde in den Fachabteilungen Innere Medizin (5,8 Millionen Fälle), Allgemeine Chirurgie (3,0 Millionen Fälle) sowie Frauenheilkunde und Geburtshilfe (2,1 Millionen Fälle) behandelt. Die durchschnittliche Verweildauer der Behandelten lag in der Inneren Medizin bei 5,7 Tagen, in der Allgemeinen Chirurgie bei 5,8 Tagen und in der Frauenheilkunde/Geburtshilfe bei 3,5 Tagen (◘ Abb. 19.8).

Werden die Patientinnen und Patienten der Fachabteilung zugeordnet, in der sie während ihrer vollstationären Behandlung am längsten versorgt wurden, bleiben nach wie vor die Innere Medizin mit 5,2 Millionen Fällen (27,6 %), die Allgemeine Chirurgie mit 2,8 Millionen Fällen (14,9 %) sowie die Frauenheilkunde und Geburtshilfe mit 2,0 Millionen Fällen (10,6 %) die patientenstärksten Fachabteilungen. Auf dieser Basis betrug die durchschnittliche Verweildauer in der Inneren Medizin und in der Allgemeinen Chirurgie 6,2 Tage sowie in der Frauenheilkunde/Geburtshilfe 3,6 Tage (◘ Tab. 19.9).

Am häufigsten wurden die Patientinnen und Patienten der Inneren Medizin aufgrund von Krankheiten des Kreislaufsystems behandelt. Nach der Hauptdiagnose war in 331.550 Fällen eine Herzinsuffizienz (I50) Ursache der Behandlung und betraf 6,3 % aller Patientinnen und Patienten dieser Abteilung. Die entsprechende durchschnittliche Verweildauer lag bei 9,4 % Tagen. Jüngere waren davon kaum betroffen, 90,3 % der Behandelten mit diesem Krankheitsbild waren 65 Jahre und älter.

Der zweithäufigste Behandlungsanlass für eine stationäre Versorgung in der Inneren Medizin war das Vorhofflimmern und Vorhofflattern (I48) mit 194.990 Behandlungsfällen. Es war Ursache in 3,7 % aller Fälle dieser Abteilung und betraf mit 73,1 % ebenfalls in erster Linie die über 65-Jährigen. Die durchschnittliche Verweildauer lag hier bei 4,2 Tagen.

Die essenzielle primäre Hypertonie (I10) war für weitere 3,9 % der Behandlungsfälle der Inneren Medizin verantwortlich. Patientinnen und Patienten mit dieser Diagnose verbrachten im Schnitt 3,9 Tage im Krankenhaus. Zwei Drittel der Behandelten waren auch hier 65 Jahre und älter.

Insgesamt wurden in der Inneren Medizin rund 14,2 Millionen Operationen und medizinische Prozeduren durchgeführt, darunter 995.819 operative

13 Maßgeblich für die statistische Fachabteilungsabgrenzung ist die Fachabteilungsgliederung nach Anlage 2, Schlüssel 6 der Datenübermittlungsvereinbarung der Selbstverwaltungspartner im Gesundheitswesen gem. § 301 Abs. 3 SGB V.

19

Tab. 19.8 Durchlaufene Fachabteilungen 2017 nach Geschlecht

Durchlaufene Fachabteilungen[1]	Patientinnen und Patienten					
	Insgesamt		Männer		Frauen	
	Anzahl	in %	Anzahl	in %	Anzahl	in %
Eine Fachabteilung	16.959.972	89,7	7.957.012	88,7	9.001.996	90,6
Zwei Fachabteilungen	1.647.628	8,7	854.858	9,5	792.677	8,0
Drei und mehr	293.622	1,6	155.925	1,7	137.681	1,4

[1] Ohne Rückverlegungen

Quelle: Statistisches Bundesamt (Destatis) 2018, Fallpauschalenbezogene Krankenhausstatistik

Krankenhaus-Report 2019

Eingriffe nach Kapitel 5 des OPS. An erster Stelle stand dabei die endoskopische Operation an den Gallengängen (5-513), gefolgt von der lokalen Entfernung und Zerstörung von erkranktem Gewebe des Dickdarms (5-452) sowie von sonstigen Operationen am Darm (5-469). Jeweils rund 70 % der Patientinnen und Patienten mit diesen Operationen in der Inneren Medizin waren 65 Jahre und älter (Tab. 19.10).

In der zweiten an dieser Stelle ausgewiesenen Fachabteilung, der Allgemeinen Chirurgie, wurden knapp 2,8 Millionen Fälle für die durchschnittliche Dauer von 6,2 Tagen stationär im Krankenhaus versorgt. Der häufigste Behandlungsanlass nach Diagnosekapiteln in dieser Abteilung waren Krankheiten des Verdauungssystems (Tab. 19.10).

Mit einem Anteil von 5,6 % wurden die Patientinnen und Patienten der Allgemeinen Chirurgie am

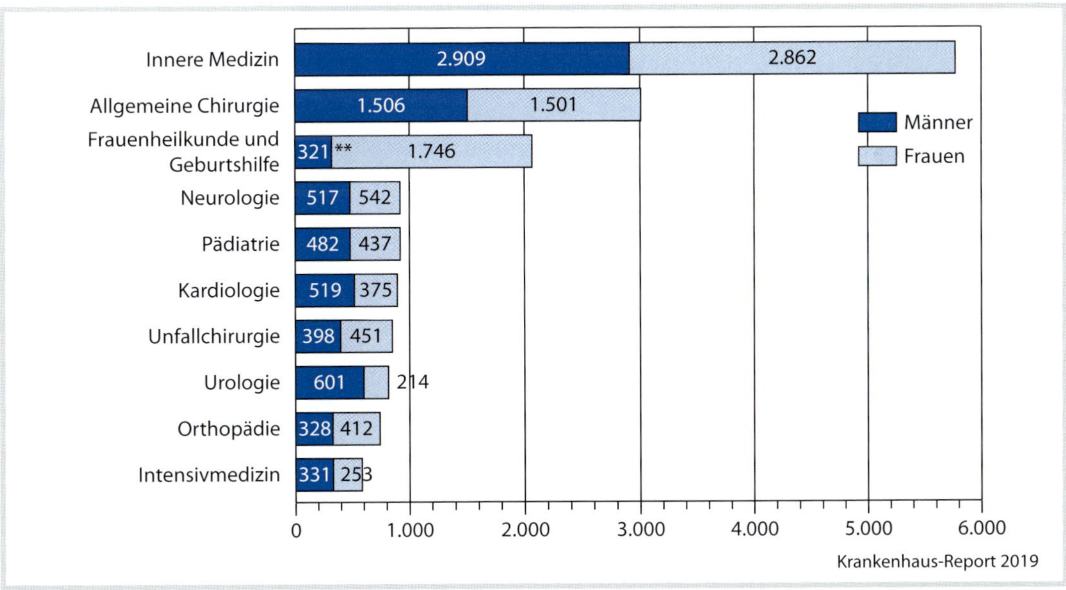

Abb. 19.8 Die zehn patientenstärksten Fachabteilungen* nach Geschlecht 2017 (Quelle: Statistisches Bundesamt (Destatis) 2018, Fallpauschalenbezogene Krankenhausstatistik)

* Patientinnen und Patienten, die in verschiedenen Fachabteilungen behandelt wurden, werden auch entsprechend mehrfach nachgewiesen.

** hauptsächlich gesunde männliche Neugeborene

Tab. 19.9 Patientinnen und Patienten mit den häufigsten Hauptdiagnosen in den Fachabteilungen[1] Innere Medizin und Allgemeine Chirurgie 2017

Rang	ICD-Pos.	Diagnose/Behandlungsanlass	Patienten					
			Durchschnittl. Verweildauer	Insgesamt[2]	davon im Alter von … bis unter … Jahren			
					0–15	15–45	45–65	65 und älter
			in Tagen	Anzahl	Anzahl			
Innere Medizin								
Fachabteilung Innere Medizin insgesamt		**Insgesamt**	**6,2**	**5.222.613**	**5.351**	**593.196**	**1.319.423**	**3.304.634**
1	I50	Herzinsuffizienz	9,4	331.550	1	2.162	30.038	299.349
2	I48	Vorhofflimmern und Vorhofflattern	4,2	194.990	1	5.089	47.445	142.455
3	J44	Sonstige chronische obstruktive Lungenkrankheit	8,0	182.410	2	1.991	49.257	131.160
4	I10	Essenzielle (primäre) Hypertonie	3,9	169.625	2	10.686	46.086	112.851
5	J18	Pneumonie, Erreger nicht näher bezeichnet	8,8	164.588	46	10.015	25.637	128.889
6	I20	Angina pectoris	3,4	138.519	–	4.963	47.679	85.877
7	I21	Akuter Myokardinfarkt	6,6	124.273	–	3.912	38.596	81.765
8	K29	Gastritis und Duodenitis	3,8	109.140	31	26.688	31.656	50.765
9	R55	Synkope und Kollaps	4,1	101.118	100	15.020	21.860	64.138
10	R07	Hals- und Brustschmerzen	2,1	99.952	14	24.335	40.057	35.546
11	E86	Volumenmangel	5,9	98.198	18	1.826	5.818	90.536
12	F10	Psychische und Verhaltensstörungen durch Alkohol	3,3	97.278	215	43.271	44.392	9.398
13	E11	Diabetes mellitus, Typ 2	9,0	95.245	3	4.880	27.135	63.227
14	I25	Chronische ischämische Herzkrankheit	3,2	91.104	–	1.148	28.176	61.780
15	A09	Sonstige und nicht näher bezeichnete Gastroenteritis und Kolitis infektiösen und nicht näher bezeichneten Ursprungs	4,2	82.769	274	22.875	17.292	42.328

Allgemeine Chirurgie								
Fachabteilung Allgemeine Chirurgie insgesamt		**Insgesamt**	**6,2**	**2.814.877**	**48.973**	**612.319**	**934.189**	**1.219.393**
1	K40	Hernia inguinalis	2,0	156.364	1.136	25.504	59.970	69.754
2	K80	Cholelithiasis	4,7	150.385	115	39.730	60.002	50.538
3	S06	Intrakranielle Verletzung	2,2	87.124	6.273	26.301	14.564	39.983
4	K35	Akute Appendizitis	4,5	86.694	6.559	50.589	20.223	9.323
5	I70	Atherosklerose	10,2	82.954	1	493	22.617	59.843
6	K57	Divertikulose des Darmes	8,8	69.168	6	7.867	34.151	27.144
7	S72	Fraktur des Femurs	12,2	64.739	360	1.708	7.423	55.248
8	M17	Gonarthrose [Arthrose des Kniegelenkes]	9,5	64.506	3	886	22.478	41.139
9	K56	Paralytischer Ileus und intestinale Obstruktion ohne Hernie	8,0	61.376	313	7.491	15.975	37.597
10	S52	Fraktur des Unterarmes	3,5	56.781	4.915	7.885	16.662	27.319
11	S82	Fraktur des Unterschenkels, einschließlich des oberen Sprunggelenkes	7,2	54.283	1.481	13.858	20.232	18.712
12	M16	Koxarthrose [Arthrose des Hüftgelenkes]	10,0	53.472	–	891	16.309	36.272
13	M54	Rückenschmerzen	5,0	51.104	32	9.128	18.424	23.520
14	K43	Hernia ventralis	5,9	50.155	69	7.128	21.295	21.663
15	S42	Fraktur im Bereich der Schulter und des Oberarmes	6,4	46.297	1.918	6.854	12.161	25.364

[1)] Fachabteilung mit der längsten Verweildauer

[2)] Einschließlich Fälle mit unbekanntem Alter

Quelle: Statistisches Bundesamt (Destatis) 2018, Fallpauschalenbezogene Krankenhausstatistik

Tab. 19.10 Häufigste Operationen in den Fachabteilungen[1)] Innere Medizin und Allgemeine Chirurgie 2017

Rang	Maßnahme[2)]		Insgesamt[4)]		davon im Alter von … bis unter … Jahren			
					0–15	15–45	45–65	65 und älter
			in %	Anzahl	Anzahl			
Innere Medizin								
Insgesamt Operationen und Prozeduren				**14.170.823**	**4.934**	**1.019.837**	**3.725.515**	**9.420.523**
	Operationen Kapitel 5[3)]		100	995.819	521	53.598	245.411	696.288
1	5-513	Endoskopische Operationen an den Gallengängen	17,9	178.538	10	13.003	40.296	125.229
2	5-452	Lokale Exzision und Destruktion von erkranktem Gewebe des Dickdarmes	12,3	122.199	1	3.587	32.840	85.771
3	5-469	Andere Operationen am Darm	11,2	111.795	3	4.420	29.685	77.687
4	5-377	Implantation eines Herzschrittmachers, Defibrillators und Ereignis-Rekorders	7,3	72.377	–	1.832	12.420	58.125
5	5-399	Andere Operationen an Blutgefäßen	4,1	40.858	15	2.126	12.754	25.963
6	5-429	Andere Operationen am Ösophagus	3,5	34.610	1	2.411	12.056	20.142
7	5-449	Andere Operationen am Magen	3,2	31.865	2	1.557	7.308	22.998
8	5-378	Entfernung, Wechsel und Korrektur eines Herzschrittmachers und Defibrillators	3,0	30.331	2	640	4.339	25.350
9	5-433	Lokale Exzision und Destruktion von erkranktem Gewebe des Magens	1,6	16.222	–	503	3.355	12.364
10	5-431	Gastrostomie	1,6	16.187	8	633	3.717	11.829
Allgemeine Chirurgie								
Insgesamt Operationen und Prozeduren				**9.318.819**	**60.192**	**1.323.798**	**3.126.598**	**4.808.218**
		Operationen Kapitel 5[3)]	100	4.822.165	44.279	861.586	1.803.348	2.112.951
1	5-469	Andere Operationen am Darm	3,8	181.106	477	20.386	62.431	97.812
2	5-511	Cholezystektomie	3,7	179.524	119	41.633	70.194	67.578
3	5-530	Verschluss einer Hernia inguinalis	3,3	158.433	1.381	25.639	60.659	70.754
4	5-470	Appendektomie	2,0	95.069	7.164	56.793	21.363	9.749
5	5-794	Offene Reposition einer Mehrfragment-Fraktur im Gelenkbereich eines langen Röhrenknochens	1,9	92.143	556	11.914	30.060	49.613
6	5-896	Chirurgische Wundtoilette [Wunddebridement] mit Entfernung von erkranktem Gewebe an Haut und Unterhaut	1,9	91.219	698	12.377	28.317	49.827

Tab. 19.10 (Fortsetzung)

Rang	Maßnahme[2]		Insgesamt[4]		davon im Alter von … bis unter … Jahren			
					0–15	15–45	45–65	65 und älter
			in %	Anzahl	Anzahl			
7	5-032	Zugang zur Lendenwirbelsäule, zum Os sacrum und zum Os coccygis	1,7	82.139	67	12.273	31.556	38.243
8	5-916	Temporäre Weichteildeckung	1,6	78.949	163	7.278	24.779	46.729
9	5-812	Arthroskopische Operation am Gelenkknorpel und an den Menisken	1,6	78.073	452	22.258	39.390	15.973
10	5-455	Partielle Resektion des Dickdarmes	1,6	77.350	55	6.473	25.836	44.986

[1] Fachabteilung mit der längsten Verweildauer

[2] Ohne Duplikate

[3] Operationen insgesamt beinhaltet auch die Pos. 5-93 bis 5-99 (Zusatzinformationen zu Operationen), die aber hier nicht separat ausgewiesen wurden

[4] Einschließlich Fälle mit unbekanntem Alter

Quelle: Statistisches Bundesamt (Destatis) 2018, Fallpauschalenbezogene Krankenhausstatistik

Krankenhaus-Report 2019

häufigsten aufgrund eines Leistenbruchs (K40) stationär behandelt (156.364 Fälle). Sie verbrachten durchschnittlich 2,0 Tage im Krankenhaus. 44,6 % der Behandelten mit dieser Diagnose war 65 Jahre und älter und 38,4 % zwischen 45 bis unter 65 Jahre alt.

Die zweithäufigste in der Chirurgie behandelte Erkrankung war mit einem Anteil von 5,3 % und 150.385 Fällen das Gallensteinleiden (K80). Der größte Teil der Patientinnen und Patienten mit dieser Erkrankung war zwischen 45 bis unter 65 Jahre alt (39,9 %) sowie 65 Jahre und älter (33,6 %).

Der dritthäufigste Grund für eine vollstationäre Versorgung in der Chirurgie war die Intrakranielle Verletzung (S06), die bei 87.124 Patientinnen und Patienten behandelt wurde und einen Anteil von 3,1 % ausmachte. Der Krankenhausaufenthalt mit dieser Diagnose dauerte im Schnitt 2,2 Tage und betraf vor allem Personen, die 65 Jahre und älter waren. Ihr Anteil lag bei 45,9 %.

Zusammengenommen wurden in der Allgemeinen Chirurgie 9,3 Millionen Operationen und Prozeduren, darunter 4,8 Millionen operative Eingriffe nach Kapitel 5 des OPS durchgeführt. An oberster Stelle standen sonstige Operationen am Darm (5-469), gefolgt von der Gallenblasenentfernung (5-511) und dem Verschluss eines Leistenbruchs (5-530). Mit Anteilen zwischen 37,6 % und 54,0 % war bei allen drei Operationen der jeweils größte Teil der Operierten 65 Jahre und älter.

19.7 Leistungsmengen und Leistungsstrukturen der Krankenhäuser

Fallpauschalen bilden die Grundlage für das Vergütungssystem der akutstationären Krankenhausleistungen in deutschen Krankenhäusern, in dem Behandlungsfälle entsprechend ihres Behandlungsaufwands nach pauschalierten Preisen vergütet werden.[14] Differenzierte Informationen zum statio-

14 Die jährliche Pflege und Weiterentwicklung des DRG-Entgeltsystems obliegt dem Institut für das Entgeltsystem im Krankenhaus (InEK) und basiert auf den Kosten- und Leistungsdaten einer Stichprobe sowohl freiwillig teilnehmender als auch ausgewählter verpflichteter Krankenhäuser. Der jährlich veröffentlichte Fallpauschalenkatalog enthält u. a. die spezifische Leistungsbeschreibung und die Bewertungsrelation als relatives Kostengewicht für die Vergütungshöhe jeder einzelnen DRG. Er kann auf der Homepage des InEK unter www.g-drg.de heruntergeladen werden.

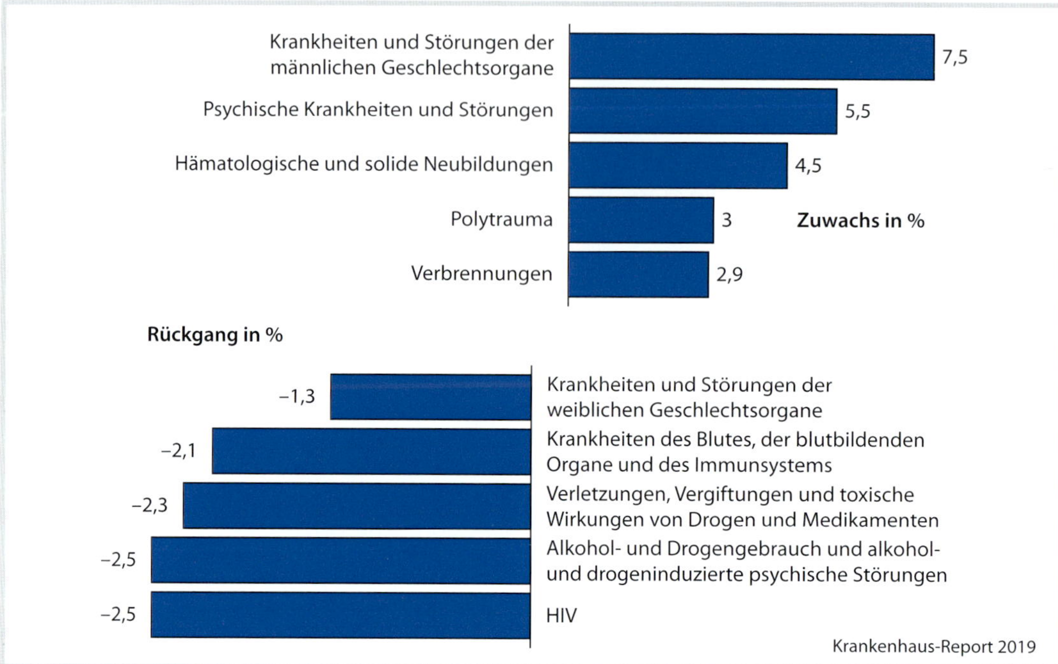

Abb. 19.9 Die größten Fallzahlveränderungen zum Vorjahr nach MDC (2017 zu 2016) (Quelle: Statistisches Bundesamt (Destatis) 2018, Fallpauschalenbezogene Krankenhausstatistik)

nären Leistungsgeschehen der Krankenhäuser stehen im Rahmen der Fallpauschalenbezogenen Krankenhausstatistik insbesondere zu Hauptdiagnosegruppen (MDCs), abgerechneten Fallpauschalen (DRGs) sowie zum Casemix (CM) und Casemix-Index (CMI) zur Verfügung.

In Bezug auf die Verteilung der vollstationär behandelten Krankenhausfälle nach den MDCs standen im Jahr 2017 an erster Stelle Krankheiten und Störungen des Kreislaufsystems (15,4 %). An zweiter und dritter Stelle folgten Krankheiten und Störungen des Muskel-Skelett-Systems und Bindegewebes (14,7 %) sowie der Verdauungsorgane (11,4 %). Hinsichtlich des Leistungsumfangs hatten diese drei Gruppen jeweils auch die höchsten Anteile (zwischen 18,4 % und 9,3 %) am gesamten Casemix-Volumen des Jahres 2017. Die Tabellen können sind als elektronisches Zusatzmaterial unter https://doi.org/10.1007/978-3-662-58225-1 (Tabellen 19.m und 19.n) abgerufen werden.

Die größten Fallzahlenzuwächse gegenüber dem Vorjahr waren bei der MDC „Krankheiten und Störungen der männlichen Geschlechtsorgane" (7,5 %) zu verzeichnen. Die MDCs „Psychische Krankheiten und Störungen" (5,5 %) sowie „Hämatologische und solide Neubildungen" (4,5 %) lagen an zweiter und dritter Stelle. Den stärksten Rückgang wiesen die MDCs „HIV" sowie „Alkohol- und Drogengebrauch und alkohol- und drogeninduzierte psychische Störungen" (jeweils 2,5 %) auf. Darüber hinaus war die MDC „Verletzungen, Vergiftungen und toxische Wirkungen von Drogen und Medikamenten" (2,3 %) ebenfalls rückläufig (▫ Abb. 19.9).

Die Versorgung gesunder Neugeborener (641.482), die Speiseröhrenentzündung, Magen-Darm-Entzündung und verschiedene Erkrankungen der Verdauungsorgane ohne komplexe Prozedur oder Diagnose (483.768 Fälle) sowie die Entbindung ohne komplizierende Diagnose (391.188 Fälle) waren im Jahr 2017 die insgesamt am häufigsten abgerechneten Fallpauschalen (DRGs) (▫ Abb. 19.10). Von den rund 1.200 mit dem Fallpauschalenkatalog bewerteten und abrechenbaren DRGs machten dabei die zwanzig häufigsten bereits 26,5 % und die fünfzig häufigsten DRGs 42,7 % des gesam-

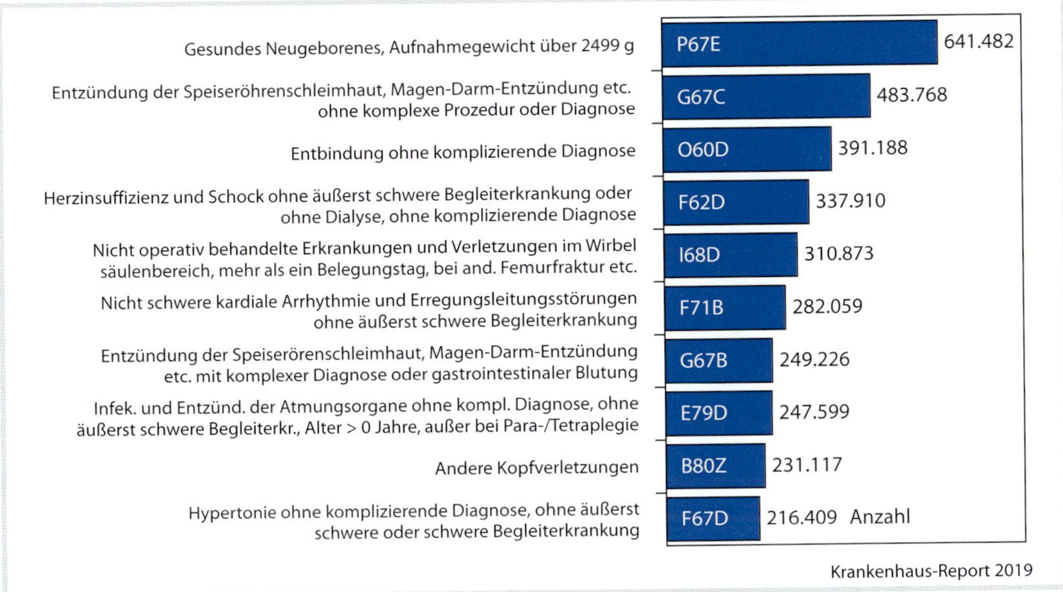

Abb. 19.10 Die zehn häufigsten Fallpauschalen (DRGs) der Patientinnen und Patienten 2017 (Quelle: Statistisches Bundesamt (Destatis) 2018, Fallpauschalenbezogene Krankenhausstatistik)

ten DRG-Leistungsspektrums aus. Nach der sogenannten Partition aufgeschlüsselt waren 58,2 % medizinische Behandlungen ohne chirurgische Eingriffe (Partition M), 36,0 % operative Behandlungen (Partition O) und 5,9 % nichtoperative, jedoch invasive medizinische Maßnahmen (Partition A). Die höchsten Anteile des Casemix entfielen dabei mit 60,3 % auf operative Eingriffe und 32,9 % auf medizinische Behandlungen. 6,8 % umfassten die nichtoperativen, invasiven medizinischen Maßnahmen.

Nicht immer sind die am häufigsten abgerechneten Fallpauschalen auch die teuersten und machen den Löwenanteil des Erlösvolumens der Krankenhäuser aus. Wird danach unterschieden, welche Fallpauschalen auf Basis der erbrachten Menge und des Preises in ihrer Gesamtsumme den größten Anteil der Behandlungserlöse ausmachten, dann standen die Korrektur oder der Ersatz des Hüftgelenks ohne komplizierende Diagnose und die Herzinsuffizienz und Schock ohne schwere Begleiterkrankungen (jeweils 1,5 %) sowie die Endoprothesenimplantation oder -revision am Kniegelenk (1,4 %) an oberster Stelle. Zusammengenommen entfielen auf diese drei DRGs für die Behandlung von 623.492 Patientinnen und Patienten 4,3 % der Behandlungserlöse mit einem Volumen von 3,0 Milliarden Euro (Tab. 19.11).

Nach der DRG-Bewertungsrelation waren die teuersten und komplexesten Behandlungen die Versorgung von langzeitbeatmeten Schwerstverletzten mit Polytrauma beziehungsweise von Komapatienten, die einer hochaufwändigen intensivmedizinischen Behandlung bedurften (A06A und A06B). Hierzu gehörte ebenfalls die Transplantation lebenswichtiger Organe, unter anderem von Leber, Lunge und Herz, mit einer Langzeitbeatmung der Patienten (A18Z). Für diese drei DRGs wurden näherungsweise rund 212 Millionen Euro im Rahmen der notfall- und intensivmedizinischen Behandlung von 819 Patientinnen und Patienten abgerechnet, was einen Anteil von 0,3 % am Erlösvolumen ausmachte. Die auf Basis ihrer Bewertungsrelation teuerste DRG mit der Durchführung einer hochkomplexen Operation oder einer intensivmedizinischen Komplexbehandlung und Beatmung von über 1.799 Stunden (A06A) kostete je Patientin/Patient durchschnittlich rund 261.100 Euro (Tab. 19.12).

Im Hinblick auf den Schweregrad der behandelten Patientinnen und Patienten insgesamt erfolgten

Tab. 19.11 DRGs nach Anteil am Erlösvolumen 2017

DRG	Bezeichnung	Fälle[1)]	Anteil an allen Fällen in %	Erlösvolumen[2)] in 1 000 EUR	Anteil am Erlösvolumen in %
I47C	Revision oder Ersatz des Hüftgelenkes ohne komplizierende Diagnose, ohne Arthrodese, ohne äußerst schwere CC, Alter > 15 Jahre, ohne komplizierenden Eingriff, ohne komplexe Diagnose an Becken/Oberschenkel oder ohne bestimmten endoprothetischen Eingriff	152.006	0,8	1.017.096	1,5
F62D	Herzinsuffizienz und Schock ohne äußerst schwere CC oder ohne Dialyse, ohne komplizierende Diagnose, ohne komplizierende Konstellation, ohne best. hochaufw. Beh., mehr als ein Belegungstag, ohne best. akutes Nierenversagen oder ohne äußerst schwere CC	337.592	1,8	1.012.750	1,5
I44B	Implantation einer bikondylären Endoprothese oder andere Endoprothesenimplantation/-revision am Kniegelenk, ohne äußerst schweren CC oder ohne Korrektur einer Brustkorbdeformität	133.894	0,7	1.005.355	1,4
O60D	Vaginale Entbindung ohne komplizierende Diagnose, Schwangerschaftsdauer mehr als 33 vollendete Wochen	390.507	2,1	678.359	1,0
G67C	Ösophagitis, Gastroenteritis, gastrointestinale Blutung, Ulkuserkrankung und verschiedene Erkrankungen der Verdauungsorgane ohne bestimmte oder andere komplizierende Faktoren, ohne äußerst schwere CC	483.605	2,6	653.053	0,9

1) Ohne Fälle der integrierten Versorgung

2) Das bewertete Erlösvolumen wird ermittelt aus dem Produkt der effektiven Bewertungsrelation und dem jeweiligen Landesbasisfallwert (mit Angleichungsbetrag) der behandelten Krankenhausfälle. Berücksichtigt sind dabei tagesbezogene Abschläge bei Unterschreitung der unteren Grenzverweildauer und Zuschläge bei Überschreitung der oberen Grenzverweildauer sowie Verlegungen nach den Regelungen der jährlichen Fallpauschalenvereinbarung. Zusatzentgelte und nicht mit dem Fallpauschalenkatalog bewertete und vergütete vollstationäre Leistungen sind in der Berechnung nicht eingeschlossen.

Quelle: Statistisches Bundesamt (Destatis) 2018, Fallpauschalenbezogene Krankenhausstatistik

Krankenhaus-Report 2019

nach dem Casemix-Index (CMI) die aufwändigsten bzw. schwerwiegendsten Behandlungen in den Fachabteilungen der Herzchirurgie (5,57), Intensivmedizin (4,81) und Kinderkardiologie (3,78). Das leichteste Erkrankungsspektrum wurde in der Geburtshilfe (0,50), der Augenheilkunde sowie der Frauenheilkunde und Geburtshilfe (jeweils 0,62) behandelt. Eine differenzierte Übersicht zum Casemix-Index nach Fachabteilungen und Altersgruppen der Patientinnen und Patienten ist sind als elektronisches Zusatzmaterial unter https://doi.org/10.1007/978-3-662-58225-1 (Tabellen 19.o bis 19.q) eingestellt.

Die im Durchschnitt höchsten Erlöse je Fall wurden in Krankenhäusern in Hamburg (4.304 Euro), Berlin (4.150 Euro) und Sachsen (3.847

Tab. 19.12 Komplexe Leistungen: Am höchsten bewertete DRGs 2017

DRG	Bezeichnung	Bewertungs-relation	Fälle[1)]	Anteil an allen Fällen in %	Erlösvolumen[2)] in 1.000 EUR	Anteil am Erlösvolumen in %
A06A	Beatmung > 1.799 Stunden mit intensivmedizinischer Komplexbehandlung > 2940/3680/5520 Aufwandspunkte oder mit hochkomplexem Eingriff	61,892	587	0,003	153.293	0,22
A18Z	Beatmung > 999 Stunden und Transplantation von Leber, Lunge, Herz und Knochenmark oder Stammzelltransfusion	60,897	123	0,001	36.666	0,05
A06B	Beatmung > 1.799 Stunden mit komplexer OR-Prozedur oder Polytrauma, ohne hochkomplexen Eingriff, ohne intensivmedizinische Komplexbehandlung > 2940/3680/5520 Aufwandspunkte	52,738	109	0,001	21.915	0,03
P61A	Neugeborenes, Aufnahmegewicht < 600 g mit signifikanter OR-Prozedur	47,514	207	0,001	38.026	0,05
P61C	Neugeborenes, Aufnahmegewicht 600–749 g mit signifikanter OR-Prozedur	46,398	252	0,001	38.488	0,06

[1)] Ohne Fälle der integrierten Versorgung

[2)] Das bewertete Erlösvolumen wird ermittelt aus dem Produkt der effektiven Bewertungsrelation und dem jeweiligen Landesbasisfallwert (mit Angleichungsbetrag) der behandelten Krankenhausfälle. Berücksichtigt sind dabei tagesbezogene Abschläge bei Unterschreitung der unteren Grenzverweildauer und Zuschläge bei Überschreitung der oberen Grenzverweildauer sowie Verlegungen nach den Regelungen der jährlichen Fallpauschalenvereinbarung. Zusatzentgelte und nicht mit dem Fallpauschalenkatalog bewertete und vergütete vollstationäre Leistungen sind in der Berechnung nicht eingeschlossen.

Quelle: Statistisches Bundesamt (Destatis) 2018, Fallpauschalenbezogene Krankenhausstatistik

Krankenhaus-Report 2019

Euro) erzielt. Am niedrigsten lagen sie in Niedersachsen (3.570 Euro), in Bayern (3.606) und in Sachsen-Anhalt (3.612 Euro). Aufgrund der unterschiedlich hohen Landesbasisfallwerte korrespondieren die durchschnittlichen Fallerlöse nicht durchgängig mit dem Schweregrad der behandelten Patientinnen und Patienten. So liegen zum Beispiel bei einem CMI von jeweils 1,13 die durchschnittlichen Fallerlöse der Krankenhäuser in Bremen bei 3.833 Euro und in Schleswig-Holstein bei 3.770 Euro (Tab. 19.13).

Tab. 19.13 Casemix, Casemix-Index und Erlöse je Fall nach Bundesländern 2017

Sitz des Krankenhauses	Casemix[1]				Casemix-Index[2]	Erlös je Fall[3] in Euro
	Insgesamt[4]	DRG-Partition				
		O	M	A		
Deutschland	**20.779.242**	**12.526.781**	**6.830.013**	**1.422.443**	**1,11**	**3.714**
Baden-Württemberg	2.371.722	1.486.307	771.095	114.319	1,12	3.755
Bayern	3.125.235	1.920.505	1.031.577	173.152	1,08	3.606
Berlin	1.029.714	650.866	284.914	93.934	1,24	4.150
Brandenburg	588.624	322.074	203.729	62.821	1,11	3.702
Bremen	230.055	141.575	72.463	16.018	1,13	3.833
Hamburg	615.380	413.759	155.808	45.813	1,28	4.304
Hessen	1.458.722	877.687	472.869	108.164	1,10	3.685
Mecklenburg-Vorp.	442.155	265.654	153.652	22.849	1,11	3.713
Niedersachsen	1.783.819	1.067.869	603.632	112.318	1,07	3.570
Nordrhein-Westfalen	4.904.552	2.886.060	1.633.445	385.046	1,10	3.676
Rheinland-Pfalz	949.889	544.649	345.988	59.252	1,03	3.623
Saarland	297.689	174.471	105.039	18.180	1,08	3.664
Sachsen	1.111.576	680.915	371.618	59.042	1,15	3.847
Sachsen-Anhalt	617.253	353.897	217.227	46.129	1,08	3.612
Schleswig-Holstein	620.086	375.448	187.641	56.996	1,13	3.770
Thüringen	632.770	365.046	219.315	48.410	1,12	3.745

[1] Der Casemix ergibt sich aus Summe der effektiven Bewertungsrelationen der behandelten Krankenhausfälle im jeweiligen Berichtsjahr. Berücksichtigt sind tagesbezogene Abschläge bei Unterschreitung der unteren Grenzverweildauer und Zuschläge bei Überschreitung der oberen Grenzverweildauer sowie Verlegungen nach den Regelungen der jährlichen Fallpauschalenvereinbarung. Nicht mit dem Fallpauschalenkatalog bewertete und vergütete vollstationäre Leistungen sind in der Berechnung nicht eingeschlossen.

[2] Der Casemix-Index ist Summe der von den Krankenhäusern abgerechneten effektiven Bewertungsrelationen (CM) dividiert durch die Zahl der behandelten Fälle.

[3] Das bewertete Erlösvolumen wird ermittelt aus dem Produkt der effektiven Bewertungsrelationen und dem jeweiligen Landesbasisfallwert (mit Angleichungsbetrag) der behandelten Krankenhausfälle. Berücksichtigt sind tagesbezogene Abschläge bei Unterschreitung der unteren Grenzverweildauer und Zuschläge bei Überschreitung der oberen Grenzverweildauer sowie Verlegungen nach den Regelungen der jährlichen Fallpauschalenvereinbarung. Zusatzentgelte und nicht mit dem Fallpauschalenkatalog bewertete und vergütete vollstationäre Leistungen sind in der Berechnung nicht eingeschlossen.

[4] Einschl. der Fälle mit unbekannter Partition

Quelle: Statistisches Bundesamt (Destatis) 2018, Fallpauschalenbezogene Krankenhausstatistik

Krankenhaus-Report 2019

Krankenhaus-Directory 2017

DRG-Krankenhäuser im Vergleich

Jörg Friedrich

J. Klauber et al. (Hrsg.), *Krankenhaus-Report 2019*
https://doi.org/10.1007/978-3-662-58225-1_20

Zusammenfassung

Das Directory deutscher Krankenhäuser bietet eine jährlich aktualisierte Übersicht stationärer Leistungserbringer. Die Darstellung umfasst unter anderem Informationen zur Struktur des vereinbarten Leistungsangebots, zum Grad der Spezialisierung, zur regionalen Marktpositionierung und Wettbewerbssituation sowie Informationen zur Ergebnisqualität nach dem Verfahren Qualitätssicherung mit Routinedaten (QSR). Insgesamt finden mehr als 1.400 Krankenhäuser Eingang, zu denen eine Budgetvereinbarung für das Jahr 2017 oder QSR-Behandlungsergebnisse vorliegen.

The Directory of German Hospitals provides an annually updated overview of inpatient service providers. It includes information on the structure of the agreed range of services, the degree of specialisation, regional market positioning and competitive situation as well as information on the outcome quality according to QSR, a method of quality reporting based on routine data of health care funds. In total, more than 1,400 hospitals have been included for which a budget agreement for the year 2017 or QSR treatment outcomes are available.

20.1 Krankenhaus-Directory

Das jährliche Directory deutscher Krankenhäuser stellt Eckdaten aus den Aufstellungen der Entgelte und Budgetermittlung (AEB) gemäß Krankenhausentgeltgesetz (KHEntgG) dar. Den Darstellungen liegen Vereinbarungsdaten und nicht die tatsächlich erbrachten Leistungen der jeweiligen Einrichtung zugrunde. Insgesamt finden mehr als 1.400 Krankenhäuser Eingang, zu denen eine Vereinbarung oder QSR-Behandlungsergebnisse vorliegen. Das Krankenhaus-Directory finden Sie unter www.springer.com/book/9783662582244.

Die einzelnen Spalten des Directories haben folgende Bedeutung:

▪ Krankenhausname

Mit einem * gekennzeichnete Einrichtungen haben nach Abschluss der Vereinbarung 2017 mit einem anderen Krankenhaus fusioniert oder wurden geschlossen.

▪ Betten

Jedes Krankenhaus wird nach seiner Bettenzahl klassifiziert und einer von sechs Kategorien zugeordnet. Die verwendeten Symbole bedeuten Folgendes:

< 50 = unter 50 Betten
< 100 = 50 bis unter 100 Betten
< 200 = 100 bis unter 200 Betten
< 500 = 200 bis unter 500 Betten
< 1.000 = 500 bis unter 1.000 Betten
> 1.000 = über 1.000 Betten

Die Angaben stammen überwiegend aus dem Jahr 2017, andernfalls aus den Vorjahren.

▪ Träger

In dieser Spalte wird die Trägerschaft des Krankenhauses mit folgenden Abkürzungen geschlüsselt:

ö für öffentlich
fg für freigemeinnützig
p für privat

▪ Z-Bax (Zahlbasisfallwert)

Der Basisfallwert ist der Eurobetrag, der multipliziert mit der Bewertungsrelation den Preis einer DRG-Fallpauschale festlegt. Für die Vergütung der Krankenhausfälle einer laufenden Periode ist der Zahlbasisfallwert maßgeblich, der auch Transferzahlungen aus vergangenen Perioden, sogenannte Erlösausgleiche, berücksichtigt. Außerdem dient der Zahlbasisfallwert auch der sachgerechten Umsetzung unterjährig vereinbarter Gesamtjahreswerte. Der gemittelte Zahlbasisfallwert (Z-Bax) ist ein Indikator für das tatsächlich herrschende Preisniveau des Jahres für Krankenhausleistungen, die nach DRGs vergütet werden.[1] Der Z-Bax umfasst alle relevanten Zu- und Abschlagstatbestände. Deren Vergütung wird ebenfalls je Bewertungsrelation, also analog dem Basisfallwert ausgedruckt (Friedrich et al. 2010).[2]

In der Spalte für den Basisfallwert ist ein „BE" zu finden, wenn das gesamte Krankenhaus 2017 keine DRG-Entgelte vereinbart hat, z. B. auf Basis der Vereinbarung zur Bestimmung von Besonderen Einrichtungen 2017, und es somit als Ganzes von der Anwendung der DRG-Fallpauschalen ausgenommen ist.

▪ Casemix

Der Casemix ist die Summe aller Bewertungsrelationen einer Einrichtung. Jedes Krankenhaus wird anhand des vereinbarten Casemix klassifiziert und einer von sechs Kategorien zugeordnet. Die verwendeten Symbole bedeuten Folgendes:

< 1.000	=	unter 1.000 Bewertungsrelationen
< 5.000	=	1.000 bis unter 5.000 Bewertungsrelationen
< 10.000	=	5.000 bis unter 10.000 Bewertungsrelationen
< 20.000	=	10.000 bis unter 20.000 Bewertungsrelationen
< 50.000	=	20.000 bis unter 50.000 Bewertungsrelationen
> 50.000	=	über 50.000 Bewertungsrelationen

▪ CMI (Casemix-Index)

Der Casemix-Index (CMI) beschreibt die mittlere Fallschwere eines Krankenhauses. Er berechnet sich aus dem Quotienten des Casemix (Summe aller Bewertungsrelationen eines Krankenhauses) und der Gesamtzahl der über DRGs abgerechneten Fälle eines Krankenhauses. Der hier ausgewiesene CMI enthält keine teilstationären DRGs.

▪ Abw. CMI Land

Für jede Einrichtung wird der individuelle CMI mit dem entsprechenden Landeswert verglichen. Die Abweichungen sind mit folgenden Symbolen gekennzeichnet:

+++	=	Abweichung vom Landeswert von über 20 %
++	=	Abweichung vom Landeswert von 10 % bis unter 20 %
+	=	Abweichung vom Landeswert von 0 % bis unter 10 %
–	=	Abweichung vom Landeswert von 0 % bis über -10 %
– –	=	Abweichung vom Landeswert von –10 % bis über –20 %
– – –	=	Abweichung vom Landeswert von unter –20 %

▪ Vereinbarter Spezialisierungsgrad im DRG-Bereich (Gini-Koeffizient)

Die Werte beschreiben den Grad der Spezialisierung für DRG-Leistungen des jeweiligen Krankenhauses anhand des Gini-Koeffizienten. Die Ermittlung erfolgt auf der Ebene Basis-DRG (A-DRG). Der Gini-Koeffizient ist eine Maßzahl für die (Un)

1 Der bundesweite Z-Bax steht wochenaktuell unter www.wido.de als Download zur Verfügung.

2 Alle fallbezogenen Zuschläge werden bei Anrechnung im Z-Bax durch den vereinbarten CMI des Hauses dividiert. Der tagesbezogene Investitionszuschlag wird näherungsweise über die mittlere Verweildauer der vereinbarten DRGs ermittelt. Die berücksichtigten Zuschläge im Z-Bax lauten z. Zt.: Zuschlag Abschaffung des Arztes im Praktikum (AiP), Zuschlag Finanzierung von Arbeitszeitverbesserungen (AZV), Zuschlag Ausbildungsfinanzierung, Investitionszuschlag, Zuschlag Qualitätssicherungszuschlag, Sicherstellungszuschlag, Zuschlag Zentren und Schwerpunkte, Zuschlag Vorhaltekosten Besonderer Einrichtungen, Abschlag Tariferhöhung, Abschlag für Anschubfinanzierung Integrierter Versorgung, Abschlag für vereinbarte Mehrleistungen, Fixkostendegressionsabschlag, Abschlag Nichtteilnahme am Datenträgeraustausch, Abschlag Nichtteilnahme an Notfallversorgung, Sanierungsabschlag, Ausgleiche, Kappung, Versorgungszuschlag, Konvergenzverlängerung, Zuschlag für Mehrkosten aus GBA-Richtlinien und Konvergenz Besondere Einrichtungen.

gleichverteilung innerhalb einer Grundgesamtheit. Sind die Leistungen eines Krankenhauses über alle Basis-DRGs gleich verteilt, liegt keine Spezialisierung vor. Verteilen sich die Fälle auf nur wenige Basis-DRGs und ist die Verteilung somit sehr ungleich, so kann das Krankenhaus als spezialisiert gelten. Ein Gini-Koeffizient von 1 resultierte aus einer maximalen Spezialisierung auf nur eine Leistung, ein Wert von 0 entspräche einer identischen Fallzahl in allen Basis-DRGs.

Aus dem Grad der Spezialisierung der Krankenhäuser lassen sich nur wenige Rückschlüsse auf die Zentralisierung der Leistungserbringung ziehen. ◘ Tab. 20.1 und ◘ Tab. 20.2 illustrieren die Verteilung der Fallzahlen je vollstationäre Basis-DRG (s. u.) der operativen bzw. der medizinischen Partition auf die vorliegenden Vereinbarungen. Die Darstellung erfolgt nach Fallzahlquintilen. Die Spalten zum ersten Quintil geben z. B. darüber Auskunft, welchen Anteil die 20 % der Krankenhäuser mit den größten Fallzahlen am Gesamtaufkommen haben. Die Spalten zum fünften Quintil geben u. a. Hinweise, in welchen Basis-DRGs die 20 % der Krankenhäuser mit den geringsten Fallzahlen die entsprechende Leistung nur sehr selten erbringen. Die Darstellung beschränkt sich auf die jeweils 25 fallzahlstärksten Basis-DRGs.

▪ Leistungsdichte Basis-DRGs

Es wird jeweils angegeben, mit wie vielen Basis-DRGs (A-DRGs) jeweils 25 %, 50 % und 75 % aller Leistungen eines Hauses erreicht werden. Basis-DRGs stellen eine Obergruppe für eine oder mehrere DRGs dar, die durch die gleichen Diagnosen- und/oder Prozedurencodes definiert sind. DRGs innerhalb einer Basis-DRG unterscheiden sich in ihrem Ressourcenverbrauch bzw. ihres Schweregrads. In der G-DRG Version 2017 gibt es 558 Basis-DRGs, davon zwei nicht bewertete Fehler-DRGs und eine teilstationäre DRG.

▪ TOP 3 MDC

In einer weiteren Annäherung an das DRG-Leistungsspektrum eines Hauses werden die fünf jeweils stärksten Hauptdiagnosegruppen (MDCs; Major Diagnostic Category) mit ihrer Nummer sowie dem jeweiligen Prozentanteil an sämtlichen DRG-Leistungen dokumentiert. Die Nummern der MDCs bedeuten Folgendes:

- –1 Pre-MDC
- 1. Krankheiten und Störungen des Nervensystems
- 2. Krankheiten und Störungen des Auges
- 3. Krankheiten und Störungen im HNO-Bereich
- 4. Krankheiten und Störungen der Atmungsorgane
- 5. Krankheiten und Störungen des Kreislaufsystems
- 6. Krankheiten und Störungen der Verdauungsorgane
- 7. Krankheiten und Störungen am hepatobiliären System und Pankreas
- 8. Krankheiten und Störungen am Muskel-Skelett-System und Bindegewebe
- 9. Krankheiten und Störungen an Haut, Unterhaut und Mamma
- 10. Endokrine, Ernährungs- und Stoffwechselkrankheiten
- 11. Krankheiten und Störungen der Harnorgane
- 12. Krankheiten und Störungen der männlichen Geschlechtsorgane
- 13. Krankheiten und Störungen der weiblichen Geschlechtsorgane
- 14. Schwangerschaft, Geburt und Wochenbett
- 15. Neugeborene
- 16. Krankheiten des Blutes, der blutbildenden Organe und des Immunsystems
- 17. Hämatologische und solide Neubildungen
- 18. Infektiöse und parasitäre Krankheiten
- 19. Psychiatrische Krankheiten und Störungen
- 20. Alkohol- und Drogengebrauch und alkohol- und drogeninduzierte psychische Störungen
- 21. Verletzungen, Vergiftungen und toxische Nebenwirkungen von Drogen und Medikamenten
- 22. Verbrennungen
- 23. Faktoren, die den Gesundheitszustand beeinflussen und andere Inanspruchnahmen des Gesundheitswesens
- 24. Sonstige DRGs

Tab. 20.1 Verteilung der vereinbarten Fallzahlen 2017 auf Fallzahl-Quintile für die 25 häufigsten vollstationären Basis-DRGs der operativen Partition

ADRG	Beschreibung	MDC	Partition	Fallzahl	Anzahl KH	Anteil KH in %	Durchschn. Fallzahl	1. Quintil		2. Quintil		3. Quintil		4. Quintil		5. Quintil	
								Durchschn. Fallzahl	Fallzahlanteil in %	Durchschn. Fallzahl	Fallzahlanteil in %	Durchschn. Fallzahl	Fallzahlanteil in %	Durchschn. Fallzahl	Fallzahlanteil in %	Durchschn. Fallzahl	Fallzahlanteil in %
O01	Sectio caesarea	14	O	192.994	574	47	336	737	44	398	24	252	15	182	11	110	7
I47	Revision oder Ersatz des Hüftgelenkes ohne komplizierende Diagnose, ohne Arthrodese, ohne äußerst schwere CC, Alter>15Jahre	8	O	168.099	882	72	191	471	50	209	22	142	15	92	10	37	4
G24	Eingriffe bei Bauchwandhernien, Nabelhernien u. and. Hernien, Alt.>0J. od. beidseit. Eingr. bei Leisten- und Schenkelhernien, Alt.>0J. u. <56J. oder Eingr. bei Leisten- u. Schenkelhernien, Alt.>55J.	6	O	158.423	881	72	180	360	40	212	24	159	18	113	13	53	6
L20	Transurethrale Eingriffe außer Prostataresektion und komplexe Ureterorenoskopien	11	O	145.305	496	40	293	667	46	412	28	272	19	101	7	8	1
I10	Andere Eingriffe an der Wirbelsäule	8	O	140.674	787	64	179	521	59	220	25	110	12	37	4	3	0
I13	Bestimmte Eingriffe an Humerus, Tibia, Fibula und Sprunggelenk	8	O	139.097	919	75	151	341	45	181	24	124	16	79	10	32	4
I44	Endoprothese oder andere Endoprothesenimplantation/-revision am Kniegelenk	8	O	138.443	814	66	170	418	49	197	23	123	14	78	9	34	4
H08	Laparoskopische Cholezystektomie	7	O	134.135	848	69	158	303	38	191	24	144	18	104	13	47	6
F59	Gefäßeingriffe ohne komplizierende Konstellation	5	O	133.676	698	57	192	521	55	262	27	131	14	38	4	3	0
D30	Tonsillektomie außer bei bösartiger Neubildung oder verschiedene Eingriffe an Ohr, Nase, Mund und Hals ohne äußerst schwere CC	3	O	111.556	581	47	192	667	70	198	21	68	7	21	2	3	0

F58	Perkutane Koronarangioplastie	5	O	106.612	575	47	185	459	49	227	24	143	15	84	9	15	2
I08	Andere Eingriffe an Hüftgelenk und Femur	8	O	97.562	909	74	107	245	46	129	24	85	16	56	10	21	4
I20	Eingriffe am Fuß	8	O	92.549	933	76	99	272	55	106	21	63	13	38	8	17	3
J11	Andere Eingriffe an Haut, Unterhaut und Mamma	9	O	90.473	980	80	92	272	59	95	21	56	12	31	7	8	2
G26	Andere Eingriffe am Anus	6	O	88.215	873	71	101	242	48	114	23	78	16	49	10	20	4
I21	Lokale Exzision und Entfernung von Osteosynthesematerial an Hüftgelenk, Femur und Wirbelsäule oder komplexe Eingriffe an Ellenbogengelenk und Unterarm oder bestimmte Eingriffe an der Klavikula	8	O	85.483	920	75	93	203	44	115	25	79	17	51	11	17	4
F52	Perkutane Koronarangioplastie mit komplexer Diagnose	5	O	83.387	585	48	143	323	45	187	26	125	18	69	10	9	1
G23	Appendektomie oder laparoskopische Adhäsiolyse außer bei Peritonitis, ohne äußerst schwere oder schwere CC	6	O	82.386	864	70	95	197	41	115	24	85	18	57	12	22	5
D06	Eingriffe an Nasennebenhöhlen, Mastoid, komplexe Eingriffe am Mittelohr und andere Eingriffe an den Speicheldrüsen	3	O	81.251	527	43	154	487	64	180	24	69	9	27	3	4	1
I09	Bestimmte Eingriffe an der Wirbelsäule	8	O	77.668	778	63	100	282	57	120	24	60	12	28	6	8	2
I29	Komplexe Eingriffe am Schultergelenk oder bestimmte Osteosynthesen an der Klavikula	8	O	71.975	891	73	81	227	56	85	21	51	13	29	7	12	3
I32	Eingriffe an Handgelenk und Hand	8	O	69.890	898	73	78	266	68	73	19	32	8	14	4	4	1
F12	Implantation eines Herzschrittmachers	5	O	69.108	774	63	89	209	47	116	26	72	16	38	8	12	3
C08	Extrakapsuläre Extraktion der Linse (ECCE)	2	O	65.374	214	17	305	842	55	392	26	215	14	64	4	7	0
F50	Ablative Maßnahmen bei Tachyarrhythmie	5	O	63.572	319	26	199	572	58	233	23	123	12	52	5	13	1

n = 1.228 Vereinbarungen des Jahres 2018

Tab. 20.2 Verteilung der vereinbarten Fallzahlen 2017 auf Fallzahl-Quintile für die 25 häufigsten vollstationären Basis-DRGs der medizinischen Partition

ADRG	Beschreibung	MDC	Partition	Fallzahl	Anzahl KH	Anteil KH in %	Durchschn. Fallzahl	1. Quintil		2. Quintil		3. Quintil		4. Quintil		5. Quintil	
								Durchschn. Fallzahl	Fallzahlanteil in %	Durchschn. Fallzahl	Fallzahlanteil in %	Durchschn. Fallzahl	Fallzahlanteil in %	Durchschn. Fallzahl	Fallzahlanteil in %	Durchschn. Fallzahl	Fallzahlanteil in %
G67	Ösophagitis, Gastroenteritis, gastrointestinale Blutung, Ulkuserkrankung und verschiedene Erkrankungen der Verdauungsorgane	6	M	699.972	1.034	84	677	1.488	44	895	26	609	18	357	11	33	1
P67	Neugeborener Einling, Aufnahmegewicht >2499g	15	M	599.250	606	49	989	2.102	43	1.216	25	782	16	554	11	281	6
O60	Vaginale Entbindung	14	M	404.569	577	47	701	1.453	42	845	24	567	16	403	11	230	7
I68	Nicht operativ behandelte Erkrankungen und Verletzungen im Wirbelsäulenbereich	8	M	352.898	1.099	89	321	825	51	392	24	236	15	127	8	24	2
F62	Herzinsuffizienz und Schock	5	M	306.195	990	81	309	655	42	391	25	268	17	181	12	52	3
L90	Niereninsuffizienz, teilstationär, Alter >14Jahre ohne Peritonealdialyse	11	M	271.139	132	11	2.054	6.899	69	2.673	27	299	3	149	1	40	0
E79	Infektionen und Entzündungen der Atmungsorgane	4	M	255.739	1.001	82	255	576	45	321	25	214	17	130	10	33	3
F71	Nicht schwere kardiale Arrhythmie und Erregungsleitungsstörungen	5	M	250.004	988	80	253	604	48	329	26	203	16	109	9	19	1
B70	Apoplexie	1	M	199.812	995	81	201	666	66	240	24	64	6	27	3	7	1
F67	Hypertonie	5	M	198.644	979	80	203	440	43	256	25	178	18	115	11	24	2
B80	Andere Kopfverletzungen	1	M	195.681	912	74	215	572	54	263	25	143	13	77	7	15	1
O65	Andere vorgeburtliche stationäre Aufnahme	14	M	193.919	701	57	277	658	48	361	26	233	17	119	9	11	1

E65	Chronisch-obstruktive Atemwegserkrankung	4	M	182.063	979	80	186	438	47	223	24	150	16	93	10	26	3
E69	Bronchitis und Asthma bronchiale	4	M	176.173	1.000	81	176	422	48	228	26	135	15	77	9	19	2
L64	Harnsteine und Harnwegsobstruktion	11	M	160.480	933	76	172	517	60	219	26	77	9	35	4	9	1
F73	Synkope und Kollaps	5	M	155.346	1.005	82	155	344	45	200	26	132	17	79	10	18	2
K62	Verschiedene Stoffwechselerkrankungen	10	M	148.387	1.019	83	146	310	43	189	26	133	18	80	11	16	2
L63	Infektionen der Harnorgane	11	M	148.130	981	80	151	349	46	200	26	122	16	68	9	16	2
E71	Neubildungen der Atmungsorgane	4	M	142.127	957	78	149	544	73	120	16	49	7	23	3	6	1
J65	Verletzung der Haut, Unterhaut und Mamma	9	M	136.962	960	78	143	367	51	175	25	104	15	58	8	10	1
D61	Gleichgewichtsstörung, Hörverlust oder Tinnitus	3	M	125.489	992	81	127	345	55	151	24	81	13	43	7	11	2
B76	Anfälle	1	M	121.417	969	79	125	407	65	156	25	47	7	13	2	3	1
K60	Diabetes mellitus	10	M	119.970	995	81	121	328	54	132	22	82	14	50	8	12	2
G72	Andere leichte bismoderate Erkrankungen der Verdauungsorgane	6	M	117.867	937	76	126	288	46	163	26	102	16	60	9	15	2
J64	Infektion/Entzündung der Haut und Unterhaut oder Hautulkus	9	M	117.770	1.050	86	112	271	48	138	25	91	16	52	9	8	1

n = 1.228 Vereinbarungen des Jahres 2017

Krankenhaus-Report 2019

- **Partitionen in % (Verteilung über die Partitionen)**

Eine MDC kann in drei Partitionen aufgeteilt sein:

- DRGs liegen in der chirurgischen Partition, wenn sie eine Prozedur beinhalten, für die ein OP-Saal erforderlich ist.
- DRGs der anderen Partition beinhalten Prozeduren, die in der Regel diagnostische Maßnahmen abbilden und für die kein OP-Saal erforderlich ist.
- DRGs der medizinischen Partition beinhalten keine relevanten Prozeduren.

Die Abkürzungen der Partitionen bedeuten Folgendes:
o = operativ
a = andere
m = medizinisch

- **Budget-Anteile ZE/SE**

Für Leistungen, die mit DRGs noch nicht sachgerecht vergütet werden, können die Vertragspartner individuelle Leistungskomplexe und Entgelte vereinbaren. Dazu gehören im Jahr 2017 u. a. 45 DRGs (davon drei teilstationäre), zu denen keine sachgerechte Bewertungsrelation durch das InEK ermittelt werden konnte, aber auch Leistungen in besonderen Einrichtungen und teilstationäre Behandlung.[3] Die Spalte Budgetanteil SE beschreibt den Anteil solcher tages- oder fallbezogenen Leistungen am Gesamtbudget aus DRGs, Zusatzentgelten und sonstigen Entgelten. Dieser Budgetanteil ist von der Vergütung nach DRGs sowie der Budgetkonvergenz ausgenommen.

Zusatzentgelte können neben DRG-Fallpauschalen sowie tages- und fallbezogenen sonstigen Entgelten zusätzlich abgerechnet werden. Über die 94 vom InEK kalkulierten und bundeseinheitlich vergüteten hinaus können weitere hausindividuelle Zusatzentgelte vereinbart werden.

- **Bes. Leist. (B/N/H/P)**

In mit einem „B" gekennzeichneten Häusern sind Leistungsbereiche vereinbart, die nach der Vereinbarung zur Bestimmung von Besonderen Einrichtungen – VBE 2017 – von der Abrechnung nach DRG-Fallpauschalen und der Budgetkonvergenz ausgenommen sind. „N" markiert Einrichtungen, in denen 2017 Entgelte für neue Untersuchungs- und Behandlungsmethoden nach § 6 Abs. 2 des Krankenhausentgeltgesetzes (NUB) vereinbart wurden. „H" kennzeichnet Krankenhäuser, in denen Zusatzentgelte für hochspezialisierte Leistungen nach § 6 Abs. 2a des Krankenhausentgeltgesetzes vereinbart wurden. „P" markiert Krankenhäuser mit einer psychiatrischen Fachabteilung.

- **Notfall**

In dieser Spalte findet sich ein „N", sofern für das Krankenhaus im Jahr 2017 ein Abschlag für die Nichtteilnahme an der Notfallversorgung vereinbart wurde.

- **AOK-Patientenwege (PKW-km) (Med/oQ)**

Für jede Einrichtung wird auf Basis der AOK-Krankenhausfälle mit Abrechnung nach Krankenhausentgeltgesetz (KHEntgG) die maximale PKW-Strecke in km für die 50 % (in der Spalte Med für Median) bzw. 75 % (in der Spalte oQ für oberes Quartil) der AOK-Versicherten mit der kürzesten Fahrtstrecke dargestellt. Als Startpunkt des Patientenwegs gilt der geografische Mittelpunkt des 5-stelligen PLZ-Gebiets des Patientenwohnorts, als Endpunkt die vollständige Adresse des Krankenhauses.

- **Vereinbarte regionale DRG-Marktanteile und -konzentration im Umkreis von 10, 20 und 30 km (Marktanteil/HHI)**

Die Spalten beschreiben die regionale Markt- und Wettbewerbssituation des jeweiligen Krankenhauses für DRG-Leistungen im Luftlinienumkreis von 10, 20 und 30 km anhand der Kennzahlen Marktanteil und dem Herfindahl-Hirschman-Index (HHI).

Der ausgewiesene regionale Marktanteil eines Krankenhauses basiert auf den dort konkret vereinbarten Leistungen. Eine Einrichtung in einer Region mit hoher Krankenhausdichte kann also auch einen relativ hohen Marktanteil aufweisen, sofern es Leistungen erbringt, die in der Region ansonsten selten bzw. in geringem Umfang vereinbart sind.

Der Herfindahl-Hirschman-Index ist eine Kennzahl zur Konzentrationsmessung in einem Markt bzw. in einer Marktregion und spiegelt so die

3 Die Regelungen finden sich im Detail in § 6 Abs. 1 des Krankenhausentgeltgesetzes.

Wettbewerbsintensität wider. Er ist als Summe der quadrierten Markanteile aller Teilnehmer in einer Region definiert und kann die Werte zwischen 0 und 1 annehmen, wobei der Wert 1 als Synonym für eine Monopolstellung keinem Wettbewerb entspricht. Verteilen sich in einer Wettbewerbsregion die Leistungen gleichmäßig auf zwei Anbieter, so haben beide einen Marktanteil von 50 %, der quadrierte Marktanteil beträgt jeweils 0,25 und der HHI als Summe der quadrierten Marktanteile ist 0,50. Verteilen sich die Leistungen aber nicht gleichmäßig auf die zwei Anbieter, sondern im Verhältnis 99 % zu 1 %, so nimmt der HHI einen Wert in der Nähe von 1 ein und spiegelt so die monopolistische Angebotsstruktur wider.

Um unerwünschte Effekte aus noch nicht geschlossenen Vereinbarungen zu minimieren, basieren die Marktdaten abweichend von den übrigen Werten in der Tabelle aus der Vorjahres-Budgetrunde.

Infozeile Bundesland

Die Darstellung ist sortiert nach Bundesländern und dem Namen des Standortes. Für jedes Bundesland werden in einer Zeile die gewichteten Mittelwerte CMI, Anteile der Partitionen an Gesamtfällen, Leistungsdichte Basis-DRG, Top MDC, Budgetanteile von Zusatzentgelten und sonstigen Entgelten sowie die Anzahl der Krankenhäuser mit vereinbarten besonderen Leistungen dargestellt.

QSR-Behandlungsergebnisse

Das QSR-Verfahren der AOK ist ein Verfahren zur Qualitätsmessung von Krankenhausbehandlungen. Die Abkürzung QSR steht für „Qualitätssicherung mit Routinedaten". Im QSR-Verfahren kann durch die konsequente Analyse der Behandlung und des Überlebensstatus bis zu einem Jahr nach der Erstoperation auch die langfristige Behandlungsqualität gemessen werden. Zur Berechnung der Qualitätsindikatoren werden Abrechnungs- bzw. Routinedaten verwendet. Diese werden den Krankenkassen automatisch vom Krankenhaus übermittelt, um die Behandlung eines Patienten in Rechnung zu stellen, oder liegen der Krankenkasse bereits in den Versichertenstammdaten vor.

Im Krankenhaus-Directory stehen die krankenhausbezogenen Ergebnisse für folgende Leistungsbereiche zur Verfügung: Einsetzen einer Endoprothese oder osteosynthetische Versorgung nach einem hüftgelenknahen Oberschenkelbruch, Einsetzen einer Hüftendoprothese bei Coxarthrose (Hüft-EP), Einsetzen eines künstlichen Kniegelenks bei Gonarthrose (Knie-EP), Gallenblasenentfernung bei Gallensteinen, Blinddarmentfernung, Operation bei gutartiger Prostatavergrößerung, Prostataentfernung bei Prostatakrebs und therapeutische Herzkatheter (PCI) bei Patienten ohne Herzinfarkt. Das aktuelle Verfahrensjahr 2017 umfasst den Berichtszeitraum 2014 bis 2016 mit 2017 zur Nachbeobachtung der Patienten.

Die klinikbezogenen QSR-Ergebnisse werden auch im AOK-Krankenhausnavigator auf Basis der Weißen Liste frei zugänglich veröffentlicht.[4]

Literatur

Friedrich J, Leber WD, Wolff J (2010) Basisfallwerte – zur Preis- und Produktivitätsentwicklung stationärer Leistungen. In: Klauber J, Geraedts M, Friedrich J (Hrsg) Krankenhaus-Report 2010. Schattauer, Stuttgart, S 122–147

4 www.aok.de/krankenhausnavi

Anhang

J. Klauber et al. (Hrsg.), *Krankenhaus-Report 2019*
https://doi.org/10.1007/978-3-662-58225-1

Die Autorinnen und Autoren

Dr. Henning Adam

Deutsche Krebsgesellschaft e. V.
Berlin

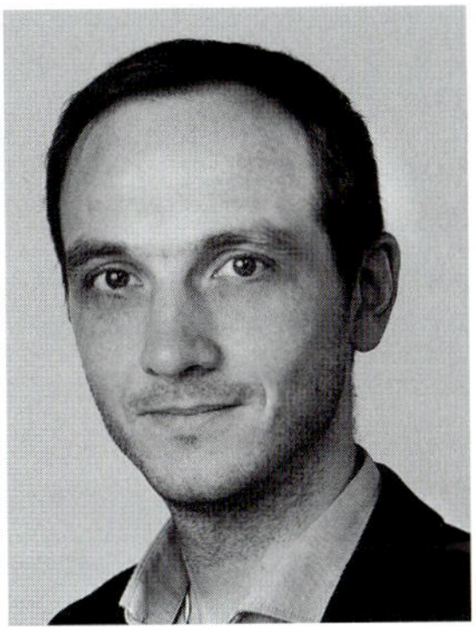

Dr. Henning Adam ist seit Januar 2018 ärztlicher Referent für den Bereich Zertifizierung bei der Deutschen Krebsgesellschaft. Dort unterstützt er die Arbeit der Zertifizierungskommissionen und begleitet das Zertifizierungssystem wissenschaftlich. Nach dem Studium der Humanmedizin und Promotion an der Universität Münster (2005–2011) sowie dem Studium der Gesundheitswissenschaften an der Berliner Charité (2012–2013) war er von 2014 bis 2017 für den Gemeinsamen Bundesausschuss tätig.

Prof. Dr. Volker Eric Amelung

Privates Institut für angewandte Versorgungsforschung (inav GmbH)
Berlin

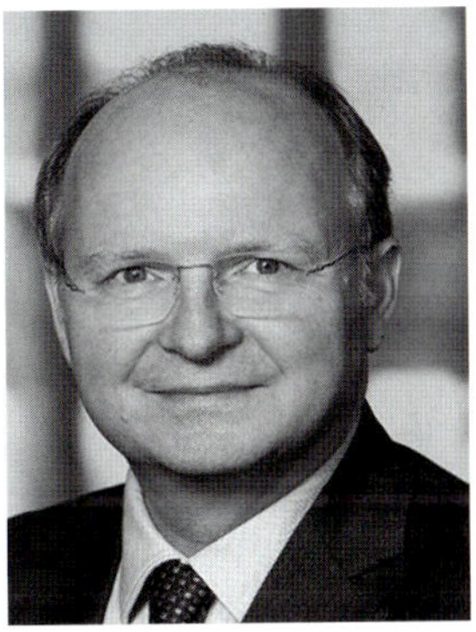

Studium der Betriebswirtschaftslehre an der Hochschule St. Gallen und an der Universität Paris-Dauphine. Nach der Promotion Tätigkeit an der Hochschule für Wirtschaft und Politik in Hamburg sowie Gastwissenschaftler an der Columbia University in New York. Ab 2001 Universitätsprofessur an der Medizinischen Hochschule Hannover für Gesundheitsmanagement und Gesundheitssystemforschung. Diverse Lehraufträge unter anderem in Wien (Medizinische Universität und Wirtschaftsuniversität) und New York (Columbia University). Seit 2007 Vorstandsvorsitzender des Bundesverbandes Managed Care. Gründung des privaten Instituts für angewandte Versorgungsforschung (inav GmbH) im Jahr 2011.

Prof. Dr. Boris Augurzky

RWI – Leibniz-Institut für
Wirtschaftsforschung e. V.
Essen

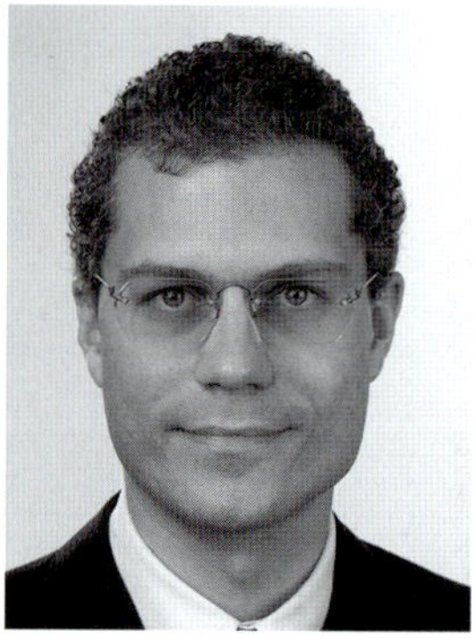

Prof. Dr. Boris Augurzky ist Leiter des Kompetenzbereichs „Gesundheit“ am RWI in Essen, seit 2007 Geschäftsführer der Institute for Health Care Business GmbH und seit 2014 wissenschaftlicher Geschäftsführer der Stiftung Münch. Er ist Mitglied des Fachausschusses „Versorgungsmaßnahmen und -forschung“ der Deutschen Krebshilfe. 2016 wurde er zum außerplanmäßigen Professor an der Universität Duisburg-Essen berufen.

Jana Aulenkamp

Bundesvertretung der Medizinstudierenden
in Deutschland e. V. (bvmd)
German Medical Students' Association
Berlin

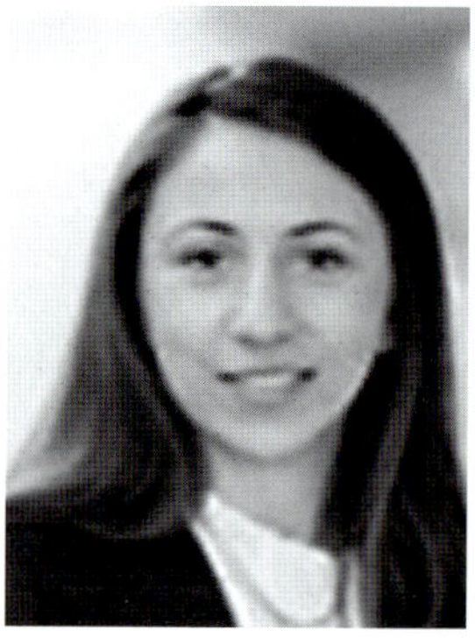

Jana Aulenkamp ist Präsidentin der Bundesvertretung der Medizinstudierenden in Deutschland e. V. (bvmd). Die Vertretung steht für die rund 90.000 Medizinstudierenden in Deutschland (www.bvmd.de).

Dr. Michael Baehr

Universitätsklinikum Hamburg-Eppendorf
Apotheke
Hamburg

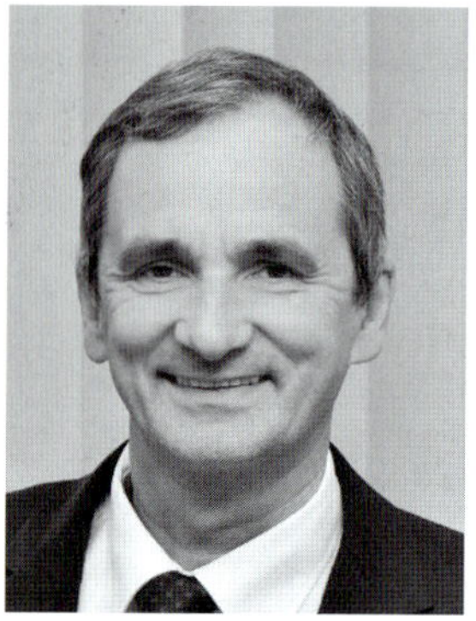

Dr. Michael Baehr studierte Pharmazie an der TU Braunschweig und promovierte dort im Fach Pharmazeutische Technologie. Nach kurzer Tätigkeit in der pharmazeutischen Industrie leitet er seit 1991 die Klinikapotheke des UKE. Er verfügt über langjährige Erfahrungen in der Einführung automatisierter Prozesse, elektronischer Verordnungssysteme, patientenbezogener Arzneimittelversorgung (Unit-Dose-Versorgung) und klinisch-pharmazeutischer Dienstleistungen.

Prof. Dr. Andreas Beivers

Hochschule Fresenius
München

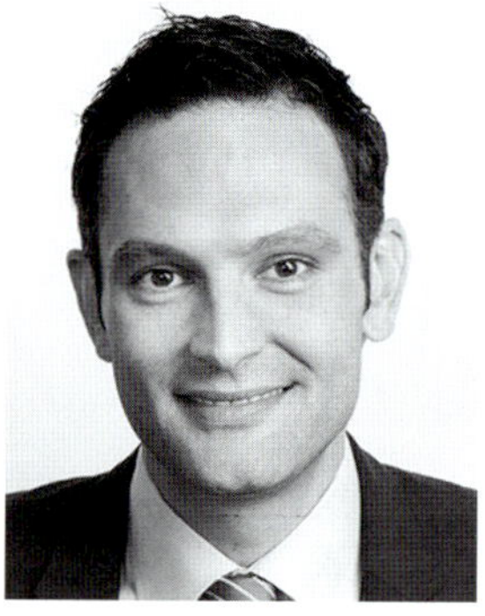

Studium der VWL an der Ludwig-Maximilians-Universität München. 2004–2009 zunächst wissenschaftlicher Mitarbeiter, dann Bereichsleiter für stationäre Versorgung am Institut für Gesundheitsökonomik in München. Promotion an der Universität der Bundeswehr München. Seit 2010 Studiendekan für Gesundheitsökonomik an der Hochschule Fresenius in München. Im März 2011 Berufung zum Professor an der Hochschule Fresenius durch das Hessische Kultusministerium.

Dr. Nick Bertram, MPH

Privates Institut für angewandte
Versorgungsforschung (inav GmbH)
Berlin

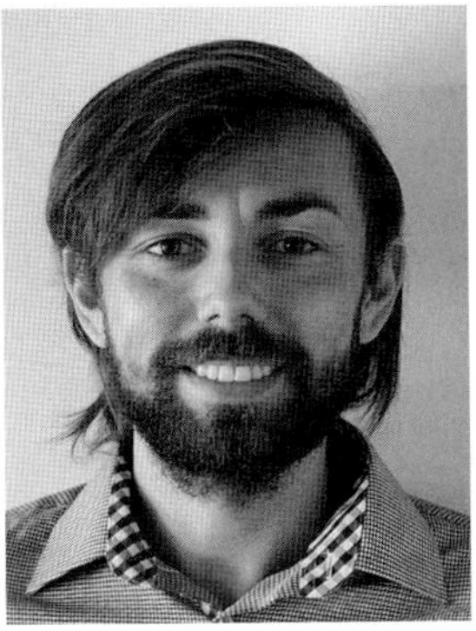

Nach dem Studium der Zahnmedizin an der Georg-August-Universität Göttingen sowie der Promotion an der dortigen Klinik für Hämatologie und Onkologie erlangte Dr. Bertram den Master of Public Health (MPH) an der Berlin School of Public Health der Charité – Universitätsmedizin Berlin. Schwerpunkte des Studiums waren Gesundheitssysteme und Gesundheitssystemforschung. Daneben war er durch seine Projektmanagementtätigkeit bei Gesundheit Berlin-Brandenburg e. V. an der Organisation und Durchführung des 21. Kongresses Armut und Gesundheit 2016 beteiligt. Seit 2016 ist er Projektmanager am privaten Institut für angewandte Versorgungsforschung (inav GmbH) und schwerpunktmäßig verantwortlich für die Konzeption und Durchführung von Versorgungsforschungsstudien und Evaluationen sowie die Erstellung wissenschaftlicher Publikationen.

Sebastian Binder

Privates Institut für angewandte
Versorgungsforschung (inav GmbH)
Berlin

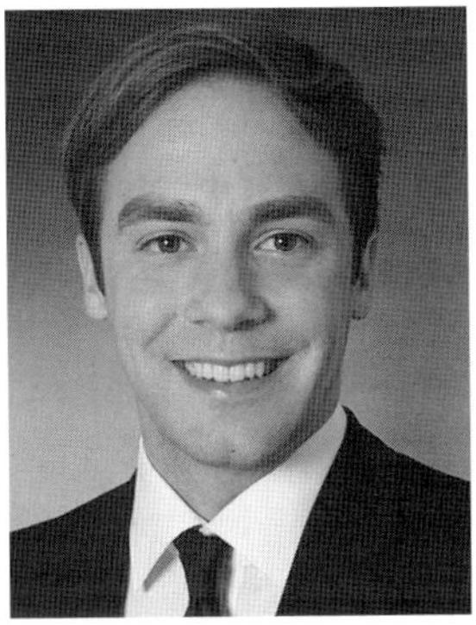

Herr Binder studierte Gesundheitsökonomie (M. Sc.) an der Universität Bayreuth und absolviert derzeit berufsbegleitend einen postgradualen Master in Epidemiologie an der Johannes-Gutenberg-Universität Mainz. Sebastian Binder arbeitet seit Januar 2016 als Projektmanager Versorgungsforschung am privaten Institut für angewandte Versorgungsforschung (inav GmbH) in Berlin. Der Schwerpunkt seiner Arbeit liegt in der Konzeption und Evaluation von Versorgungsforschungsstudien. Unter anderem ist er Koautor des Buches „Die elektronische Patientenakte: Fundament einer effektiven und effizienten Gesundheitsversorgung".

Ute Bölt

Statistisches Bundesamt
Gruppe H1 Gesundheit
Bonn

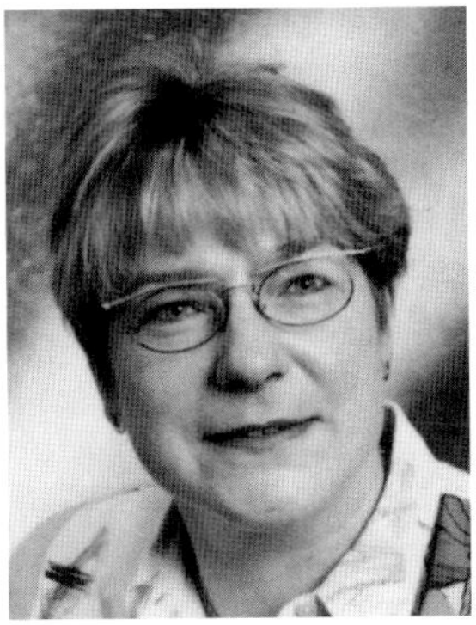

Geboren 1959. Diplom-Verwaltungswirtin (FH). Seit 1978 Beamtin des Landschaftsverbandes Rheinland. 1992 Wechsel in das Bundesministerium des Innern, Abteilung Öffentlicher Dienst. Federführende Erstellung des Ersten Versorgungsberichts der Bundesregierung zur Prognose der künftigen Entwicklung der Versorgungs-kosten. Seit 1999 Mitarbeiterin des Statistischen Bundesamtes in der Gruppe H1 Gesundheit. Schwerpunkt: Methodische Weiterentwicklung der Krankenhausstatistik.

Dr. Philipp Breidenbach

RWI – Leibniz-Institut für
Wirtschaftsforschung e. V.
Essen

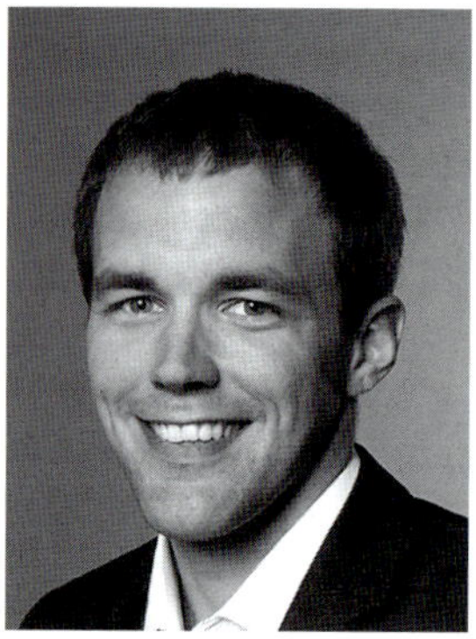

Seit 2015 ist Philipp Breidenbach stellvertretender Leiter des Forschungsdatenzentrums Ruhr am RWI – Leibniz-Institut für Wirtschaftsforschung. Zuvor war er seit 2010 als Referent des Vorstands am RWI tätig. Zudem ist er Wissenschaftler im Kompetenzbereich Wachstum, Konjunktur, Öffentliche Finanzen. Seine Dissertation hat er bei Prof. Christoph M. Schmidt zu regionalpolitischen Wirkungen öffentlicher Investitionen verfasst.

Seine Forschungsinteressen liegen im Bereich der Evaluation kleinräumiger wirtschaftlicher Entwicklungen und Simulationsmodellen. Im Rahmen kleinräumiger Modellierungen hat er die grundlegende Berechnung der kleinräumigen Erreichbarkeiten am RWI mitentwickelt. Er studierte Wirtschaftswissenschaften an der Ruhr-Universität Bochum.

Dirk Bürger

AOK-Bundesverband
Berlin

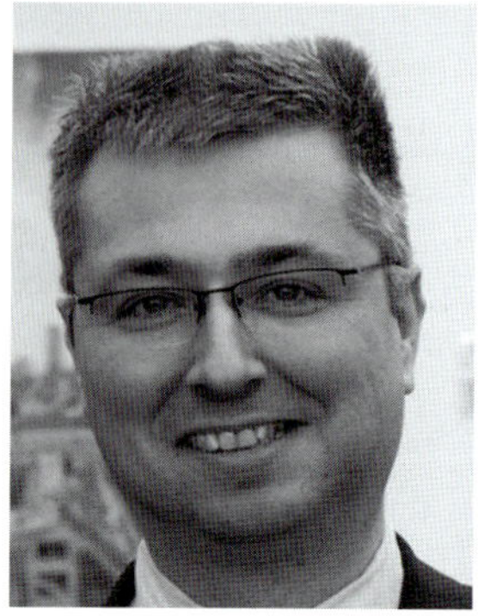

Seit 03/2010 Referent für Gesundheitspolitik beim AOK-Bundesverband, Stabsbereich Politik und Unternehmensentwicklung. 11/2009–02/2010 wissenschaftlicher Mitarbeiter und Büroleiter des Bundestagsabgeordneten Rudolf Henke, CDU/CSU-Bundestagsfraktion, Mitglied des Gesundheitsausschusses. 01/2001–10/2009 wissenschaftlicher Mitarbeiter und Büroleiter des Bundestagsabgeordneten und stellvertretenden Vorsitzenden des Gesundheitsausschusses des Deutschen Bundestages Dr. med. Hans Georg Faust. 10/1986–12/2000 Fachkrankenpfleger in der Abteilung für Anästhesie und Intensivmedizin des Marienhospitals in Bottrop/NRW.

Prof. Dr. Reinhard Busse, MPH, FFPH

Technische Universität Berlin
Lehrstuhl Management im Gesundheitswesen
WHO Collaborating Centre for Health Systems, Research and Management
Berlin

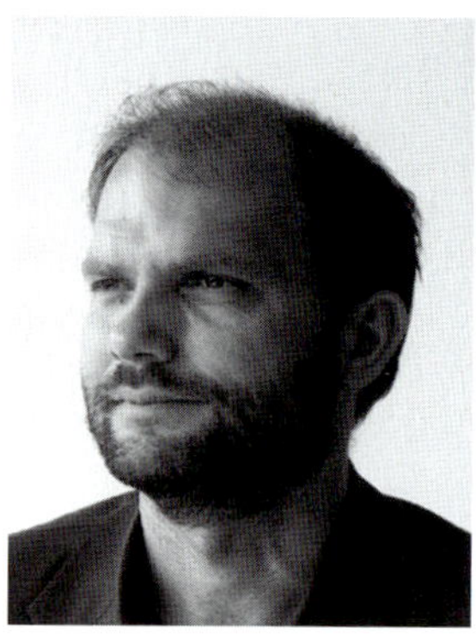

Lehrstuhlinhaber für Management im Gesundheitswesen an der Technischen Universität Berlin und Co-Direktor des Europäischen Observatoriums für Gesundheitssysteme und Gesundheitspolitik. Seit 2011 Editor-in-Chief des internationalen Journals „Health Policy", seit 2012 Leiter des Gesundheitsökonomischen Zentrums Berlin (BerlinHECOR),

2015–2018 Sprecher des Direktoriums der Berlin School of Public Health (BSPH), 2016/17 Vorsitzender der Deutschen Gesellschaft für Gesundheitsökonomie (dggö). Zahlreiche Mitgliedschaften in Beiräten und Kommissionen, u. a. beim WIdO, dem ZI und dem Wissenschaftsrat. Forschungsschwerpunkte: Gesundheitssystemforschung (insbesondere internationale Vergleiche, Spannungsfeld zwischen Markt und Regulation sowie Health Systems Performance Assessment), Versorgungsforschung (Vergütungsmechanismen, Integrierte Versorgung, Rolle von Pflegepersonal), Gesundheitsökonomie sowie Health Technology Assessment (HTA).

Moritz Esdar

Hochschule Osnabrück
Forschungsgruppe Informatik
im Gesundheitswesen
Osnabrück

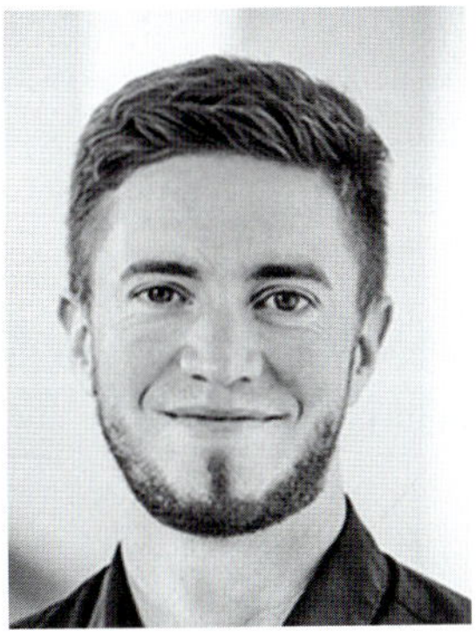

Moritz Esdar ist seit 2015 wissenschaftlicher Mitarbeiter in der „Forschungsgruppe Informatik im Gesundheitswesen" und Lehrbeauftragter für Statistik und empirische Sozialforschung an der Hochschule Osnabrück. Nachdem er in Osnabrück und Auckland Krankenhausbetriebslehre studiert hat sowie in verschiedenen Krankenhäusern im IT-Projektmanagement sowie Controlling tätig war, forscht und promoviert er im Bereich IT-Adoptionsforschung mit dem Fokus auf nationale, organisationale und personenbezogene Faktoren, die in Zusammenhang mit Innovationsfähigkeit und erfolgreicher Informationslogistik in der stationären Versorgung stehen.

Prof. Dr. Uwe Fachinger

Universität Vechta
Institut für Gerontologie (IfG)
Vechta

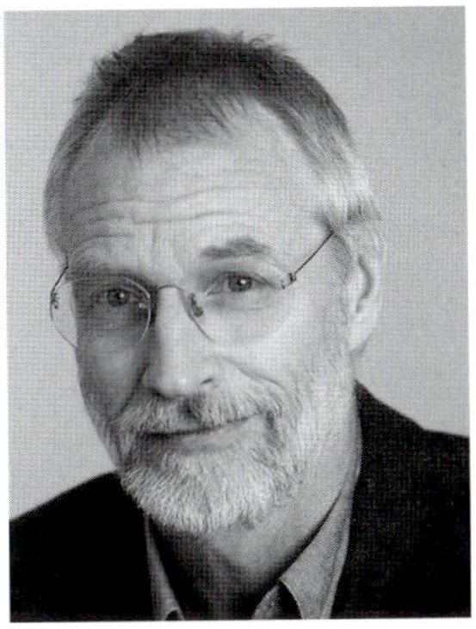

Studium der Betriebs- und Volkswirtschaftslehre an der Freien Universität Berlin; 1989 Promotion am Fachbereich Wirtschaftswissenschaft der FU Berlin; 1998 Habilitation an der Universität Bremen (venia legendi für das Fach Volkswirtschaftslehre). Wissenschaftlicher Mitarbeiter im Sonderforschungsbereich 3 „Mikroanalytische Grundlagen der Gesellschaftspolitik" der Universitäten Frankfurt und Mannheim, an der FU Berlin und am Zentrum für Sozialpolitik der Universität Bremen. Seit 2007 Professor für Ökonomie und Demographischer Wandel am Institut für Gerontologie der Universität Vechta. Seine Arbeits- und Forschungsschwerpunkte liegen im Bereich der ökonomischen Analyse der Sozial- und Verteilungspolitik und der volkswirtschaftlichen Wirkungen des sozio-demographischen Wandels auf Systeme der sozialen Sicherung. In diesem Zusammenhang befasst er sich u. a. mit ökonomischen Analysen zur Struktur und Entwicklung der gesundheitlichen und pflegerischen Versorgung, zu ökonomischen Potenzialen technischer Assistenzsysteme sowie zu Entrepreneurship, (neuen) Formen der Selbständigkeit und zur Erwerbshybridisierung.

Jörg Friedrich

Wissenschaftliches Institut der AOK (WIdO)
Berlin

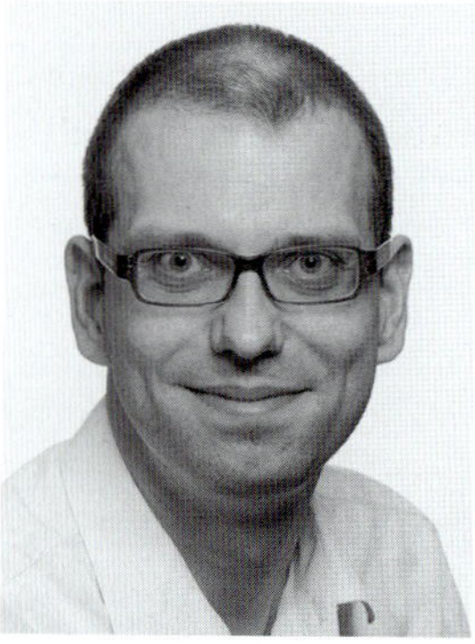

Studium der Sozialwissenschaften in Hannover. 1996–1999 Stabsstelle der Pflegedienstleitung des Agnes-Karll-Krankenhauses Laatzen. 1999–2002 Abteilung Stationäre Leistungen, Rehabilitation des AOK-Bundesverbandes. Seit 2002 wissenschaftlicher Mitarbeiter im Wissenschaftlichen Institut der AOK (WIdO). 2006 bis 2018 Leiter des Forschungsbereichs Krankenhaus. Ab 2019 Abteilungsleiter Gesundheitsfonds und Morbi-RSA im AOK-Bundesverband.

Dr. Alexander Geissler

Technische Universität Berlin
Fachgebiet Management im Gesundheitswesen
Berlin

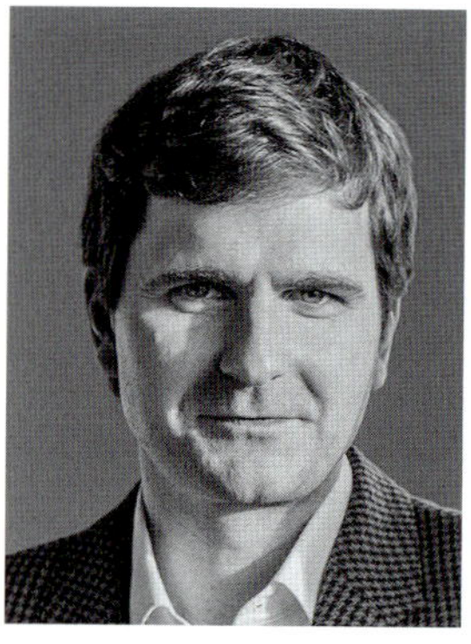

Studium des Wirtschaftsingenieurwesens u. a. mit den Schwerpunkten Management im Gesundheitswesen an der Technischen Universität Berlin, 2008 Diplom. 2013 Promotion mit dem Schwerpunkt Vergleich international eingesetzter Krankenhausvergütungs- und Patientenklassifikationssysteme. Seit 2008 wissenschaftlicher Mitarbeiter am Fachgebiet Management im Gesundheitswesen. Forschungsschwerpunkte: Gesundheitssystemvergleiche, Gesundheitsökonomie und Versorgungsforschung mit Fokus auf den stationären Sektor.

Prof. Dr. Max Geraedts, M. san.

Institut für Versorgungsforschung
und Klinische Epidemiologie
Fachbereich Medizin
Philipps-Universität Marburg

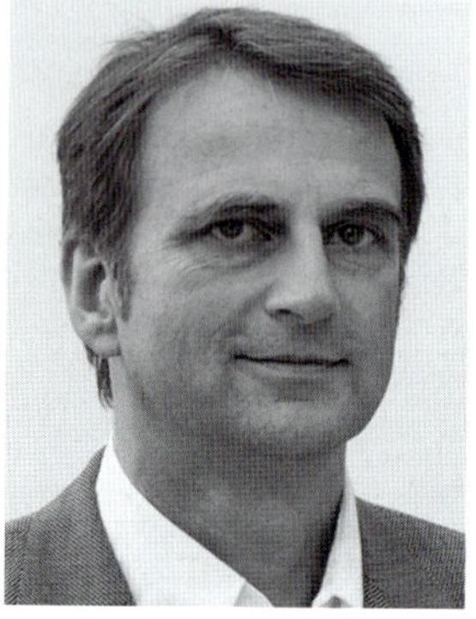

Studium der Medizin in Marburg und der Gesundheitswissenschaften und Sozialmedizin in Düsseldorf. Ärztliche Tätigkeit am Universitätsklinikum Marburg. Wissenschaftlicher Mitarbeiter am Institut für Medizinische Informationsverarbeitung der Universität Tübingen. DFG-Forschungsstipendium und Postdoctoral Fellowship „Health Services Research" am Institute for Health Policy Studies der University of California, San Francisco. Habilitation für das Fach Gesundheitssystemforschung an der Eberhard-Karls-Universität Tübingen. 2000–2008 Professur für Public Health an der Heinrich-Heine-Universität Düsseldorf. 2009–2016 Lehrstuhlinhaber für Gesundheitssystemforschung an der Universität Witten/Herdecke. Seit Juni 2016 Leitung des Instituts für Versorgungsforschung und Klinische Epidemiologie an der Philipps-Universität Marburg.

Dr. Jan Erik Gewehr

Universitätsklinikum Hamburg-Eppendorf
Hamburg

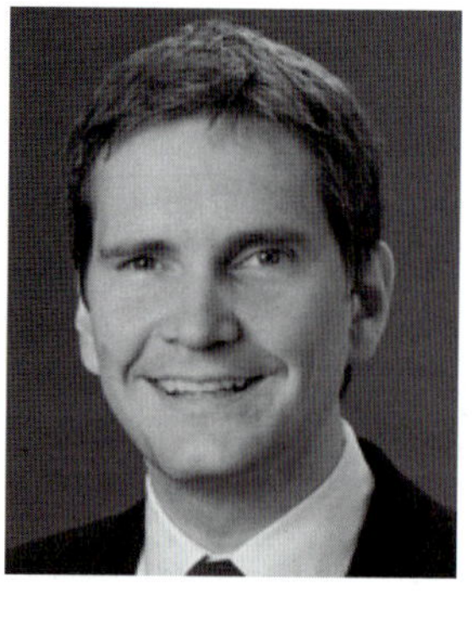

Dr. Jan Erik Gewehr leitet die Abteilung Forschung und integrative Systeme im Geschäftsbereich Informationstechnologie. Parallel leitet er die Arbeitsgruppe Forschungs-IT am UKE. Vorher war er als Projektmanager und stellvertretende Leitung des Projektmanagements am UKE, als Senior Software Ingenieur und Berater sowie als Wissenschaftler im Bereich Bioinformatik tätig.

Dr. Klaus Goedereis

St. Franziskus-Stiftung
Münster

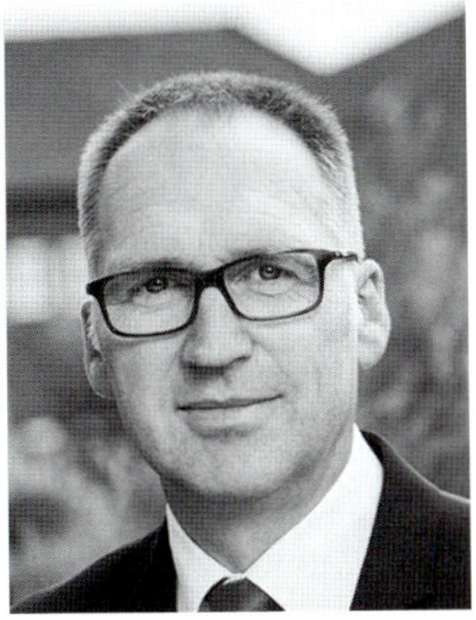

Dr. rer. pol. Klaus Goedereis, Bankkaufmann, Dipl.-Kaufmann. Fünf Jahre wissenschaftlicher Mitarbeiter und Projektleiter am CKM (Centrum für Krankenhausmanagement, Institut an der WWU Münster). 2000 Geschäftsführer der Hospitalgesellschaften der Franziskanerinnen Münster St. Mauritz; 2004 Vorstand, seit 2009 Vorstandsvorsitzender der St. Franziskus-Stiftung Münster. Verschiedene nebenamtliche Tätigkeiten in Verbänden und Aufsichtsgremien.

Alexander Haering

RWI – Leibniz-Institut für
Wirtschaftsforschung e. V.
Essen

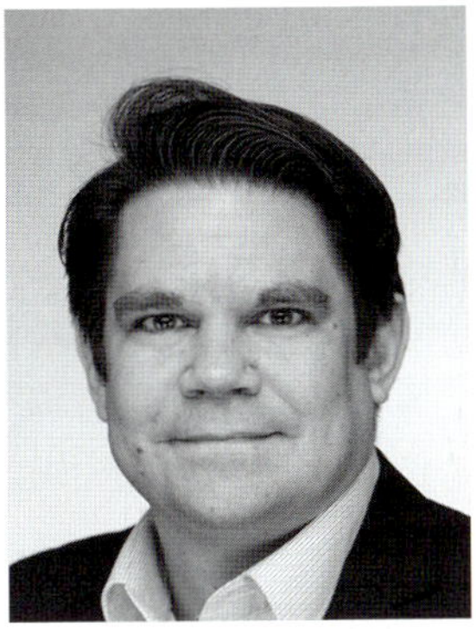

Alexander Haering ist seit Januar 2017 als Wissenschaftler am RWI – Leibniz-Institut für Wirtschaftsforschung im Kompetenzbereich Gesundheit tätig und seit Juli 2018 assoziiert mit der Hochschule Fresenius. Vorher war er als wissenschaftlicher Mitarbeiter in der Forschungsgruppe „Behavioral Economics and East Asia" an der IN-EAST School of Advanced Studies beschäftigt. Er studierte Betriebswirtschaftslehre – Gesundheitsökonomie und Management im Gesundheitswesen (M. Sc.) sowie Volkswirtschaftslehre (B. Sc.) an der Universität Duisburg–Essen.

Dr. Ernst-Günther Hagenmeyer, MPH

GKV-Spitzenverband
Berlin

Dr. Ernst-Günther Hagenmeyer ist Facharzt für Allgemeinmedizin. Nach einem Zusatzstudium der Gesundheitswissenschaften war er zehn Jahre in der Versorgungsforschung beim Berliner IGES-Institut tätig. Seit 2010 ist er vorrangig im Bereich der evidenzbasierten Medizin und der Bewertung von neuen Untersuchungs- und Behandlungsmethoden beim GKV-Spitzenverband tätig. Ein weiterer thematischer Schwerpunkt ist die Beurteilung von innovativen Verfahren der Telemedizin und von Mobile Health.

Hans Erik Henriksen

Healthcare DENMARK
Odense M
Dänemark

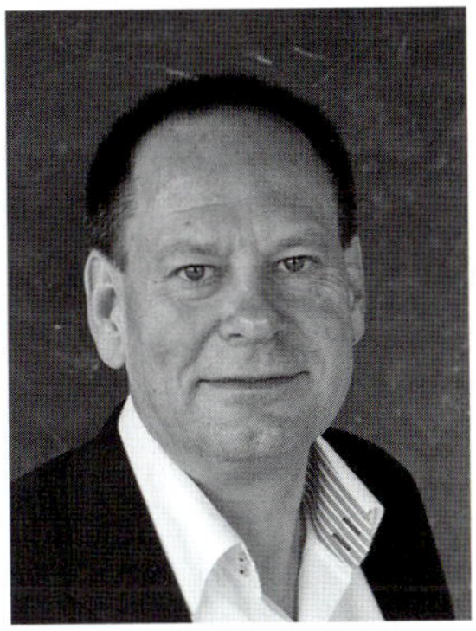

Hans Erik Henriksen ist Geschäftsführer von Healthcare DENMARK, einer Public-Private-Partnership-Organisation mit dem Auftrag, in Dänemark entwickelte Lösungen und Kompetenzen für das Gesundheitswesen im Ausland zu fördern. In den letzten 20 Jahren hatte er verschiedene Führungspositionen im Gesundheitswesen inne. u. a. war er Geschäftsführer des Gesundheits-IT-Unternehmens Cetrea, das in den Jahren 2008 bis 2012 als führender Anbieter von Lösungen für Dänemark etabliert wurde und Märkte in Skandinavien, Deutschland, den Niederlanden und den USA erschloss. Davor war er bei IBM Healthcare and Life Sciences verantwortlich für Nord- und Osteuropa (Großbritannien, Irland, Südafrika, Deutschland, Österreich, Schweiz, Skandinavien sowie Mittel- und Osteuropa). Seit 2008 ist er Vorstandsmitglied in einer Reihe von Unternehmen des Gesundheitswesens und der Gesundheits-IT. Im Jahr 2012 war er Mitglied des Growth Teams der dänischen Regierung für das Gesundheits- und Sozialwesen.

Prof. Dr. Ursula Hübner

Hochschule Osnabrück
Forschungsgruppe Informatik
im Gesundheitswesen
Osnabrück

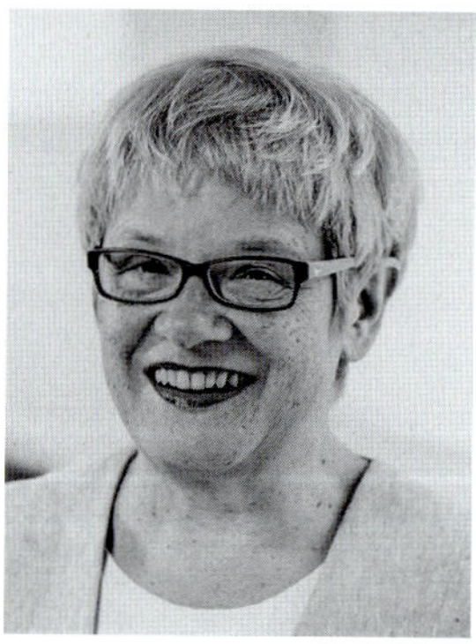

Prof. Dr. Ursula Hübner ist Professorin für Medizinische und Gesundheitsinformatik an der Hochschule Osnabrück. Sie forscht in den Bereichen Versorgungskontinuität und Entscheidungsunterstützung durch digitale Verfahren, IT-Adoption/Diffusion sowie IT-Benchmarking im Gesundheitswesen und ist Herausgeberin des IT-Reports Gesundheitswesen. 1990 promovierte sie an der Heinrich-Heine-Universität Düsseldorf. Seit 1990 leitet sie sowohl in der Industrieforschung, in der sie zehn Jahre bei einem großen internationalen Computerhersteller mit Hauptsitz in Paris tätig war, wie an der Hochschule internationale und nationale Projekte im Bereich Softwaremethoden und digitale Anwendungen im Gesundheitswesen. Seit 1997 lehrt sie Medizinische und Gesundheitsinformatik und Quantitative Methoden (Statistik) an der Hochschule Osnabrück. Sie leitet die Forschungsgruppe Informatik im Gesundheitswesen sowie das Zentrum für Multimedia und IT-Anwendungen. Sie ist internationale Vorsitzende der HIMSS TIGER Initiative mit Sitz in Chicago zur Verbesserung der Aus- und Weiterbildung in eHealth. Für 2018 übernahm sie die Präsidentschaft der 63. Jahrestagung der Deutschen Gesellschaft für Medizinische Informatik, Biometrie und Epidemiologie (GMDS) in Osnabrück.

Jens Hüsers

Hochschule Osnabrück
Forschungsgruppe Informatik
im Gesundheitswesen
Osnabrück

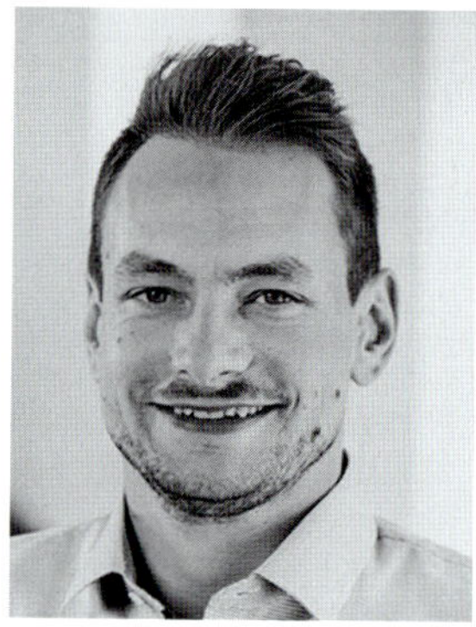

Jens Hüsers, M. A. ist Physiotherapeut und seit 2015 wissenschaftlicher Mitarbeiter der Forschungsgruppe Informatik im Gesundheitswesen der Hochschule Osnabrück. Er forscht und promoviert in dem Bereich der Gesundheitsinformatik. Seine Forschungsschwerpunkte sind die IT-Adoptionsforschung, insbesondere von klinischen entscheidungsunterstützenden Systemen, sowie deren Entwicklung auf Basis von maschinellem Lernen und Informationsstandards. Er lehrt Quantitative Methoden (Statistik) und Empirische Forschungsmethodik in den Gesundheitsstudiengängen der Fakultät Wirtschafts- und Sozialwissenschaften der Hochschule Osnabrück.

Jürgen Klauber

Wissenschaftliches Institut der AOK (WIdO)
Berlin

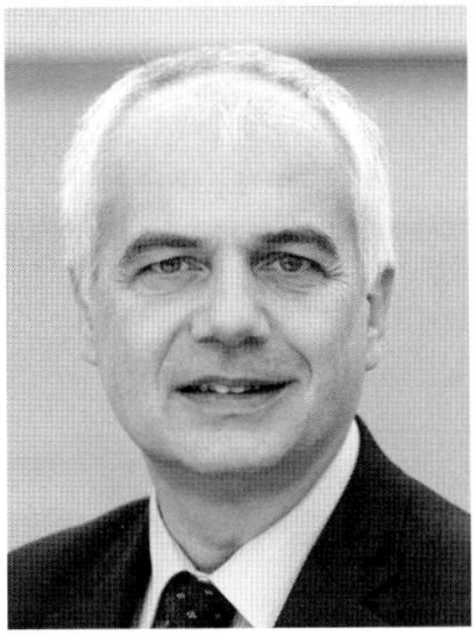

Studium der Mathematik, Sozialwissenschaften und Psychologie in Aachen und Bonn. Seit 1990 im Wissenschaftlichen Institut der AOK (WIdO) tätig. 1992–1996 Leitung des Projekts GKV-Arzneimittelindex im WIdO, 1997–1998 Leitung des Referats Marktanalysen im AOK-Bundesverband. Ab 1998 stellvertretender Institutsleiter und ab 2000 Leiter des WIdO. Inhaltliche Tätigkeitsschwerpunkte: Themen des Arzneimittelmarktes und stationäre Versorgung.

Prof. Dr. Annette Lebeau

Gemeinschaftspraxis für Pathologie
Lübeck
Institut für Pathologie
Universitätsklinikum Hamburg-Eppendorf

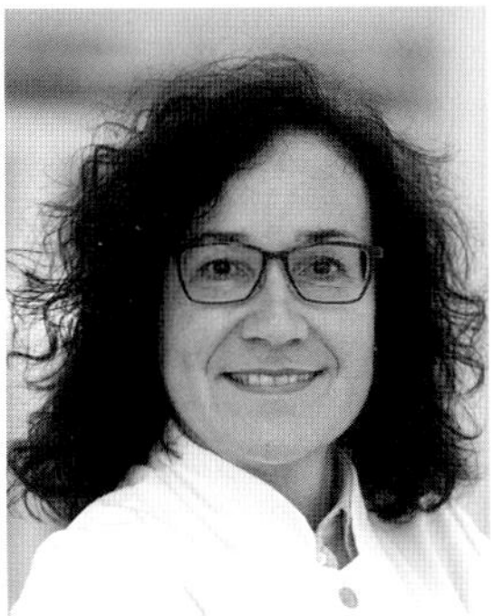

Prof. Lebeau ist seit 2006 in Lübeck niedergelassen und in Teilzeit als Oberärztin am UKE tätig. Sie ist Expertin für Mammapathologie und u. a. Mitglied des Vorstands der Deutschen Gesellschaft für Pathologie, der S3-Leitlinienkommission Mammakarzinom, der Zertifizierungskommission „Brustkrebszentren" der Deutschen Krebsgesellschaft, des wissenschaftlichen Beirats der Kooperationsgemeinschaft Mammographie und der Guideline Development Group der European Commission Initiative on Breast Cancer.

Dr. Gregor Leclerque

Wissenschaftliches Institut der AOK (WIdO)
Berlin

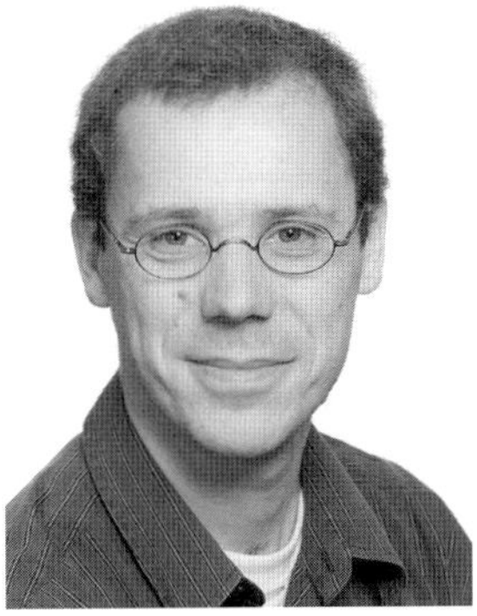

Studium der Volkswirtschaftslehre. 1997–2002 wissenschaftlicher Mitarbeiter an der Professur für Verteilungs- und Sozialpolitik, Johann-Wolfgang-Goethe-Universität, Frankfurt am Main. Promotion zum Thema „Arbeitnehmervertretungen in Japan". 2003–2006 wissenschaftlicher Mitarbeiter am Institut für Wirtschaft, Arbeit und Kultur (IWAK), Frankfurt am Main. Seit Jahresbeginn 2007 wissenschaftlicher Mitarbeiter im Forschungsbereich Krankenhaus des WIdO.

Dr. Jan-David Liebe

Hochschule Osnabrück
Forschungsgruppe Informatik
im Gesundheitswesen
Osnabrück

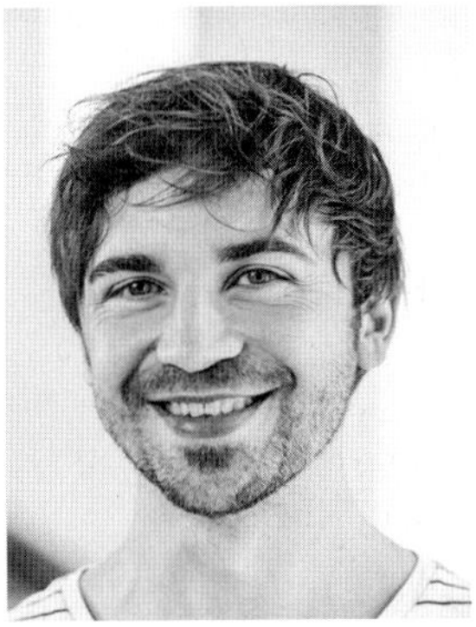

Dr. Jan-David Liebe ist wissenschaftlicher Mitarbeiter, Dozent und Methodenberater an der Hochschule Osnabrück. Innerhalb seiner Forschungsaktivitäten und in der Lehre befasst er sich mit der Beschreibung und Erklärung von eHealth-Innovationsprozessen. Herr Liebe promovierte zu dem Thema „Benchmarking Complex eHealth Innovations – Konzeption, Entwicklung und Umsetzung einer skalierbaren Austauschplattform zur Unterstützung innovativer eHealth-Strategien in Krankenhäusern" an der Universität Osnabrück (FB Wirtschaftsinformatik). In weiteren Tätigkeiten ist er Leiter des Graduiertenkollegs ROSE und stellvertretender Leiter der GMDS-Arbeitsgruppe Methoden und Werkzeuge für das Management von Krankenhausinformationssystemen (mwmKIS).

Mareike Mähs

Universität Vechta
Institut für Gerontologie (IfG)
Vechta

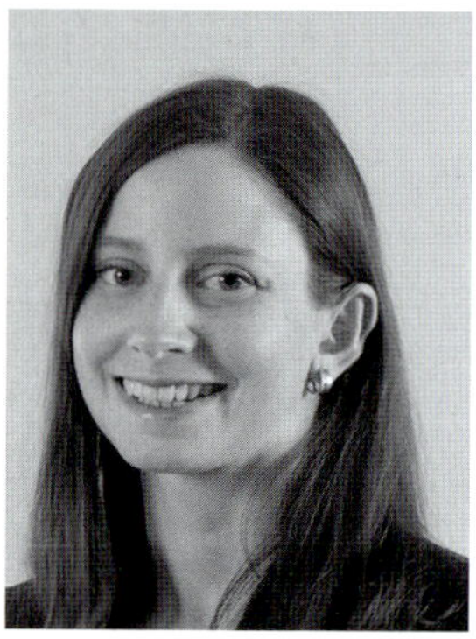

Mareike Mähs, M. Sc. Public Health, hat European Public Health an der Universität in Maastricht und Gesundheitswissenschaften/Public Health an der Universität Bielefeld studiert. Seit 2016 arbeitet sie als wissenschaftliche Mitarbeiterin im Fachgebiet Ökonomie und Demographischer Wandel am Institut für Gerontologie (IfG) der Universität Vechta und im Teilprojekt „Geschäftsmodelle von Quartiersnetzwerken“ im Verbundprojekt QuartiersNETZ. Sie forscht in den Bereichen Versorgungsforschung, Gesundheitsökonomie sowie Innovationen im Gesundheits- und Pflegesektor und beschäftigt sich in ihrer Promotion mit dem Thema „Ökonomische Evaluation von AAL-Technologien am Beispiel von intelligenten Rollatoren“.

Dr. Verena Materna

Charité Comprehensive Cancer Center (CCCC)
Charité – Universitätsmedizin
Berlin

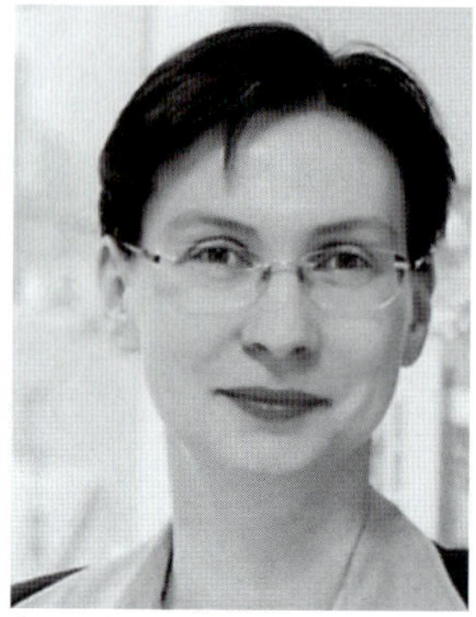

Copyright Maren Imhoff

Studium der Biologie an der Humboldt-Universität zu Berlin. 1997–2006 wissenschaftliche Mitarbeiterin am Institut für Pathologie der Charité – Universitätsmedizin Berlin. Anschließend Projektmanagerin für klinische Studien der Fachgebiete Kinderkardiologie und Onkologie. Seit 2013 Wissenschaftliche Zentrumskoordinatorin und Koordinatorin QM am Charité Comprehensive Cancer Center. Schwerpunktthemen: Zertifizierung, Qualitätsmanagement, wissenschaftliche Projektentwicklung und Versorgungsforschung.

Prof. Dr. David Matusiewicz

FOM | Hochschule für Oekonomie & Management
gemeinnützige Gesellschaft mbH
Institut für Gesundheit und Soziales (ifgs)
Essen

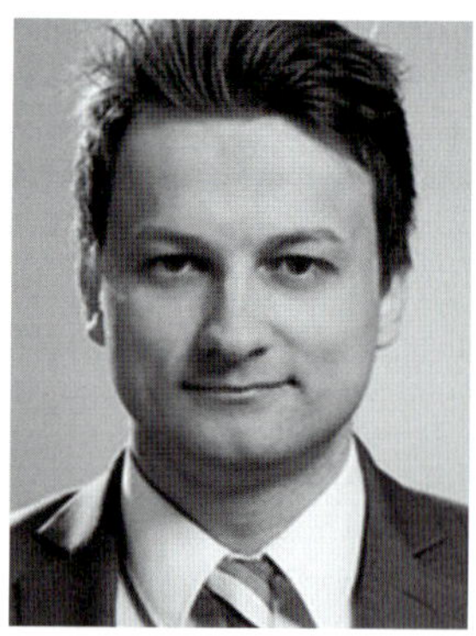

Prof. Dr. David Matusiewicz ist Dekan und Institutsdirektor für den Bereich Gesundheit & Soziales an der FOM Hochschule für Oekonomie & Management in Essen. Als Healthcare Influencer beschäftigt er sich mit der digitalen Transformation des Gesundheitswesens (www.david-matusiewicz.com).

Carina Mostert

Wissenschaftliches Institut der AOK
Berlin

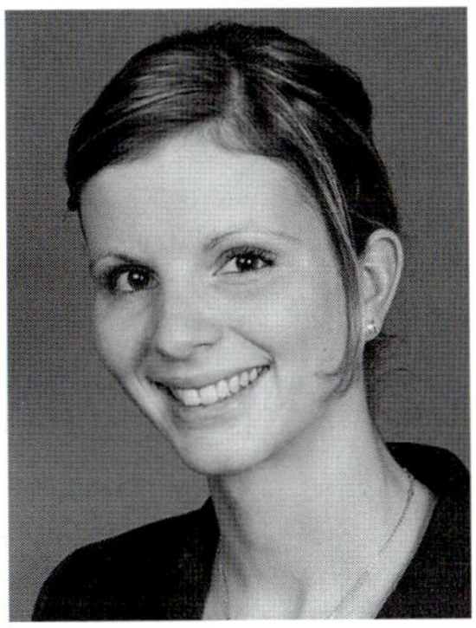

Studium an den Universitäten Bielefeld und Duisburg-Essen. Masterabschluss im Jahr 2012 im Studiengang Medizinmanagement. 2009–2011 wissenschaftliche Hilfskraft beim Rheinisch-Westfälischen-Institut für Wirtschaftsforschung (RWI). Seit 2012 wissenschaftliche Mitarbeiterin im Forschungsbereich Krankenhaus des Wissenschaftlichen Instituts der AOK (WIdO). Ab 2019 Leiterin des Forschungsbereichs Krankenhaus.

Ana Sofia Oliveira Gonçalves, M. Sc. Economics

Privates Institut für angewandte
Versorgungsforschung (inav GmbH)
Berlin

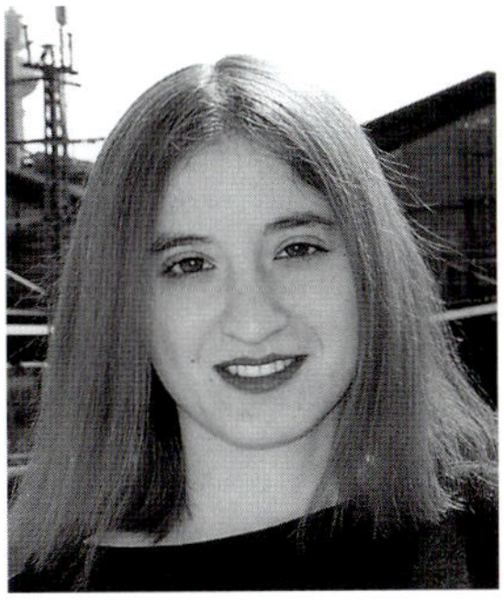

Ana Sofia Oliveira Gonçalves absolvierte den Master of Science in Volkswirtschaftslehre (Schwerpunkt Applied Policy Analysis) an der Nova School of Business and Economics in Lissabon. Sie sammelte Berufserfahrung an verschiedenen renommierten nationalen und internationalen Institutionen, darunter Praktika beim portugiesischen Wirtschaftsministerium (Lissabon), bei der Britischen Botschaft (Lissabon) und dem Europäischen Wirtschafts- und Sozialausschuss (Brüssel). Als Research Associate an der Norwich Medical School stärkte sie ihre quantitativen Fähigkeiten speziell durch die Entwicklung von Cost-Effectiveness-Modellen und Discrete-Choice-Experimenten. Bei QuintilesIMS (London) war sie als Beraterin tätig. Seit Mai 2017 arbeitet Frau Oliveira Gonçalves als Projektmanagerin für Versorgungsforschung am privaten Institut für angewandte Versorgungsforschung (inav GmbH).

Prof. Dr. Julia Oswald

Hochschule Osnabrück
Fakultät Wirtschafts- und Sozialwissenschaften
Osnabrück

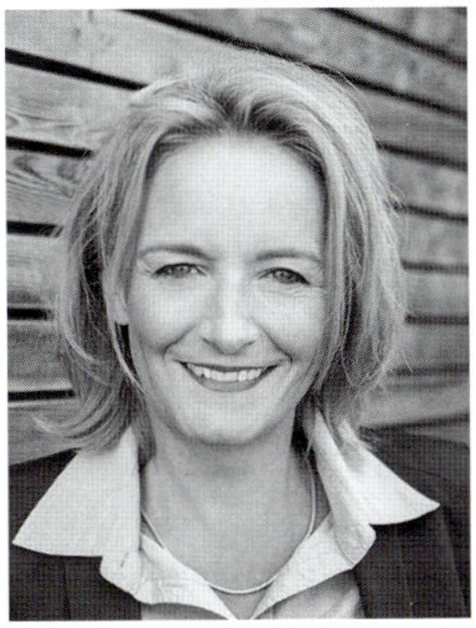

Professorin für Betriebswirtschaftslehre, insbesondere Krankenhausmanagement und -finanzierung an der Fakultät Wirtschafts- und Sozialwissenschaften der Hochschule Osnabrück, Beauftragte des Studiengangs Betriebswirtschaft im Gesundheitswesen (BIG). Davor jahrelange Tätigkeit in Führungspositionen im Krankenhaus; Promotion zur Doktorin der medizinischen Wissenschaften (Dr. rer. medic.), Fachbereich Humanwissenschaften, Universität Osnabrück, Studium der Betriebswirtschaft in Einrichtungen des Gesundheitswesens – Krankenhausmanagement (Dipl.-Kffr. (FH)), Hochschule Osnabrück.

Dr. Adam Pilny

Rheinisch-Westfälisches Institut für Wirtschaftsforschung e. V. (RWI)
Essen

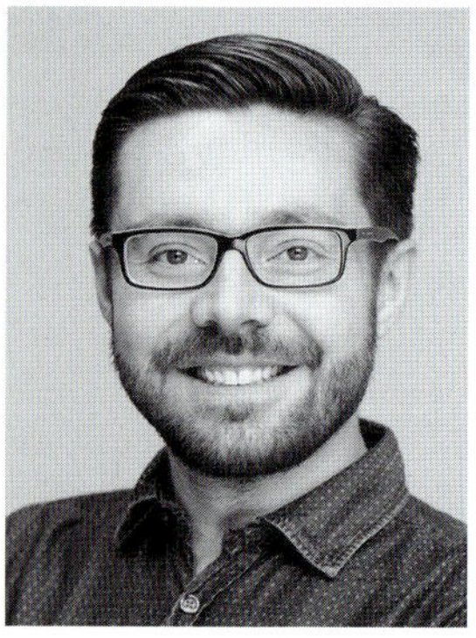

Dr. Adam Pilny hat von September 2013 bis Dezember 2014 als Wissenschaftler im FZD Ruhr am RWI gearbeitet. Seit Januar 2015 ist er als Wissenschaftler im Kompetenzbereich „Gesundheit" tätig. Er studierte Wirtschaftswissenschaft an der Ruhr-Universität Bochum und war von 2010 bis 2013 Promotionsstudent an der Ruhr Graduate School in Economics (RGS). Er wurde im Februar 2015 an der Ruhr-Universität Bochum promoviert. Sein Forschungsinteresse gilt der Gesundheitsökonomie und der angewandten Ökonometrie, insbesondere befasst er sich mit Konsolidierungen und Investitionssubventionen im Krankenhausmarkt sowie Discrete-Choice-Modellen zur Untersuchung von Patientenentscheidungen.

Dr. Franziska Püschner

Privates Institut für angewandte Versorgungsforschung (inav GmbH)
Berlin

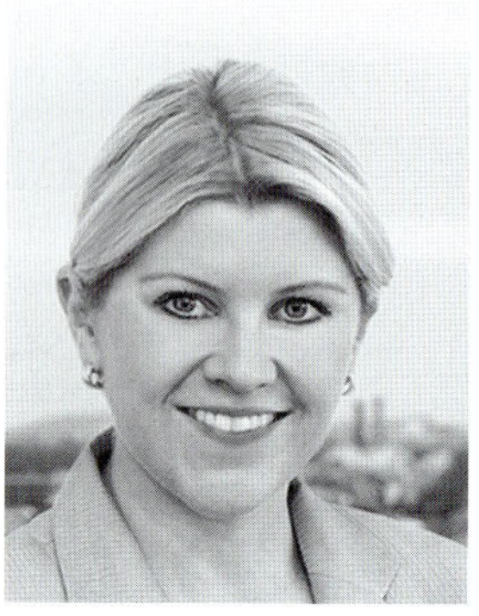

Studium der Gesundheitsökonomie an der Universität zu Köln. 2007–2010 tätig im Bereich Health Economics und Market Access bei Janssen-Cilag mit den Schwerpunkten Versorgungsforschung und gesundheitsökonomische Evaluationen. Promotion an der Universität zu Köln zum Thema der psychiatrischen Versorgungsforschung mit Schwerpunkt auf der Erfassung sektorenübergreifender Patientenwege. 2011–2012 tätig als Business Project Manager bei Shanghai Roche Pharmaceuticals Ltd. mit den Schwerpunkten Optimierung von Business Prozessen sowie Koordination der Strategieentwicklung des Unternehmens in China. Seit 2013 Senior Manager Gesundheitsökonomie am privaten Institut für angewandte Versorgungsforschung (inav GmbH) und dort schwerpunktmäßig verantwortlich für die Konzeption und Durchführung von Versorgungsforschungsstudien und gesundheitsökonomischen Evaluationen, Erstellung wissenschaftlicher Publikationen sowie Beratung bei der Entwicklung von innovativen Versorgungskonzepten.

Dr. Stefan Rakowsky

Charité Comprehensive Cancer Center (CCCC)
Charité – Universitätsmedizin
Berlin

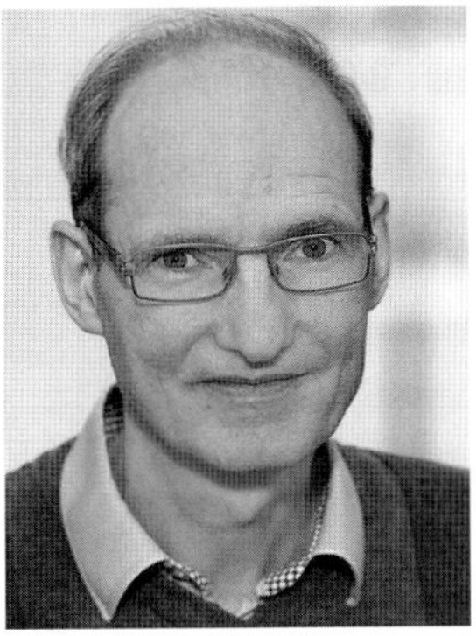

Copyright: Charité, Birgit Formann

Dr. Stefan Rakowsky ist Koordinator der interdisziplinären Tele-Tumorkonferenzen am Charité Comprehensive Cancer Center und unterstützt dessen Zertifizierung. Nach dem Studium der Physik (1981–1989, TU Berlin) und Promotion (1990–1994, Pennsylvania State University) hat er seit 1997 als wissenschaftlicher Mitarbeiter an der Charité umfangreiche Erfahrungen bei der technischen Betreuung von Videokonferenzsystemen und -netzwerken gesammelt.

Jens Rauch

Hochschule Osnabrück
Forschungsgruppe Informatik
im Gesundheitswesen
Osnabrück

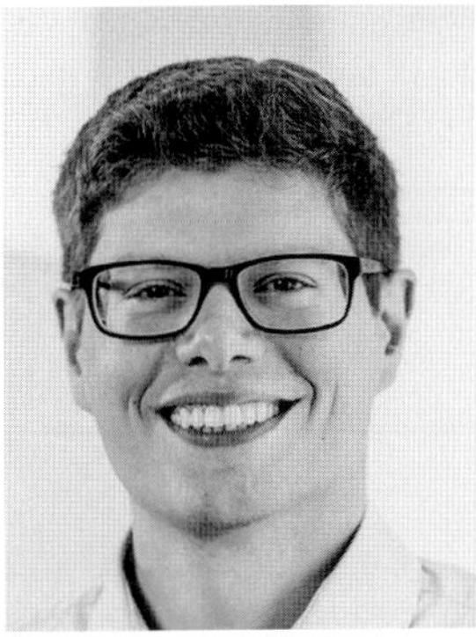

Informatiker und Dipl.-Psych. Jens Rauch, B. Sc., ist seit 2016 wissenschaftlicher Mitarbeiter in der Forschungsgruppe Informatik im Gesundheitswesen. Zuvor war er Business Intelligence Consultant und Softwareentwickler u. a. in den Bereichen Automotive und Luft- & Raumfahrt. Er forscht zum Thema Prozessdatenanalyse in der Notfallversorgung und verantwortet Betrieb und Architektur des Forschungsdatawarehouse des Lernenden Gesundheitssystems ROSE an der Hochschule Osnabrück.

Torsten Schelhase

Statistisches Bundesamt
Gruppe H1 Gesundheit
Bonn

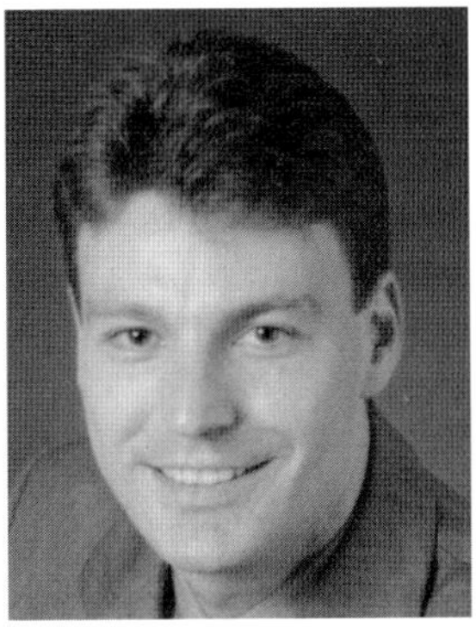

Studium der Geografie mit Schwerpunkten Wirtschafts- und Sozialgeografie in Bayreuth und Bonn. 2002–2003 bei der Kassenärztlichen Bundesvereinigung im Bereich Bedarfsplanung tätig. Seit 2003 Mitarbeiter im Statistischen Bundesamt, seit 2005 Leiter des Referats Krankenhausstatistik/ Todesursachenstatistik in der Gruppe H1 Gesundheit.

Eva Sellge, MBA, MBH

GKV-Spitzenverband
Berlin

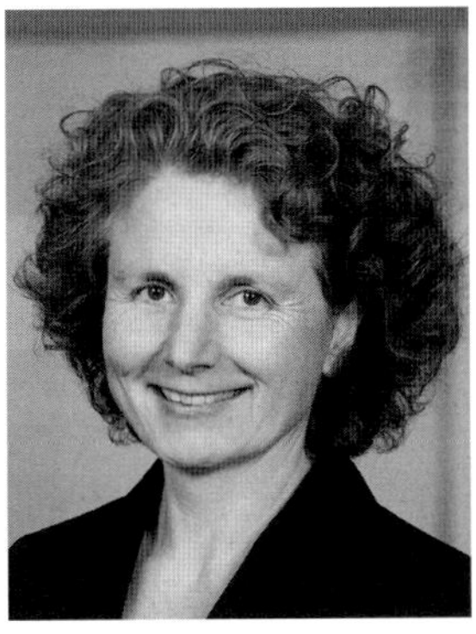

Eva Sellge arbeitet seit 2013 beim GKV-Spitzenverband und hat dort die thematische Verantwortung für die krankenhausbezogenen Qualitätssicherungsverfahren im G-BA. Bis zu ihrem Eintritt in die Selbstverwaltung war sie in unterschiedlichen Funktionen in Unternehmen der Gesundheitsbranche tätig – zuletzt im Business Development Healthcare für einen internationalen IT-Konzern.

Marco Siebener

Geschäftsbereich IT
Universitätsklinikum Hamburg-Eppendorf
Hamburg

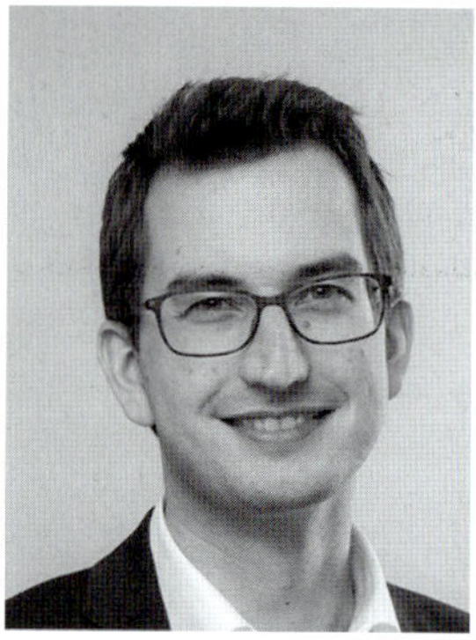

Marco Siebener begann seine berufliche Laufbahn 2004 als Produktmanager für integrierte Versorgungslösungen beim medregio Kompetenzzentrum für eHealth in Lübeck, nachdem er sein Diplom in Wirtschaftsingenieurwesen erworben hatte. 2008 trat er als Projektmanager in das „Asklepios Future Hospital“-Programm ein. 2011–2013 war er für IT-Architektur in der Asklepios-Gruppe verantwortlich und konzentrierte sich dabei auf die Harmonisierung der IT-Infrastruktur »oneit« und die strategische Entwicklung des IT-Lösungsportfolios. Anfang 2014 übernahm er die Leitung der klinischen IT am Universitätsklinikum Hamburg Eppendorf (UKE). Seit Mitte 2016 ist er Leiter des Geschäftsbereichs IT (CIO) am UKE.

Jutta Spindler

Statistisches Bundesamt
Gruppe H1 Gesundheit
Bonn

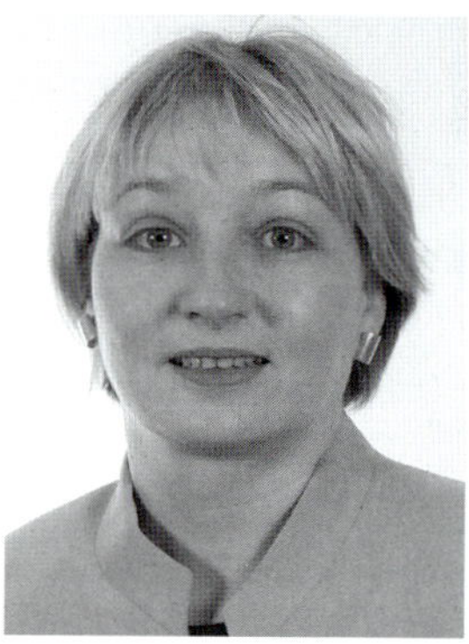

Studium der Sozialwissenschaften mit den Schwerpunkten Empirische Sozialforschung und Sozialstrukturanalyse in Duisburg. Wissenschaftliche Mitarbeiterin u. a. an den Universitäten Köln und Duisburg in berufs- und medizinsoziologischen Forschungsprojekten und Leitung der Geschäftsstelle eines Modellprojekts zur Verbesserung regionaler Ausbildungschancen von Jugendlichen. Seit 2002 im Statistischen Bundesamt zunächst in der Gruppe Mikrozensus, seit 2006 in der Gruppe H1 Gesundheit zuständig für die Organisation und Koordination im Bereich der Gesundheitsstatistiken sowie für die konzeptionelle und methodische Weiterentwicklung der Statistiken.

Susanne Sollmann

Wissenschaftliches Institut der AOK (WIdO)
Berlin

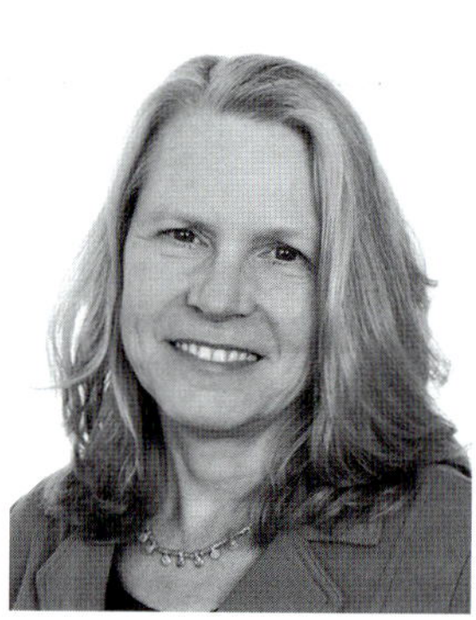

Susanne Sollmann studierte Anglistik und Kunsterziehung an der Rheinischen Friedrich-Wilhelms-Universität Bonn und am Goldsmiths College, University of London. Von 1986 bis 1988 war sie wissenschaftliche Hilfskraft am Institut für Informatik der Universität Bonn. Seit 1989 ist sie im Wissenschaftlichen Institut der AOK (WIdO) tätig, u. a im Projekt Krankenhausbetriebsvergleich und im Forschungsbereich Krankenhaus. Verantwortlich für Koordination und Lektorat des Krankenhaus-Reports.

Victor Stephani

Technische Universität Berlin
Fachgebiet Management im Gesundheitswesen
Berlin

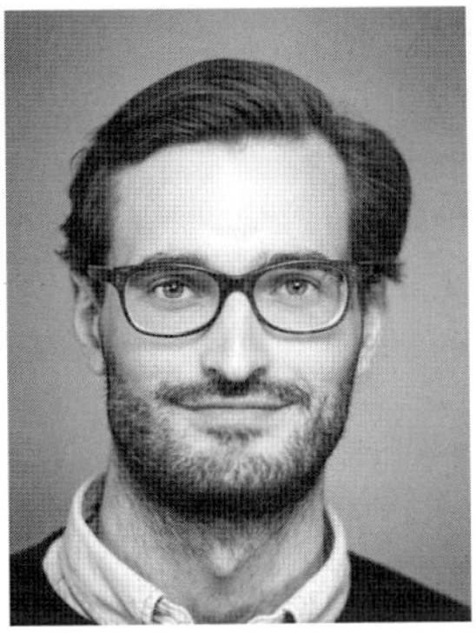

Victor Stephani ist seit 2014 wissenschaftlicher Mitarbeiter und Doktorand am Fachgebiet Management im Gesundheitswesen. Zuvor studierte er Wirtschaftsingenieurwesen mit Vertiefungen in Elektrotechnik/Informatik und Gesundheitstechnik an der TU Berlin, in Oslo und Ghana. Er ist für den Bereich „Digitalisierung im Gesundheitswesen" zuständig und maßgeblich für den Aufbau des Moduls „eHealth-Grundlagen" verantwortlich. Daneben analysiert er den Nutzen der Digitalisierung in sogenannten Entwicklungsländern. Unter anderem baut er den Kurs „Innovations in Chronic Disease Care and eHealth" auf, den er ab 2019 an der Universität in Kumasi, Ghana, lehren wird. Er promoviert zum Thema „Mobile Health" und dessen Nutzen für Menschen mit Diabetes aus Subsahara-Afrika. Zudem ist er an der Kosteneffektivität-Studie eines nationalen HPV-Impfprogramms in Tansania beteiligt und erforscht, wie DRG-Systeme mit hochvariablen Fällen umgehen. Zuvor hat er sich im EU-Projekt Mapping NCD (FP7) mit der medizinischen Forschungslandschaft in Deutschland und der EU befasst.

Dr. Philipp Storz-Pfennig

GKV-Spitzenverband
Abteilung Medizin
Berlin

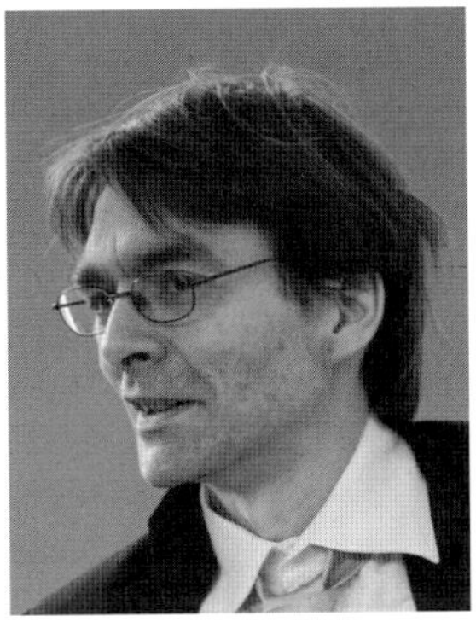

Studium u. a. der Soziologie, Gesundheitswissenschaften/Public Health, Humanbiologie in Hamburg, Hannover, Berlin und Lübeck. Vorwiegend beschäftigt mit der Bewertung bio-medizinischer Interventionen, von Versorgungsforschung und der Analyse von Wissenschaftsprozessen. Mitarbeiter beim GKV-Spitzenverband, Abteilung Medizin.

Niels C. Straub

Institut für Marktforschung, Statistik und Prognose (IMSP)
München

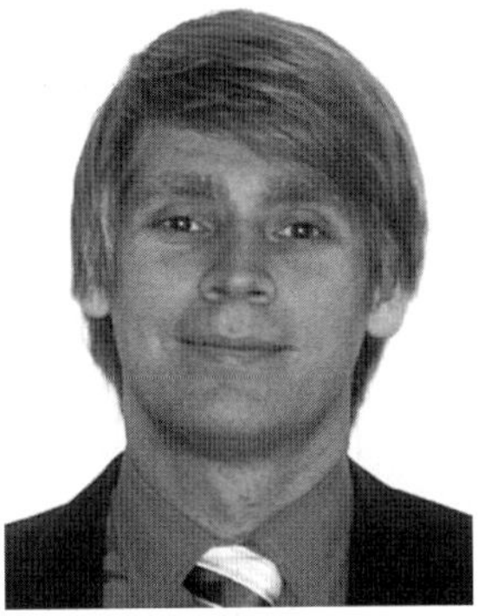

Diplom-Volkswirt, Mag. Public Health. Studium der Volkswirtschaftslehre (1998–2002) und postgraduales Public-Health-Studium (2004–2006) an der LMU München. 2002–2006 Wissenschaftlicher Mitarbeiter am Institut für Wirtschaftsanalyse und Kommunikation (IWK München). Seit 2006 Geschäftsführer des Instituts für Marktforschung, Statistik und Prognose (IMSP). Tätigkeitsschwerpunkte: Gesundheitsökonomische Modellierungen und Versorgungsforschung.

Johannes Thye

Hochschule Osnabrück
Forschungsgruppe Informatik
im Gesundheitswesen
Osnabrück

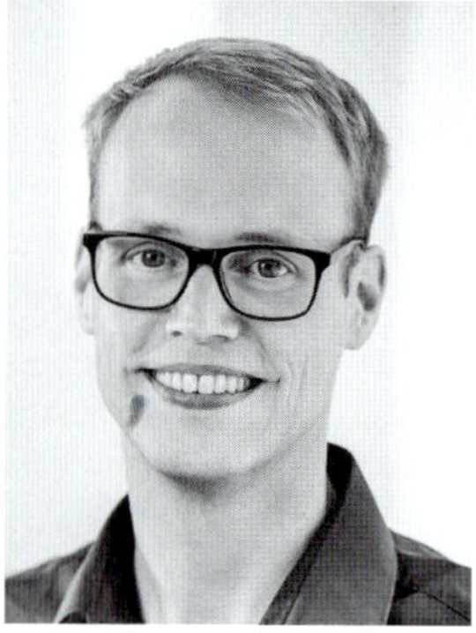

Johannes Thye M. A. ist Wissenschaftlicher Mitarbeiter der Forschungsgruppe Informatik im Gesundheitswesen der Hochschule Osnabrück. Er forscht in den Bereichen Health Information Systems, CEO/CIO-Relationship, IT-Adoption/Diffusion, Information Science und Information Visualisation. Aktiv gestaltet er den IT-Report Gesundheitswesen sowie das IT-Benchmarking Gesundheitswesen mit. Herr Thye absolvierte seinen Bachelor 2011 in Betriebswirtschaft im Gesundheitswesen und seinen Master 2013 in Management im Gesundheitswesen an der Hochschule Osnabrück. Seitdem arbeitet er dort als Wissenschaftlicher Mitarbeiter und promoviert an der Universität Osnabrück im Bereich Humanwissenschaften.

Dr. Andreas Turzynski

Gemeinschaftspraxis für Pathologie
Lübeck

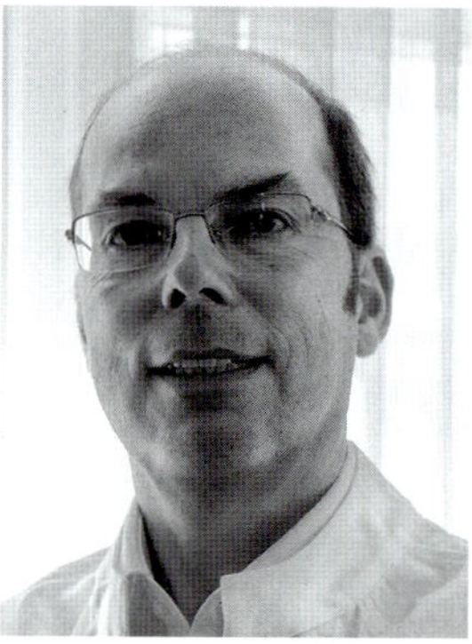

Dr. Andreas Turzynski ist niedergelassener Pathologe in Lübeck, Landesvorsitzender des Bundesverbandes Deutscher Pathologen (BDP) in Schleswig-Holstein und Mitglied des QuIP-Boards (Qualitätssicherungs-Initiative in der Pathologie). Außer mit Qualitätsmanagement beschäftigt er sich insbesondere mit der praktischen Implementierung digitaler Methoden in die Pathologie wie Automatische Spracherkennung und Bildanalyse mittels Maschinenlernen und neuronalen Netzen.

Prof. Dr. Jürgen Wasem

Lehrstuhl für Medizinmanagement
Universität Duisburg-Essen
Essen

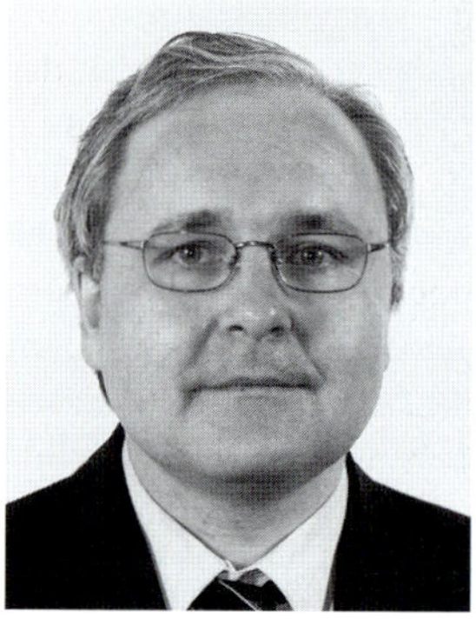

Diplom-Volkswirt. 1985–1989 Referententätigkeit im Bundesministerium für Arbeit und Sozialordnung. 1991–1994 Max-Planck-Institut für Gesellschaftsforschung. 1989–1991 und 1994–1997 Fachhochschule Köln. 1997–1999 Universität München. 1999–2003 Universität Greifswald. Seit 2003 Inhaber des Alfried Krupp von Bohlen und Halbach-Stiftungslehrstuhls für Medizinmanagement der Universität Duisburg-Essen. Vorsitzender der Deutschen Gesellschaft für Disease Management und Mitglied im Vorstand der Deutschen Gesellschaft für Sozialmedizin und Prävention sowie des Geschäftsführenden Vorstands der Gesellschaft für Sozialen Fortschritt.

Christian Wehner

AOK Rheinland/Hamburg – Die Gesundheitskasse
Stabsbereich Versorgungsmanagement
Düsseldorf

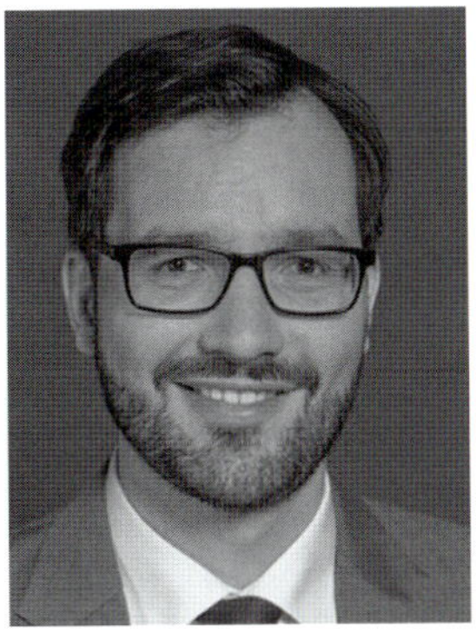

Studium der Gesundheitsökonomie an den Universitäten Bayreuth, Massey (Neuseeland) und Stellenbosch (Südafrika). 2007–2011 Referent für das Krankenhausverhandlungsmanagement und für die ambulante Vergütung im AOK-Bundesverband. Seit 2011 Referatsleiter Stationäre Versorgung sowie seit 2016 zudem Leiter des Referats Rehabilitation und Vorsorge im AOK-Bundesverband. Seit 2018 Stabsbereichsleiter Versorgungsmanagement in der AOK Rheinland/Hamburg. Seit 2012 Dozent an der SRH Hochschule Berlin. Verschiedene Beratungsprojekte als Senior Consultant im Auftrag der AOK International Consulting für die Nationalen Krankenversicherungen in Abu Dhabi (2010) und in Griechenland (2014/15).

Jan-Patrick Weiß

Hochschule Osnabrück
Forschungsgruppe Informatik
im Gesundheitswesen
Osnabrück

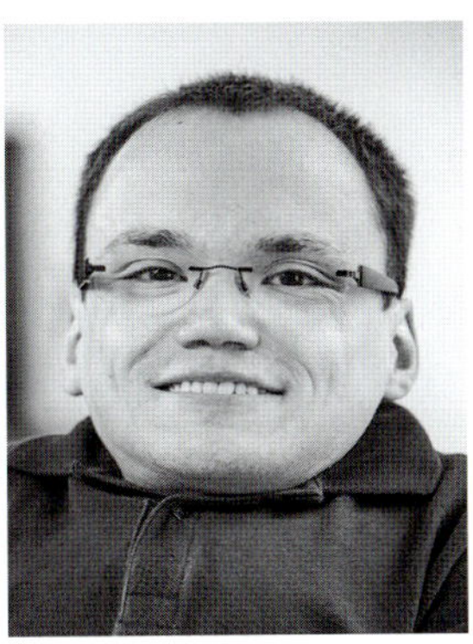

Jan-Patrick Weiß, M. Sc., arbeitet als Doktorand der Wirtschaftsinformatik in der Forschungsgruppe Informatik im Gesundheitswesen der Hochschule Osnabrück. Er absolvierte den Studiengang „B. Sc. Betriebliches Informationsmanagement" an der Hochschule Osnabrück und den Studiengang „M. Sc. Wirtschaftsinformatik" an der Universität Oldenburg. Während seines Studiums arbeitete er in Branchen des Maschinenbaus, der Logistik und der Energieversorgung. Seine Masterarbeit fertigte Herr Weiß am OFFIS-Institut für Informatik in Oldenburg an. Seit 2015 promoviert er in einem Stipendium der Volkswagenstiftung in Kooperation mit der Universität Osnabrück zu den Themen Informationssysteme und Forschungsdatenbanken im Gesundheitswesen.

Prof. Dr. Jochen A. Werner

Universitätsklinikum Essen

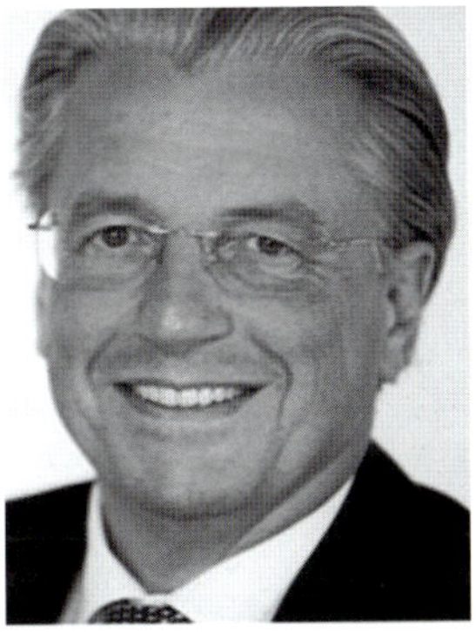

Prof. Dr. Jochen A. Werner ist Ärztlicher Direktor und Vorstandsvorsitzender der Universitätsmedizin Essen. Als Medical Influencer beschäftigt er sich mit dem Thema Digitalisierung der Medizin und widmet sich insbesondere dem Thema „smart hospital" (www.medical-influencer.de).

Dr. Simone Wesselmann

Deutsche Krebsgesellschaft e. V.
Berlin

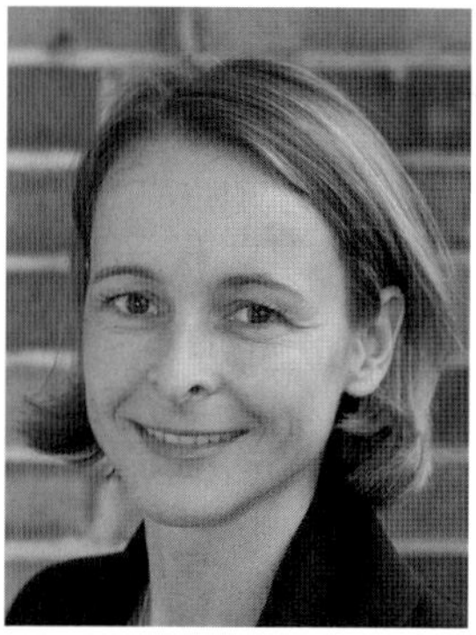

Seit Januar 2008 Bereichsleiterin Zertifizierung bei der Deutschen Krebsgesellschaft e. V. 2005–2007 Weiterbildungsstudiengang MBA Health Care Management an der Universität Bayreuth. 2003 Fachärztin für Gynäkologie und Geburtshilfe. 1998–2006 klinische Arbeit im Bereich Gynäkologie und Geburtshilfe. November 1998 Verleihung des Doktorgrades der Medizin. 1997–1998 Tätigkeit am Oxford Radcliffe Hospital, Oxford, England. 1991–1998 Studium der Humanmedizin an der Georg-August-Universität in Göttingen.

Stichwortverzeichnis

Q

R

S

T

U

V

W

Z